Henri Ey
Préface de Jean Garrabé

ÉTUDES CLINIQUES
SCHIZOPHRÉNIE
ET PSYCHOPATHOLOGIQUES

アンリ・エー
統合失調症
臨床的精神病理学的研究

秋元波留夫　監修
藤元登四郎　　訳

創造出版

HENRI EY

Schizophrénie

Études cliniques et psychopathologiques

COLLECTION
LES EMPÊCHEURS DE PENSER EN ROND

Édité par Synthelabo

SCHIZOPHRÉNIE : Études cliniques et psychopathologiques by Henri Ey
Copyright©1996 SYNTHELABO, Paris

First Japanese edition 2007 by Sozo shuppan Ltd., Tokyo
Japanese translation rights arranged
with Institut Synthelabo pour le Progrès de la Connaissance
represented by Éditions La Découverte, Paris
through Tuttle-Mori Agency, Inc., Tokyo

Édition Japonaise
Direction d'Haruo Akimoto
Traduction de Toshiro Fujimoto

序　文

　この本は「アンリ・エー　統合失調症－臨床的精神病理学的研究」全巻の完訳である。
　翻訳者である藤元登四郎君のたっての依頼で，今度のアンリ・エーの訳文にも私が序文を寄せることにした。監訳者となっているけれども，フランス語に未熟な私が本来なら辞退すべきところである。それでアンリ・エーの藤元君の翻訳には，私が至極勝手な序文を書くことにしている。
　たしか原著が出版されたのは1996年であるが，それからまもなく翻訳に着手しているから，その完成には11年に近い歳月を要した。今度の翻訳に藤元君がどれだけ時間と努力を傾けてきたかが一番わかるのである。その間，ろくにフランス語のできない私に，藤元君が訳の正確さ，訳文の正当性などについて意見を求めてこられるので，私も自信はないが，せっかくの藤元君の質疑であるからできるだけ知恵をしぼることにしてきたのである。
　日本版の序文でこの原著の編集にあたったジャン・ギャラベが述べているように，その題名のごとく1926年から1973年までにエーが発表した統合失調症に関する論文を年毎にまとめたものであって，まさに統合失調症に関するエーの研究の全貌ともいうべきものである。しかも，その中身は彼の直接治療した多数の症例の考察であることはもちろん，実に多数の論文を引用している。特に興味を惹かれるのは，大概のフランス精神科医がほとんど問題にしない，ドイツ語圏の研究論文を多数引用していることである。だからこの研究は，ドイツのクレペリンに始まるドイツ語圏の研究の集大成であると言ってよい。
　私がエーに関心を持つのは，いつも言うように，エーがジョン・ジャクソンの神経系の進化と解体の思想をフランス精神医学に導入し，その後，このジャクソンの思想に基づいた器質力動論，ネオ・ジャクソニズムの提唱者となったのに対して，私自身は，このアンリ・エーのネオ・ジャクソニズムに先立って，エーのような影響力はなかったかもしれないが，ジャクソンの思想を精神医学に導入する上にいささかの努力をしたという同志的な信頼感があるからである。ただし私は，フランス人らしい哲学的な思想背景と難解なエーのフランス語に辟易していたことも事実である。この私の辟易するエーの翻訳を読まなくてはならないように教育してくれたのは，取りも直さず，藤元登四郎君である。

彼の大変な努力によって，統合失調症 100 年の変遷を一望の下に概観することができる好著が，わが国の読者に提供されることになったことを喜ぶと共に，訳者の努力を多とするのである。

2007 年 3 月

秋元波留夫

目　次

序文　秋元波留夫　1　　日本版への序文　7　　　緒言　9

I　1926年　オイゲン・ブロイラーの統合失調症に関する批判的考察……27
　　Ⅰ - 精神分裂病の臨床報告および疾病学的拡大　27
　　Ⅱ - 疾病の理論　28
　　Ⅲ - 自閉症　29
　　Ⅳ - 症状の理論　32
　　考察　33

II　1930年　誇大パラフレニーとパラノイド痴呆
　　　（パラノイド精神病の研究に関する論考）……35

III　1933年　慢性流行性脳炎による統合失調症型の幻覚状態と幻覚の問題……39
　　Ⅰ - 早発性痴呆と統合失調症性状態との比較からみた脳炎後パラノイド状態　39
　　　1．施設による観察　42
　　　2．情動性　43
　　　3．精神能力　44
　　　4．パーキンソン症候群　44
　　Ⅱ - 脳炎による精神 - 感覚現象の研究と幻覚の問題　46
　　結論　50

IV　1934年　早発性痴呆および統合失調症性状態に関する問題の現時点における位置づけ……53
　　Ⅰ - 一般的問題　53
　　　1．概念の総合的発展　基準と機序を求めて　53
　　　2．不調和，統合失調症の核　60
　　Ⅱ - 不調和精神病グループの境界と臨床病型　62
　　Ⅲ - 諸問題の方向づけ　66

V　1936年　パラノイド性および緊張病性思考のいくつかの側面……69
　　Ⅰ - パラノイド痴呆の一症例の観察　69
　　13歳未満の少女に対する風紀紊乱容疑者 G・ロジェの精神鑑定書　69
　　　1．事実の説明　69
　　　2．既往歴および「履歴書」　70
　　　3．被告の検査　71
　　　4．起訴された行為の法的責任判定のための試験データの適用　79
　　　5．結論　81
　　Ⅱ - 緊張病の一症例の観察　82
　　T・アンリエット嬢の症例報告に関する考察　86
　　Ⅲ - 自閉症と機能解体　88

VI　1938年　「早発性痴呆」に関する疾病学的考察……91
　　Ⅰ - 臨床的諸事実からみた早発性痴呆と統合失調症状態の問題史　91
　　Ⅱ -「早発性痴呆」または「統合失調症」の名称のもとに集められた状態の全体は，一つの疾病単位を表わしているか？　93
　　Ⅲ -「早発性痴呆」の概念に含まれる障害の種々のレベルの病理と疾病学的価値　96

Ⅶ　1950 年　妄想の精神病理　第 1 回世界精神医学会の報告に関する考察……101
　Ⅰ - 妄想の性質　102
　Ⅱ - 妄想の分類　103
　Ⅲ - 病因論　104

Ⅷ　1951 年　統合失調症の女性患者アンリエット・T. の症例……105

Ⅸ　1951 年　J・ウィルシュの「統合失調症患者の人格」について
　（統合失調症の精神病理の現状に関する考察）……115

Ⅹ　1955 年　統合失調症性精神病グループと慢性妄想精神病グループ
　（人格のヴェザニー性組織化）……123
　Ⅰ - 総論　123
　Ⅱ - せん妄状態 états de délire（「Delirium」）と妄想観念 idées délirantes（外国の研究者の「Delusion」，「Wahn」）これらの関係のはっきりした概念の必要性　123
　　1．妄想 délire の「一次性」ないし「二次性」の性質　124
　　2．「ヴェザニー性精神病」の分類　125
　　3．統合失調症グループと慢性妄想病グループとの関係　126

ⅩⅠ　1955 年　統合失調症グループ……131
　Ⅰ - 沿革　131
　　Ⅰ．早発性痴呆（クレペリン）　131
　　Ⅱ．精神分裂病グループ（ブロイラー）　133
　　Ⅲ．統合失調症概念を反応型の概念（シゾイド性格，自閉症的態度，急性統合失調症，など）で消滅させること　135
　　Ⅳ．結論　138

ⅩⅡ　1955 年　典型例の臨床的記述……141
　　統合失調症性崩壊の基本的症候群　141
　Ⅰ - 不調和　141
　　1．一般的諸特徴　142
　　　a．思考面における不調和　143
　　　　1）思考の基本的機能と形式構造の障害　144
　　　　2）思考過程と意識野の障害　145
　　　　3）言語系のゆがみ　149
　　　　4）統合失調症患者の書き物と美術作品　154
　　　　5）論理体系のゆがみ　155
　　　b．情動面の不調和　158
　　　　統合失調症の情動性の一般的特徴　159
　　　　1）感情の基本的色調の変化　160
　　　　2）感情 - 本能的退行　161
　　　　3）情動の病理　162
　　　　4）感情の病理　163
　　　c．行動面での不調和　165
　　　　1）両価性の精神 - 運動症状　166
　　　　2）行為の奇異。衒奇症と演劇症　166
　　　　3）動機の不可解さ，衝動，象徴的行為　168
　　　　4）無関心，拒絶的内向，自動症から無動へ　170
　Ⅱ - 妄想　172
　　1．原初の妄想状態　173
　　2．知覚機能の異常　174
　　3．離人体験　175
　　4．二重人格の体験と影響体験——統合失調症性精神自動症候群　176

5．統合失調症性妄想の主題　　*178*
　　6．統合失調症性妄想の一般的特徴　　*179*
　Ⅲ‐自閉症。統合失調症的人格と世界　　*181*
　　統合失調症患者の自閉症的人格　　*183*
　　統合失調症患者の自閉症的世界　　*186*
　　身体症状　　*189*

XIII　1955年　臨床型および疾病学的問題……*201*
　Ⅰ．破瓜型　　*203*
　Ⅱ．破瓜‐緊張型　　*204*
　　「緊張病」　　*204*
　　破瓜‐緊張型の経過　　*208*
　　緊張症候群の病因と発病に関する臨床的，実験的研究　　*209*
　　1．症状性緊張症候群　　*209*
　　2．実験緊張病　　*211*
　　3．緊張病の脳の局在性の問題　　*214*
　Ⅲ．「統合失調症」のマイナー型　　*217*
　　1．諸々の型の特徴　　*217*
　　2．クロードのシゾニューローシス型 formes schizonévrotiques　　*218*
　　　クロードとその学派の考え方　　*219*
　Ⅳ．特殊型　　*224*
　　1．「小児統合失調症」　　*224*
　　2．精神遅滞児の統合失調症　　*225*
　　3．遅発型　　*226*

XIV　1955年　統合失調症の発病条件と発病型　初期統合失調症診断の臨床的問題…*229*
　Ⅰ‐発病条件および発病の外因と内因　　*229*
　　1．体型学　　*229*
　　2．精神病前人格：家族的および社会的環境条件　　*231*
　　3．年齢，性，人種，社会構造との相互関係　　*232*
　　4．増悪因子　　*233*
　Ⅱ‐発病の諸形態　　*234*
　　1．潜伏進行型　　*235*
　　2．急性型　　*241*
　　　急性統合失調症の問題　　*243*

XV　1955年　進行型・寛解・終末型　統合失調症の予後の問題……*245*
　Ⅰ‐進行型　　*245*
　Ⅱ‐寛解　　*246*
　Ⅲ‐終末型　　*248*
　　1．統合失調症の終末と痴呆の問題　　*248*
　　2．末期の臨床型　　*250*
　　3．治癒　　*253*
　Ⅳ‐予後の因子　　*254*
　　1．遺伝　　*254*
　　2．体型　　*255*
　　3．年齢と性　　*255*
　　4．病前性格　　*255*
　　5．環境　　*255*
　　6．臨床型の予後判定上の価値　　*256*
　　7．発病の型と初期の進行性傾向　　*256*
　　8．「外因性」要因　　*256*

XVI 1955年 統合失調症性過程の精神病理学的問題と一般的考え方……259
 Ⅰ-「基本障害」の機能的分析　259
 Ⅱ-統合失調症性構造の実存分析　262
 Ⅲ-統合失調症の臨床像の一次性および二次性構造の問題　264
 Ⅳ-一般的病因論　266
  1．経過の外因的または内因的性質　266
   「内因性」の考え方と純粋な統合失調症を疾病単位とする概念　266
   器質的過程の外因性性質と症状性統合失調症の概念　267
  2．心因と器質因の問題。一般的病因論学説　268
   機械的因果関係　269
   心因論　270
   統合失調症性退行の器質力動論の必要性，意義，素描　272

XVII 1955年 統合失調症グループと慢性妄想病グループとの構造的関係に関する結論……291

XVIII 1956年 クレペリン生誕百周年を迎えてドイツ学派における「内因性精神病」の問題……293

XIX 1958年 統合失調症のグループに関する現在の知見……299

XX 1958年 統合失調症の臨床的問題……307
 第一部　308
  Ⅰ-定義の問題　308
   1．「ヴェザニー性消耗 Dépenses vésaniques」群がクレペリンの早発性痴呆になり，次いでブロイラーの精神分裂病になった。　308
   2．統合失調症概念の厳密な規定を欠いた臨床的グループの拡大　311
   3．統合失調症の基本的障害を定義する試みは失敗した　313
   4．経過基準により，属のひとつの種，すなわち慢性妄想病属のひとつの種として統合失調症の定義をやり直す必要性　314
 第二部　319
  統合失調症グループの範囲　319
  Ⅰ-統合失調症グループの中心核とその下位グループの問題　319
  Ⅱ-統合失調症の4つの境界線　324
   1．統合失調症と痴呆　325
   2．統合失調症とその他の「慢性妄想病」　327
   3．統合失調症と神経症　329
   4．統合失調症と急性錯乱。急性統合失調症患者の問題　338
 結論　345
  統合失調症の経過に関する考察　345

XXI 1958年 ルイス・B・ヒルの「統合失調症への精神療法的介入」について……349

XXII 1973年 マンフレッド・ブロイラーの「精神分裂病性精神障害」について（精神分裂病の一般的考え方）……353

Références des textes retenus dans ce recueil　362

あとがき　363

人名索引　374　　　事項索引　387

日本版への序文

　日本は，ラテン語圏諸国を除けば，アンリ・エー（1900-1970）の研究に最も早くから関心を抱いてきた。しかし，スペインやラテンアメリカでは学会が開催され，エーのテキストはスペイン語圏の多くの国で出版されたけれども，日本では一度も学会が開かれる機会はなかった。ところが，フランス語で出版されたエーの主なテキストは，存命中に日本語に翻訳されたのである。**精神医学研究**第Ⅰ巻の最初の研究に引用された宮城音弥教授とエーとの文通は 1939 年から始まっている。

　第二次大戦後 1964 年に武正建一教授は，外国人の政府給費生としてアンリ・エー博士がサンタンヌ病院で組織した研究会に出席した。現在フランスで「なだいなだ」のペンネームで有名な堀内茂博士は，この研究会で初めて森田療法に関するフランス語のテキストを発表した。堀内博士は，シャルトル近郊のボンヌヴァル病院，すなわち現在のアンリ・エー記念中央病院で研修した最後の医師の一人であった。アンリ・エーは 1970 年に引退するまで，ほとんどそこで医師としての生涯を送ったのであった。それから引退後は，スペインとの国境に近いペルピニャンのバニュルス・デル・ザスプルスの生家に帰郷した。武正先生と堀内先生はエーとの出会いで受けた強い印象を三浦岱栄教授に報告し，三浦教授はエーの「意識」の翻訳を勧めたのであった。

　エーは 1942 年から 1967 年にかけてボンヌヴァル病院で，6 回にわたってかの有名なシンポジウムを主催した。第五回のテーマは統合失調症性精神病であった。このテーマに関するエーの発言はこの論文集を飾っている。その伝統に沿って，第七回のシンポジウムが 2005 年の 12 月にボンヌヴァルのアンリ・エー記念中央病院で開催される予定であり，統合失調症の問題が改めて取り組まれることになるだろう。

　エーは 1950 年に，パリで「第 1 回世界精神医学会」を組織して以来，1966 年まで，「世界精神医学会」の事務総長の要職にあったが，特にその間，パリやボンヌヴァルで多くの外国の精神科医の訪問を受ける。ここでは，日本からの訪問者の名前は全員挙げられないが，エーの記録を見ると，福田哲雄，高良武久，小木貞孝，栗原雅直，市丸精一，秋元波留夫，三好暁光...などの先生方の名前がある。

　エー博士の死後しばらくすると，ルネ未亡人の依頼でペルピニャンに財団が設立された。その主たる目的は，バニュルスの自宅に保管されているボンヌヴァルの巨匠の個人的な資料や図書を確実に保管することであった。それらの資料では，遠い外国からのものとして日本の精神科医の資料が最も多く，この目的の支えとなった。特にアンリ・エーの著作に関する日本の翻訳者の文通など，すべての資料は，ペルピニャンの市立資料館とメディアライブラリー図書館に依託され保管されている。今後はそこで研究者は閲覧が可能となる。

　アンリ・エー財団協会の使命のひとつは，以前にフランスで出版され，絶版となり，入手できなくなった著作を再版することである。そこで，私たちは，1996 年，「**統合失調症　臨床的精神病理学的研究** Études cliniques et psychopathologiques」のタイトルで，私たちの師が科学者として全身全霊をささげた統合失調症性精神病の臨床と

精神病理学に関するテキスト選集の出版にこぎつけたのであった。特にこの主題に関する数章は，エーが監修した**内外科学百科事典の精神医学臨床・治療概論** Traité de psychiatrie clinique et thérapeutique de L'Encyclopédie médico-chirurgicaleの1955年の初版のために自ら執筆したものである。

　私たちは，これらのテキストを通じてエーの業績に触れようとしている若い医師に向けて序文を書いた。出版社の依頼で，私たちはこの序文の内容を**アンリ・エーと現代の精神医学の思想**Henri Ey et la pensée psychiatrique contemporaineという書物の中で詳述した。

　アンリ・エーと日本の精神科医の皆様との関係は，医学領域，特に精神医学における日本とフランスとの実り多い交流に多大なる貢献を行っている。私たちは交流の一環として，2002年に横浜で開催された第VII回世界精神医学会，さらに京都と東京で開催されたシンポジウム，それから昨年パリの日本文化会館で開催されたシンポジウムを思い起こすであろう。特に新しいところでは，サンタンヌ病院で開催されることになるヨーロッパ精神医学史協会の第六回国際学会で，パリを来訪された方々以外の日本人医師の参加が期待されていることである。

　秋元波留夫教授のご教唆で，藤元登四郎先生がすでに数年前から統合失調症に関するアンリ・エーのテキスト集の翻訳に取りかかり，直接お目にかかれない日本の精神科医の方々のためにこうして私の序文を掲載していただくことは，まことに幸甚である。藤元先生は，ペルピニアン財団のアンリ・エー手帳 Les Cahiers Henri Ey の委員に選出され，パリのメディコ・プシコロジック学会でこの主題について発表され，著作も知られている。それゆえ，藤元先生に託された困難な使命が成功のうちに終了したことをお慶び申し上げると共に，この仕事を英断された秋元波留夫教授に深甚なる御礼を申し上げる。

2005年10月，パリにて
ジャン・ギャラベ博士
元メディコ-プシコロジック学会会長
精神医学の進歩 L'Évolution psychiatrique 名誉会長
アンリ・エー財団協会会長

緒　言

　アンリ・エーの著作を保存し普及する財団が設立されるとすぐに，財団の土台となるテキストの再版が企画されたが，残念ながらテキストは入手し難いものとなっていた。そこで，私たちは，エーが生涯を捧げた統合失調症性精神病に関する重要なテキストを集めた論文集を編むことが，最善の方法であると判断した。

　事実，統合失調症の問題は，半世紀にわたるエーの思想の発展をたどり，豊穣な知的生産活動をたどる道しるべである。

　エーが1977年に他界して20年という評価の定まるべき時が経ったが，これはどうしても必要な時であったように思われる。ところが，現在活動している世代は，一人の巨匠の膨大かつ計り知れない価値のある業績を前にして，どのようにしてその研究に取りかかってよいのかわからなくなっている。したがって，本書の豊富な内容は，今の時代の読者にとって，研究全体にわたって取りつきやすく理解できるものでなければならない。また，私たちのようにエーのテキストをいくつか知っている読者でも，これらのテキストの出版により，歴史を遡って再読して，さらに理解を深め，全体の展望と総合的な意味を理解できることになる。

　私たちはどんな意図によってこれらの作業を進めることができたのか，またそれを示すためにどのような基準をもとにこの文献集を編纂したのか。

　ジャック・グリニョンによるアンリ・エーの著述目録は，エー在職50周年を祝して準備されていた「精神医学の進歩」誌の記念号で発表されたのだが，エーの死後，間もなく出版されたという事情がある［21］。したがって，この著述目録は，1926年から1977年に及んでおり，1977年の時点ですでに完成しているか，あるいは準備中の論文や著作の発表を予告していた。しかし，その後，そのすべてが発表されたわけではない。ジャック・グリニョンは，1994年にルーヴェン Louvain またはルーヴァン Leuven で，自分の学位論文の公開口頭審査の機会に，この著述目録を発表した［22］。そこには，死後出版の中に，H・モレルが整理した1981年の「医学の誕生」が付け加えられていることが注目される［16］。この著作は未完成ではあるがエーの仕事を見事なまでに締めくくるものである。

　グリニョンは，ケッヘルがモーツァルトの作品に付けたような番号は付けていない。しかし私は，数百編からなる重要な研究業績から，統合失調症性精神病や慢性妄想精神病のグループ，人格のヴェザニー性組織に直接関係のある重要な40余の様々な形でのテキスト，学会における報告，雑誌の論文，会議のためのメモ，他の学者の著作への批評などを調べ上げ，その中でも最も重要な論文を取り出して，エーの思想的発展の中でどんな位置を占めるかを示したつもりである。日本で別な形で翻訳出版された＊のは，最も重要な論文であるが，私は，その正しい位置付けをするには，それ以降のテキストに対比させるとともに，それ以前のテキストとも対比させるのがよいと

＊石野博志　訳「精神分裂病，付　反精神医学」金剛出版，東京，1981。（内外科学大事典，EMC 37005 A.40（1974）。

考えている。私たちは，本書に収録されなかった論文も含めて，こうした著作の完全なリストを作る計画である。

これらのテキストはほとんどフランス語で書かれている。グリニョンの著述目録によれば，スペイン語のものは次の3つだけである。

-「せん妄に関する研究 Estudio sobre los delirios」は1950年にパス・モンタルボより出版されたもので，この年にエーがマドリッドの科学研究上級会議 Consejo Superior de Investigaciones Cientificas で講演した論文集である。

-「神経症と統合失調症。統合失調症の進行に関する考察。神経症に関しての境界画定 Neurosis y esquizofrenia. Reflexiones sobre el proceso esquizofrenico. Delimitación con respeto a las neurosis」は，1959年に「神経学と精神医学に関するルシタニア-スペインの論文 Actas luso-espanolas de Neurologia y psiquiatria」で発表されたものである（「統合失調症性精神病の臨床問題」を部分的に扱っている）。

-「統合失調症の臨床的問題 Los problemas clinicos de la esquizofrenia」は翌年に同雑誌に発表されたものである。

グリニョンの著述目録には，1957年のマドリッドのシンポジウムでホアン・ホセ・ロペス-イボール・ペレが発表した「器質力動概念による統合失調症 La Esquizofrenia segun la concepción organodinámica」がなかった [10]。しかし，このテキストはエーが統合失調症の器質-力学的概念を，権威ある国際会議で発表したものとして重要である。

グリニョンの作品目録にある英語論文は，フランス語に訳しなおす意味はないようである。

要するに，エーの統合失調症性精神病に関する著述の多くは，ドイツ語で出版されたテキストに関するものである。最初のものはオイゲン・ブロイラーが1911年に発表した著作を1926年に要約した有名な翻訳である。バニュルス・デル・ザスプルスに保管されている原稿には予約購読者であった当時のサンタンヌ病院の内勤医のリストがついている。この要約版の翻訳「不穏当な表現を削除したテキスト ad usum delphini」は一度も出版されなかった。しかし，この「選集 Analectes」の全巻は1969年にタイプ印刷で復刻された。これはエーが1945年にスヴァン・フォランとともに精神医学の研究サークルの会員が自由に読めるようにしたものであった[2]。これは，彼の研究の第一歩であると同時に，私がブロイラーの世紀と呼ぶ時代の幕開けでもあった。なぜなら，オイゲン・ブロイラーの概念をフランスの精神科医に知らしめることに捧げられたこの時期は，第二次世界大戦にまで続くことになったからである。1940年9月から12月まで，エーは事実，「オイゲン・ブロイラーの構想」というタイトルで一連の会議を召集した。グリニョンはこの仕事の日付けを間違えている。この著作の正しい日付けは1926年であって，長い間日の目をみなかったことは疑いない。1993年，A・ヴィアラールはアシャッフェンブルクの精神医学叢書のオイゲン・ブロイラーの執筆した巻をフランス語に完訳した。そのとき，編集者にはこの「オイゲン・ブロイラーの構想」を付け加えるという素晴らしいアイディアが浮かんだ [9]。この論文が現代の読者に容易に読めるものになったことから，私たちは本選集に再録はしなかった。これはオイゲン・ブロイラーの業績全体に対するエーの解説で，現在フラン

ス語で読める1911年の著作ばかりではなく，これに続く翻訳も含む著作の解説である。すなわち「医学的にみた非現実的自閉症的思考」(1921年)の第4版(1927年)，精神医学教科書(1916年)の第5版(1930年)，「心の自然史 Naturgeschichte der Seele」(1921年)の第2版(1932年)，「類精神 Die Psychoïde」(1925年)および「Mnemismus-Mechanismus-Vitalismus」(1931)である。1950年，アンリ・エーは，オイゲン・ブロイラーの息子，マンフレッドの手になる改訂版，オイゲンの遺作「精神医学教科書」第8版(1949)[5]を再び批評することになる。この改訂版は，二十世紀初頭のマンフレッドの父の功績である思想的立場から遠ざかってしまったというのである。エー自身は15年にわたってこの概念に忠実であり，当時まだそれを誤解していたフランスの精神科医に認めさせるべく奮闘したのである。

事実，1926年に，若きエーは当直医務室の仲間にオイゲン・ブロイラーの1911年のテキストの要約翻訳を保管しようともちかけていたが，丁度その年に，ジュネーブ－ローザンヌでフランスおよびフランス語圏の精神科医・神経科医会議が開催されたとはいうものの，ブルクヘルツリ病院の院長が自らフランス語で「精神分裂病」に関して発表したテキストは短すぎて，ドイツで15年もの長い期間発展してきた考え方は部分的にしか示されていなかった[3]。

グリニョンの著述目録によれば，若きエーは1926年に行われたこの第30回会議のセッションで，「ヒューリングス・ジャクソンの原理からオイゲン・ブロイラーの精神病理学まで」と題する発表を行ったようだとある。しかし，これは明らかに誤りで，実際にはこの発表はその20年後，1946年のこれもジュネーブ－ローザンヌで行われた第41回会議のセッションで行われたものである。その間に，エーは，ジャクソンの思想を精神医学に適用することができるのではないかと考えるに至り，それについてジュリアン・ルアール(1901-1994)と共著で論文を書き，1936年，ランセファール誌に発表した。そのテキストについてはこの後も触れることになる。なぜなら，この論文は，エーの著作のまた次の時代，すなわちジャクソン的と呼ばれる第二の時代への道筋を明らかにしてくれるからである。

エーは，初期の著作では，すなわちブロイラーに傾倒していた時代にはジャクソンの思想を扱っていない。なぜならジャクソンの思想はブロイラーの概念に何ら直接の影響を与えるものではなかったからである。このイギリス人の神経科医の名前は，1911年のブロイラーの著作に挙げられている文献リストには入っていない。1911年はこのロンドン在住のジャクソンが亡くなった年でもあったのだが。十九世紀末と二十世紀初頭，直接上位にあるものの解体 dissolution によって階層的に下位にあるものの機能が解放されるという神経系の機能の階層化の概念は，神経科医にしか医学的には検討されていなかった。例えばジークムント・フロイト(1856-1939)が1891年に発表した「失語症の概念論考」[18]は，ブロカとウェルニッケ以後，それまで器質－臨床モデルによってしか研究されなかったこの問題に，明らかにジャクソニスムを応用したものであった。(「器質」とはここでは失語症の臨床が直接機械的にあるひとつの器官，すなわち脳の一部の損傷に結びついていることを意味している)。しかしフロイトは，同僚の神経学者の中で最も賞賛すべき価値のある報告であるピエール・マリー(1853-1940)の著作を，特に精神分析の仕事には採りあげなかった。したがって，

1962年に発表されたM・レヴィンの研究［26］以外には，ジャクソニスムがフロイトの思想と精神分析研究に影響をもたらしたということは認められない。

しかし，このことは当面，別問題である。なぜならば，エーは最後の著作に至るまで，これから見ていくように，フロイト主義と新ジャクソニスムとはある意味で対立しているからである；ブロイラーが，誕生して間もない精神分析をクレペリンの**早発性痴呆** dementia praecox に，応用したかどうかに関しても，ブロイラー自身がはっきり書いているように，彼の考察の対象は，実際には，1905年にサルペトリエールでピエール・ジャネ（1859-1947）の下で実習したC・G・ユング（1875-1961）の影響は受けておらず，むしろジャネの心理分析を1899年のクレペリンの集大成に応用したのであった。この仮説はフロイトのチューリッヒ学派に対する非難が裏づけている。フロイトは，統合失調症性精神病群の核として，ブロイラー流の「分裂 Spaltung」と考えることに対して我慢ならなかった。ブロイラー流の「分裂」は，彼のライバルらがヒステリーの心理状態の説明のために提唱した「解離 dissociation」の機構から着想を得たものであって，フロイト自身が記述したVerdrängungすなわち抑圧の機構から着想を得ているわけではないからである。

私が，その業績の中で，ブロイラー的と名付けた時期に，エーは常にブルクヘルツリ病院の院長の仕事を参照するかたちで，単独，または他の著者と共同でテキストを発表している。たとえば，ポール・ギロー（1882-1974）（I）との共著による2つのテキストが挙げられる。これらのテキストは，妄想のある型 formes délirantes についてブロイラーの精神分裂病概念を受け入れつつも，中枢神経系障害に相当する破瓜-緊張型症候群を区別したギローの立場を反映したもののように思われる。

同じく，エーはアンリ・クロード（1869-1945）とともに，慢性流行性脳炎による統合失調症型幻覚状態をもとにして幻覚の問題について発表した（III）。これは，フォン・エコノモの嗜眠性脳炎の流行以来，2つの世界大戦をはさんで，長きにわたって論争されてきた問題である。この考察はオイゲン・ブロイラーの怒りを買った。なぜならば，ブロイラーの精神分裂病性精神病グループについての彼自身の考え方では，この疾患の症状をウイルス性精神分裂病のモデルとしては，まったく見ていなかったからである（現在子宮内の3ヶ月胎児の経胎盤性のインフルエンザ感染が将来の統合失調症と関係しているという説があり，統合失調症のウィルス病因仮説がトピックとなっている時に，この論争を想起することは無駄ではあるまい）。このテキストで，エーの幻覚の問題，より正確にはその神経生理学的基盤に対する早くからの興味が読みとれる［7］。1973年の「幻覚概論」［14］，特にその第4部の「脳の病理と幻覚」（t I, pp.455-463）はその興味の頂点であろう。この時代エーが単独で執筆したテキストは主としてパラノイド統合失調症に関するものである。しかし，ブロイラーの概念はフランスで燎原の火のように広がり，さらにパリで1927年にユージェンヌ・ミンコフスキー（1885-1972）の古典的著作「統合失調症」［29］が発表される。この著作でミンコフスキーはブロイラーに接近し，アンリ・ベルクソン（1859-1966）に依拠することで著作に哲学的な色彩を加えたことで知られている。このベルクソン主義はまた，エーの思想に影響を与えることになり，現象学アプローチでは，ルードウィッヒ・ビンスワンガー（1881-1966）とともに精神医学に現象学を取り入れたのであった。

その始まりは，1925年の「精神医学の進歩」の記念すべき創刊号にミンコフスキーの執筆した，「統合失調症概念の起源とその基本的性格（統合失調症の現代史の一ページ）」[28] と題する論文であった。

アンリ・エーはこの雑誌に，またその後すぐ創設される学会に，自分の研究を進めるための理想的な支えを見出すことになる。第二次世界大戦前に，まさしくブロイラー時代の最後のテキストが発表されるのはこの雑誌である。これが「早発性痴呆と統合失調症性状態の問題の現在における位置づけ」（IV）と「パラノイド型および緊張型思考のいくつかの側面」（V）である。そして周知のとおり，戦後，エーは，学会の事務局長兼この雑誌の編集者としてユージェンヌ・ミンコフスキーを継承し，ジャクソン時代，あるいはもっと正確には新ジャクソニスム時代，次いでいよいよ器質‐力動学的時代となる。

1936年，すでに述べたように，エーはジュリアン・ルアールとともに，ランセファール誌に「精神医学の力動学的概念にジャクソン原理を適用する試み」を発表した。個別に発表したものを集めて，アンリ・クロードの序文入りの単行本として，ドワンから1936年に出版され，それから40年を経て，1975年に「ラダマント」叢書の一巻として，「ジャクソンの概念から精神医学的器質‐力学的モデルへ」が再版された[15]。この本は，40年近い歳月をかけて執筆された古いテキストの集大成であり，したがって，エーの後半の著作と人生をすべてカバーしている。すなわち，新ジャクソニスム（1936年の，第二部の題名は「新ジャクソニスムに向かって」である）から，1975年の，第三部のタイトルである器質‐力学モデルまで網羅しているのである。エーは，いわばジャクソンの理論をそのままの形で，あるいはブロイラーのいう精神分裂病様精神病グループに修正しても，応用することは不可能なことがわかったことで，組織モデルとして「心的身体」という新しい概念を導入する。その意味するところをさらに正確に述べよう。

アンリ・エーは，ヒューリングス・ジャクソンの研究は近づき難いことを指摘した。なぜなら1861年から1909年にかけて発表された300を超える論文や報告を含んでいる，その目録が別々に作成されたが，ジャクソンの死後，二つの遺作選集，1925年の「神経学的断章 Neurological Fragments」と1932年の「選集 Selected Writings」が刊行されただけであり，原典校訂版の全集は刊行されなかったからである（フランスでは現在，アンリ・エーの著作に対して，イギリスで死後20年にジャクソンの著作に対して求められたことと同じことを行うことが計画されている）。エーは，精神医学にとって特に興味深い著作を選択してリストを作り，1894年の論文「狂気の因子 Factors of Insanity」を翻訳した。しかしジャクソンの思想が最初にフランス語圏の国々で知られるようになったのは，1921年に「神経学・精神医学スイスアーカイブ」に発表された「クロニアン講義 Croonian Lectures」の翻訳からである[23]。これはジャクソンが1884年にロイヤル・カレッジ・オブ・フィジシアンで発表したものである。

ジャクソンの体系は，1802年に生物学の用語を作り上げた主な理論家の一人であったラマルク（1744-1829）以来，生物学的哲学の哲学的流れのなかに組み込まれている。この流れは哲学的な言葉の意味で有機体論（organicistes）であり，いわば「生

命とは組織がもたらしたものとする学説」(ジャネ)であり，ビシャ，クロード・ベルナールなどがこの有機体論の支持者である。しかし，前述の「器質 Organo」は，臨床症状が直接的にある臓器の異常と結びついているという，医学的な意味と混同してはならない。この言葉と理論はまず英国で現れたのであるから，この「有機体論」の最も卓越した代表者は，ダーウィンに先立つ進化論哲学者ハーバート・スペンサー (1820-1903) である。エーは業績の最後に，組織化の思想の歴史を作ることとなる。すなわち，「周知のごとく，ジャクソンが神経生物学の原理を引き出したのは，ハーバート・スペンサーの『心理学の原理 The principles of Species』(ダーウィンの『種の起源』(1859年)の4年前の1854年に発行)である」と。これらは，無秩序な均一性から，秩序ある不均一性にいたる進化があるという公式に要約することができる ([14] T 2 p.1081)。ハーバート・スペンサーの「心理学の原理」は，テオデュール・リボーが個人的にフランス語に翻訳した。無機的または無秩序な世界から，組織化された生物学的，心理学的，社会的世界へと進行する進化は，常に部分から全体へのより大きな統合を特徴とする。

　この進化論的見地から狂気の諸要因を検討したジャクソンは次のように書いている。「狂気はすべて，多かれ少なかれ，高次脳中枢の病的侵襲，すなわち，意識の解剖学的下部構造ないし身体的基盤の最も高い進化のレベルに病的侵襲が存在する」(23 p. 86)。この基本的言説によると，ジャクソニズムにとって，高次脳中枢機能の階層的秩序，したがってそれに相当する機能は，系統発生の発現の順序によって決定されることは明白である；ところが，この病的障害の性格は明らかでない：これは脳という器官の病変であるのか，それとも脳機能中枢の組織解体であるのか。いずれにせよ，ある機能の解体は即時にこの系統発生的階層における下位機能の解放をもたらす。これが進化の過程とは反対の過程，「退行」である。エーは1936年まで，この論文の長い注記 (no.4) に3つのジャクソン原理を述べている。第一は機能の階層性原理，第二は進化 - 退行 (解体) の原理，さらにエーは陰性症状と陽性症状の区別について，前記の2つの原理に由来する第三の原理を導き出している。ジャクソンは書いている。「私は，この疾患は解体に対応する陰性症状をもたらすだけで，すべての複雑な陽性の精神症状 (錯覚，幻覚，妄想，常軌を逸した行動) は病理学的過程の影響をこうむっていない神経の諸要素の活動の結果であって，持続している進化の下位レベルの活動の間に現れると考える... ある精神異常者が，私たちの錯覚と呼ぶものを信じているとしても驚くにはあたらない：これはその人にとっては自分の知覚なのである。患者の錯覚，など... は，疾患に起因するものではなく，残存しているものの活動性 (疾患を免れたもの)，いまだに存在しているあらゆるものの活動性の結果なのである；患者の幻覚，など... は，彼の精神なのである」(23 p.91-92)。この最後の行は，エーの目には非常に重要に映ったようで，最初の著作「幻覚と妄想」(1934年) [7] の題辞に引用しているほどである。これらのことが逆に，神経学者によって練り上げられた体系をもとにして，神経学と精神医学とを区別するエーの有名な科学哲学的定義を作り上げることとなった。「神経学は神経系の局所的解体を対象とする科学であり，精神医学は精神的活動の均一的解体を対象とする科学である」(15 p.96)。エーの考えによれば，ジャクソンが研究を成熟させることができなかったとすれば，「彼は神

経機能の階層概念を欠いており，フロイトが記述したような本能 - 感情的無意識の層や，ジャネが確立した現実的機能の階層性にまで拡張できなかった」からである（15 p.97）。エー自身は，特に統合失調症性精神病に関して，精神医学におけるジャクソニスムの熟成をやがてもたらすことになるのはこの二つの発生的心理学のどちらによるのかをはっきり指し示してはいない。というのは，これがエー本来の業績の意味であるからである。しかし，フロイトの最初の心的装置の理論にしても，第二の論点，とりわけ，その体系の非時間性の事実にしても，フロイトの定義した無意識の層の中に階層的組織化があるとは思われない。エーは事実，「ジャクソンの考え方を新たにブロイラーの考えかたに近づけることによって...照明を当てる」（15 p.101）ことを考えていた。不幸にもエーは，どんな学者がそれについて書くと考えたか，どんな方法でそれを結びつけたかは示してはいないが，すでに何度かこの関連づけは行われていたと述べている。エーは，まずブロイラーが精神分裂病性精神病のグループで区別した一次性症状と二次性症状について，ジャクソンの区別した陰性症状と陽性症状と比較検討し，この２つの体系の間の差異を強調すると同時に，その差異のために，同じ障害の研究にこれらを同時に適用する難しさを強調することになった。「ジャクソンの陰性症状と陽性症状との区別は，ブロイラーの一次性徴候に当てはまると同時に二次性徴候にも当てはまる。ブロイラーが一次性症状とした連合障害は，ジャクソン理論においては，思考の統合機能が消失したものを陰性症状とし，また矛盾した連合が存在しているものを陽性症状と考えるべきである」（15 p.102）。エーがこのジャクソンの概念とブロイラーの概念との衝突から引き出した独自の思想とはどのようなものであるのか。「それは精神病理学では解体の概念は二重性がなければならぬということである」（15 p.102）。なぜなら，この病的過程が，思考活動全体を滞りなく行う機能的能力を減退させて，精神活動を縮小させるとすれば，それはまた発育の前の段階へと退行させて人格もまた変化させるからである。

　エーは，発表したばかりの二重の解体という新理論で，ピエール・ジャネの仕事について考えられる重大な反論を表明することになる：「恐らくジャネは，人格の病理学的退行を（ジャクソン的意味で）一方的に能力の単純な機能解体，すなわち，一連の機能消失と見なしたのであって，性向や人格のあらゆる具体的な要素の作用は，ほんの形式的なやり方でその理論に組み込んだに過ぎないということである」（15 p.103）。これは確かにジャネの解離理論に対して可能な重要な批判である。しかし，その解離理論は，すでに述べたように，抑圧過程による無意識システムの構成という考え方以上にブロイラーの精神分裂病性分裂 Spaltung の考え方に影響を及ぼしたのであった。

　しかし，1940年，ピエール・ジャネの在職50周年記念出版のアンリ・エーの寄稿論文は，いまだジャクソン的時代のただ中にあり，明らかに「ジャネとジャクソン」に関するものであった。彼は，依然としてジャネの考え方はジャクソンの考え方に近いと考えていたようである。ジュリアン・ルアールは，1950年発行の「精神医学の進歩」で再びこの対立に立ち戻る［30］。エーは，1973年にラダマント双書で1938年の単行本を再版するに際して，このルアールのテキストを参照し，共著者に現在の立場を説明するよう求めている。エーがラダマント叢書で書いているテキスト(15 pp.

200-205）によれば，ルアールは，二人が30年代に一緒に練り上げて来た新ジャクソニスムに近く，エーが第二次世界大戦後の第3期と最後の著作で単独で展開した器質力動論とは一線を画していることがわかる。ルアールは，この新ジャクソニスムが次第に高まる精神分析への関心から生まれた重要なステップであったことを強調し，基本的な差異を4つ挙げている。

1）無意識は意識に従属する。

2）この従属の起源は階層的な発生論にある。ルアールは，心的発達の精神分析学的概念には，統合も従属もされず，不変で超時間的に存続する精神病的核があるという。

3）無意識は下位レベルのものとして構成される。「その隔壁は，レベルの間よりも人格の中心にあり，階層と階層の間は水平ではなくて，生の流れの方向に垂直である」（15 p.204）。

4）最後に病因としての器質性を位置づけることは困難である。

この最後の相違点では「病因としての器質性 organicité pathogène」という言葉が使用されているところから，ルアールは，器質力動論をスペンサー哲学の意味ではなくて医学的意味の器質論にしたてあげた逆方向 contre-sens の考え方に一役買っている。この逆方向という言葉はレイのフランス語学史辞典で確認すると次のように定義されている：「精神的病理をある器質的障害に結びつける最近（1936年）の精神医学用語」。この複合語は1936年にフランス語に出現し，語彙論研究者はその年の「ランセファール」誌の論文でこの言葉の位置づけを行っている。エーは1975年，この誤解をとこうと，この機械論的器質論に対して，ジャクソンの思想に着想を得た彼独自の力動的器質論で反論しようとした。しかしエーが精神病理学全体の成り立ちを説明しようとしたこの力動的器質論は，もはや意識の解体，すなわち神経系機能の最高位の解体のみによるものではなかった。彼がその後精神病発生過程を記述する最後の手段としたのは心的身体の解体という，また別の解体モデルであった。

さてここで，エーの統合失調症性精神病に関する研究とは何であるかを示したい。それは，彼が捧げた研究のテキストに現れているもの，私たちが収集し選択したようなもの，およびジャクソニスムの応用が不可能であると確認したことに現れているものである。すなわち，エーを，研究の最終段階へと導いた異なるやり方，やり直しの方向へと導いた構造分析についてである。

1948年から，20年もの間，エーは書きたいと思い続けていた「狂気の自然史」の一部分をなす「精神医学研究」の出版に取り組んできた。第Ⅰ巻の研究第7番は精神医学の器質-力動概念の原理を扱っており，これまで述べた通り，ヒューリングス・ジャクソンとピエール・ジャネの名前が結び付いているのを見ても驚くに当らない。

しかし，特に症候学的側面にさかれたⅡ巻（1950年）では，その後発表されることになるⅢ巻「神経症的および精神病的構造」，それからⅣ巻「病因となる身体的過程」の予告を行っている。ところがⅢ巻は1954年に発表されているが，急性精神病の構造しか扱われていない。統合失調症，パラノイアとパラフレニー（次の巻に予告されているのは精神病的構造である）および病因となる身体的過程を対象とした研究が，まったく発表されなかったのは，なぜであろうか。私たちの考えでは，エーは執

筆の途中で，ジャクソンモデルは急性精神病の研究には適しているとしても，神経症的構造や慢性妄想病など，慢性精神病の研究のモデルとしては有用ではないことを確認せざるを得なかったのであろう。これが周知の通り，エーをして妄想的経験による妄想（せん妄）［小文字で始まる délire (délirium)］と，ドイツ語の Wahn という言葉の強い意味における妄想［大文字で始まる Délire］との根本的な差異を書記法によって，際立たせることになったのである。

有名な精神医学研究第 23 番は，マニャン（1835-1916）の弟子のルグレンが書いた 1886 年の論文「変質者の妄想について」で，急性妄想精神病の原型として記述した多形性急性錯乱を想起させる。この精神医学研究には，文献情報は含まれていない。なぜなら注釈が明らかにしているように，この「症候群」は四分の三世紀も前に記述されて以来，この方法，すなわち精神病の新ジャクソン・モデルで検討されたことは一度もなかったからである。この III 巻が，「意識の構造と解体」を扱った精神医学研究（第 27 番）で締めくくられているのを見てもそれほど驚きは感じられない。事実，エーは，意識が提起する哲学的問題を想起させた後に，急性精神病の臨床が意識の構造解体を固定させることがあることから出発して，その構造を記述していることがわかる。言い換えると，エーは，フランス学派の伝統に忠実であり，精神病理学は病的状態に見られる心理であり，これによって正常な心理現象を確立することができる。ドイツ学派はその逆である。ドイツ学派では，哲学が確立しているように正常者の一般的心理学から，病的状態に見出される精神病理学的変化が演繹される。しかし特に，最後の III 巻の精神医学研究第 27 番の結論は，研究対象の変更の予告にすぎない。すなわち，研究対象はこれからもはや意識の精神病理学ではなく人格の精神病理学であり，これが IV 巻の内容を構成するはずであったが，発表されることはなかった。

統合失調症性精神病に捧げられたその他のテキストは，幸いこの穴を埋め，この精神病グループに単に意識解体のみに基づいた，狂気のジャクソンモデルを適用することが不可能であることを裏付けている。エーは，研究の最後の部分で新ジャクソニスムを変容させ，そこから独自の理論を生み出し，器質力動論にまで発展させたのであった。私たちは 1989 年，アテネで開催された第 VIII 回精神医学世界大会で，組織委員会の計画した精神医学史のシンポジウムにおいて，ヴァッシリ・カプサンベリス [19] とともに発表した短い報告でこの変遷を再びたどりなおしたが，驚くべきことが起こった。私たちは，この部門の専門家である「座長」に，まずこの理論の著者を知らない人のために紹介を依頼したのであった。彼は，この時に，エーが 1950 年にパリで行われた第 I 回国際会議の企画者，精神医学世界学会の創始者であり，四半世紀にわたって事務局長の任にあったこと，したがって私たちのアテネでの会合の本元であったことを初めて知った様子であった。パリの会議のプログラムでは妄想の精神病理学が問題となっていた。エーは，1950 年 6 月 13 日，「精神医学の進歩」誌の準備の会合で，会議に向けた 4 件の報告書を発表した。この選集に取り上げた P・ギロー（パリ），W・マイヤー-グロス（ダンフリス），G・E・モルセリ（ノヴァラ）および H・G・リュムケ（ユトレヒト）に関する報告書である。これを取り上げたのは，エーが研究の第三の時代と最後の時代に発展させることになる問題について独自の立場を明らかにできたからである（VII）。

転換期にある2つのテキストが最終章の始まりである。最初のテキストは，エーが「統合失調症シンポジウム Symposium sobre esquizofrenia」で発表したものである。このシンポジウムは，ホアン-ホセ・ロペス-イボールが1955年にマドリッドにヨーロッパの主だった専門家を招待し，統合失調症性精神病の問題の現状を明らかにするためのものであった。すなわち，「統合失調症の器質力動論的概念 Concepción organo-dinámica de la esquizofrenia」[27]である。当時，エーが発表したような器質力動論概念によれば，統合失調症は世界とその人の自閉症的**組織化**があって初めて発症する（力動的器質論の正確な意味を改めて想起してもらうために私たちはこの表現における組織化という言葉を強調した）。このシンポジウムの目的は，2年後ユングその人を会長にしてチューリッヒで開催を予定している第II回世界学会を準備することであった。この会議は，ブルクヘルツリ学派に敬意を表して演題は完全に統合失調症性精神病に限られることになっていた。統合失調症の概念，その統一性と多様性に関するエーの分析は，彼が執筆し，2年後に英訳してアメリカン・ジャーナル・オブ・サイカイアトリーに掲載された珍しい論文の一つである[12]。珍しいというのは，英語以外の外国語の翻訳は多かったが，彼の生前に主な著作が世界の精神医学に通用する新しい科学用語に翻訳されたことはなかったからである。このことは，一方ではある点で彼の著作の翻訳の難しさを物語っている。1978年にインディアナ大学出版会から出版されたジョン・H・フロドストロム訳による「意識」，「意識的であることと意識的になることに関する現象学的研究 a phenomenological study of being conscious and becoming conscious」の見事な翻訳は例外であり，エーの死後，米国では彼を医師としてよりは哲学者として知らしめることとなった[17]。

　エーはこの第II回世界学会について，「統合失調症グループに関する今日の知見」の章で説明している[11]。彼は，この会議で「統合失調症の治療と病因に関して，統合失調症の定義，範囲および予後データが十分に確立されたものとして大真面目に議論されていた」という事実を前にして失望している。彼にしてみれば，このことこそ事前に取り上げなければならない問題の本質であった。彼は，この会議の精神分析医の寄与の少なさに驚いている。名だたる人々の中でユングだけ発言しているが，問題の本質には触れてはいない。「1911年のE・ブロイラーの著作がフロイトやユングの研究に触発されたものであると考えると，それから50年もたって，自己愛神経症，自閉症と夢との関係などについて，活発な議論がまったく起こらなかったのはただ驚くばかりである！」。会議で興味を集めたのは，統合失調症性病的過程が内毒素障害によるものであるとする仮説，インドール系物質の代謝，L.S.D.による精神病モデル，当時知られていた神経伝達物質セロトニンとノルアドレナリンに関する研究から導き出された仮説など疾病原因論に集中した。（この1957年に，カールソンは，神経伝達物質が完全に統合失調症のドパミン作動仮説を裏付けるものとして，ノルアドレナリンの前駆物質であるドパミンを登場させることとなる）。

　治療薬に関する現状は，最近の精神薬理学的動向によって特徴づけられる。このチューリッヒ会議のこの領域の話題をさらったのはドレーとドニケルによって明らかにされた向精神薬の分類，この精神病グループに対する神経弛緩薬の作用である。しかし，1957年にはクロルプロマジンとレセルピンのそれぞれの長所についての議論が

行われている。レセルピンはセロトニン代謝に作用すると考えられていたから，当時統合失調症の病因として本質的役割を果たすと考えられていたのである。

この精神薬理学の勝利によって，とにかく，他のいわゆる生物学的治療（ロボトミー，ザーケル治療）は終焉を告げるが，それと同時に統合失調症性精神病に対する精神療法的接近による介入が減少したことを，エーは嘆いている。精神分析的立場からの治療で大いに期待されたフロム‐ライヒマン夫人の発表は，チューリッヒ会議の直前に夫人が死亡したために実現に至らなかった。彼女の死に統合失調症の概念が終焉する前兆を見るべきだろうか。つまり二十世紀前半に生まれた表現の終焉を。

エーが，研究の最終章となる二つのテキストのうちで，第2番目のテキストを刊行した頃，この主題に関する科学的状況は以上のようなものであった。研究の最終章は，統合失調症性精神病の器質‐力動論の研究から出発して，それを理論的に集大成することであった。それは，8章からなり，「統合失調症性精神病グループおよび慢性妄想精神病グループ（人格のヴェザニー性組織化）」という全体タイトルで，内外科学大事典の「精神医学概論」の主要な部分を占めている。内外科学事典の「精神医学概論」は，エーが1955年に監修したもので，彼だけに割り当てられた部分があったが，それ以外は，彼が132名の共著者に依頼した。大多数は，当時彼が事務局長を務めていた，「精神医学の進歩」学会の会員の中から選ばれた（Ⅹ，Ⅺ，Ⅻ，ⅩⅢ，ⅩⅣ，ⅩⅤ，ⅩⅥ，ⅩⅦ）。

これらすべてのテキストについては，そのままのものが必要であれば，それだけでも再版されてしかるべきであるが，現代の読者には入手困難である。というのは，この大事典は改訂を続けることがきまりになっており，1955年以来，様々な章が継続的に改訂されて入れ替えられてしまい，その後も，最新の知見を盛り込むべく，理論的に一貫性のない立場の著者によって二度にわたって改訂されたからである。今では，私たちを含めたアンリ・エー学派を形成する研究者は，1995年版でこの概論の部分の何章かを執筆しているにすぎない［6, 20, 24, 25］。その結果，若い医師は，もはや共通の概念思考とは結びつきのない雑多な一連のテキストを読むことになり，この精神病グループの奥深い研究を理解するのは非常に難しくなっている。「精神医学概論」の最新版の統合失調症性精神病に関する章はまとまりがなく，そのおかげで，初版本はフランス語の精神医学文献の古典に祭り上げられてしまった。発行から40年たって初版を読んでみると，エーが当時，この広範な精神病グループに適用しようとした理論モデルは今日でも妥当性があり，賞賛を禁じえない。

これらのテキストを見事に翻訳出版した日本人の仲間は，完璧に理解していたということである。しかし，これはエーの部分的なテキストの翻訳であったので，本書では全体が展望できるように別な編集方法を採用した。

慢性妄想病論の副題「人格のヴェザニー性組織化」は文字通り次のことをはっきり意味している。エーにとって，慢性妄想病（大文字の妄想 Delire）の問題が**組織の力動**（新たにその意味を示すために強調する）の問題であるとすれば，その基礎にあって，慢性妄想病を引き起しているのは，まさに問題である人格の組織であり，あるいはこう言ってよければ，その組織の通時的構造であるということである。もはや急性精神病の場合のように，結果としてもたらされる共時的構造，つまりジャクソンモデルに

よる意識解体の研究に限定するわけにはいかない。「意識存在の**共時的構造**の次元（その人の指標で生きられた経験の現実としての意識野）と，意識的存在の通時的次元（人が自らをその本人と同定する限りでの自己意識の存在）」(15 p.233) は，「心的身体」に形を与える。エーは「幻覚概論」の最後に示したキー概念の用語集で書いている：「生命は心的生活の必要条件ではあるが，心的身体の十分条件ではない。心的身体は，生命力を個人の自律性の秩序に置き換えるために，組織によって生命力の秩序を超える (14 p.1436)」。それゆえ，心的身体は絆であって，生物学的世界と心理的世界を結ぶ相互世界，身体と精神を結びつける器官である。「心的身体は，騎手が馬に乗るように生体に… 重ねられない… 心的身体はその『下位』を乗り越えるか『昇華させる』ことで生れ自己をつちかうが，その効果を下位に保証することによってその形態を保つのに必要な力を絶えず汲み出している。心的身体とはこのようなものである。すなわちそのダイナミズムは自然環境や文化的環境による条件づけではなく自由を保証するものである… 心的身体とは自我とその世界との，その人自身および共存する他者との言語的接合である」(14 p.1437)。

エーは，この幻覚概論の用語集でこれまで活用してきた基礎概念を統合して，精神疾患の器質-力動モデルの定義をしている：「精神疾患の組織論者 organisciste のまたは組織論的 organismique 考え方の様式は，精神病理の身体的基礎という共通の命題しか用いない伝統的な機械論的モデルを拒否するものである」(14 p.1446)。エーはこうして彼のものである組織論的モデルと，器質-機械論的モデルとをはっきりと区別したが，精神力動モデルにも反対している。「当然精神力動モデルは，反応や無意識の投映やさらに一般的には志向性の概念をもとにして，心的有機体の防衛機能の正常型を対象とするものであって，その組織解体を対象とするものではない」からである。その一方で，「器質-力動論モデルは，反対に，組織解体の機能における精神病理学的領域を定義し扱うものである」とした。そこからエーは重要な4つの原理を，研究の発表順序とは逆の順序でそこに述べている。

- 心的身体の組織（建築学的構造）
- あらゆる精神病理学的現象の異質性またはアノミー
- 意識存在の種々の構造解体の様相（共時性と通時性）に基づく精神病の分類
- 臨床像の現象学に現れる陽性のダイナミズムの陰性障害への従属 (14 p.1466)。

この最後の原理は，精神病の組織論的モデルの新ジャクソニスムの基礎を想起させる。

E.M.C.（内外科学大事典）の「精神医学概論」では，エーはフランス学派の一貫した立場に忠実であり，統合失調症のパラノイド型以外の慢性妄想病が存在し，したがって，他国で作られたブロイラーの概念の不当な拡張を拒否し，上記の3番目の原則に従って，統合失調症のグループと慢性妄想病のグループとを区別した。すなわち，「… この属は統合失調症によって構成されるのではなく，人格の妄想のある型（ヴェザニー性）によって構成されており，統合失調症とはその中の一つの種である」。

この構造の区別を示すため，私たちはエーのテキストそのものに立ち返っている。すなわち，この選集のため，統合失調症性精神病のグループに関する7つの章と，9番目の章「統合失調症グループと妄想グループの構造関係に関する結論」を取り上げ

ている。8番目の慢性妄想病のグループに関するものは取り上げなかった。「精神医学マニュエル」はその第1版（1960年）から，第Ⅱ部「慢性精神病」には同じように異なる2つの章がある。

Ⅶ - 慢性妄想病。
Ⅷ - 統合失調症性精神病（pp.460-524）。

エーの思想が知られ，国際学会に認められるようになったのは，このマニュエルの各国語の翻訳版が相次いで出版されたことによる。本書に私たちはこの章にあたるテキストは収録しなかった。なぜならそれは,彼の遺作となったマニュエル第6版（1989年）のフランス語で読めるからである：ⅩⅡ章，統合失調症性精神病（pp.474-556）。

この区別は，確実に他の分類規準に則して，1993年に国際疾病分類第10版に掲載の権利を得たところである。これには2つの別の診断カテゴリーが含まれる。「統合失調症F20」と「持続的妄想障害F22」である。D.S.M. Ⅳでも現在,「統合失調症Schizophrenia」の存在と「妄想性障害Delusional disorder」の存在を認めており，同じ精神病グループの部分とはしていない。1955年来エーが提唱した構造分析は，時とともに分類学者の興味を引くものとなっている。

研究の最終部分で，エーは，しばしば，この人格のヴェザニー性組織化に対する個人的立場を繰り返して述べ確認することになった。それは，特にドイツ語圏の他の学者が発表したこの主題に関する著作に対して論評を加えるときであるとか，あるいはこの問題を扱った彼の弟子の著作，特にお互いに相手の研究を参照しているような著作に論評を加えるときである。本選集では，エーが，統合失調症性精神病を論じた他の学者の考えと比較して自分の考えを明確にした頁を取り上げた。

かくして1956年，クレペリンの生誕100周年記念（これはフロイトの100周年記念にもあたる）は，エーをドイツ学派の内因性精神病の問題に立ち返らせることとなる。そこで，エーは，この年ヤコブ・ウィルシュが発表した著作「内因性精神病の歴史と意義について」に論評を加え，クレペリンの後継者のクルト・コッレにとっては精神医学のデルフォイの神託とでもいうべき問題に答えることとなる。すなわち内因性精神病の根底にある2つの基礎的障害,「気分Stimmung」と「自我徴表l'Ichmerkmal」を結びつけるか，対立させるかという問題である。ウィルシュは，マドリッドのシンポジウムで，2つの論考,すなわち疾病単位としての統合失調症［32］および統合失調症患者の人格［33］を発表していた。そこでエーは，ウィルシュが1949年に発表し，1955年にフランス語に翻訳されたものと同じ表題の著作に批評を加えている［31］。

しかしエーのこの種のテキストで最も重要なのは，マンフレッド・ブロイラー（1903-1994）が1972年に業績の総まとめとして発表した論文「長期間の観察とその家族の研究によって明らかになった精神分裂病性精神障害」に対して行った分析である。これは，実際は要約の翻訳ではあるが，同時に673頁という膨大な本への批評でもある。エーの解説は，マンフレッド・ブロイラーが彼の父の考え方に加えた修正，すなわち新たに「精神分裂病性精神障害Die schizophrenen Geistesstörungen」という名称で示されている修正を強調している。この「精神分裂病性精神障害」という名称は，D.S.M. Ⅲ（1980年）で使用された。これは1987年の改訂で最初の名称「統合

失調症 Schizophrénie」に復活される以前のことであった。このマニュアルの第3版には，マンフレッド・ブロイラーが8年も前にこの変更を提案していたことは書かれていないし，彼の数十年にわたる精神分裂病患者のフォローアップ研究も患者家族について行った研究によってそのことが裏付けられたということも書かれてはいない。

かくして環は閉じられた。オイゲン・ブロイラーの著作を翻訳して半世紀後，エーは，ブロイラーの息子が精神分裂病概念の創始者の業績の後継者として，科学的後継者として発表した著作を分析している。エーが1926年にE・ブロイラーの翻訳で精神医学を学んだと述べているとすれば，1996年に私たちもそれを学ぶことができると言うことができる。なぜならば，エーが全著作を通して語ってきたこれらの人格のヴェザニー性組織化に関するテキストを読むことは，この研究分野に課せられた終わりなき学習であるからである。

ジャン・ギャラベ
「精神医学の進歩」事務局長
アンリ・エー財団協会会長

文献

[1] E. Bleuler. *Dementia praecox ou groupe des schizophrénies (1911)*, trad. franç. A. Viallard, suivie de « Ey H. La conception d'Eugen Bleuler » (1940), EPEL-GREC, Paris, 1993.

[2] E. Bleuler. *Dementia praecox ou groupe des schizophrénies*, trad. résumée par Henri Ey (1926), Analectes, Paris, 1969.

[3] E. Bleuler. *La schizophrénie. Rapport de psychiatrie au Congrès des médecins aliénistes et neurologistes de France et des pays de langue française, XXXe Session*, Genève-Lausanne, Masson, Paris, 1926.

[4] E. Bleuler. *Lehrbuch der Psychiatrie*, 8e ed. revue par Manfred Bleuler, Springer-Verlag, Berlin-Göttingen-Heidelberg, 1949.

[5] M. Bleuler. *Die schizophrenen Geistesstörungen im Lichte langjähriger Kranken und Familien Geschichten*, Thieme, Stuttgart (1972).

[6] B. Dalle. Psychanalyse et schizophrénie, Encycl. Med. Chir. Psych. 37. 291 A10.

[7] H. Ey. *Hallucinations et Délire*, Alcan, Paris, 1934.

[8] H. Ey et J. Rouart. *Essai d'application des principes de Jackson à une conception dynamique de la psychiatrie*, Doin, Paris, 1938.

[9] H. Ey. *La conception d'Eugen Bleuler (1940) in Bleuler E.* (1) 641-658.

[10] H. Ey. *Le Esquizofrenia según la concepción organodinámica in López-Ibor*, (27) 227-241.

[11] H. Ey. *État actuel de nos connaissances sur le groupe des schizophrénies*, Évol.Psych., 1958, XXIII, 3, 685-693.

[12] H. Ey. *Unity and diversity of schizophrenia : clinical and logical analysis of the concept of schizophrenia*, Am. J. Psych., 1959, 115, 708-714.

[13] H. Ey. *La conscience*, 1re éd., 1963, 2º (augmentée), 1968, 3e éd., Desclée de Brouwer, Paris, 1983.

[14] H. Ey. *Traité des hallucinations*, Masson, Paris, 1973.

[15] H. Ey. *Des idées de Jackson à un modèls organo-dynamique en psychiatrie*, Rhadamanthe, Privat, Toulouse, 1975. 邦訳：大橋博，三好暁光，濱中淑彦，大東祥孝「ジャクソンと精神医学」，みすず書房，1979。

[16] H. Ey. *Naissance de la médecine*, Masson, Paris, 1981.
[17] J. H. Flodstrom. *Consciousness. A phenomenological Study of Being Conscious and Becoming Conscious*, trad. angl. de la Conscience de Henry Ey (13) Indiana University Press, Bloomington and London, 1978.
[18] S. Freud. *Contribution á la conception des aphasies (1891)*, Pref. Roland Kuhn, trad. franç., P.U.F., Paris, 1983.
[19] J. Garrabé et V. Kapsambelis. *The Henri Ey's organo-dynamist theory*, VIIIe Congrès Mondial de Psychiatrie, Athènes, 1989.
[20] J. Garrabé et V. Kapsambelis. *Mesures sociales et réhabilitation dans le traitement des psychoses schizophréniques*, Encycl. Med. Chir. Psychiatrie, 37-295 E 10.
[21] J. Grignon. *Œuvres de Henri Ey*, Évol. Psych., T. XLII, 1977, 3/2, nº Special, 1109-1138.
[22] J. Grignon. *Expérience mystique et hallucination. Thèse de doctoral en psychologie*, Katholieke Universiteit Leuven, 1994, T. IV, Œuvres de Henri Ey, 563-579.
[23] H. Jackson H. *Croonian Lectures au « Royal College of Physicians» (1884)* trad. franç. in Archiv. suisses de Neurol. et de Psych. (1921).
[24] G. Lanteri-Laura et M. Gros. *Historique de la schizophrénie*, Encycl. Méd.Chir. Psych., 37.281 C 10.
[25] G. Lanteri-Laura et L. Del Pistoia. *Étude clinique et diagnostique de la schizophrénie*, Encycl. Méd. Chir. Psych., 37.282 A 10 (Cette mise à jour doit être remplacée en 1996).
[26] M. Levin. *The notion of Psychiatry research with reflection of the research of Freud and Jackson*, Amer. J. of Psychiatry.
[27] J.J. López Ibor (sous la dir. de). *Symposium sobre Esquizofrenia*, C.S.I.C., Madrid, 1957.
[28] E. Minkowski. *La genèse de la notion de schizophrénie et ses caractères essentiels (une page d'histoire contemporaine de la schizphrénie)*, Évol. Psych., Payot, Paris, 1925.
[29] E. Minkowski. *La Schizophrénie*, Payot, Paris, 1927.
[30] J. Rouart. *Janet et Jackson*, Évol. Psy., 1950, 485-490.
[31] J. Wyrsch. *La personne du schizophrène*, trad, franç., P.U.F., Paris, 1955.
[32] J. Wyrsch. *La esquizofrenia como entidad morbosa in López-Ibor (27)*, p.7-16.
[33] J. Wyrsch. *La persona del esquizofrenico in López-Ibor (27)*, p. 19-27, 1956.

アンリ・エーの統合失調症性精神病の論文

1926 - Bleuler Eugen, « Dementia praecox oder Gruppe der Schizophrenien »,Traité d'Aschaffenburg, 1911, Traduction résumée par Henry Ey.
1926 - « Remarques critiques sur la schizophrénie de Bleuler » avec P. Guiraud, Ann. méd. psych., 1, 355-365.
1926 -« Syndrome hébéphréno-catatonique mortel (lésions étendues à tout le névraxe, dégénerescence mucocytaire) » avec P. Guiraud, Bull. Soc. cli. Méd. Mental, 14, 49-55.
1930 - « Paraphrénie expansive et démence paranoïde (Contribution à l'étude des psychoses paranoïdes) » Ann. médic. Psych., 1, 266-281.
1931 - « Les états paranoïdes» Sem. Hôp. Paris, nº 14, 430-436.
1933 - « Les états hallucinatoires à type schizophrénique de l'encéphalite épidémique chronique et le problème des hallucinations » avec Henri Claude, Encéphale, XXVIII, Juill. Août.
1934 - « Position actuelle des problèmes de la démence précoce et des états schizophréniques », Evol. Psych. VI, 4-24.
1936 - « Essai d'application des principes de Jackson à une conception dynamique de la neuropsychiatrie », avec Julien Rouart, préface de H. Claude (Monographie de l'Encèphale Paris, Doin, 1938). L'Encéphale, nº 5, 313-356, 2, 30-60.
1936 - « Quelques aspects de la pensée paranoïde et catatonique », Evol. Psych.VIII, 4, 27-59.
1938 - « Études cliniques et considérations nosographiques sur la démence précoce », avec Mme Bonnafoux-Sérieux, Ann. Méd. psych., III, 360-394.
1949 - « Des principes de H. Jackson à la psychiatrie d'Eugen Bleuler ». Congrès des médecins aliénistes et neurologistes (Genève et Lausanne 23-27 juillet).
1950 - Estudio sobre los delirios, Madrid, Editorial Paz Montalvo.

1950 - « Psychopathologie des délires (Discussion des rapports au 1ᵉʳ Congrès Mondial de Psychiatrie) » avec Abely, Baruk, Minkowsky, Rouart et Tosquelles, Evol. Psych. XV„ 531-563.

1950 - « A propos de "Lehrbuch der Psychiatrie" de E. Bleuler, J. Berze, H. Luxemberger, F. Meggendorfer et S. Scheidegger », Evol. Psych. XV, l, 185-186.

1951 - « Les limites de la notion de schizophrénie », La raison, Cahiers de psychopathologie scientifique, 3, 61-66.

1951 - « Une schizophrène, le cas Henriette T. » avec J. Burguet et D. Neuveglisse, Évol. Psych. XVI, 89-99.

1951 - « A propos de "La personne du schizophrène" de J. Wyrsch » Réflexions sur l'état actuel de la psychopathologie de la schizophrénie). Évol. Psych. XVI, 1, 181-189.

1953 - « L'évolution des schizophrénies (Les rémissions spontanées et les critères évolutifs d'après les données statistiques », avec P. Barres et J. Laboucarie, Évol. Psych., XVIII, 2, 239-279.

1954 - A propos de la nouvelle édition de « La "Schizophrénie"de E. Minkowski », Evol. Psych. XIX„ 789-791.

1955 - « Groupe des psychoses schizophréniques et des psychoses délirantes chroniques (Les organisations vésaniques de la personnalité) ».
Généralités.
Historique.
Description clinique de la forme typique.
Formes cliniques et problèmes nosographiques.
Conditions d'apparition et formes de début des schizophrénies.
Formes évolutives.
Les problèmes psychopathologiques et les conceptions générales du processus schizophrénique.
Groupe des délires chroniques.
Conclusions sur les rapports structuraux entre le groupe des schizophrénies et le groupe des délires chroniques.
Encyclopédie Médico-Chirurgicale, Psychiatrie.

1956 - «Le centenaire de Kraepelin. Le problème des "Psychoses endogènes" dans l'école de langue allemande», Evol. Psych. XXI, 4. 951-958.

1957 - La esquizofrenia segun la concepcion organo-dinamica, 225-241, in « Symposium sobre esquizofrenia » (éd. J.J. Lopez-Ibor), C.S.I.C., Madrid.

1957 - « Psychoses aiguës et évolution schizophrénique dans un service de 1930 à 1956 » avec D. Igert et Ph. Rappard, Ann. Méd. Psychol., 115, II, Juillet, 231-240.

1957 - « Le problème de la délimitation et de la définition du groupe des schizophrénies» Congrès de Zürich.

1958 - « L'état actuel de nos connaissances sur le groupe des schizophrénies ». Évol. Psych. XXIII, 3, 685-693.

1958 - État actuel de nos connaissances sur le groupe des schizophrénies ». Press. méd. 66, 11, 8 février, 227-230.

1958 - Einheit und Mannigfaltigkeit der Schizophrenie.

1958 -« A propos de "l'intervention psychothérapique dans la schizophrénie de Lewis B. Hill ». Évol. Psych. XXIII, 3, 693-695.

1959 -» Neurosis y esquizofrenia. Reflexions sobre el proceso esquizofrenico. Délimitacion de la esquizofrenia con respecto a las neurosis ». Act. luso-esp. Neurol. Psiquiatr. XVIII, 2. 97-107.

1959 - Unity and Diversity of Schizophrenia.

1960 - « Los problemas clinicos de la esquizofrenias ». Act. luso esp. Neuol. Psiquiatr. XIX, 2, 13-25.

1960 - « Discussion à propos de "Le temps figé du schizophrène" du Dr Claude Le Guen », Entretiens psychiatriques, 7, Toulouse, Privat, 47-48.

1963 - « Discussion à propos de "Les psychoses délirantes aiguës des jeunes. Problème des schizophrénies aiguës» de Pierre Lacassin, Entretiens psychiatriques, 9, Toulouse, Privat, 194-195;

1964 - « Qu'est-ce que la schizophénie ? », Rev. Médicine, 5ᵉ année, n° 15, 781-788.

1965 - « Discussion à propos de "A propos de l'ambivalence schizophrénique de J. C.

Sempé". Entretiens psychiatriques, 11, Toulouse, Privat, 40-43.
　1965 - Discussion à propos de « L'homosexualité du schizophrène (Modalité signifiante de l'absurdité schizophrénique) » de R. Berouti, Entretiens Psychothérapiques, 11, Toulouse, Privat, 95-99.
　1968 - « Les formes pseudo-névrotiques de la schizophrénie selon Hoch et selon l'école française ».
　1973 - « A propos de "Les troubles schizophréniques" de Manfred Bleuler », Évol. Psych. XXXVIII,. 535-563.
　1975 - « Névrose et schizophrénie », Volume jubilaire du 50e anniversaire de l'Institut de Psychiatrie du Ministère de la santé de la R.S.S. de Georgie (Tbilissi) ; Manuscrit.
　エーは，これらの論文に加えて，多くの著作で特に統合失調症性精神病を検討している。
　1950 - Études psychiatriquess, T. II, Desclée de Brouwer, Étude n° 10 la catatonie, 69-163.
　1960 - Manuel de psychiatrie (1re éd.), Masson, Paris, 425-460.
　1973 - Traité des hallucinations, T. II, Masson, Paris. Les hallucinations dans les diverses espèces de délires. Groupe des schizophrénies, 774-801.
　1974 - Manuel de psychiatrie (4e éd. entièrement remaniée), Masson, Paris 528-601.
　1977 - La notion de schizophrénie (Séminaire de Thuir), Desclée de Brouwer, 7-14.
　1978 - Manuel de psychiatrie (5e éd. revue et corrigée) Masson, Paris, 534-615.

I
1926年

オイゲン・ブロイラーの統合失調症に関する批判的考察＊

　オイゲン・ブロイラーが1911年の著作（**アシャッフェンブルクの精神医学叢書**）で発表した概念は，適切かつ忠実に要約したトレネル[1]の論文によってたちまちフランスで有名になった。一方，エスナール[2]は，彼の立場から，「早発性痴呆の心理学的かつメタ精神医学的理論」という豊富な資料に基づいた研究で，ユング，メーダー，ブロイラーの思想に対する分析批評を行っている。その当時このチューリッヒの教授，E・ブロイラーの新しい思想がほとんど研究や論争の対象にならなかったのは，おそらく戦争が原因であろう；しかし，彼の思想はミンコフスキー[3]の論文が発表された後で，特に精神科医の注意を引いた。ミンコフスキーは統合失調症についてきわめて興味深く示唆に富んだ発表を行っているが，あえて私たちの個人的な意見では，ブロイラーの思想の心理学的側面，さらに言えば精神分析学的側面しか明らかにしていないきらいがある。

　ブロイラー理論の基礎をなすいくつかの問題点を検討するには，この1911年の著作および1923年版の**精神医学教科書** *Lehrbuch der Psychiatrie* に基づくべきであろう。

I - 精神分裂病の臨床報告および疾病学的拡大

　私たちは，トレネルが見事に要約したこの疾患の臨床的記述はコメント程度にとどめよう。ブロイラーは，私たちも列挙できる基本的な**臨床**症状を詳述している：観念連合障害，情動障害，両価性，自閉症，注意障害，意欲障害，人格障害，分裂性痴呆，行動障害。また，副次的症状として，感覚障害，妄想観念，記憶障害，人格障害，身体障害，緊張病および特定の急性症状を挙げている。気をつけねばならないのは，ブロイラーが，観念連合の一次性障害を重視していることで，この疾病を精神内界の解

＊ P・ギローとの共著

離と考えるグループに入れているということである（シュトランスキー，ウルシュタイン，シャランら）。

　その一方でブロイラーは，あえて精神分裂病(スキゾフレニー)を自分自身への内向や現実との接触の喪失といった総合的な形式で特徴づけようとはしなかった。この慎重かつ純粋に臨床に徹しようとするブロイラーの姿勢は，すべての弟子に受け継がれたわけではなく，特にミンコフスキーには受け継がれなかった。事実，臨床症状の記述や明確な診断基準に割かれた章には得られるところはほとんどない。ただし，一度だけブロイラーはこの疾病は自我の統一性の喪失として定義されると書いている（p.6）。あらゆる症状の特徴的な意味が議論されている；観念連合の分裂 dislocation はヒステリーを始めとする他の精神病にも認められる；「自閉症それ自体を診断基準として用いることはできない」（p.243）；同様に，発明家や政治家などには感知できない情動的問題がある。

　その瞠目すべき優れた詳細な記述はクレペリンの早発性痴呆と呼び習わされたものにぴったり符合しているが，引き続きブロイラーが多くの雑多な症候群を強引に精神分裂病(スキゾフレニー)の枠の中に入れこもうとしていることには驚かされる。クレペリンの早発性痴呆やパラフレニーに加えて，私たちが挙げることのできるのは：老人性被害妄想，ほとんどの躁病，幻覚性メランコリー，ほとんどのパラノイア，大半の難治性心気妄想，それから，道徳的狂気，拘禁精神病，アメンチア（いわゆる精神錯乱）などである…かくして，正常と思われる多くの症例にも潜在性の精神分裂病が含まれるのではないかという，憂慮すべき扉を開くのである。つまり，疾病学的拡大であって，臨床的記述の正確さにほとんど対応するものではないということである。私たちは，たとえば試験などで疑わしい症例を目の前にした場合のように，慎重になりすぎるか巧妙になりすぎて，ちょうどその昔，変質説が悪用されたのと同様に，今度は精神分裂病(スキゾフレニー)という分類に隠れることになりはしないかということである。

II - 疾病の理論

　ブロイラーにとって，精神分裂病(スキゾフレニー)は脳疾患によるもので，未だに原因と病巣が不明であった。彼は，原因である器質性疾患の，彼の言う，**直接的かつ媒介なしの徴候**であるかなりの数の症状について記述を行っている。

　それは次のようなものである：

　a) 実際に観念が断片化する基本的な連合障害；

　b) 失行症，精神緩慢，麻痺に近い振戦，行動の不器用さを伴う，何らかの精神鈍麻または昏蒙（Benommenheit）の状態；

　c) 器質的過程から生じる躁病型，またはうつ病型への移行がある，これは P.G.（進行麻痺）に躁状態が認められるのと同様である；

　d) 常同症の傾向；

　e) 幻覚の傾向；

　f) 身体障害：瞳孔不同，唾液分泌過多，血管運動障害，など。ブロイラーは緊張

病性症状が心因性のものであると考えていたが,「慢性緊張病性徴候は疑いなく悪性を意味しているので重大な脳疾患の表れであると考えざるを得ない」(p.283) ことは認めざるを得なかった。

一次性徴候のリストアップは終了せず, その後の研究で追加されることになる。いずれにせよ, 精神的原因や感動的な出来事は, 病気の発症には何の役割も果たさない。「たとえ精神的な事件が精神分裂病(スキゾフレニー)の症状学に影響を与え得るとしても, この疾病がそのために実際に発症するというのはまったくあり得ないことである。こうした出来事は症状を決定するかもしれないが, 疾病を決定づけるものではない」。

事実, この疾患の臨床的側面は**一次性徴候**によって明らかになるのではなく, 本書の臨床に関する部分で列挙したものに近い**二次性徴候**によって明らかになることが最も多いのである。「これまでに早発性痴呆について記述された症状学のほとんどは二次性で, ある意味で偶発的なものである」。

それゆえ, 一次性徴候が重要であるわりにはほとんど知られていないのに対し, 二次性徴候に関しては大部分の著作がその記述や解釈に割かれている (**早発性痴呆**, 1911)。

この二段階の症状学において, 二次性障害は, 一次性障害の直接的な結果, 必然的帰結, または一次性障害に対する単なる心的反応である。この最後の例を研究するには, 心理学的機序に頼る他はなく, 特にフロイトの精神分析原理を参照して行う他はない。このように説明を二元論的方式にするのは至極当然であるように思われるが, 精神現象の反応性にあまりに重要性を与えすぎているきらいがある。

III‐自閉症

症状を解釈するには, 器質的過程による作用に**自閉症**という**特異的精神活動**による影響を付加して考える必要がある。

自閉症的な思考は健常人にもみられるものである (夢想, 芸術, 情動的思考, 前論理的思考)。この非現実思考 (dereistiches Denken, 教科書, p.130) は特定の人々 (dereistiche) にとってはかなり活発であり重要である。しかし, ブロイラーの説によれば, 精神分裂病(スキゾフレニー)の自閉症はまた別のものである。それは素因による裏づけが不可能な新しい症状ではあるが, 確かに (器質に起因する) 基本症状である。

「連合弛緩によって異常な経路をたどる思考が習慣化する以外に創造力も生まれる一方, 分裂した連合による病的な新しい着想が生まれる。分裂した連合異常から, 結果として転移, 圧縮, 変異, 拡大, 音韻連合, 分裂, 非論理的結合などが生じる。論理的機能の弱体化は感情面に相対的重要性を与えることになる。不快な連合は遮断される。感情に対立するものは遠ざけられる。これにより, 新たな論理破綻が起こり, 妄想の発端となり, 特に, 情動コンプレックスの機能における精神の分裂が出現する。患者にとって不快な現実は自閉症の中で遠ざけられるか, 様々な妄想形態に姿を変える。外部世界との分離は拒絶症のかたちをとることがある」(p.289)。

この説明は，コンプレックスと情動的思考の肥大や過活動を十分に説明するものではないように思われる。いずれにせよ，ブロイラーの解釈による精神分裂病性自閉症(スキゾフレニー)では2つの要素を考慮しなければならない。
　1）情動型の主観的思考の増殖。
　2）その結果としての外部世界への興味喪失。
　この外部世界との接触の喪失は，ブロイラーにとってはジャネのいう現実感覚の喪失とは異なるものであったということがわかる。ジャネの概念は，現実に感動し，現実に適応し，自分の精神構造に現実を取り込むことが**基本的**に不可能である状態である；これが発現するのに，思考の分裂もコンプレックスの肥大も必要としない。ジャネの観点は私たちにとってはさらに満足のいくものであり，知覚の情動的活性化の欠如によって十分説明し得るものでもある。この観点から，私たちはディドとともに**無感動症 athymhormie** という概念を主張することになったのである。私たちは，現実に感動する能力の欠如は情動性の発揚からではなく，末端交感神経路の障害による体感に起源のある初期的鈍化によって生じると考えている。
　この簡潔なコメントは，一つの態度というものはどれだけ単純に見えるかを示そうとしているにすぎない：外部世界との接触の喪失については多くの説明ができるということである。
　事実，純粋に臨床的な観点からすると，外部世界に無関心な人には複数の理由がある。
　a）きわめて活発かつ完全に論理的な思考を保ったまま，その人は，ちょうどデカルトがストーブの部屋に閉じこもって思考したように，またニュートン，スピノザ，カントなどのように世間の出来事に興味喪失している。
　b）その人は外部世界と接触を断ったままでいられる。なぜなら，その人は白痴か痴呆患者であるかあるいは情動的な興味が弱まっているからである。この場合，その人は自分自身にも自分を取り巻く環境にも関心を持たない（この範疇に属する人は早発性痴呆と呼ばれる）。
　c）その人は外部世界との接触を断ったままでいられる。なぜなら，その人はブロイラーの言う**自閉症**の状態にあり，情動型の主観的思考の世界の中に生きているからである。このために現実を無害なものとする。なぜなら，その人は現実が自分にとって不快であるという理由で，一種の主観的現実の中で欲望を想像でふくらませ，病気に逃げ込むからである。
　この最後の外部との接触喪失の様式は，まさしく**妄想**という言葉で定義されるものである。これは統合失調症(スキゾフレニー)に限らず，進行麻痺，老人性妄想，夢幻症，パラノイアなどあらゆる精神病にいえることである。疾病学的観点からは何の特徴も示さない。ブロイラーが，妄想を来していない事例として発表している自閉症の症例はすべて，議論の余地があり，他の機序によっても容易に説明のつくものである。

　ある女性患者は精神病院の開催したコンサートで歌を歌ったが，それが長すぎて，次第に聴衆は騒がしくなったが，彼女は歌い続け，最後にやっと自分の成功に満足して席に戻った。終わりを知らず，がやがやする話し声を気にも留めず，かたくなに延々とパフォーマンスを

続けるこうした演者についてどれほど聞かされてきたことだろう。別の女性患者は投函されないとはっきり言われているにもかかわらず，毎日手紙を書いている。私たちのところには同様な2名の患者がいる。一人は妄想患者で，モールス信号による「神秘的な方法」で返事を受け取っており，自分の手紙も同じ方法で送信されていると信じている。もう一人は苦情の多いヒポコンドリー患者で，自分の考えが誰かに聞かれていると絶望し，くどくどと不平を書き綴って気晴らしをしている。早発性痴呆の女性患者は母親の訪問をしつこく頼むが，母親が来院すると，彼女を認識したがらない。「マダム，あなたは私の母によく似ておられますが，私の母親ではありません」。

　これが現実の知覚に情動的活性化が欠けている状態であり，発症以前の母親の思い出が彼女の情動の要因として保たれつづけている状態である。また個々の特異的な症例についても同様である。

　ブロイラーの自閉症が，ミンコフスキーがいみじくも指摘したように妄想以外の何ものでもなく，それ自体で精神疎外であるとすれば，どうしてブロイラーはこれほどの説明を行うほどに自閉症を重視し，少なくとも二次性症状として精神分裂病(スキゾフレニー)の判断基準の一つとしたのだろうか。ブロイラーが著作を書き上げたその時点では，私たちは，後にパラフレニーと呼ばれることになるものも含めた，1912年以前のクレペリンの早発性痴呆型の時点にあった。当時の早発性痴呆といえば，ほとんどあらゆる機能的精神病を含む膨大な容器を構成していた。こうした雑多な症候群にある特徴を見つけようと思えば，極端な一般的概念に頼る他はなく，慢性状態への進行か精神疎外そのものの定義以外のものを見つけることは不可能であった。ブロイラーは，早発性痴呆やパラフレニーの中で記憶や一定の知性が損なわれずに残存し，精神機能が一過性ではあるが突然目覚めることもある自閉症に留めておく方が無難であったに違いない。そこには一つの困難しかなかったのである。それは，精神病院で手当てされるその他の疾患は論理上精神分裂病(スキゾフレニー)の枠内に入れるしかないだろうということであった。これはまず避けられないことであった。なぜなら，ブロイラーはほとんどすべての精神病に，自閉症によって定義される精神分裂病(スキゾフレニー)の構成要素を認めたからである。ただし，彼はその重症度の違いを付け加えている。すなわち，自閉症は精神分裂病(スキゾフレニー)の範囲外の副次的な症状であると。なぜであろうか。それはその他の疾患の判断基準がたやすく見つかるからである。すなわち，真性痴呆，飲酒，梅毒，老衰などである。躁うつ病の特徴は自閉症とほとんど同じぐらい一般的なものである。すなわち，情動的反応の過剰あるいは度を越えた持続である。しかも，躁うつ病と精神分裂病を鑑別するのが特に困難であるということは，心理的特徴の脆弱性をよく表している。クレッチマーやブロイラーの提唱した傾向を精神病質の方向へ誇張してゆがめた精神科医たちは，患者を前にしてもはやこう自問するほかなくなった。「この患者は躁うつ病だろうか，それとも精神分裂病(スキゾフレニー)だろうか？」ではなく，「どの程度の循環症でどの程度の精神分裂病(スキゾフレニー)だろうか？」と。

IV - 症状の理論

　ブロイラーは，一次性症状の作用と自閉症の作用を組み合わせて二次性症状を以下のように説明している。
　思考連合の障害は，連合過程の一次性弛緩（病変による症状）であるが，病的コンプレックスですでに解体された思考をまとめているのは，私たちにとっては異常に思える。これは時に思考の流れを突然中断させるコンプレックスによる作用である（途絶）。
　情動性は一次性障害ではなく，特に外部世界による抑圧や葛藤によって，潜在的かつ硬直したものになることは研究者の大半が認めている。
　両価性は連合の衰弱や，事物やある特定の事実の矛盾した特質が有する価値の関係を認識するのが困難であることに直接起因すると考えられる。
　妄想は長年にわたって研究されており，常に情動的土台のコンプレックスによって説明されてきた。これは，ブロイラーがこの疾病をパラフレニーのグループに分類しているだけになおさらである。妄想の特色や小説のような様々な主題はそれまでの情動的状態，思い出，一言で言えば患者の精神構造全体に依存していることは議論の余地がない。しかし，これは妄想がどのようなものであるかを説明するものであって，妄想がなぜ起こるのかを説明するものではない。
　緊張病症状の理論は奇妙である。私たちはこの点においてブロイラーの臨床的客観性は，理論に片寄って若干あいまいになっているように思う。彼の記述が古典的早発性痴呆に基づいて行われているとすればなおさらである。
　拒絶症は，生命との接触が不快であるか遮断されることによって起こる。たとえば，精神分裂病（スキゾフレニー）以外の活動的妄想患者で躁うつ病のメランコリー状態にある人は，実際に妄想の結果として二次性に，確かに反対の行動をとる。しかし，緊張病性，筋緊張亢進があり，硬直し，カタレプシーのある拒絶症患者は，同時に多数の甚だしく器質的な徴候を呈し精神的ではない障害によって妨げられているようにみえる。何らかの能動的な動きを起こそうとするが，明らかに不随意的な逆の動きによって中断される。時には動くことができないと訴えることもある。意思による行動によってコントロールできない筋肉の拒絶症を呈するのである。また，彼らは時には急激に拒絶症の衝動から解放されることがある。これがある日突然消えうせる，理由のないコンプレックスの作用であるとすれば，説明の困難な現象である。真に緊張病性の常同症やカタレプシーに関しては，ほとんど大部分の症例ではっきり無表情であり，コンプレックスや妄想観念にふさわしい様子とは程遠いため，そこに心理的合目的性を見出すには，よほど創意工夫に満ちた精神分析医が必要である。ブロイラーの真意のすべては，この文章に集約されている。「口の拘縮は局所性筋緊張亢進によるとするよりは，軽蔑を表すサインと解釈する方が容易である」。

考 察

　結局，この二次性症状理論においては，器質 - 神経学的説明と心理学的説明といった2つの精神病理学説が常に対立している。ユングやメーダーほど過激ではないにせよ，ブロイラーもフロイトの精神分析に直接の影響を受けて，彼らのたどった道に従ったといえる。私たちの考えでは，彼は心因による説明を過剰なまでに重要視する傾向がある。彼は精神分析を基本的原理と認めているふしがある。正常にしろ，病的にしろ，私たちの行動はすべて時に意識的な面から解釈されるが，しかし，とりわけ無意識の中に抑圧されているものから解釈される。無意識にはあらゆる精神障害の潜在性，すなわち様々な段階の象徴主義と引き換えではあっても，分析が執拗に発見しようとする潜在性が群がっているのである。
　結果として，ブロイラーの学説は，心理学的解釈がいわば彼の理論の上部構造でしかないとはいえ，根本的には心理学的なものであることを読者は確信するに至る。
　この二段階の，根本的に機序のまったく異なる症状の並置は，フランスのクロード教授の学派には受け入れられなかった。彼はいくつかの理由からブロイラーの精神分裂病を2つの臨床単位に分けた。一つは完全に器質的なもの（早発性痴呆）であり，もう一つは心因あるいは少なくとも完全に心理学的観点から研究すべきもの（スキゾマニー schizomanie，統合失調症）である。
　私たちは，この臨床的記述の基本はクレペリンの早発性痴呆であるという事実を主張した上で，心因性の症状と一次性徴候とを切り離す境界線は，一次性徴候の方向にずらすべきであると考える；精神構造の反応として説明のつくものは，ただ，妄想内容の個人差，閉じ込もりや反抗の衝動的行為と態度だけである。緊張病はそのすべてが器質的症状，さらに言えば無感動症に属する。パラフレニーは類似の病像ではあるが独立した疾病単位である。
　おそらく，ブロイラー自身が指摘しているように，精神分裂病の症状理論を完成させるには，私たちの知識は依然として未熟すぎる。なぜなら，大部分を仮説に頼り，器質的説明を採るか心理学的説明を採るかについて研究者それぞれの個人的なものの見方が介入しているからである。この観点からすると，病変の解釈はあらゆる**本質的**な症状に適用できるという意味で，より全体的である方がよいと言わざるを得ない。その逆の観点に立っても二次性徴候理論を一次性徴候に拡張することは根本的に不可能であるからである。2つの学説の実践的価値に関して言えば，私たちは，心理学説によってたどり着くのは証明不可能な仮説と文学に近い説明だけであると考えている。これに対し，神経学的観点ならば，少なくとも客観的な価値を持ち得る考察が可能であろう。
　ブロイラーの最初の発表が行われて以来，私たちは重要かつ新しい知見を得た。特に嗜眠性脳炎，これはいかなる妄想的コンプレックスも起こり得ない条件で一連の緊張病様症状のすべてを示した。すなわちカタレプシー的挙動，運動と言語の常同症，行為と思考の流れの突然の停止と突然の再開といった統合失調症の途絶現象を奇しくも明らかにするような症状であった。カミュが心理現象を調節する皮質下中枢に関す

る仮説を発表して以来，早発性痴呆の症状の器質的解釈，および病変部の確認を可能にする事実が大量に蓄積されてきた。これは，ブスケイノ，レルミット，クロード，レニェル・ラヴァスティヌとトレティアコフ，アスコヴェク，ディドとギロー，そして近年ではフォンテシラ[4]，ビロウスキ，ボルンツテン[5]，その他[6]による研究を思い起こすだけで十分に納得できるはずである。

注　解

1. Trénel, *Revue Neurologique*, octobre 1912.
2. Hesnard, *Journal de Psychologie*, janvier 1914.
3. Minkowski, *Encéphale*, 1921.
4. Fontecilla, *Société de Psychiatrie*（février 1926）.
5. Bielawski, Piotrowski, Bornsztajn, *XIIe Congrès des Médecins polonais*（juillet 1925）.
6. P. Guiraud, Conception neurologique du syndrome catatonique（*Encéphale*, novembre 1924）.

II
1930年

誇大パラフレニーとパラノイド痴呆
（パラノイド精神病の研究に関する論考）

疾病学的考察 ── 私たちの観察例は，半 - 妄想 sub-délirante 期を経て不安感と敵意を示し，特に不安による動揺と影響念慮を特徴とする急性のエピソードの後で，非常に活発で豊かな妄想を来した女性患者である。

その妄想には組織化と中心化の傾向の2つがある。精神幻覚，体感幻覚，誇大妄想を伴った影響妄想であり，これらを正当化するかのように被害念慮の中に見事に組み込まれている。

一見すると，奇妙な観念，突飛さ，様々な解釈や，着想にあふれているので，これらの妄想は支離滅裂のようである。しかし，妄想は展開されている善と悪との戦いに宇宙的な力が表現されているという主題をめぐって整理されているように見える。この女性患者は善の化身で様々な出来事に対して魔法の力を発揮できると信じていた。というのは彼女にとっては，最終的には自分が勝利を収めることになる，敵対する力を維持するには言葉と身振りだけで十分なのである。この繁殖力の強い常軌を逸した信念全体は，心的な基本的機能がすべて正確に素早く機能するように見える精神的基盤とは対照的である。

この患者は一体どのような疾病学的枠に入れるべきであろうか。

ここで私たちは，しばしば精神医学の重要な境界領域に山積みされている，よく混同される様々な形の精神病を細かに区別する立場に立たされていることに気がつくのである。しかも，私たちの目的は，精神医学理論が提唱してきた種々の臨床的形態に根拠のある確定診断を下すことではない。それよりも，私たちは本症例を土台にして，早発性痴呆と体系化された精神病に比較的類似している妄想のグループに関してすみやかに検討を加えたいのである。

本症例はいわゆる**体系化された精神病**に分類できるのであろうか。実際，パラノイア精神病のグループには，マニャンの慢性妄想病，幻覚性妄想，または幻覚精神病，解釈妄想，影響妄想，および作為症候群に起因する病型が含まれる。これは，私たちの考えでは，モンタシュが述べたような**心的 - 硬直性** *psycho-rigidité* という特徴によって定義され，クロードが述べたような**慢性熱情状態** *état passionnel chronique* を示すものである。その発症の法則は，生来の信念の論理的な展開であることがわかる。

本症例でおそらく，私たちはある統一性を明らかにしたものの，妄想は前記のように系統的・論理的には発展していないことも確かである。彼女を絶えず高揚させ，この予期せぬ意表をついた増殖を強いているのは，活発な絶えざる周到な準備であり，

絶え間のない作り事である。患者はこの**作り事**にいつもとらわれており，現実にそぐわない空想的な構成の荒唐無稽で支離滅裂な様子を示すのである。また，留意すべきことは，私たちの知る限り，体系化された幻覚精神病の診断を下した医師は一人もいなかったということである。それどころか，彼女の常軌を逸した妄想観念の特徴に驚かされない医師はいなかったのである。

本症例をパラノイド型の早発性痴呆と診断することは可能であろうか。**パラノイド痴呆** démence paranoïde をあらゆる知能低下の症状を含む妄想性破瓜病とみなすのであれば，この患者がこのグループに分類できないことは明らかである。実際，仮に早発性痴呆にパラノイド型の構成する，不条理，気紛れ，支離滅裂で，異様な妄想の症例を含めるべきであるとしたら，本質的にこれらの状態を特徴づけるものが，まさしく真の痴呆型であると思われる。

このように，本症例は，体系化された精神病のグループにも，真の早発性痴呆のグループにも属さない。強いて何らかの疾病学の枠組みにはめこもうとすれば，パラフレニーのグループかあるいはパラノイド精神病のグループであろう。繰り返すが，これが本症例にレッテルを貼るという意味しかないとしたら，ここまでこだわる必要はない。しかし，この疾病学的検討が興味深いのは，このような症例についてはクレペリン以来，いかに教条主義的考え方にふりまわされてきたかを検討することになるからである。

まず始めに，慢性幻覚精神病はジルベール・バレの研究以来，フランスではいささか特殊な別なものとして扱われてきたことに留意されたい。彼はこの精神病の基本に人格崩壊 désagrégation を置いた。それは現代の機械論から「実体化された」イメージ，言うなれば「具象化された」イメージであった。

クレペリン[1]は，早発性痴呆とそのパラノイド型以外に，実際，妄想精神病グループ（アルコールせん妄と進行麻痺，以外）が存在しているとしている。これは，非常に豊かな妄想活動が特徴であり，早発性痴呆のパラノイド型に類似しているが，人格障害も情動障害もないことで区別される。しかし，彼は，時には情動性の逸脱が認められることもあると述べているが，最終的に，この妄想精神病グループは早発性痴呆の特徴である無関心にまで至ることはないとしている。

私たちは，クレペリンが記述するパラフレニーの雑多な病型（系統的－マニャンの妄想に類似－誇大性，作話性および空想的）を強調するつもりはない。

反対に，ブロイラー[2]はこうした妄想のある型をすべて精神分裂病グループ（スキゾフレニー）に分類した。このチューリッヒの教授は，（1926 年，本書で私たちがギローとともに指摘したように），パラノイド型を早発性痴呆に関する彼の理論の主要な図式として利用しているようである。

クロード[3]は，私たちが報告したような症例を，真の早発性痴呆にもパラノイア妄想にも分類しなかった。彼はクレペリンの思想に回帰すると，**一部だけが早発性痴呆に属する**パラノイド精神病グループとパラノイア性体系妄想病とは対立するはずであり，一方その他のグループは統合失調症性精神病（スキゾフレニー）に属すると考えた。

私たちはクロードとともに，クレペリンが**誇大パラフレニー**という用語で呼んだこの特殊なパラフレニー型を，統合失調症性精神病（スキゾフレニー）の中に分類すべきであると考えている。

事実，私たちの観察例はクレペリンがこの名称で記載した病型をはっきり示していると思われる。クレペリンによれば，誇大パラフレニーは豊富な（üppig）妄想活動を示し，情動的な興奮に基づく野心的かつ誇大妄想的傾向を有しており，一方基本的な精神機能は損なわれていないようである。これは本症例の基本的な性格をよく表しているようである。

妄想の機構 ─ 私たちの観察例で今一度確認したかったことは，彼女の基本的な精神機能全体と不条理な驚異的力の確信との間には明らかに不調和で面食らうような矛盾があるということである。驚異的力はこの患者を「宇宙の女王」にし，襲いかかるあらゆる悪の力の標的になる。彼女の妄想と正確な判断能力の断絶。これこそが本質的なポイントであり，繰り返し私たちが主張したいと長い間願っていたことである。なぜなら，具体的なケースについて，精神医学の現状からどのような説明が可能かを自らに問いかけるチャンスとなるはずだからである。

私たちは，妄想の機構に関する多数の理論の詳細に立ち入るつもりはないが，2つの思想の流れを対比するに留めよう。

これらの事柄を理解する第一の方法では，妄想は想像と虚構の次元で世界を作り上げる主体の奥深い情動的傾向が開花して発現する。そこでは自分の欲望と熱望が現実にはない満足を満たす。したがって，妄想は内的葛藤とは多少とも隔たった象徴とみなされ，この象徴が内的葛藤のほぼ根本的な解決法を表わしている。これは，精神分析が完璧な形で作り上げた理論である。

これらの事柄を理解する第二の観点では，妄想は，「精神自動症」や妄想的直観や妄想的想像と呼ばれる脳の化け物じみた増殖，またはヤスパースの言う一次性妄想体験として現れる。これらの理論はすべて，次のように要約できる妄想のイメージを作り上げる：主体の意識は，主体に強いられる観念，思考形式，確信に侵略されている。

私たちの考えでは，こうした重要な論争のいずれの立場をとるかであるが，最初の理論（**連続性**の理論）ではこうした活動の「病理学的」独自性を十分に説明できない。この概念は，一般的思考とはこれほどまで異なった道に精神を強固に固定してしまうものを説明できていない。当然それは，私たちが**不連続性**の理論に向ける逆の批判でもある。そのことが私たちの言及したい考え方をはっきり示している。なぜなら，患者の精神性と妄想との間の断絶を認めると，それらを相互に結びつける関係を見出すことができないからである。実際，私たちは，本症例の妄想傾向の機構で重要と思われる点を次のように主張した：**支離滅裂な思考全体への喜びに満ちた深層の固着。それは彼女の人格傾向にどれだけ反応しているかを明らかにしている**[4]。

第二の妄想発生に関する概念は，妄想観念によると決め付ける**完全で直接的な構成**の特徴を放棄せざるを得ない。妄想観念がこれらの偶発的かつ機能的要素によってかくも完全に組織化されて現れることは考えられないからである。

以上よりたどり着くのは，折衷主義というよりは臨界的critique[5]であると思われる理論，ブロイラーの一次性徴候と二次性徴候の概念と混合する理論である。おそらく，脳障害に起因する基本的な現象である一次性徴候のようなものは確かに存在するが，それよりもはるかに複雑な，この脳障害と患者の人格の構造の結果そのものである二次性徴候（妄想観念，幻覚）が存在するのである。

本症例の場合，問題は，妄想的確信が，一種の自発的かつ機械的な思考の増殖であ

るのか，それとも制御能力の不足による患者の人格の傾向やコンプレックスを表す想像的産物であるのかということである。正常な人間を客観性と論理の枠内にとどめているこの制御能力は，実際，完全に行使されている精神活動（ジャネの階層性でいう上層機能）を前提としている。したがって，脳の欠陥は，この妄想的確信を完全にかつ構造全体において，**条件づけるのであって，作り上げるものではない**。

私たちは，この最後の仮説に基づいて本症例のような現象を検討することが，実際に起っていることに最も近いかもしれないと思っている。

つまり，何か異常で不思議なことがこの患者の脳で起きているにしても，この何かだけで妄想的信念の完全な理論を説明できるとは考えられない。

こうして妄想の発現を決定づけた「新たな事象」をどのように表現したらよいのであろう。ブロイラーにとって，基本的で重要なことは連合能力の障害，真の思考分裂である。このために，批判的抑制が十分効かず，患者のコンプレックスが奔放にほとばしり出るのである。

私たちが報告したような症例では，思考の逸脱の原因にはもうひとつ別の次元の過程が考えられる。これが，**一次性の散漫な情動性高揚**である。これが患者の思考や傾向を実際に活性化させ，患者のコンプレックスに合致するような妄想的意味を演じるのである（代償の探求―虚栄心―おそらくまた性的な感情）。しかし，ここにはブロイラーが示唆したような機構とは少々異なる機構が介在しているようである。いくつかの一次性徴候（決定因子）は以前に共存していたのではないが，妄想的確信という二次性の発現を方向づける。実際，私たちが指摘し，この女性患者自身が分別を取り戻したと言うまで続いた急性エピソードは，こうした一次性徴候に類似したものを示しているが，この一次性徴候がひとたび消失しても，固有な高揚がもたらした不合理な信念は存続した。しかし私たちの観察では，なおも目立った知的興奮に支えられていた。私たちが，この**誇大パラフレニー**（統合失調症のパラノイド精神病）の症例における妄想の機構を考えるとすれば，その原因は，1）意識障害を伴う急性状態である**夢幻症および不安**；2）**情動性高揚**の持続状態，と関係があるように思われる。妄想観念の全体（そこに私たちはこの女性患者の精神幻覚と体感幻覚も含める）は，こうした基本的な現象に付け加えられるもので，**代償機構によるこの女性患者の熱望の表現**（不満足，劣等コンプレックス，虚栄心）であると私たちには思われる。

この属の症例では，ブロイラーの言うコンプレックス機構が重要な役割を果たし，一次性徴候がおしなべて**知的衰退**である**真性パラノイド痴呆**とは異なるように思われる。むしろ本症例で問題となっているのは情動障害である。

注 解

1. Kræpelin. *Psychiatrie*, 1913. Tome III, p.972 à 1022.
2. Bleuler. *Dementia precox oder Gruppe des Schizophrenies*. Vienne, 1911.
3. Claude. Les psychoses paranoïdes. Encéphale, 1925, p. 136 à 150.
4. さらに彼女については次のことが指摘できるだろう。共産主義は，このつつましい条件の女性患者にとって経済的危険を表すだけにいっそうはっきりと，悪の役割を果たしている。父親がそのことを体現したし，彼女も本質的に，持病のせいでこの先真っ暗な人生で（自分自身で述べるように）そのことを深刻に考えるからである。
5. 実際，この理論は脳活動と精神的人格の組織化の考え方によって証明できると思われる。

III
1933年

慢性流行性脳炎による統合失調症型の幻覚状態と幻覚の問題 *

　これは，私たちの以前の研究の続きで特に脳炎性幻覚状態に関するものである[1]。
　この最近の研究で私たちは，慢性脳炎が発症後長期間を経て，いくつかの夢幻状態と夢幻様せん妄状態を骨格とする幻覚状態を引き起こすことを明らかにした。
　私たちが観察する妄想，概してきわめて一般的ないし一般的にすぎる名称である幻覚精神病に分類している妄想には2つの型があるように思われる：夢幻様せん妄型間欠妄想あるいは，慢性的に経過する影響妄想である。その影響妄想について表われた行為と夢幻様せん妄状態との関係を示そうと試みた。
　脳炎に起因する慢性の幻覚性妄想に関しては，統合失調症状態とどのような関係，どのような類似点があるのかを問う必要がある。

I - 早発性痴呆と統合失調症性状態との比較からみた脳炎後パラノイド状態

　慢性脳炎による精神障害と一般に早発性痴呆の名称のもとに分類される症候群との関係は，10年前から精神科医の注意を惹きつけてきた。とくにドイツとスイスでこの問題は非常に詳しく研究された（ステック，マイヤー - グロス）。
　私たちのうちの一人（クロード）が一連の著作で発表した見解と同じく，フランスでは早発性痴呆，外国では統合失調症という名で呼ばれている状態の患者群を，大きく以下の2つのグループに分けることは理に適っているようである。
　1) しばしば急速に進行し特殊な運動症候群を伴い痴呆性進展を来すグループ（クロードとバリュックはこれとパーキンソン症候群との違いを明らかにした）。**モレルの早発性痴呆**はたいていの場合破瓜 - 緊張病の型に相当する。
　2) ブロイラーが**精神分裂病**の名称で研究した思考障害や行動障害を来すグループ。

---
* アンリ・クロードとの共著

このグループは，不調和で，変わりやすく，気紛れな特徴，および多少とも周期的で，機能の崩壊と結びついた進行があるようであり，この機能の崩壊は主として自閉症型の妄想活動として現れる。

こうした病態がこの2つの大枠に分けられることは，**嗜眠性脳炎のパラノイド型**の問題は早発性痴呆のグループとの関係から見ると，ほぼこれにそっくりのパラノイド型の統合失調症様状態（スキゾフレニー）の問題を提起するということである。ステックはこの問題にかなり寄与しているので，私たちは，それに沿って，外国の研究にほとんど馴染みのないフランスの読者にこの問題の現状を伝えるのが最善と思う。

まず，明らかにしておきたいことは，ステックが，脳炎後と統合失調症性という二種類の妄想に根本的な類似性を認めることに対して，はっきり反対の立場を取っているということである。彼の脳炎性精神病に関する二番目の著作（1927年）は，すべてこの問題を扱っている。

シュタイナーは1922年，この2つの状態の最も大きな違いとして，脳炎後妄想の患者の方が周囲の環境に溶け込みやすいという事実を指摘している。

レイザー（1925年）は，患者の人格は変容しないという事実を強調している。彼が報告している症例（夢幻状態がきわめて顕著である）も，妄想的確信に一様に動揺があることを明らかにしている。

バリント（1925年）は，患者は自らの幻想に完全に欺かれているわけではないことを認めている。

ノイシュタット（1927年）は，患者の情動性に診断上の重要な要素が含まれていると考えている。これらの患者は周囲の人間に「粘着」する，「しつこい」人であることが多い（これは，私たちの仲間のマンジェは脳炎後の不断の執拗さという呼び名で記していることである）。

一方，ビュルガーとマイヤー-グロス（1926年）は，これらの妄想には大きな類似点があると考えている。ここでは，まずマイヤー-グロスの夢幻様せん妄状態に関するきわめて興味深い研究を想起しよう。ウィルキンス（1925年）とトランク（1925年）も，あまりにも類似しており，早発性痴呆の脳炎ではないかと考えるほどであった（ステック）症例を報告している。

ステック（1927年と1931年）によれば，統合失調症性状態とこれらのパラノイド妄想とを区別する最も重要な特徴は，妄想的確信の振幅，うるさくつきまとう「粘着型」の情動性，人格変容の欠如および周囲との接触であるとしている。ただし，彼は，パラノイド妄想の構造に頻繁にみられる，太古的で「呪術的な」精神構造に類似性があるとしている。

レオンハルト（私たちは1930年の最初の著作を少し後で取り上げるつもりである）も，1932年，脳炎による幻覚性妄想と，統合失調症（スキゾフレニー）による幻覚性妄想との違いを強調している。

レオンハルトは，1899年生まれの1918年に典型的な脳炎を来した女性患者の臨床病歴を発表している。1925年来，複雑な神経学的症候群とともに輻輳障害，ミオクロニー，左側の軽度の筋緊張亢進が発現した。1929年，神秘念慮に捉えられ，修道院に入ることを望んだ。抗しがたい睡眠発作 crises，激しい筋肉痛が認められた。

同時に,「神秘のなせるわざ」である影響症候群が発現した。夜間にみる夢幻状態の光景は「夢よりもはるかに鮮明であり,現実よりもずっと鮮明であった」。彼女が言うには,それは夢でも現実でもなかった。したがって,この障害は,私たちが述べた普通の型に従って発現しているのである。レオンハルトは「この症例には人格崩壊（Persönnlichkeitszerfall）は認められない」と述べている。

2つめの症例報告はきわめて長期にわたるものである。これは,私たちが報告したような[2],空想パラノイド妄想を来した男性患者の報告である。この症例でも他の幻覚に混じって,夢幻性の視覚性幻覚が観察されている。これも,夢を思わせるような光景であるが,それよりはっきりと鮮明なものであった。彼はその光景についてきわめて詳細な説明をした。彼はそれを,まるで現実を体験するように「体験していた」。こうした現象は主として夜間に,とくに**入眠期**に現れていた。こうした妄想を統合失調症性パラノイド妄想と区別するのに用いる根拠は,夢幻性の障害が前面にあるということである。レオンハルトが,こうした妄想が特にアルコール中毒症患者の夢幻状態や妄想状態に類似していると述べたのは,この意味においてである。また,進行麻痺のパラノイド型やマラリア治療の接種を受けた進行麻痺 P.G. 患者に認められるパラノイド状態にこれらとの類似を認める（ドマリュス）のも,おそらく同じ観点によるものであろう。しかし,クレペリンやブロイラーが夢の思考障害との類似点を指摘した統合失調症性妄想が,こうした状態と根本的に異なっているのかどうかは,私たちの考えでは,まだ解決できない問題である。

私たちは,妄想の進行状態と特徴が,脳炎後パラノイド型妄想状態と統合失調症性状態との類似点に関する問題をきわめてはっきりと示している女性患者を観察する機会に恵まれた。この女性患者の症例報告はエーとジャック・ラカンによって発表された。この症例はきわめて興味深いのでここにそれを再録したい。

H...,27歳は,1930年6月22日に入院した。彼女はライン地方出身で,フランス人の下士官 M・D... と結婚していた。

遺伝的既往歴：父親は神経質でアルコール中毒症であり,母親は「怒りっぽく」,姉はメランコリーの傾向があった。

個人的既往歴：1918年,16歳の時に流行性感冒にかかった（カルテには「Schlafgrippe」とある）。1920年に夫と知り合い,結婚し,4児をもうけた。

精神障害の発症：長年にわたって不感症ではあったが,非常に優しく従順であった。1920年末,占星術に興味を持った。この方法を用いて,旧友の一人を探そうとした。1927年,実際に相続しなければならなかった相続に関して,トランプ占い師と占星術師のアドバイスを受けに行った。

妄想観念が表われたのは1928年7月のことであった。みんなに恨まれていると言い出した。夫は「彼女はまどろんでいる状態で夢をみていた」と証言する。

ある日,ボートに乗ってライン川に向かった。これは彼女の自殺念慮を示しているようである。

彼女は1929年4月にマレヴィルに入院した。

カルテによれば,影響念慮と被害妄想,奇妙な感覚,夫と瓜二つの人物であるという錯覚が認められた。

1929年4月から1930年5月までの精神病院入院中に，早発性痴呆の診断が確定した。すなわち，極度の興奮を伴う錯乱状態と昏迷状態の繰り返し，理由なく笑ったり，泣いたりするなどの症状がみられた。

　1930年5月，アンリ-ルーセル病院に転院し，そこで初めて**片側パーキンソニスム**の診断が下された。その時点で，顔面の硬直，右腕の自動的な平衡失調，およびその時点ではきわめて軽微であった硬直性症候群が，1918年の脳炎に関係している可能性が指摘された。

　精神症状：体感幻覚，細部にこだわる思考形式，支離滅裂，影響念慮，および身体の変形念慮。昏蒙。断続的な反抗。

1. 施設による観察

　1) **症状。行動。**—この女性患者は個室で病臥したままであった。彼女は持続的に幻覚的夢想状態にあると訴えた。ときおり，急激な衝動性，怒りの発作的興奮を示した（彼女は何度か看護師を殴った）。

　2) **妄想。**—「ここは，若返りのクリニックで，私はここに三世紀も前から度々来ています。私はここにパリの探偵さんのジョセフ・ホームズと一緒に来ました。彼は時おり私を訪ねてくれます。壁を通り抜けてくるのです。マルヴィルでは老化の治療をしました。けれども，歯を1本抜くたびに私は若くなっていくのです。マルヴィルにはX嬢がいました... 彼女はアルセーヌ・リュパンのタイピストで，私の名前を取ったのです。私はフランスで育てられるべきだったけれど，誰かが私の代わりに送られてきたのです。私は貴族です。ほら，御覧なさい，私の手を。線の上にA.D.L.P.S.（原文のまま）と入っているのが見えるでしょう？　ギレンさん，なぜ貴族たちの，ランレ博士の話をするのですか？　これは家族の出会いですよ。私たちを少し馬鹿にしているのはリュパンさんのようです。すべて事実ですよ。私は老人病院にいました。それはマヤンスMayenceだったか，マヤンヌMayenneであったか，その国々はよく似ています。すべての国に数人のアンヌ・Hがいます。スペインのマドリードの近くにはグジェネームがいます。私が両親を失ったのは四世紀前のことです。その前の世紀には私は褐色の髪をしていましたが，その次にブロンドになりました。私はアペンに落っこちたんです。モーブ色のガウンをもっていました。2回目に落っこちたのはここでした。私は4歳と2ヵ月以下に若返ったことは一度もありません。私はここでその脇の家の2階に住んでいます。グジェネームの家で，ここもフランスです。私はマルト・デュット...（患者の娘）のようにブロンドです。子どもがいるのかと聞かれるのでしたら，4人を生みました。男の子を産むときには多くの血を失いました。でもいつも書類上，子どもはいない，ゼロだと言われます。

　「このかわいそうな歯をいつも抜かれたのです。この歯を抜いて切符をくれるんです。私だけにです。私は学校に行きましたが，うっかりしてチケットを捨てました。」

　「私の手の中には，まだアフリカ語で書かれたピュラツPulazがあります。それはアニショanichoのようなものです。どの国にも同じ人たちがいます。私は彼らを内

なる目で見ることができます。夜にも見えます。生きている人たちがです。私の後ろにはいつも誰かがいます。彼らは壁の中でしゃべっています。この壁はとても大きな壁です。そこから彼らは出て行きます。マイヤンスの先生もいます。私は自分の目で，自分の身体の中にあるものすべてをみました。中にあるものすべてを見るのはとても簡単です。今，聞こえましたでしょう，彼女が私に決断するように言いに来ました。結婚する時だと...看護師さんたちがおかしな仕草をしています。彼女たちは夜にやってきて私の上に乗るんです。汚らわしいことです...」

妄想の特徴 ─ 合理的なつながりを欠く羅列。組織だった思い出または想像上のしばしば劇的な光景の集まり。誰かにハンマーで殴られ，水の中に落ち，切符を小川に捨てた(夢幻性特徴をもつ光景)。理にかなった範疇への無関心(アイデンティティー，時間，空間の変化)。

思考の特徴 ─ 1) 現実の変化。幻覚。─ 彼女は個室の中で死者の頭を見る(彼女は壁のしみを指差す。実際に，そういう形のしみがある)。

彼女は忠告を聞くようにという声を聞く。その声は「彼女が内なる目で見ているもの」について話している。思い出，読書，想像上の縮小などの雑多な混合。「すべては現実です」と彼女は言う。「すべてが定期的にやってきました。内なる眼で見えるのです。自分が考えていることを読むと，現実の物事が見えます」。

2) **象徴主義** ─ 例：「私は1929年に死にました」(彼女の施設収容日)。書類上，子どもはゼロです(自分にもはや子どもはいないことを示そうとしている)。彼女はマイヤンス Mayence とマイヤンヌ Mayenne に類似点を見出しており，この2つの地方の景色は同じであると述べている。

2. 情動性

1) 自信。膨張。─「私は大きな力を持っています。私はピストルをたくさん持っています。それはどうでもいいことです。だれかが私の首を切ったとしても，それはまた生えてきます。私は死ぬことができないのです。不可能なんです。私は殴られました。」

2) 多幸感。満足感。─「ここはとても居心地がいいです。とても楽です。」

3) **自分の子どもに対する完全な無関心**。─ 話の途中では完全に落ち着いている。彼女は一度も夫のことを尋ねなかった。私たちは彼女に言った。「あなたの娘さんのマルトがひどい病気にかかっているのを知っていますか」。彼女はびっくりして動きを止めて言った。「それは心配です。そんなこと，誰も言ってくれませんでした。それは知りませんでした」。それから数秒後，彼女は完全に落ち着いたままで話の続きを始めた。彼女は一度もその詳細について尋ねなかった。10分後，2度目に私たちは彼女に言った。「あなたの娘は重病なだけではないんです。彼女は死んだんですよ」。彼女は動きを止め，それを誰も言ってくれなかったといって驚き，そして平静を保ったまま，それまでの話の続きを始めた。

4) 性。─「私はセックスの時はベッドのなかで死んだままになっていました。ど

うっていうことはありません。達することのできるのは私だけです。」彼女は看護師たちから侮辱を受けている。本当の夫は年をとりすぎていた。それが彼女を変えた。彼女のエロチシズムは彼女の言葉や行動から明らかである。

3. 精神能力

　様々なテストでは妄想的活動のため評価が非常に難しかった。
　1) **記憶**。— 彼女は記憶障害があることを訴えている。物事を思い出せないと言う。しかし，記銘力テストや認知試験の結果は満足すべきものであった。
　2) **注意力**。— aに横線を引くテストの結果はきわめて良好であった。
　3) **知的操作**。— 難しい問題やちょっと考えさせる問題があると，満足すべき答えに到達することはまれであった。彼女は難しさを判断はできるが，論理の筋道をたどるのにいささかまごついてしまう。たとえば，「小学生にとって，小学校の振り子時計は遅れているほうがよいのか，進んでいるほうがよいのか？」。彼女は入り口と出口の区別をすることができなかった。「早く外出したいときは，時間は早く進むほうがよいから，時計も早く進むほうがいいんです」。しかし，答えははっきりとはしなかった。彼女の思考は鈍り，十分な努力もしなかった。
　4) **思考の流れ**。— 文章は不明瞭である。文法でいうところの節がつながらない。話の飛躍，言葉の派生，「途絶」が認められる。彼女は突然，自分の説明の展開に戸惑ってしまう。「どこまで話していましたっけ」。彼女は大抵それを思い出すことはなく，話題はさらに遠い主題へとすべっていく。彼女はたとえば，peur（恐怖）と porte（ドア）といった2つの単語でひとつの文章を作ろうとする。バタンと閉まったドアに恐怖で飛び上がるといった着想を抱いて，言う。「出発しようと思ったとき，風が吹いていて，私はドアを開けました。すると風のために私は倒れてしまいました。でも私は強いから，けがはしませんでした」等々。彼女は話の継ぎ穂をなくして，何を言いたかったのかわからなくなった。
　オリエンテーション。— かなり正確である。入院期間や入院日は正しく把握している。しかし，彼女は過ぎた時間を「非常に長かった」かのごとく話し，「30年という年月が何度も過ぎた」と表現する。
　このように，彼女には初歩的な精神機能の行使において不調和がみられる。思考の流れには重大な障害がみられる（言語の派生，停止）。精神的統合，精神的努力をしてもそれほど効果がない。彼女の思考は概して低いレベルにある。すなわち，思い出の並置，夢幻性特徴の形成，現実と空想との基本的な区別がつかないなどである。

4. パーキンソン症候群

　眼球の輻輳に制限がみられる。右側に著明な筋緊張亢進があり，左側はそれほどではない（腕の反射的バランスは右側が落ちている。— 筋硬直による変換運動障害，

過大な姿勢反射（歯車徴候の現象）。— 錐体路徴候も栄養障害もなし。— 顔面の右側の硬直，無表情である。— 脳脊髄液は正常。— 0.20 グラムの高窒素血症があるが，コントロール可能。

1930 年 10 月 4 日。— マラリアに感染（非梅毒性株のマラリア）。一過性発熱は 4 回しかなく，自然寛解した。妄想観念に富んだ，移ろいやすい，支離滅裂の観念，特に誇大妄想観念がみられた。

10 月 9 日。— 落ち着きを取り戻している。ドイツ語の幻聴が激しい。

11 月 15 日。— コブラ毒を 2 滴接種する。局所反応がわずかに認められたが全身症状はなし。精神状態に特に気づくような変化はなし。この治療法は 6 回繰り返したが効果はなかった。— 患者は精神症状にも，パーキンソン様の状態にも改善がみられないまま，1931 年 8 月に転院した。

ウィルキンスとトランクによる症例報告に関して，ステックは，おそらくこれは統合失調症性傾向または統合失調症の遺伝をもつ患者ではないかという仮説を立てている。私たちの紹介した患者は，脳炎を来す前は完全に正常であった。遺伝的既往歴については，二世代前まで遡ることができたが，患者の姉が「メランコリーの傾向」であっただけであり，患者自身は陽気で活発であった。

父方の家系：父親はアルコール中毒症で死亡。彼は神経質で怒りっぽく，その息子もアルコール中毒症であったが，その他の神経疾患の既往はなかった。

母方の家系：患者の祖父母，大叔父および大叔母のうち，一人の大叔母の娘に「精神障害があったようだが旅行で治癒している」。

このように — この分野の調査としては非常にはっきりしているので — すべてを統合失調症的意味での異常とでも解釈しない限り，この女性患者に統合失調症の遺伝があるという根拠はない。

何らかの結論を下すとすれば，脳炎によって，統合失調症性パラノイド状態との違いがよく分からないような状態が起こったのかもしれないということであろう。ただし，ステックの研究を見るかぎり，この問題は保留するべきもので，私たちはもう少し注意深く検討する余地があると考えている。このような問題に関する精神科医の論争がすこし事実を捻じ曲げているように見えるのは，片方は統合失調症の「器質的」性格を弁護もしくは扞護しているつもりであるのに対し，もう一方はこの精神病質的形態の「心因的」性格を主張しているためである。モルシエとステックとの論争は，この観点からするとかなり示唆的である。これらの極論的用語では問題がはっきりしなくなるというのであれば — 私たちはそう考えるのだが — 後に検討するように，この論争に際して，これら 2 つの学説のいずれか一つの立場をとる正当な理由はこの事実からなくなり，より客観的な検討が可能になるだろう。事実のみを検討する限り，さらに詳しいことがわかってくるまでは，私たちは脳炎が — その他の多くの感染症や中毒症と同じように — いくつかの統合失調症性変化の原因となる可能性があるように見える。

II - 脳炎による精神 - 感覚現象の研究と幻覚の問題

　私たちはこれまでの精神 - 感覚現象の研究で，これらの現象は症状全体と密接な関係にあり，純粋，単純かつ一次性の状態の**幻覚**には意識（あるいは脳の活動といってもよい）障害が必ず存在し，**幻覚**は意識障害の表れにすぎないことを明らかにした。これらの事実に欺かれ易いということは，さまざまな「幻覚状態」を大きくいくつかに区別するという誤ちを犯している学者がいることである。確かに，幻覚を**幻覚症**から区別することは重要である。幻覚症は単純な特徴のあるところから，その他すべての重大な精神活動性障害とは実質的にいわば切り離されている。したがって幻覚症は意識した「幻覚」であるという根本的に矛盾した特徴がある！　わずかな誤りを部分的に含むものの，精神病的状態の中で幻覚は素材としての役割を果しているにすぎない。さらに次のような検討は欠かすことができない。幻覚症候群を呈している意識清明な患者が見かけとはうらはらに，精神活動の深い障害をきたしていないのかどうか（これは多くのパラノイド妄想患者にみられる），あるいは患者が幻覚のようだと打ち明けるもの（声，幻想，体感障害，など）は「生理学的」な自動症の現象ではなく，外的作用が妄想感覚の中に「組み込まれている」のではないのか，つまり自分がその妄想に奪われていると感じているのではないのかと。同様に文字通りの幻覚現象であるが，外見上孤立していて，一過性ではあっても，認知機能の深い障害の**結果**によるものではないのかということも，検討する価値がある[3]。

　私たちは，日常臨床で広く「幻覚」と呼ばれている事象全体の中で，精神 - 感覚障害の病因論に不可欠な区別を行おうと努力してきた。かくして私たちは，できる限り現実的に客体化しようとする現象（結果として幻覚的対象を**実在**として信じることを含む）として，もろもろの幻覚を別々に見ることになった ― 錯覚すなわち現実の対象認知の変形現象 ― **幻覚症**あるいは明らかに，はっきりと，相対的に主体の外にある感覚形態であるが，**実在**しない感覚形態，および偽 - 精神幻覚ないし精神活動（イメージ，思考，内的言語）の疎遠現象である。

　脳炎による精神 - 感覚現象［これは，あえて述べると，レルミットが「脳脚幻覚症」と名づけた現象や，メスカリン中毒で認められる現象に相当する[4]］の研究を行うことで，私たちは幻覚状態の記述の不足部分を補い，これまでに検討してきた症例に偽 - 精神幻覚または幻覚症とよく混同されていた現象のグループを付け加えることができるようになった。

　レオンハルトは1930年の著作で，非常に興味深い症例を報告している。これは夫と別れて貧窮してただ一人で暮らしている38歳の若い女性の症例である。彼女は1920年に脳炎にかかった。その後数年間に，注視発作を伴うパーキンソン症候群が進行した。1930年2月，夜間に幻覚発作を来した。話しかけてきて，自殺を命じる黒い服や白い服を着た人を見たのである。彼らは彼女の腕に針を突き刺した。彼女は複数の動物を見て，ひっかかれ，複数のネズミに噛まれた（これはこれまでにずっと話題にしてきた夢幻状態の記述であるとわかる）。患者はこれが「催眠状態」だったと言う。目覚めると，彼女はそれが現実でないことをよくわかっていた。1930年3月15日，

精神病院に入院した。この時点では奇妙な感覚を伴う夜間の不安が認められた。この感覚とは自分が大きくなっていき，頭が大きくなり，歯が長くなっていくというものであった。彼女は典型的な夢幻症の状態を呈していた。彼女は，一度眠っている最中に巨大な蛇が空にいるのを見たと話した。クリスマスの夜にもこういった状態になったのだが，その時は**本当の夢**だったのだと言っている。反対に，今度経験したのは「本当の夢」とは違うという。これはイメージがもっと明瞭で鮮明な催眠状態である。これは確かに夢ではなかった。この状態はこの女性患者において**半睡眠**の状態へと変わっていた。覚醒状態でこうした現象はまったく見られなかった。毎晩同じ現象が繰り返された。1930年4月6日，その数日前からアトロピン-スコポラミンの効果があり，「催眠状態」を来さなくなった。さらに，彼女は，この催眠状態を消失させたのが薬物の作用であるとは信じないで，別居中で彼女に催眠術をかけている夫が新しい病室までやって来ることができなくなったからだと言った。この影響妄想の主題に留意されたい。私たちは外的作用の夢幻様せん妄から生じたものと考える。これとは逆に，興味深い現象が認められた。それは夜に空のコップの中を見せると，彼女は生き生きとした，しかし非現実の視覚的イメージを大量に「見た」ということである。これは，きわめて美的かつきわめて色の鮮やかな**幻視**であり，変形し，広がり，常に形や色を変える球体や図形であった。8月18日にスコポラミン-アトロピンの投与を中止すると，催眠状態が再発した。

　私たちが研究してきた全体的事実を考え合わせると，この症例報告は非常に興味深いものに思われる。これは事実，幻覚という現象を**機能的解体理論**によって解釈するのを助けてくれる。私たちはこれから，この理論を**機械論**と対比させることにしたい。

　まず，「催眠状態」や，外的作用による夢幻様せん妄状態に相当するこれらの現象が精神感覚性現象全体の中で，どのような位置を占めるのかを明らかにしておこう。これは，特に声や体感障害を伴う視覚的な現象に関係がある。特定の時期またはいくつかのまれな症例（真の夢幻症に相当する症例）を除けば，こうしたイメージや幻想はすべて，半客観性を有する。カール・シュナイダー[5]の概念を受け入れるとすれば，[彼の概念は，私たちの表象が生きている内的空間（ヤスパース）と，外的空間（事物の世界）とを区別するだけでなく，**自身の空間**（これには内的空間とギローが「感覚のスクリーン」と名づけたものが含まれる）と他者の空間とを区別している]，こうした現象は外的空間や他者の空間で起こっても，完全に現実的性質を帯びては現れないと言えるかもしれない。それは映画のようなものであり，誰かが見せている視覚，非現実的で聞きなれない声である。すべては**外的かつ人工的**である。ここにこそ，こうした現象の重要な本質的性質があると考えられる。しかし同時に，錯覚，事物の変形，自分自身に対する奇妙な感覚も存在する。これらすべての現象は，患者の人格の変容感覚と結びついて表われる。これらは患者の外に向かって投映されるが，患者の内的変化に結びついているように感じられることもある（催眠術をかけられたり，実験材料になったりするような感情）。こうした現象には特定の名称を付するに値すると私たちは考え，これを**視覚性または聴覚性幻想**と名づけよう。これらの幻想は人為的な性質があり所与の現実の完全性を欠いている点で，**幻覚**とは一線を画する；また，内的空間の境界で（眼や耳で）で「体験」と感じられるという意味において幻覚症と

も異なる（ここで，私たちは初期の著作であえて曖昧なままにしておいた幻覚症の概念を明確にしよう）。また，偽 - 精神幻覚や特に統覚的自動表象とも異なる。なぜなら，これらは体内のイメージや声といった内的なものとして，感じられるからである。しかし，これらを区別するもっとも重要な性格は，常に精神的な「コンテクスト」において研究されなければならない。これらの現象を区別するのは，それらに対応する精神状態なのである。

 1) **真正幻覚**は主に夢幻状態ないしは不安状態で現われる。そこではジャネが言うように予想が確信に変わり，表象および情動的世界全体が客観的世界と混同される，あるいはもっと正確にいうと一方が他方にとって代わるのである。これは外的錯覚とぴったり結びついていることが多く，幻覚世界を構築しており，特定の妄想や夢がその典型例を示す。あるいくつかの幻覚はこうした孤立性精神抑制状態と関係して現われる。

 2) **外的錯覚**は，患者が多かれ少なかれ欺かれていることによる変形である。その点からすると，外的錯覚は真の幻覚の客観的構築に似ていて，これらを区別することはきわめて困難なことが多い（現実の知覚によって支配される夢，幻聴や現実の声でも誤って聞き取られることによる錯乱）。

 3) **幻覚症**は意識明晰な人に認められ，その判断力は変化していない。幻覚症は最も「感覚的」で，最も「表層的」で，最も短絡的な現象である。ムルグによる見事な著作は，もっぱらその病因と関連するものである。

 4) **幻想**は，多かれ少なかれ偽 - 精神幻覚や錯覚と絡み合った，外的反応の夢幻様せん妄状態において認められる。夜間に認められることが多い。ただし時には，慢性に進行する妄想の構成要素となっており，パラノイド型が最も多い。奇妙な感覚や影響感覚を伴う。

 5) **偽 - 精神幻覚**は，私たちが近年の著作で強調したように，強迫的状態との関係で認められる（意識清明，「内的世界」の奇妙な感じ）。意識清明と「影響妄想」が同化していることが最も多い。

＊
＊　＊

精神自動症の名で知られる**機械論**（その著者ド・クレランボーによって放棄される）は2つの命題に要約される。

 1) これらの精神 - 感覚現象が認められる様々な状態（妄想，不安状態，影響感覚）は基本的精神 - 感覚現象，そのものに依存する。

 2) コンテクストから切り離されているこれらのさまざまな現象は中性的創作物である（「幻覚症」と呼ばれる病型）。

この理論から派生する2つの命題は，幻覚的現象の妄想を生じさせること，およびこれらの現象を純粋に機械的産物，驚くべき脳興奮の結果，すなわち患者の人格とは何の関係もない（さもなければ二次性の借り物である）ことを示している。

ここで私たちはこの考え方を完全に批判するつもりはない。私たちはすでに数度に

わたって種々の側面から批判してきたので，いずれは系統的かつ完全な方法でこれに取り組みたいと思っている。

次のことを強調するだけで十分である。何も生じないと考えられる現象（しかし現象自体は錯覚や妄想に満ちている）から錯覚や妄想を生じさせるような理論にはどのような無理があるのか，構成される素材の基礎そのもの（患者の人格，全体の記憶，精神構造を形成している性向）を除去している精神 - 感覚現象の理論を提唱するとどのような矛盾が生ずるのか。ここから，対立するさらに幅広い包括的な**知覚機能の解体理論**の必要性が生じるのである。

私たちは心的生活を全体として考察すべきであると思う。心的生活は，行為をその瞬間の現実に適応させ，私たちの人格と事物の世界とを基本的に区別する種々の機能を達成することで全体的にかかわっている。こうした精神機能の全体が知覚や記憶といった無限に複雑な行為を構成しているのである。この種々の機能は，たとえば，監視的思考が，それ（眠気）によって夢の状態に落ち込むというような解体を被ることがある。中毒や感染による生理的条件によっても同様な解体がなされる（メスカリン，嗜眠性脳炎など）。レオンハルトの症例報告は，この解体が治療によって緩解をみせていることから，この仮説が正しいことを裏づけている。実際，私たちは，精神 - 感覚現象の影響によるさまざまな障害を想起することで，これらの現象から機能解体が生じることを，ほぼ次のような形で検討することができる。

1) **錯覚の現象**（その変容に患者がだまされることはない）。これに分類されるのは，内的錯覚（**幻覚症**）と，メスカリン中毒の初期にみられる（私たちの一人が実際に経験した）パレイドリアの，想像構築型の**外的錯覚**である。

2)「**内的世界**」に対する**疎遠現象**（偽 - 精神幻覚）。鮮明かつ抑えがたい精神的映像。マンティスム（訳注：心身の疲労などでまとまりのない考えが次々と現れる状態）。色つきの想像。霊感。自分自身の思考，内的言語に対する奇妙な感じなど。

3) 半客観性を伴った**幻影現象**，策略と影響の感覚，混乱に巻き込まれていく感じ。

4) いわゆる**幻覚的現象**であるが，あらゆる内的思考が完全に客体化されて現実（「しばしば唯一の現実である」！）に投映され，主観性の意識をまったく欠いている。こうした現象はしばしば患者が欺かれる外的**錯覚**にきわめて似かよっていることが多い。この種の幻覚および錯覚は非常に複雑に絡み合っている。

器質的起源の幻覚状態をこのような形で説明することの利点は，幻覚状態にみられる個人的，情動的構成要素を除外していないことである。同時に，この種の現象の極端に複雑な条件づけは，私たちがやがて検討するように，この機能解体の情動的条件の可能性を除外するものではないということである。

レルメットの興味深い研究（脳脚幻覚症）やムルグの幻覚症に関するきわめて魅力的な理論以来の知見は，こうした概念に当然のごとく組み込まれるものである。私たちはこれとエワルドが発表した洞察あふれる考えを比較しなければならない。エワルドにとって，深い解体状態における視覚現象の優位性（こうした脳炎の症例や急性障害の症例では特に顕著である）は，視覚範囲が精神発生学的には最も太古的であり，個体発生学的には最初に組織化されるものであるという事実によって裏づけられている。視覚機能は実際に，平衡，運動と筋緊張機能と関係があり，中脳の働きを大きく

示す神経構造に相当する。

結 論

　慢性流行性脳炎は，知覚機能障害と関係があると思われる幻覚状態を引き起こす。その最も典型的な症状は夢幻性ないし夢幻様せん妄現象である。

　ここで最もよくみられる状態は，1) **夜間の夢幻状態**（外的作用からくる夢幻様せん妄状態），2) **パラノイド型妄想**および夢幻様せん妄的構造であり，統合失調症性状態との関係を検討する必要がある，3) **影響妄想型**の妄想状態で，これは持続的な精神衰弱状態または夢幻状態 - 後の思考と関係のある，「幻覚的」様相を表しているようにみえる。

　脳炎の経過中にみられる精神 - 感覚現象の研究は，幻覚現象の病原・病因論の知見に寄与するところが大きい。この研究により，こうした状態における器質的要因の病因学的重要性が明らかになり，科学的医学に合致する治療の展望が開ける（たとえばレオンハルトの症例報告にみるように）。精神 - 感覚障害の検討を通じて，私たちはその特異的分野における「精神自動症」の理論をたどることが可能となり，この理論は器質論だけが独占するものではないことを明らかにすることができた。一般に器質論のような学説が権威を持つのは，器質的と器質的要素の枠内でしか正しい考え方ができない，つまり機械論的考え方以外は不可能であるかのような見方に陥るからである。それらを引き起こす可能性のある器質的条件と並んで，精神感覚障害の決定と修飾については，それらの複雑さと同時に，精神的人格全体との緊密な関係を復元する分析の余地があるし，また必要でもある。

文 献

　ステックの研究に関する 1931 年までの文献目録概要がある（*Archives suisses de Psychiatrie*, 1931）.
　Alajouanine et Gopcevitch. *Revue neurologique. Société de Neurologie*, 8 novembre 1928.
　Balint. *Monatsschrift für Psychiatrie*, 1925, t. LVIII, p. 102.
　Baruk et Meignant, *L'Encéhale*, 1929, p. 210.
　Burger et Maver-Gross. *Zeitsch. f. d. g. Neurol. und Psychiatrie*, t. CVI, 1928. et t. CXVI, 1928.
　Briand et Fribourg-Blanc. Importance de l'onirisme comme signe de début de l'encephalite, *Journal de Psychologie*, 1923, p. 585.
　Claude. Diagnostic et valeur séméiologique des manifestations hallucinatoires, *Journal médical français*, mai 1924.
　Claude. Mécanisme des hallucinations, *Semaine des Hôpitaux*, avril 1926.
　- Mécanisme des hallucinations, Syndrome d'action extérieure, *L'Encéphale*, mai 1930.
　Claude et Henri Ey. Évolution des idées sur l'hallucination, *L'Encéphale*, mai 1932.
　Claude et Henri Ey. Hallucinose et hallucination. Les théories neurologiques des troubles psycho-sensoriels, *L'Encéphale*, juillet 1932.
　Claude et Henri Ey. Hallucinations, pseudo-hallucinations et obsessions, *Annales médico-psychologiques*, octobre 1932.
　Claude, Tinel et Mme Michon. Crises paroxystiques anxieuses et hallucinations d'origine encéphalitique, *L'Encéphale*, 1929, p. 298.
　De Clérambault. Syndrome mécanique et conceptions mécanistes des psychoses halluci-

natoires, *Annales médico-psychologiques*, 1927.

Courtois et Trelles. Un nouveau cas de psychose hallucinatoire de nature encéphalitique, *L'Éncéphale*, 1929, p. 500.

Courtois et Lacan. Psychose hallucinatoire encéphalitique, *L'Encéphale*, 1930.

Domarus. États hallucinatoires paranoïdes méta-encéphalitiques, *Archiv. für Psychiatrie*, t. LXVIII. 1926, p. 58.

Dretler. Automatisme mental post-encéphalitique, *Semaine des Hôpitaux*, 1933.

Dupouy et Pichard. Syndrome hallucinatoire post-encéphalitique, *Annales médico-psychologiques*, mai 1931.

Ewald. Les hallucinations visuelles, etc., *Monatschr. f. Psychiatrie*, t. LXI, 1929, p48 à 81.

Henri Ey. La notion d'automatisme en psychiatrie, *Évolution psychiatrique*, 1932.

- La croyance de l'halluciné, *Annales médico-psychologiques*, juin 1932.

- Les « Études » de Quercy sur l'hallucination, *L'Encéphale*, mai 1932.

- Les hallucinations psycho-motrices verbales, Mémoire remis à la Société médico-psychologique (décembre 1932).

Ey et Lacan. Parkinsonisme et syndrome démentiel, *Année psychologique*, novembre 1931.

Guiraud. *Paris médical*, 1932.

Heuyer et Le Guillant. *L'Encéphale*, 1929, p. 203.

Janet. *Revue philosophique*, 1932, et *Journal de Psychologie*, 1932.

Klippel, Deny et Camus. Délire d'influence à début brusque par crise d'anxiété onirique, *Journal de Psychologie*, 1921, p. 523.

Kwint. Variété paranoïde des états psychopathiques, *Archv. für Psych.*, t. LXVIII, p. 375.

Lange. Encéphalite et D. P.-*Z. für d. ges. Neurol. und Psych.*, t. IC, p. 424.

Leonhardt. États de sommeil partiel avec hall, au cours du parkinsonisme, *Z. für d. ges. Neurol. und Psych.*, t. CXXXI, 1930, p. 234 à 248.

- Particularités des états hallucinatoires paranoïdes post-encéphalitiques, *Z. für d. ges. Neurol. und Psych.*, t. CXXXVIII, 1932, p. 780 á 807.

Leyser. Diagnostic différentiel entre les troubles encéphalitiques et schizophréniques. *Z. für d. ges. Neurol. und Psych.*, t. IC, p. 424.

Lhermitte. *Soc. de Neurologie*, novembre 1922.

-*L'Encéphale*, mai 1932.

De Morsier. Importance des troubles mentaux de l'encéphalite, etc., *Archives suisses de Neurol.*, t. XXVII, 1931, p. 125 à 136.

Mourgue. *Neurobiologie des hallucinations*, 1 vol., 1932.

Neustadt. *Archiv. für Psychiatrie*, t. LXXXI, p. 99.

Estmann. États paranoïdes, séquelles d'encéphalite. *Allg. Zeit. f. Psych.*, t. LXXXVII, p. 271.

Quercy. Études sur l'hallucination, 2 vol., 1930.

Rottenberg. *Thése*, Paris 1932.

Scharffeter. *Deutsche Zeit. f. Nervenkrankheiten*, t. VIIC, p. 61.

Schiff et Courtois. Encéphalite épidémique à forme de psychose hallucinatoire fantastique - Hallucinations palilaliques, *L'Encéphale*, 1928, p. 538.

Shiff et Courtois. Un nouveau cas d'hallucinose fantastique de nature encéphalitique, *L'Encéphale*, 1928, p467

P. Schilder. Psychologie d'une psychose encéphalitique. *Z für ges. Neurol.*, t. CXVIII, 1928, p. 327.

Séglas et Barat. *Journal de Psychologie*, 1913.

Steck. Formes délirantes et hall, de l'encéphalite. *Archives suisses de Neurol. et Psych.*, 1927, t. XXI

- Les syndromes mentaux post-encéphalitiques. *Archives suisses de Neurol, et Psych.*, XXVII, 1931.

Trunk. Psychoses schizophréniques et encéphalite. *Zeit. für d. ges. Neurol. u. Psych.*, t. CIX, p. 495.

Volstein. Syndromes hallucinatoires, séquelles d'encéphalite, *Thése*, Paris, 1932.

Wyrsch. Psychoses post-encéphalitiques. Analogies avec la schizophrénie. *Zeit. für die ges. Neurol. und Psych.*, t. CXXI, p. 186.

注　解

1. *Presse Médicale*（1933）.
2. *Presse Médicale*（1933）掲載の私たちの論文を参照のこと。
3. これは次のようなことを意味している。私たちは，現実判断力のない，純然たる幻覚のグループ，真の幻覚を構成するいくつかの障害（例えば，入眠幻覚-アウラにおける幻覚あるいはてんかんの等価物，レルミットとヴァン・ボゲルトの「**脳脚幻覚症**」としての多くの現象，真正幻覚と考えられる多くの現象）から引き出さなければならないと考えているということである。私たちは *Presse Médicale*（1933）の論文で，この種の幻覚現象が脳炎によって出現した症例を報告した。私たちは，現実判断力のない純然たる幻覚のグループ，「**精神抑制幻覚** *hallucinations psycholeptiques*」をここまで十分には区別していなかったかもしれない。私たちは後で特に，「孤立性」幻覚現象に的確に行われたムルグの重要な研究に戻ることになる。
4. 私たちの一人（Ey）は，幻覚剤による中毒の体験を開始した。これを私たちは次の研究の目的として進めるつもりである。
5. カール・シュナイダーは，出版準備中の重要な研究で，精神-感覚現象すべてに関するきわめて詳細な分析を試みている。彼の考えは，多くの点で，ケルシーが幻覚に関する優れた著作（1930）で主張したものに近い。

IV
1934 年

早発性痴呆および
統合失調症性状態に関する問題の
現時点における位置づけ

　クレペリン以降，早発性痴呆の名で分類されている状態の研究[1]は，今や，対立する多様な諸研究，概念の歪曲，記述や理論的一貫性の欠如などのせいで「飽和状態」となっている。その結果，現時点では「早発性痴呆」に関するあらゆる臨床的研究や生物学的研究は，何らかの機序や病因に結び付けようと企てる事実の集まりとしての一貫性の欠如によって根底から崩されているように思われる。精神医学には常に，種々雑多な事実や学説の残りかす *caput mortuum*（訳注：錬金術師が物質を蒸留または昇華した後の残留物）が存在し，その広がりと混乱を通じて精神医学者の手法や言葉に向かって不信を浴びせかけられたのであった。提起された問題，もしくは提起する問題を整理し，正しく位置づける作業は，完全に精神医学の「因襲的行為 mandarinisme」ではないだろうし，むしろ，きわめて明確で具体的な意味で，後々の研究への方向づけとみなせるだろう。この仕事は緊急を要しかつ困難なものである。私はその観察や手法の輪郭をまとめて整理してみたい。このことについて偉大な総括を行ったのはドイツである。日々増大する混乱のこだまが伝わってきたのもドイツからである。おそらく―しばしば深く興味の尽きることのない―諸事実のデータ，考え方を，多少古びてはいても常に不可欠なデカルト哲学のふるいにかけて点検してみる時であろう。それは明晰さよりも豊富さにかかわる問題なのであった。

I - 一般的問題

1. 概念の総合的発展。基準と機序を求めて。

　どこから始めるべきであろうか。クレペリンの総合は，それ自体種々雑多であいまいな要素から出発している。この総合では変質者の妄想，慢性妄想，昏迷性メランコリー，茫然自失 stupidité，ヴェザニー性痴呆の名で知られていた状態はすべて含まれる。これまで長きにわたり，先天性精神遅滞の状態，痴呆性荒廃状態，循環性狂気，

よく体系化された妄想を前にして，私たちは，これらが観念形成の障害，行動障害，および遺伝性の変質的要因が大きな役割を果たす，人格の解体状態へと進行する，奇妙で支離滅裂な狂気のグループと考えざるを得なかった。

フランスでは変質，およびヴェザニー性痴呆とされたグループ，ドイツでは，急性型と慢性型を含む一次性または二次性の「狂気 Verrücktheit」，または「パラノイア」とされたグループが，長年にわたって，クレペリンが新たな観点から示すことになる概念を表現していた。

クレペリンの段階。── クレペリンの著作の出発点は次のような考え方を発展させたものである。すなわち，一般的方式としては，**直接ある経過と結びつけることのできる臨床基準に基づいて精神病状態のグループを打ち立てることであり**，さらに，はっきり特徴づけられる疾患の独立性は備わっていなくとも，少なくともこのグループを**経過の単位**で表現しようとするものであった。

クレペリンが採用したのは誰から引き継いだ基準であったのだろうか。それは第一に**痴呆性進展**の概念であり，この概念のもとに，彼はカールバウム−ヘッカー（1863-1871）の破瓜病のグループを含めて「早発性痴呆」を提唱したのだった。その後の研究の途中で，カールバウムという偉大な精神医学者は第二の基準の方を選ぶことになる；運動障害である。しかし，クレペリンは**緊張病**を早発性痴呆に組み入れるのは躊躇した。この選択がなされたのは，第6版（1899）である。クレペリンのグループの分類の作成はこの年からである。それ以来，これは，私たちがフランスでヴェザニー性痴呆状態に進行する慢性妄想病と呼んでいる，破瓜病，緊張病，パラノイド妄想を含んでいる。やがてついにクレペリンは，早発性痴呆グループに第三の基準である**情動性欠如**を設け，この「疾患」の最も重要な特徴と考えた。クレペリン理論の変化そのものを最も内面的動機から検討すると，進歩の特徴が理解できる：本質的基準が痴呆から情動性欠如に置き代わったということである。これは，つまり，本能−感情の無力状態，枯渇状態の傾向であって，もはやグループ全体をひとまとめにする**進行性精神衰弱**ではないのである。1910年当時，このグループに含まれる型は9つを下らなかったのである。さらにまた一般的にいうと，当然疾病の経過と直接関係する臨床像（クレペリンは自家中毒と考えた）は一次性痴呆（カールバウムの緊張病 Spannungs-irresein）の概念からみて，複数の症状そのものの発生原因と密接に関係しているのではないようで，それらの症状は人格の統一性と強度を維持している感情的関係の全般的弛緩の結果と考えられているようである。このみごとな臨床的著作にあって，この概念の発展が多かれ少なかれ事実に即していたことを見逃してはならない。内的要請から，この体系はこれに続くべきもう一つの体系を呼び寄せた：ブロイラーの体系である。

ブロイラーの段階。── 私たちは次のことを確認した。クレペリンの最初の考えは，早発性痴呆は精神機能すべての顕著な荒廃という基本的な状態を示していて，経過に応じて，症状が原因とも条件ともなってすべての症状を順ぐりに引き起こすというものであり，そこから出発して，彼は徐々にこの早発性痴呆状態に関する純然たる機械論的考え方からはずれて行ったということである。臨床像の一般的な条件とは，この破壊的過程の変化そのものというよりは，ブロイラーが示唆したように感情的力の全

体的弛緩の状態であり，この感情的力の役割は精神活動の一貫性や整合性を確保することであると，彼は考えるようになった。この症状の決定論を二段階で捉える思想は，ブロイラーの主要な思想となった。

彼にとって早発性痴呆患者は情動性欠如でもなく痴呆でもない。病的過程が基本的精神変調をもたらすにしても，それ自体ではある程度の情動性欠如型または痴呆型までにしか進行しない。早発性痴呆では思考や感情生活が破壊されるというよりはむしろ変化する；この変化から，一見情動性欠如と痴呆の外観を呈する一連の障害のすべてが生じるのである。この外観，すなわち，臨床像そのものは精神活動の奇妙な様相のすべてを示す出来事であり，これはおそらく一次性経過の影響を受けているが，そこに至る思考様式は特有の法則にかなっているのである。この異常な思考法は自閉症である。早発性痴呆患者は情動性欠如者でもなければ痴呆患者でもなく，精神分裂病(スキゾフレニー)患者なのである。これが，ブロイラーが1911年に記念碑的著作で発表した全体的主張である。

さて，この著作は，フランスではその思想的経過よりははるかにその結論によって，その構造よりもはるかにその到達点によって知られている。ところで，ブロイラーの独自性とは ― 私はブロイラーその人に逆らって考えるのだが ― 早発性痴呆は現実との接触の破綻を示しているわけでもなく，いわんやこの接触の破綻を発端としたものでもなく，まったく反対に，どのような障害から結果としてどのような障害が次々と起こってくるのかを明らかにしたということである。この著作は分析する価値がある。私にとっては変わることなく近代精神医学のバイブルとなっているからである。この著作は，1911年に出版され，**早発性痴呆または精神分裂病(スキゾフレニー)グループ**というタイトルが付いている。ブロイラーの考えでは，これは，精神分裂病(スキゾフレニー)という単数の独立した疾患ではない。

病的過程に直接に関係する症状[2]もあれば，二次性もある。この二次性は病的な精神が外部の出来事または精神的な出来事（体験 Erlebnis）に反応した結果生まれるものである。早発性痴呆について現在まで記述されている症状学のほとんどすべては，二次性でいわば偶発性である。これが一般的な原則である。

私たちは真の一次性徴候というものを正確には知らない。それらの中に，おそらく連合障害の一部を分類しているに違いない。そこでは連合がもはや通常のようには行われなくなる。時には，思考が分断して完結させることができない。行動も同じ障害を示す。こうした障害が現れるのは，進行途上で頻繁にみられる亜急性の精神分裂病(スキゾフレニー)性段階においてである。これにはしばしば感染性‐中毒状態が伴う。連合障害は連合親和性の変調が問題である限り一次性症状である。精神鈍麻状態（Benommenheit）も一次性である。興奮状態や抑うつ状態，幻覚状態，常同症の傾向も一次性障害を構成しており，さらにすべての精神症状，神経症状および身体症状の一部をなしている。一般に一次性と考えられている緊張病でも，その症状のほとんどは二次性のもののようである。

二次性徴候は連合弛緩の結果として生じ，単なる観念の断片により象徴的で未熟な性質のものを表現する。その一般的特徴は，観念‐感情の精神的コンプレックスに緊密に従っていることを示している。**精神分裂病(スキゾフレニー)性分裂状態**（Spaltung）は，それを示

す精神的圧縮が感情的要因から組織化されている限りにおいて，それ自体二次性のものと考える必要がある。二次性症状の病因は，その一般的特徴として次のような方法で認識する必要がある。すなわち，連合を異常な状態にする連合弛緩があり，そこから断絶，圧縮，一般化，非合理的概念の組み合わせが生じるのである。この知的衰弱から，情動コンプレックスによる思考の新たな方向づけや組織化の様式が生まれる。快適なものは維持され，不快なものは遠ざけられる。患者は不快な現実を遠ざけ，快適な世界のアウトラインを構築するのである。この外部世界との断絶，現実の価値との断絶は**自閉症**を表すものである。精神の方向付けにおけるこの断片化，統一や完成のできないことも，**両価性，衒奇症，感情障害**をもたらすようである。二次性の分裂そのものが，最も複雑な症状の条件である。あらゆる症状にその特殊なしるしを残す。296 頁で彼は述べている。「しかしこの**体系的分裂**の背後に，私たちは**連合過程の一次性の弛緩**を見出した。けれどもこの弛緩は，経験的所与そのものと同様に確固としている概念の不規則な断片化につながる可能性がある。**精神分裂病**（スキゾフレニー）**という名称で，私は，その作用がしばしば混同されるこの 2 つの解離の型を示したかった**。感情障害というのは，感情的思考が正常な状態の時よりも横暴で強い影響力を及ぼす状態である。さらに，そこには先に知的活動の障害でみてきたような情動的様式の混乱がみられる。しかし，知的分裂がもはや痴呆によるものではないのと同様に，精神分裂病（スキゾフレニー）患者の逆説的，体系的で気まぐれな情動性は根本的な感情的無関心によるものではない。**自閉症は精神分裂病**（スキゾフレニー）**による分裂の直接的な結果**であり，その組織化の一般的法則とは，感情的傾向の満足を合理的な規則または経験的所与に取って代わらせることである。疾患の進行は「痴呆 Blödsinn」（クレペリンはおそらくはもう少し軽い意味を持つ「荒廃 Verblödung」という言葉を使っている）の状態，すなわちきわめて特殊な「衰弱」状態へと向かう。この痴呆 Blödsinn はおそらくいくつかの一次性徴候からなるが，その大部分は，徐々に断片化し，両価性を持ち，「自閉症的」となる，最も進行した精神分裂病（スキゾフレニー）的思考の病型を示す。この衰退状態の主要な特徴は，支配者として君臨する，鎖を解かれ，偏極した情動性，衝動，拒絶，態度の固着である。— これらの妄想幻覚は強い感情の負荷を伴った自閉症的活動と同化しているとしか思えない。確かめられた事実からすると，これはフロイト的機制の法則によると思われる。— 緊張病症状に関する章（p.149 〜 170 および p.358 〜 371）は特に興味深い。なぜなら，病的過程の純粋に機械的な作用から認められた症状を「引き離す」[3] ための努力がきわめて特徴的であるからである。すべての症状，すなわち拒絶症，衝動，自動症的行動，衒奇症，常同症は，一次性徴候と二次性徴候の理論からすると一般的な意味でほとんど二次性徴候だけで占められていると解釈される。

　彼の思想を再度，「この疾患の」総合的概念（373 頁以降）に沿って集め，明確にすると，ブロイラーは一次性徴候を決定する病的過程が存在することを認めている。二次性症状は，精神機能の変化であるか一次性障害の結果であるか，またはこれらの障害に適合しようとする試みでもある。主として二次性のものとしての症状学は，重篤な精神病よりは神経症にはるかに類似している。しかし，その根底には脳の状態の変化がある。「内向性」によってすべてを説明することはできない。疾患は，精神的要因とは無関係に進行するようにさえ思われ，その不治性は純粋に機能的な疾患の不

治性ではない。病勢増悪によって慢性的に進行する脳の障害（解剖学的または化学的）の存在を認めるという考え方は，これらの事実によって全面的に裏づけられる (p.374)。

最後に，ブロイラーは著作の中で数回にわたって公式に，精神分裂病（スキゾフレニー）の「体質」因説を否定している。彼は，「この疾患は，一般に流布されているような性格から発症するのではなく，ティリンクが考えているように症状が性格によって予め決定されているのでもなく，症状学を決定するのは情動コンプレックスであって，その点では生来の素因とは関係がないことが多い（p.319）」と述べている。そしてこう結論づけた (p.377)。「多くの人は精神分裂病（スキゾフレニー）を受精卵の病的な素因のように考えている。遺伝的因子や，精神遅滞者にみられる精神分裂病（スキゾフレニー）の頻度，精神分裂病（スキゾフレニー）になる人の異常な性格が，こうした仮説を真実であるように見せかける。しかし，異常な素因と考えられているものは，すでにこの疾患そのものである可能性があり，いったいどのような脳がこうした精神病を来しやすいのかを考えると，まったく途方にくれてしまうのである。ひとは頑丈な脳と壊れやすい脳を，変質者と非-変質者を，精神病質者と異常者を区別したがるが，ある者は肯定しても，ある者は否定する場合もある。このような考え方がたどり着く先は支離滅裂でしかない。実際，この素因の問題にまだ答えはなく，おそらくは解決不可能である」。

体質論者の時期。— それでも，彼自身がその後飛び込んだのは，こうした道であった。クレペリンはすでに自らの思想を，病的過程と症状との間に一定の距離を開けるという方向へと展開しつつあった。ブロイラーは精神分裂病（スキゾフレニー）患者に関する研究を決然とこの道へと引き入れた。まだ乗り越えなければならない3つめの階段が残っていた。これは私たちがこれからみていくように，あらゆる病的過程からの概念を完全に取り去ることになるはずであった。患者の人格の根底そのものに見出される，その人の性格の要素そのものである反応様式，考え方の様式，行動様式のすべてを統合失調症性（スキゾフレニー）障害の中にみるというのが，クレッチマー的考え方である。この考え方にミンコフスキーやクロードは連なったのだが，ミンコフスキーはこの考え方から，その身体的命題だけを削除し，クロードはモレルの真の「早発性痴呆」に反する一群の事実にしかこの考え方を適用しなかった。私たちはこのよく知られた研究に関して多くを語ろうとは思わない。あえて言えば，統合失調症（スキゾフレニー）の完全に性格学的および体質論的概念（クレッチマー）は，患者の遺伝性と患者の身体構造という2つの事実に関するデータに頼ろうとしている。私に言わせれば，ホフマン，リューディン，ツォラー，ルクセンブルガーなどの統計を，注意深く読むだけで十分である。これらについては，ベリンガーがブムケの便覧で例として引いているもの，あるいはブムケの見解を評価するためのシュツルマンのもの（1928）があるが，ブムケはこれらの論証的価値に対して強い疑念を抱いている。ベルツェのように「目的のない遊びeine zwecklose Spiellerei」，これをボヴェンは無礼にも「くだらないこと」と訳しているが，そこまでは言わないにしても。こうしたあらゆる体系的な研究は，**反論しようのない事実**[4]という名のもとに，こうした患者たちの変性の遺伝的欠陥の重要性，メンデルの法則そのものに従う類似の遺伝性という概念を認めさせようとするものである。さて，この論拠は安易で — また空しいものであるだけに一層 — 統合失調症的（スキゾフレニー）な特徴はいわばどうとでも

説明のつくものとなる。私は，クレッチマーの研究に対するこうした批判やそれに類するものを「体質という概念」に関する講演会でまとめた[5]。結局，今日，私たちにとって重要なのは，クロードやアドルフ・マイヤーの概念で頂点に達したその努力をとことんつきつめてみることである。繰り返すが，彼らの努力の一般的意味は，臨床像を経過から完全に除外しようとする努力である。実際，これはクロード，ボレル，ロバンの研究が目指そうとしたらしい何かである。彼らに代わってこれらの研究が中心に据えている事実の問題に関してさらに検討しよう。

　現在の段階（反応概念）。── この意味で行き過ぎた考え方を示している見方に対して当然，避けがたい反応が起こったのである。人間の精神は，平衡を好み中庸をとろうとする。この理由で，この理論において最も遠ざかった研究者は，彼ら自身極端から最も平行した位置に「戻った」のである。こうして彼らは，行き過ぎを改め，結局，性格論的かつ心因論的「体質論」の考え方は，クレペリンが早発性痴呆の名前で分類した状態のほんの一部分 ── ますます狭くなっている ── にすぎないと考えたのであった。

　この反応はドイツでは量的な性質は帯びなかった。すなわち別な形で表われることとなる。ブムケの便覧は，統合失調症（スキゾフレニー）に多大な頁をさいているが，体質論的主張は大幅に削除されている。ごく最近のエンゲルソンの研究（1934年）も，ベルツェの概念に基づき，同様にこの考え方を強く押し出している。この観点とはどのようなものなのであろうか。

　この問題の形態を全体的に明らかにするには，巫女の予言のように謎めいた議論の紆余曲折のすべてを（ブムケはこれをバベルの塔になぞらえている）説明しなければならない。それは反応論，内因論，外因論などに関するドイツの数百の書物や論文を汚染し，混雑させているものである。私はこれにあまり触れようとは思わない。むしろ触れることができなければよいとさえ思う。なぜなら，実をいうと私は，ボネファー，ビルンバウム，ランゲ，クルト・シュナイダーらの複雑かつ難解な著作の区別，混乱，および行き違いの意味をよく理解したとはいえないからである。私が述べるのは自分が理解した部分，または理解したと思っている部分のみである。ドイツにおいて器質－精神的[6]「カエルとネズミの戦争（バトラコミオマシー）」が現れたのはこの形式においてである。これはある病的過程によって生じた障害なのであろうか？　それとも体質的な障害なのか，心因性の障害なのか？　最初の例では外因性の反応が問題になっている。二番目の例では内因性の反応が，三番目の例では精神的な反応が問題になっている。ここで強調しておきたいのは，ことがそれほど簡単でも明瞭でもないということである。特に，これらの名称をすべての研究者が同じ意味で使っているとは限らないということである。ここで言いたいことは，現象学的運動という言葉である。フランスで最も権威のある代表者はミンコフスキー氏であり，私の友人ラカンの主張にもその響きが認められる。現象学的理論には二面性がある：否定的な面では，あらゆる合理主義的解釈を拒否することから成立し，肯定的な面では，患者の心理現象の中に患者とともに入っていくことを定めている。これは，患者の生き生きとした証言をもとに再構築を行うことである ── 現象学について語る場合まずこの言葉が用いられることはない。現象学は「構築」というものを忌み嫌うからである ── 患者が感じて

いること全体（「体験 Erlebnis」，「生きられた経験」，「意識の内容」）の再構築を行うことである。そこから最も価値のある心理学的経験がなされる — ヤスパースはこの基礎的な点を明らかにした。すなわち，患者の意識の状態，感情，思考，信仰が観察者にとって入りこめるか，了解可能であり，あるいは患者がまず共通する心理学的動機によるあらゆる分析的推論に逆らうか，それとも正常な意識にとって完全に異質で，入り込めず，妥協せず，はかり知れず，適合しないかどうかが了解されるのである。さて観察者にとって，その人のことが了解可能，分析可能，伝達可能ということは，人間理解のそのような共通性として人間存在の**精神的反応**の特性である。**外的反応**ないし経過による反応は，逆に，その経過に直接結びついていればいるほど容易にはわからない。しかし論議の焦点は，**内因性または体質性の反応**の問題である。ここではすべてが体質というものに対して人が持っている考え方による。ここで私は，この概念について行った批判の総合的な意味に戻らなければならない。もしくは，体質とは，純粋な潜在性，純粋な抽象性に還元されて，常にその「存在」を示しているものなのか，あるいは具体的な要素として姿を現し，その時点できわめて軽度ではあるがすでに病的過程として表われているかである。私に言わせれば，実のところ後天性の過程もあれば，遺伝性の経過もあるが，この遺伝性経過については**変性遺伝欠陥**と称して詳細を明らかにできないでいる。それらの存在は，私には否定できないように思われる。

　これは基礎的な点なのでここで少し立ち止まりたい。ここで，機械論に反対するとともに体質論に反対する，私の考え方に一致していることを強調するとすれば，それらのことがまさしくきわめて厳密に，損傷あるいは生物学的条件に対する症状，つまり臨床像と結びついているという点においてである。**外因性の反応**という概念はブロイラーの**二次性徴候**という概念に結びつく。私の考えでは，経過中に見られる反応の大部分はその人の人格的反応からくるという経過の症状学が明らかになるという長所がある。ところが，これに似た何かが，体質という概念に関しても生じがちである。これは精神病質の型の純粋かつ単純な決定因子とみなすことはできない（少なくとも遺伝概念の意味する境界線のはっきりとした疾病の体系分類群の埒外である）。まるで**遺伝的欠陥**が存在したかのごとく（とかく私たちは「**先天的過程**」と呼びがちである），一般にすべてが運ぶのである（特に「**早発性痴呆**」の症例に対して）。したがって，外因性の反応に対すると同様に，体質的変質因子に対して起こる**内因的反応**が同様に**人格**に介入するように思われる。その人格は純然たる先天性と同じではないし，同じと考えるべきではないだろう。

　このように後天性病的過程の機構と遺伝的異常（または先天性病的過程）の機構とを結ぶ奥深い統一を把握すると，私たちはこの議論しつくされた問題が補足的なものであることを理解できる。統合失調症性過程は内因性であれ，外因性であれ，根本的に異なるわけではない。さて，私たちが間違っていないとすれば，先に述べた混乱の中にあって，どうやらドイツ学派の現象学者（シュナイダー，マイヤー-グロス，など）の詳細をきわめた研究から解放されたようにみえる。すなわち早発性痴呆と統合失調症状態の問題全体の本質は経過ないし素質が関係しているかどうかを知ることではなくて，統合失調症性機序における精神的反応の重要性に思い至ることであ

る。この観点には，すべての人々，精神分析医自身もほぼ賛同するだろう。すなわち，統合失調症性機構には精神的反応があるが，それは根本的に後天性または先天性の過程に結びついている。したがって，統合失調症性の過程には正確にいうと根底に「器質性」があることと症状決定には「精神発生 psychogenèse」がかかわっていることに言及すべきである。

そこで私は，ベルツェ（彼はブロイラーの知的基盤の解離をエランヴィタルの失墜という概念に換えたことで知られているが，これは問題の根本的な変更にはならない）[7]の思想に触発されたエンゲルソンと同じくこう述べることができる。「統合失調症という名称を有する臨床的疾病単位が存在する。この言葉の最も広い意味での疾病単位には様々な個別的形のものが含まれる。それは，進行的経過が２つの極の間で起こるあらゆる特殊なケースを一つに結ぶ糸である。一方の極は離人症，他方の極は痴呆（？）ないし自閉症である。この概念において，統合失調症という用語は完全な意味を持つにいたる。離人症はちょうど自閉症と同じく，自我または精神とその他の人格体系の間の分裂の反映でしかない。**後天性**または**先天性**の器質性経過の活動期には，精神不均衡の状態や強度の変容の状態 ― 一種の精神的「地震」― が相当するのに対し，非活動期には反対に廃墟や砂漠，あらゆる生命の消失，という大異変による最後の残骸，「人格の退行」段階が認められる。

2．不調和，統合失調症の核

「シャラン[8]の用語『不調和性狂気』が当時存在していたとすれば ― とブロイラーは1926年の学会で述べている ― ，私もまったく同じようにその用語を選んだであろう」。そうであったとすれば，おそらくフランスでは誤った解釈は避けられたであろう。統合失調症はブロイラーの概念では現実との接触を切断する精神的不調和状態のグループなのに，フランスでは周囲との接触の断絶に**起因する**精神病的な**状態**であると考えられていたし今でもそうである。それが，ブロイラー理論の誤った解釈にすぎないとすれば，これほど見事な著作に対して失礼ではあるが，不都合はこれほど大きくはならなかっただろうしまた容易に修復できただろう。しかし，この無理解の根はもっと深いものである。これは，クレペリンの最初の見解に留まっていたいという欲望の表れであり，クレペリンの意に反しており，またシャラン，シュトランスキー，ブロイラー，クロード，ミンコフスキーおよびドイツ学派[9]によってなされた最も真摯なすべての研究に反していることなのである。

したがって，統合失調症は心因論として考えれば考えるほど，ますます否定する論拠を発見することは容易となる。私たちは，体質論が病的過程と生来の性格との間に溝を掘ることで，いかに悪意ある解釈に身をさらしてきたかを見てきた。しかし，事実，私もまたこの点では全員の賛同を得られると思うが，統合失調症の核を特徴付けるもの，すなわち早発性痴呆と名づけられる一群の事象の核そのものを特徴づけるのは，**結局は単なる心因論では説明のできない不調和状態，精神内界失調状態 ATAXIE INTRAPSYCHIQUE** なのである。

このような考え方は，器質的ではないという理由で拒絶される恐れはない（実際に，この考え方は中毒-感染性過程と変質過程の二重の側面がある）。これらの条件で，そこから単純な事実を考察できるし，また提示される問題を考察できるのである。

それゆえ，本質的な基準が引き出されるように思われる。すなわち，それは**精神活動の不調和**または**統合失調症性分裂**（スキゾフレニー）である。残るは，この基礎的概念の導きの糸をたどって，具体的な用語で詳述することである。

不調和は**知的活動の次元**において，ある条件のもとで矛盾した形で現われる潜在能力は，普通の姿とは対照的に出現する；奇妙で象徴的な言葉や図形；観念-言語性支離滅裂，これは正しい観念-言語性理解や機能とも両立する；さらに一般的には精神に固有の総合的思考に達することも，精神的努力で自動症全体を抑制することもできなくなる。自動症は常に人格解体の方向へと進み，多元的な自律的傾向体系に陥れる。

情動性の次元，すなわち，その「配合」が行動を偏らせ，情動反応を調整する感情的傾向全体において，同じ障害を認める。あるいくつかの感情には圧倒的な力を及ぼすものがあり，無意識的傾向はもはや知的審級に従属せず，そのために心的生活全体の特有な感情的組織が根本から解体し，多少とも意識的な欲動によってかく乱され，自閉症的行動を生じる。

最後に**行動の次元**の障害としては，無秩序な行動，不適応行為，固着的態度，固着的動作，突然爆発する衝動がみられる。

これが早発性痴呆あるいは統合失調症群（スキゾフレニー）の核であるが，私たちはむしろ**不調和精神病**[10]と呼びたい。これはよく知られている。古典的でもある。今さら取りあげることがためらわれるほど古典的である。

ここで私たちは，基礎的とされている概念，すなわち無関心，痴呆，「運動」障害については述べない。なぜなら，これらを理論化しようとした学説が行き詰ったことが想起されるからである。この失敗から教訓を汲み取らねばならない。実際，基礎とされる概念は確かではなく，したがってここでは大事をとって述べない。

これが，先入観を除いての，すべての臨床家の同意できる障害の中心的グループであろう。それゆえ，現在私たちが自問しなければならない問題はこのグループに入れるべき状態とはどのようなものかを正確に知ることであろう。この**不調和状態**は，いずれにしても，観察からはっきりと引き出せる**仮説的基準**であると思われる。私たちはこの仮説的基準を自らの研究の軸として事実と照合することで，ある程度成功を収めることができる。

この全体的問題の「解明」の試みの最後にあたって，まず間違いのないところで言えることは，不調和精神病の障害の機序は本質的にブロイラー型であるということ，つまりその症状の大部分は，後天性中毒感染の経過に関しても，変質の経過に関しても，患者の人格の精神的反応の表われであるということである。

これが不調和精神病の２つの一般的特徴である。しかし，依然として残る問題 ─ おそらくは最も困難な問題 ─ はこのような全体的概念はどのような特異的問題によって提起されるのかということである。

II - 不調和精神病グループの境界と臨床病型

　詳細な事実まで言及しなくても，ここまで私たちは一般臨床の情報全体から，統合失調症性機序によると思われる不調和症候群を特徴とする非常に広範にわたる一つのグループがあることを認めざるを得ない。なお統合失調症に関する私たちの定義では，一部の人々が原因としてあげている心因の寄与を削除している。さて，私がこれからさらにくわしく取り上げるのは日常の臨床データについてである。これは難題を一挙に解決しようというのではなく，問いを正しく立てるためのものである。私がこれからとろうとしている方法は，最初の大ざっぱな観察から求められる多くの難問（つまり一群の事実関係）を整理分類し，この最初の試みからどんな解決法が考えられるか，その発見に役立つ仮説を検討してみることである。こうして私たちは，おそらくより明確に唯一決定的な回答をもたらす臨床的かつ生物学的研究への道を開くことができるだろう。

　1) 臨床型の問題。— 不調和精神病グループの拡大に関して提起される問題は，次のような一般的な形で示される：早発性痴呆または統合失調症に分類される様々な状態の中で，基本的な不調和の核と考えられるのはどれか。こうした状態はきわめて多数かつ雑多である。なぜならブロイラーの考えでは，こうした状態は緊張病からあらゆる慢性妄想病や大部分の急性症状までみられるからである。私たちの検討に際して生ずる問題をはっきりさせるため，4つの臨床型を素描してみよう。これらの型の実在性は，どんな解釈がなされようと動かし難いと思われる。この点についてもう少し説明を加えたい；不調和精神病の可能性の高い，あるいはそう言ってよければごく単純に不調和精神病の可能性のある4つの下位グループとは次の通りである：1) 破瓜-緊張病のグループ；2) スキゾマニーおよびスキゾプラキシーのグループ；3) 妄想性のグループ（パラノイド痴呆），4) パラフレニーのグループ。後ではっきり整理するので，この粗雑な分類や用語に我慢していただきたい。

　しかし，その前に予備的疑問が起こる。早発性痴呆と統合失調症の枠が満たしたのは，ヴェザニー性痴呆全体である。さて，ヴェザニー性痴呆の中には，ある種の躁-うつ病の一過性異常の進行が止んだ多少とも痴呆性の状態を加える習慣が徐々にできてきた。それゆえ，躁-うつ状態を不調和精神病に加えるべきか，加えるとすればどの範囲で加えるべきかを問う理由があるのか。この疑問は，クレペリンがこの2つの独立した疾患と考えられていたものの間にどのような溝を掘ったかを考えると奇妙であろう。しかしこの疑問は，一方では文字通り周期的形態はまれと考える人にはどうでもよいことだろう。J・-P・ファルレ（循環性狂気）とバイリンガー（二重型狂気）の初期の記述では，「痴呆性」支離滅裂の進行と人格の顕著な変化をこれらのケースから除外している。したがって，このような問いが生じるのは — これこそノルアールの研究の持つ意味だと思うのだが — いかなる基準である種の非定形型が，循環症概念の拡大解釈により不調和精神病のグループに入るのかということである。とりわけそのうちでも躁-うつ病の枠にあり，ヴェザニー性痴呆の形を示すものに関する疑問である。この疑問が生ずるのは，私の考えでは，特に，ずっと前にウルシュタインが

研究したこれらの遅発型に関してである。これは，進行，不合理な妄想，行動障害，支離滅裂などが，知的能力も人格も変化のない純粋な躁 - うつ病の経過とは異なる状態から成立しているように見える。精神病全体の中で**躁病型あるいはメランコリー型**の状態を繰り返しながら進行するものを次の２つに分ける理由があるだろうか。一つは精神的背景と人格は完全のまま，基本的には感情的調子の障害をもたらすもの，もう一つは多かれ少なかれ急激に不調和状態，精神的無秩序状態へと達し，離人症，自閉症，行動障害，支離滅裂を伴うものとである。

これが最初の疑問である。

さて，これまで論議してきたが，なお疑問な点：破瓜 - 緊張病の状態と不調和精神病グループとの関係を検討してみよう。私は，４つのグループの事実が，早発性痴呆または統合失調症(スキゾフレニー)の名称で記載されてきた臨床病型の特徴をはっきり現しているようであると述べた。このうち最初の２つを検討してみよう。これらは検討することになる問題を正確に提起している。

ある患者は運動障害や精神活動の著明な低下で発症する。昏迷状態，興奮発作からかなり急速に完全な植物状態に至る。こうした患者には，拘縮，常同症，カタレプシー，多くの身体的障害が認められる。習慣的な屈曲固定，完全な無為，失禁状態，全身衰弱が末期の最も特徴ある症状である：これが**破瓜 - 緊張病**の像である。

この他の患者は，拒否的，暴力的で，怒りっぽく，衝動的である。奇妙で，わざとらしい。常同的な仕草，衝動，反抗性，食事の拒否，無言症，とっぴな言動，いたずら，怒りが主な特徴である。時々，言動または言葉によって，矛盾した感情や妄想観念を表すこともある。これが，病型であり（クロード，ボレル，ロバンは特にその急性病勢増悪をスキゾマニーという名称で研究した），おそらく私たちの分析から不調和精神病の**スキゾプラキシー型**としてはっきりと示されるであろう。

この問題はクロードとその学派によってきわめて適切に提起され，私が先に述べた全体的な考え方から検討しない限りはそのままである。これらの研究者によるとこの２つの事実には根本的差異があって，彼らの考えではいわゆる早発性痴呆は厳密に統合失調症(スキゾフレニー)から区別される。

ここでしばしこの微妙な問題について考えてみよう。思想の進化，クレペリン本人の研究，ブロイラー，クロードらの研究にもかかわらず，早発性痴呆の概念は，破瓜 - 緊張病の概念，すなわちこのグループの最初の基準に結び付けられたままである。これが，この２つの概念の内因性結びつきを消去することがきわめて困難な理由である。私はこの名称を葬り去ることが不可欠であろうと考えている。この名称は，疾患の考え方そのものに余りにも重くのしかかるおそれがある。この純粋に言語上の問題を一刀両断すれば，問題はもっとはっきりすると思われる。破瓜 - 緊張病を**早発性痴呆**の名称で呼ぶ限り，不調和精神病グループまたは統合失調症(スキゾフレニー)のグループを多かれ少なかれ根本的に区別せざるを得なくなる。この問題をその表明から切り離すこと ── 統合失調症(スキゾフレニー)の核に不調和精神病のグループが存在することを想定した瞬間から，この問題が生ずるのであり，諸々の事実の検証，つまり破瓜 - 緊張病グループがこの不調和の核を含むのかどうかを知るために検証すべきものとしてまるごと残るのである。こうして問題が正しく設定されれば，中心的グループに加えるために破瓜 - 緊張病の不

調和症状，精神内界失調を強調した，すでに古い研究が問題解決のために利用できるだろう。しかしまたここではっきりしていることは，不調和性狂気と破瓜-緊張病には類似性が認められるところから，その臨床型には心因性の原因があるとは言えないし，少なくともここでせいぜい言えることは臨床経過と臨床表現の間には，わずかではあるが，ある距離が存在するということである。症例観察や今後の研究が採択することになる解決法がどのようなものであろうとも，それでもやはり臨床的側面においては，これらの病型の間に症状や進行の差異 ― おそらくは隣接している ― が存在していることには変わりはない ― そのことについて私たちは，先ほど破瓜-緊張病と不調和精神病のスキゾプラキシー型を対比させたのであり，それゆえ，**果たして破瓜-緊張病は不調和精神病のグループの中に入れるべきか，入れざるべきか**[11]と問いかける理由がある。

これが二番目の疑問である。

最初の２つの下位グループに関して，私たちは相互の独立性に関する疑問を検討してきた。残る２つについても同じ疑問がある。**パラノイド痴呆または妄想性統合失調症（スキゾフレニー）は，不調和精神病のグループの軸をなしている**：これが，私たちが先ほど検討してきたような概念の進展の一般的な意味である。その臨床像はよく知られている：心気念慮と身体の変容を伴う影響型のパラノイド妄想，言語新作，言葉のサラダ，分裂言語症を伴う独白や滅裂言語へと進行する精神幻覚と精神運動性幻覚，これらが主要な症候学的特徴である。― この下位グループと異なるのはパラフレニーの下位グループである。偉大な臨床家であったクレペリンが，自分の提唱した早発性痴呆の枠内からこれを出したり，入れなおしたり，また出したりして迷ったことが知られている。私の考えるところでは，フランス学派はブロイラーやドイツ学派のように**パラフレニーのグループと混同する過ちを犯すのをおそれるあまり，パラノイアのグループを重んじすぎる**（すなわち被害妄想，影響妄想，願望妄想あるいは熱情妄想などの体系妄想であり，精神的土台は侵されないまま発症し，その進行開花は人格傾向全体についての厳密な理解に関わっている）。私には，パラフレニーのグループはパラノイア精神病とパラノイド痴呆状態の間に位置すると思われる。これらはしばしば「パラノイド精神病」と呼ばれるものに相当し，臨床家が「彼らの診断書」を作成する際に必要性を感じるものである。その際に認められるのは，豊饒，多弁，不条理，非論理的な妄想の存在，真に太古的な型の妄想の存在であるが，対照的に精神的土台と人格は無傷であり，最も際立った特徴をなしている。こうして**定義されたパラフレニーのグループは，不調和精神病のグループと関係があるのであろうか。**

これが三番目の疑問である。

私が，ずっと以前から答えようとしていた問題で，そこにどんな方向付けが含まれているのかを敢えて語ろうと思う。それは，偉大な臨床家であったクレペリンを大いに迷わせたと私がくり返し述べた問題であるが ― どれだけ人々がそれを理解しているだろうか。パラフレニーのグループは二重の特徴的な性質がある。すなわち一方では太古的，錯論理的で真に乱れた想像などの妄想活動，また一方では無傷の精神的土台と人格構造であり，それらが特殊な，言うなれば壊れやすい発育不全のしかけで結びついているように見える。患者にはある時点で現実の価値の手直しがあるようであ

り，精神性のいわば夢幻性変化が起こり，その手直しに従って信仰や神秘的-形而上的思想の再組織化をさせるのである。私の考えでは，これらの出来事は，静謐さと明晰さの中に不安な大異変が起こってコタールの目がくらむほどの妄想があふれ出しているかのようである。このコタールの妄想の例は，私の考えをさらに明確にする。この観点から考えた場合，パラフレニーは不調和精神病と完全に結びつくものではないようである。明らかに進行途中で統合失調症(スキゾフレニー)性変化の徴候，すなわち言語新作，分裂言語症の要素，支離滅裂な徴候が認められる症例だけが不調和精神病のグループと結びつくように思われる。その他は周期性狂気の領域周辺をめぐっているように思われる（これは誇大およびメランコリー型である）。

最後に，二番目および三番目のグループの症例に関してもうひとつの疑問がある。私たちは，破瓜-緊張病とパラノイド痴呆との間に，よく見られる臨床型として，また私の考えでは議論の余地のない臨床型として行動障害の病型を記述した。これは，衝動，無言症，拒絶症，漠然とした妄想観念，運動性爆発と，それと対照をなす日常の無為，奇妙な行為，奇妙な身振り，奇妙な行動を伴っている。これらの臨床型全体からこの臨床型を識別するために，あえてこれを不調和精神病の**スキゾプラキシー型** *forme schizopraxique* と名づけることにしたい。クロードとその弟子たちのスキゾマニー状態が最もよくみられるのはおそらくこの病型においてであり，また一部の躁-うつ状態を不調和精神病のグループに再び組み込むべきであるのもこの病型に対してである。さて，このグループはパラノイド痴呆または妄想性統合失調症(スキゾフレニー)と多くの共通性および類似性をはっきり示している。不調和精神病の２つの病型であるスキゾプラキシー型と妄想性統合失調症(スキゾフレニー)との間にはどのような関係があるのであろうか。

これが第四番目の疑問である。

＊
＊　　＊

私たちが仮説の設定と詳細な問題を設定するところまでたどり着いたことは間違いない。観察で決着がつけられるし，またそこまで漕ぎ着けたのである。しかもこの仮説の枠内で，私たちの視点に立った主なポイントをまとめて，最も体系的かつ明快な形で示すのに何らの妨げもない。そこで，第３章で検討していくことになる疾病学的問題をあげてみよう。

不調和精神病のグループは，諸要素を心因性機序に還元できない精神的混乱が特徴であり，最も典型的には**妄想性統合失調症**(スキゾフレニー)ないしパラノイド痴呆とスキゾプラキシーという一連の形を臨床的にずらりと並べているかのようである，と言えばぴったりする。最右翼に位置するのは（こうした混沌を秩序づけようとする人には，空間的図式で考えることは不快でもないし望ましいことであろう），**パラフレニー**のグループである。最左翼に位置するのは，**破瓜-緊張病性状態**のグループである。この両翼の周辺のものは不調和型精神病のグループに挿入するとよい。これは問題解決には欠かせない。

読者に協力をお願いする事実の検証に先立って，未だ仮説ではあってもおそらく

「無理のない」仮説を提示するささやかな喜びをご容赦いただきたい。そのためには諸事実の最初の概要，不調和精神病の性質と進行についての何がしかの考え方が不可欠である。私たちはまたおそらく不調和精神病のグループを次のように述べることができるだろう。経過に対する一連の反応型として検討すべきである。すなわち，人によって経過そのものが激しく，進行が急速で，早期に定着するだけに破瓜 - 緊張病により近い状態で表われるものもあり，また反対にそれほど急激でも破壊的でもなく，より遅発性の点においてパラフレニーに近い臨床型を引き起こすものもある。

2）疾病学的問題。— この点については簡潔に述べることができる。今提起されている問題の本質は，**不調和精神病はひとつしかないのか，それとも複数あるのか**ということである。これが5番目の疑問である。

この問題についてはほとんどの場合，すべての臨床家やあらゆる研究者に次のように答えれば同意が得られるだろう。**これは単一の疾患，単一の障害ではない**：早発性痴呆については個人的にはまずそのように考えられるにしても，現在この点を正確にねらった研究で，単一の疾患であるとあえて書くことのできる者がいるだろうか？不調和精神病のグループは，おそらく病因が複数であり，その機序自体に程度と変化がある一連の状態すなわち症候群を示す。この疾患はその他の精神病的状態の大きなグループ（痴呆，錯乱，体系妄想，など）の近傍に位置する。

最後に，六番目のそして最後の疑問は，その前の疑問から派生的に生まれるものである：**不調和精神病とは「症状性」でありうるのか。**

これは私たちが，不調和精神病の一般的考え方の検討のところで述べた問題を疾病学の面から再検討することである。この検討から引き出された利点のひとつは，レジスが望んだように[12]，変質過程と中毒 - 感染性過程との間に，自然で裏付けのある区別を行うことはできなかったし，これからもできそうにないことをはっきり示したことである。そのことによって，脳梅毒，脳炎，先天性梅毒，結核，アルコール中毒症，**老人性の退縮**の過程で不調和精神病が存在すると考えることに何の困難もないし，また困難のあるはずがない。これらの状態（「パラノイド」，遅発性，種々の不調和症候群と呼ばれている）を除けば，ほとんど事実の大部分は依然として病因は不明であるということである。しかし，私たちが特定の症例において病的過程を知っているからといって，その臨床像を軽視し違った名前で呼んもよいというわけではない。

III - 諸問題の方向づけ

これは本論を終えるに当っての結論というより序文としかいいようのないものである。問題を正しく設定することで，自然に消滅する問題もある。未知の問題はそのままにして私たちに言えることは，不調和精神病の問題は本論文で記述したように，次のような形の問題が生ずる。

不調和精神病の核は統合失調症性不調和の核であるという事実が仮説としてまた事実に最も近い近似として認められることから，純粋な心因には還元できないが，後

天性中毒感染過程ないし変質過程における心的創造の様式を示しているように思われる：

1) この不調和精神病のグループに，特定の躁 - うつ状態を入れるべきかどうか。
2) 不調和精神病のグループから，いわゆる**破瓜 - 緊張型**を切り離すべきかどうか。
3) 不調和精神病のグループに，パラフレニーの型を組み込むべきか。
4) 最も典型的な2つの型に関して，つまり**妄想性統合失調症**(スキゾフレニー)（またはパラノイド「痴呆」）と，私たちが**スキゾプラキシー**と命名することを提案した行動障害の型とを区別すべき理由を見出せるか。
5) 不調和精神病は単一の疾患であろうか。
6) 純粋な変質型を症状型から切り離して考えてよいかどうか。

私たちの研究の目的はこれらの問いを立てることであった。

＊
＊　＊

おそらく私たちは，いくつかの提案を行ない仮説をたてたので，本来の目的を少しばかり逸脱してしまったようであり，「結論」というよりはむしろ「補遺」としたほうがよいだろう。

早発性痴呆の名称を放棄する必要がある（さもなくばそれに不調和精神病という正確な意味を与えることであるが，これは難しいだろう）。

不調和精神病という名称で，2つの典型的な型を整理するべきである：**妄想性統合失調症**(スキゾフレニー)（パラノイド痴呆）と**スキゾプラキシー**である。これらには2つの隣接した型がある可能性が高く，スキゾプラキシーの方には破瓜 - 緊張病が隣接する ── 一方妄想性統合失調症(スキゾフレニー)にはパラフレニーのグループの一部が隣接する。

不調和精神病の臨床像は，破瓜 - 緊張型に**近く**，パラフレニー型とは**遠い**だけに，症状学は経過と直結しており，一次性徴候[13]が顕著で，経過は重篤かつ早期にその人を襲う。

反応性の臨床像である限り不調和精神病は，痴呆，錯乱状態，純粋気分状態（気分障害，感情の色調）とは異なる。それらは，（梅毒，結核，老衰，脳炎，など）知られているようにその経過中に遭遇する。変質過程に対する反応であろう。最も一般的な言葉の意味で体質論と呼ばれるものはこの考え方には当てはまらない。なぜなら体質は何ものでもなく過程に過ぎないのであって，いわば，障害により出現する器質的激変全体であるからである。心因論も当てはまらない。心因論は，一次性徴候の心理学的分析と治療的分析という二重の観点から，常に非還元性にぶつかるからである。

＊
＊　＊

以上がフランスではほとんど理解されなかった（精神分裂病(スキゾフレニー)を知らなかったのでその考えを拒絶した），ジュネーブの学会でのブロイラー教授の呼びかけに対する私

たちの正式な答えであることを期待する。彼は次のような言葉で講演を結んだのであった：「私が試みたことは，精神分裂病[スキゾフレニー]概念が単なる想像の産物ではなく，一連の事実のすべてに適用され，科学の進歩に貢献できる問題を含んでいる，ということです。疑いもなく，フランス精神医学はこの概念を検討して，その特徴である明快さと厳密さの精神に基づいて，この概念を発展させて本当に豊かなものとするでしょう。」終わりに当たって，私は，本章がこの呼びかけに対するささやかなこだまとなるように願わずにはいられない。

注　解

1．1934年6月12日，「精神医学の進歩」のグループで行われた会議。

2．ここで述べるのは，フランスではほとんど知られていない，ブロイラーの概念の最も重要な部分を構成する主たる命題である。すべての引用文は逐語的翻訳ではないが，このテキストは厳密で研究の「精神」が子細にわたって尊重されている。

3．表現と考察は私たちのものである。

4．それは動かしがたい事実であると言おう。なぜならば「統合失調症患者」あるいは「早発性痴呆患者」の既往歴を一目見るだけで十分である。その場合，家系内に循環気質性事実を含めてあらゆる種類の精神病型を見出すようにしていただきたい。この観点からすると，この家系は，M・ティネルが書いたように，きわめて興味深いもので，遺伝的伝達の頻繁に見られる型である（*Société Médico-Psychologique*学会。1934年3月8日）。その発表の討論で，体質の問題に関する私の立場からすると，変質の事実と理論が受け入れられるように思われた分だけ，個人の生成を硬直した宿命的な枠組みに閉じ込める本来の体質論は諸事実とほとんど一致しないように見えたと，私は思った。その機会に私が述べるべきであると信じていた発言は，私が直そうとした具体的誤りによってゆがめられてしまった。

5．「体質の概念」。*Évolution psychiatrique*, 1932。

6．フランスでは，器質因論と心因論の議論はデカルト主義的二元論に留まったままである。ドイツでは，その対立はさほど厳密ではなく，この両極の関係に還元不可能であり，したがって，私たちにとって，この形式のもとでは，この混乱に陥らないという条件つきであれば十分に有効である。

7．ベルルッキは，統合失調症と慢性妄想病の心理学に関する近年の研究で非常に的確な考察を加えた。

8．私たちは，傑出した，シャランの研究について多くを語る必要はない。その他のフランスの著者もよく知られているので，同様である（クリスチャン，セグラ，セリュー，マッセロン，パスカル嬢，クロード，ギロー，ミンコフスキーなど）。

9．たとえば，ユイヤーとル・グイヤンの仕事に，このような観点からの特徴ある姿勢が認められる。彼らは，統合失調症患者がある種のテストを解けないので，**痴呆** *démence*，あるいは少なくとも知的低下が早発性痴呆の本質であることを証明したと考えている。彼らは，同じ論法で，おそらく，躁病やメランコリーについても同様な解釈へと導かれるだろう。

10．その機序は**統合失調症性過程**である。用語の問題点を明確にしよう：**不調和精神病は統合失調症性分裂を引き起こす過程の臨床的側面である**。

11．緊張病のすべての問題はこの疑問の周りを回っている（参照：クロードの研究でひとつは共著ボレルとロバン。もうひとつは共著バリュック）。私としては，緊張病と見なされる事実には，2つの部分があるのではないかと疑っている：本来の運動性**カタレプシー性緊張病**と**拒絶症性緊張病**あるいは行動障害。

12．解剖-病理学的基準そのものは有用であり研究の助けとなる。もっとも，正確に解剖-病理学的基準が決定されるとすれば－その様式の中でしか変化しない過程の規則正しさが確認されることは確かだろう。ところが，レジスが提唱した病因論的区別は，ある面では正しいとしても，いずれにせよ，二つのグループを完全に分けることはできない。実際，二つのグループの臨床的単位は，まだ最終的に証明されてはいないとしても，かなり可能性はあるだろう。

13．1926年に，ギローと共に，私たちは，ブロイラーが二次性徴候を緊張病グループにまで拡げすぎたことを非難した（*Ann. Méd. Psycho.*, 1926。ブロイラーの精神分裂病に対する批判的考察）Hie I. p.29-37。

V
1936年

パラノイド性および緊張病性思考のいくつかの側面

本章では2例の臨床観察から得られた考えを少しばかり述べさせていただきたい[1]。この症例は，臨床的に表面上では特別なものではない。しかし，障害を分析して掘り下げれば，読者と分かち合うに足る興味深いものであると考えている。一症例はクレペリンの意味における**パラノイド痴呆**の症状を特徴とする障害，もう一つは**緊張病状態**を特徴とする障害であった。

I - パラノイド痴呆の一症例の観察

この症例は私にとっては精神鑑定書の作成の対象となった症例である。私はここにこの鑑定書を**全文**にわたって in extenso 再現するつもりである。確かに，司法官に宛てた鑑定書で，障害の深い分析という形式をこの書類に採用すべきと考えたことに対して，読者は驚かれるかもしれない。このような厳格さを期したことには2つの理由がある：第一は，この係争点において，施設から脱院した精神異常者が，一見したところ意識がきわめて清明そうでありながら，実は重篤な妄想患者であったということを示すことが重要であったということ，第二に，私は，一般論として，無能力者という口実で，その人を「小学校の義務教育」に戻すことが立派に法廷の役に立つとは考えていないということである。専門家を召喚し，率直な意見や正しい意見を聞くことが求められる。精神医学の現状では，精神鑑定は臨床分析から根拠ある論拠を引き出すことができる。すなわち，精神鑑定でそうできるのであれば，そうすべきである。

13歳未満の少女に対する風紀紊乱容疑者 G・ロジェの精神鑑定書

1. 事実の説明

2月2日日曜日，午前10時頃，1935年9月27日に入院した X 精神病院から前日

より脱院していた被告G・ロジェ29歳は，M城の近郊で，3人の少女，X・エレーヌ9歳，ジゼルB.7歳およびその姉10歳と行き合わせた。被告は彼女らに近づき，最も年少のジゼルを両腕に抱えて，そこからすぐ近くの場所まで連れて行った。被告は少女のズボンを脱がせ，自分の服を脱ぎ，彼女の上にのしかかり，自らの手で自慰行為を行った。少女の連れの叫び声を聞き，庭師M・Aが駆けつけ，ジゼルのそばにいた被告Gを発見した。通報を受けた警官が現場に駆けつけ，被告を逮捕し，彼が前夜X精神病院から脱院した患者であることを確認した。

T医師は，被害者ジゼルの身体検査に基づき，鑑定結果を述べた。「生殖器およびその他の身体の部分には暴行の形跡は認められない。大陰唇および小陰唇が赤くなっていたが，これは衛生状態が悪いことによる。輪状および鋸歯状の処女膜は無傷である。」

以上の所見により，G・ロジェは強制猥褻未遂罪の被告とされた。

2. 既往歴および「履歴書」

G・ロジェは1907年11月7日，Nに生まれた。家族歴には特記すべき異常は認められない。被告はM・GおよびNの第二子である。既婚の長兄および2名の弟がいる。兄弟はすべて，最年少の22歳の弟も含め正常であり，精神障害の徴候を示したことはまったくない。

彼自身は，少年期からその後にかけて重大な疾患にかかったことはなかった。

まず小学校に入学したが，中等教育は6学年目までしか受けていない。卒業証書は取得しておらず，両親に引き取られたのは能力不足が原因であった。

その後，自宅で暮らし農作業の手伝いをしていた。家族と一緒の田舎暮らしは，一時兵役で中断された。兵役ではヴァンサンヌの砲兵隊に所属したが，事件等は起こしていない。

家族のもとに戻った頃から，徐々に精神障害の症状があらわれ，1933年にはV精神病院に入院しなければならなくなり，1934年にはパリのピティエ病院の特殊施設に転院の運びとなった。1934年9月，ついに父親は，仕方なく被告をX精神病院に入院させた。

この時点でD医師およびT医師は，1935年9月24日，以下の病名で精神疎外状態を証明することとなった（入院証明書）。「持続的な性器強迫観念を伴うきわめて神経的な状態。患者は自分の性欲を満たすための金をくれないとして両親を責める。患者は非常に衰弱し，著しい体重減少，激しい頭痛を訴えている。患者は両親に対して強い反感を抱いており，金を要求するも，父親は当然のこととして拒否し，これが頻繁な喧嘩や暴力の原因となっている。G・ロジェの精神状態には，周囲の人間の安全を脅かし，または社会秩序を乱すおそれのある支離滅裂な反応が含まれている。すでに患者は1933年にV精神病院に4ヵ月，ピティエ病院の特殊施設に3ヵ月入院している。患者は，X精神病院に入院し，監視と治療を必要とする状態にある。」

この精神病院に入院時，男性病棟の医局長が次のような証明書を作成している（24

時間証明書）。「不調和精神病を来しているようである。人格の統合の異常。体感変様の感覚。動揺。困惑。被毒恐怖。有害な影響など。両親が自分の人格に対して行った「罪」を確認するためにX線写真を撮ってくれと頼む。性的両価性。性交のしつこい要求を伴う生殖器への偏執。これと同じ領域における実際行動不能。行動障害。衝動性。破廉恥な反応と，不平を漏らす性向あり。2年前からV精神病院およびピティエ病院に数回の治療歴あり。入院は妥当である。観察および入所継続の必要あり。」

2週間後（2週間証明書），同医師は以下の証明書を作成した。「不調和精神病に罹患。奇態。理由のない笑い。行動の無秩序。今後，はっきり早発性痴呆へと進行するおそれあり。入院継続の必要あり。」

同精神病院で，10月26日から12月1日にかけて硫黄熱療法および金療法（金塩）を受けた。一過性のごくわずかな改善をみたのち，患者には思考および行動に結局大きな障害があることが明らかになった。3類の収容者に分類され，精神病院の施設で平穏に暮らしていた。1936年2月1日，午後2時過ぎに，病棟の庭にいた患者はその区域担当の看護師の目を盗み，脱院した。

本報告書に記載の状況で，X精神病院から脱院して強制猥褻未遂罪の罪状で逮捕されたG・ロジェに関する以下の状況証明書が，1936年2月6日，C共和国検事に対して提出された。「特に性的な心気症を主とする早発性痴呆の症状性不調和精神病を呈する。思考および行動の支離滅裂が認められる。自分の人格に時間をかけて犯罪を行ったという両親からの迫害妄想，および妄想の中に組み込まれた精神病院の医師たちからの迫害妄想がある。絶えず「証拠」のためのX線写真を撮ってくれとせがむ。統合失調症性両価性。衝動性。表現の奇矯性。チック。常同症。同じ障害のためすでにV病院に入院したことのあるこの患者は，硫黄熱療法および金療法を受けている。一過性の改善状態は維持されなかった。同種のしつこい性的関心に取り付かれ，執拗に性交を要求するこの患者は，2月1日に精神病院から脱院し，強制猥褻未遂罪を犯した。以上のことから，常に法的に収容され続けてきたこの患者は，検事局が現在公表している告示に基づいて取るべきあらゆる決定を保留した，仮提出であっても，精神病院に再入院させなければならない。私は同日，任意入院を措置入院に変更する目的で，状況証明書を知事宛てに送付した。」

以上の状況から，2月7日，G・ロジェは精神病院に再入院した。そこで，私たちは長期にわたって彼を検査することができた。

同日，軍事当局からの要求により，あらゆる兵役に対する患者の完全かつ決定的な不適応を結論づける証明書が発行されたことを付け加えておく。

3. 被告の検査

形態学的特徴。——G・ロジェはがっちりした長身である。大柄。頭蓋骨の形には特に重大な異常は認められない。体型は闘士‐やせ型である。骨は長く，太さは平均的である。手足は身長と釣合いが取れている。性器は正常な形である。特記すべき身体的な形成異常は存在しない。髪の色は褐色で生え際はいくらか低い。顔色は蒼白であ

る。表情は変化しており，疲弊している。

　身振りは緩慢で，何かを訴えようとし続けている。ほとんど認められない程度の，謎めいた，しつこい，風変わりな微笑が，顔に浮かんでいる。顔面には頻繁にチックが認められる。口を尖らし，束の間のしかめ顔，顔の特定の衒奇症に，優しい，緩慢な，時としてごまかすような話し方が加わる。話している間中軽度の吃音が目立つ。

　検査には協力的である。礼儀正しい。その落ち着きぶりは奇妙で意表をつくものである。紳士的で，笑みを絶やさず，進んで友好的な態度をとる。彼への接近は表面的には容易である。周囲への適応も，一見したところ，正しいもののように思える。しかしそのうちすぐに，見かけとは異なり，心ここにあらず，注意散漫であり，あいまいであることがわかる。陽気で，冗談をいい，皮肉も言うことが多く，私たちの観察期間には決して混乱したり，見当識消失の様子をみせたりすることはなかった。しかし，観察者との接触には，あやふやな不確定さが介在している。患者の側の一定の防衛，一定の不信感および一定の遠慮が，対話者から遠ざけている。

　解説と妄想の分析。——G・ロジェと対話を始めると，少し話を長引かせるだけで，すぐに本人自身から本質的な障害の手がかりを得られる。この若者は妄想がある。すなわち彼は一連の話をし，誤った思い出，思い込み，考えを述べるのだが，その全体は，現実のように経験しているが，実は想像的な大きな過ち，錯覚，幻覚から構成されている。しかし，留意すべきは，患者が当初から妄想にはまり込んでいるわけではないということである。最初は，ある程度慎重に会話しているので，予め情報のない人や管轄違いの人は勘違いするかもしれない。質問者が優位に立てるような主題へと持っていくと，少しずつ妄想が現れ，広がり，深まっていく。私たちは，彼の秘密に入り込もうと試みた。そのとき用いた方法の奥義は，常に観念 - 感情の深い核へと向かう，忍耐力のある対話の方向づけにある。私たちはそのことを説明し，この妄想の特徴を説明したい。この妄想は，次第に深くなる，難解かつ無意識の多くの層が重なったものである。話を聞いてみよう。

　「私は元気です。健康状態は良好です。今とても元気です。お父さんに電話して，迎えに来てもらいます。もう潮時です。家に戻るにはここを出なければなりません。そう，今，しなければならないことは，働くこと，そう働くことなんです。十分丈夫だし，もうずいぶん元気になりました。健康状態は大丈夫です。お腹にあったこの切り傷も，今は治りました。トイレにも定期的に行くことができます。ああ，大したことではなかったんです。私の状態はいいし，あとは働きたいだけです。それ以上はありません。その他は忘れなくてはなりません。もう何とも言われません。大事なのは，元気でいることです。そもそも私は病気などではなかったのです。とても元気です。何よりも，自分のことと，両親の元に戻って働くことを考えています。この季節，両親は私の手伝いがいります。両親はいつもとても優しかった。両親をとても愛しています。私たちは働き，その他のことには何にも興味がありませんでした。私の状態はとてもいいんです。家族や，母や父や兄やクリスティアーヌにまた会えれば嬉しいでしょう。みな，仲良しの家族です。働いて食べていくために私にとって欠かせないことがわかっています。それはパンのためです。ここで十分というわけではありません。ここはよい所ですが，制限されています。食事は良いのですが，十分な量がありませ

ん。自分が食べていけるように働かなければなりません。私の状態は良好です。ここに**欠けているのは，生まれたところではないということ**です。そう，出生地です。私は両親とともに**故郷**に戻らなくてはならない。人はそこにいなければ病気になります。ここにいると，私は病気になります。両親が必要です。そこに戻らなくてはなりません。ここは，わかりますか，空気が悪いんです。故郷に居なければ息苦しくなります。必要なのは働くことで，食い扶持を稼ぐことです。X線写真はもう必要ありません。全部済んだことです。忘れなくてはなりません。だって私の状態はよいからです。ここの空気は，身体をばらばらにしてしまいます。それは磁石のような働きをします。おわかりですか，故郷の空気の層では，それは落ち着きます。それは磁化されます。それは圧力をかけ，惹き付けます。ほら，御覧なさい，私は自分の手をお尻の上に置きます。そしたら，ほら，空気の層があるでしょう，わかりますか，それが動かせるのです。それは弾力的で，磁石のようです，特に部分にとっては。それが引っ張るのです。私はこれを故郷のせいだと思います。旅をする人はみな，この影響を受けるはずです。自分の膝に触ると，ほら，それによって風が起こるのを感じます。部分部分が磁石になります。それは私の故郷の空気のせいです... でも今はわかりましたし，終わったことです。私は，名前を書いたとき，小さな姪のクリスティアーヌは理解していないことがよくわかりました。人は名前を書いたら，理解してもらえます。彼女は小さすぎてそれを理解することも，話すこともできません。彼女が生まれてからすべてが始まりました。わかりますか，彼女は話すことができなかった。そこで私は彼女の名前を書いてやりました。しなくちゃならなかったのは，名前を書きながら彼女が理解できるコミュニケーションをとることでした。彼女には今先生が必要です。そうすればわかり合えます。私が彼女と持っていたのはコミュニケーションで，おわかりでしょうか，距離を超えた理解でした。彼女が生まれると，私は光を，色の変化を得ました。でも，これは子どもが生まれれば誰でも経験することです。次に私は何もわからなくなります。彼女と私の両親，親戚，父親，母親，兄と私とのあいだには相互理解が欠けていました。みな同じ血を持っているのに。何かがあったのです。そう，それが私の言いたかったことです。それは犯罪で，私はその被害者です。そう，それをこっちにください，私が読みます。(ここで，彼は自分が数ヵ月前に書いた次の文章を読み上げる)。"私は病気です，とてもひどい病気で，死にかけています。私は恥ずべきことに自分の母親と父親によって牢に入れられ，**スキャペ** scapé [訳注：患者の造語] されました。両親は生まれてからずっと女の人を私から奪いました。完全に私の邪魔をしたということです。完全に犯罪と分りながら，私が女の人と出かけることを禁じたのです。私は人生を楽しむことはまったくできず，牢に入れられました。私は**スラペ** slapé [訳注：患者の造語] によってこのことが完全にわかったのです。また，牢に入れられて毒を盛られたとさえ思っています。私は恐ろしい犯罪の被害者でした（次いで行く先を遮られたとさえ思っています）。数日前から彼らは私に毒も盛りました。私は，裁判があることになるC重罪院で犯罪に対する正義を要求します。私はC病院で真実を証明するためにX線写真を撮ってもらうように頼みました。私は恐ろしい犯罪の被害者でした。"そう，この犯罪は小さなクリスティアーヌが生まれた後のことです。犯罪のようなものが，家族の誰もが理解し合えないようなものが

ありました。何もかもがわかりませんでした。私たちは理解しあっていませんでした。それは小さなクリスティアーヌが話さなかったからです，わかりますか。それはあるべき姿ではありませんでした。それはとても苦しく辛いことでした。それは当たり前のことではありませんでした。そこに私が書いたことが，姪に名前があったことの原因です。彼女の名前を書いたら，悪い考えは消えました。しなくてはならないのは，彼女に良い考えを，彼女が理解できる考えを与えて，彼女も私も理解できないような悪い考えは一切与えないことです。この悪い考えのため，小さなクリスティアーヌと関係が結べなかったのです。彼女はそのときまだ話せませんでした。彼女には私たちの言うことが聞こえていました。私は彼女が理解できない言葉を話すのを聞いたことがありました。私は彼女の言ったことを理解しようとしました。彼女が話していなかったことだと思ったからです。私はもう働くことができませんでした，おわかりでしょう。私にはもう力がありませんでした。私が書いたこのあらゆる悪い考え，彼女はそれを理解しませんでした。私は理解しようとしてはいけないのです。大きくなれば，彼女は理解するでしょう。私は恥ずかしいことに毒を盛られました。働くことができなかったからです。それは彼女がしゃべらなかったからだと思います。今は，名前を書いてからというもの，私は理解しています。ほら，私はここにクリスティアーヌ・Gとその母親の名前シュザンヌ・Gと書きます。ほら，今ならわかるでしょう，書くとコミュニケーションをとることができます。ええ，彼女は私に話しかけます。彼女は私に理解しなくてはいけない，私が家族の絆のために彼女の支えにならなくてはいけない，私たちはみな理解しあわなければならないと言っています。昔は，彼女が理解しなかったので，私が彼女が理解しないことのとばっちりを受けていました。それは自然なことではありませんでした。それは毒を盛るようなものです。**スキャペ**です。わかりません。彼女は私にわからないと言っています。忘れなければなりません。そうです，**スキャペ**です。ええ，台なしです。でも忘れなければなりません。ここで彼女は私に理解できないと言っています。それは私が彼女を理解してないことだと思います。こうした考えを私は忘れたい。彼女は，理解できないような言葉を話していました。彼女は今私に，すべてをとてもよく理解していると言っています。その頃の彼女の話す言葉は力強くはありませんでした。その頃の彼女の話す言葉は力強くはありませんでした。その頃，彼女はよく理解していなかったのです，おわかりでしょう。彼女が理解していなかったこととは，誕生ということです。私も生まれたときには話していませんでした。私は理解していませんでした。おそらく両親がそのとき私を**サロペ**（だめに）したのでしょう。それが，彼女が理解していなかったことです。ひとが母親から離れるときには，おわかりですか。絆を作るひもがあります。そのひもが切られると，空気がそれに取って代わります。生まれた場所の空気が絆を与えます。言葉はあなた自身やあなたの母親によって生まれます。それが母親と話す方法，一体でいるための方法です。そこで，そう，それは同じことでした。私の母はしゃべりませんでした。録音をしなくちゃいけなかったんだ，パパ，ママ。送信機と受信機があります。ママから離れるほど，ひとは話します。空気があなたの母親とあなた自身に連結しています。私はこうした考えを忘れたい。これは私が理解していないからだと思います。私は，ものは聞こえても理解していません。こうした考え，私はそれを忘

れたい。私はクリスティアーヌとコミュニケーションをとっています。彼女は私に原因は自分がしゃべらなかったことだと言っています。私は音の反射のことを話したい。彼女は数字の3で成長します。彼女は星によって成長します。彼女は私に星の反射のことが理解できないと言っています。彼女はさっき，自分の話し声はまだ力強くはないけれども，星に届くまで力強かったと言ったところです。私はその星には人が住んでいると思います。私は彼女の音は力強くなかったという印象の方がいいと思います。今，彼女は彼女の父親に理解してもらうことができます。その星には人が住んでいるので，話し声の反射は地上で起こります。おしゃべりしない蜘蛛を例にとって御覧なさい。その蜘蛛に理解してもらおうとしてごらんなさい。むしろ，口のきけない人を例にとって御覧なさい。あなたは彼に話しかけて，意思疎通を計ろうとする。言葉の中には大気圧があります。それは，火や木や何かに対する血の反射です。でなければ，私たち自身の振動は話し声になりません。私は話さない口のきけない人のことを言っているのです。小さな少女，それは話し声の反射によるものですが，彼女は血の反射を持っています。私の話し声，私はそれを理解していませんでした。私はその原因は自分の書いたこの紙にあると思います。書きながら私は理解していませんでした。ひとは父親と母親と一緒に居ることを義務づけられます。それはひとの支えです。私はその原因は小さなクリスティアーヌだと思います。私は働いていなかったし，私は弱っていました。それはクリスティアーヌのせいでした。音の反射は思考を生みませんでした。あなたの周囲に広がるのはまさに話し声，さらには話し声の反射です。音の伝播は話し声によって生まれます。それは自然の中で，木や火によって途絶えます。それがわかるのは，話し声，反射が私の話す土地で生まれていることです。耳の振動は，木や火の振動です。私の姪はその頃まだ多くはしゃべれませんでした。彼女の両親は彼女が話そうとしていても，理解しておらず，話そうとする音を録音することもありませんでした。だからお互いに理解し合えませんでした。彼女はパパ，ママといって，それで理解しあうんです。音は，彼女がしゃべるかぎり，伝播し，自然の中で木よりも火や鋼鉄で濾過されます。私は生まれてもそのことがわからなかった。ひとはしゃべるかぎり，その音が自然に書き込まれます。話すほど，それは力強くなります。話し声の物体，鋼鉄，家に対する反射，子どもが大きくなるにつれて，それは力強くなります。しかし，口のきけない人は，まったく理解できません。私が同じ家族なため強く感じたのはこの影響です。ここでは，私の生まれたところの空気がそれをします。あちらでは物事は同じではありません。ここではそれは名前です。名前を書いた時です。私にそれがわかったのは彼女の誕生からだったということを理解したのは，名前を書いた時です。自分の家では理解していませんでした。私たちはお互いに理解しあっていません。私は原因を理解しようとしましたが，私たちが私の両親と話しても理解していませんでした。しかし，彼女の名前を私が書いたとき，彼女は理解しました。でもそれを話してはなりません。悪い考えは忘れなくてはなりません。彼女は私に，それについて考えるな，私は理解したからと言っています…」

　以上が，私たちがGについて発表した妄想のすべてである。私たちが行った試験の始めは，彼はかなりよく適応し，返事も適切であったが，徐々に妄想思考がそこここに噴出し，解き放たれ，広がって，対話の最後には，支離滅裂で，かなり幻覚にと

らわれ，言語新作，とらえどころのない，分裂した話をするまでになった。

この基本的な特徴から彼の精神構造を定義する前に，私たちはここに可能な方法で，この妄想のアウトライン，内容，そしてその意味を決定することができる。実際私たちは，大量の思考，信じ込みそして幻覚の存在に行き着いている。この分析は，その**病理学的価値を確定するという私たちの目的に適った行動の起源を明らかにできさえすればよいのである**。

妄想の意味を究明するには，何らかの「鍵」を用意する必要がある。この鍵は，**彼自身の無意識的思考と，彼の小さな姪の漠然として未だに形成されていない思考との同一視に発見される**。彼女がまだ二歳に過ぎないところが興味深い。この同一視の証拠は，上に描いた妄想の話に豊富に見出される。しばしば，私たちは，彼が人称代名詞の「彼女」と言う代わりに「私」という言葉を無差別に用いていることに気付く。彼が，この小さなクリスティアーヌの無理解について述べる場合はすべて，彼自身の無理解についても述べ，それはほとんど同時に述べられている。しかもこの同一視は明らかに，彼女が自分と同じ血を引き，「絆」を欠くことのできない家族に属しているという，表現上の理性的なものよりはその基礎にある感情的な主張から生じている。彼自身の思考の障害，精神的な劣等感，言語新作（特にスキャペ）の原因は（彼の言うとおり），彼の主張によると，家族に必要な相互理解をあやふやなものにした小さな姪の誕生にある。深い暗闇に沈み，できごとの意味を明らかにすることもできず，状況も言葉も人々も理解することもできず，不透明で不安な世界に取り囲まれた彼の精神または小さな姪の精神は，未知で不安なものとなって彼にのしかかっているように感じられる。彼自身の本能的かつあいまいな思考の秘密に，彼は気づいてはいないが感じており，それを解明したいという欲求をもっている。この点に関しては，小さなクリスティアーヌに対する彼の行っている幻覚的なコミュニケーション以上に明らかなものはない。観察者の目からみると彼女は，確かに彼の無意識の役割を果たしている。この無意識には，漠然とした意思，欲望，意味が含まれている。これらのコミュニケーションの意味は，彼女に話しかけていると信じながら，自らに問いかけているということにすぎない。

第二に，妄想を理解するには，彼が両親による恐ろしい犯罪として訴えている悲劇の意味の解明が前提である。**小さな姪との「絆」は，より深い絆，彼を両親に結び付けている絆が意識的な形をとったものである**。もっと別な言い方をすると，この肝心の絆，彼にとって切実な彼の心と幼いクリスティアーヌの絆は，彼を自分の両親に結び付けている深く，根本的かつ救い難い魅力を象徴しているのである。彼が私たちに語った自分が被害者となった「恐ろしい犯罪」のすべては，両親の生活から染み込んでくると感じられる恐怖感に限られているのである。この願望であると同時に嫌悪でもある絆，それは彼を圧倒する力，生まれた土地へ彼を引き付けている力なのである。彼の誕生とともに取って代わったのは空気，彼を母親に繋ぎとめていた臍帯に取って代わったのは空気である。フロイト派心理学が両親の片方，ここでは母親に抱く性的関係（エディプス・コンプレックス）について教えたことは，G.の妄想的な発言で明らかなように思われる。彼は，さんざん屁理屈をいい，反抗しほのめかした後で，両親が彼を「サロペ」した犯罪とは，彼の誕生という犯罪，「小さなクリスティアーヌ」

が理解できないが，恥ずべきもので，話してはならない，忘れなければならないあのことであると言うに至ったのである。こうして，妄想思考は私たちにとってさらにはっきりしたものになった。彼を苦しめ，さいなんでいるのは，無意識におけるこの結びつきの願望（母親との）と，（父親との）絆に対する嫌悪感と結びついた恥の感情なのである[2]。

　最後に三番目の説明は，彼の妄想の分析から浮び上がる。これは**言葉の象徴的価値**に関するものである。言葉は犯罪的絆の象徴，より正確には犯罪的絆の代替物なのである。母親に結び付けていたひもに代わって，まず空気がそれに取って代わる。しかし，彼はこうも言っている。言葉はあなた自身とあなたの母親によって生まれ，それは母親とおしゃべりをして，結ばれる方法であると。この置換の特性とは，こうすることで絆の本当の意味を抑圧して無害にするのである。そうすると言葉はお互いに人間に入り込む意思疎通の手段のようであり，自然全体に伝播するが，幼いクリスティアーヌに用いられると，言葉は現像液のようになり現実の絆の代わりをして不安を和らげる。すなわち，「悪い考え」の言葉はクリスティアーヌの心の中で「良い考え」の言葉などに取り替えなければならないのである。

　それゆえ，こう主張しても許してもらえるはずである，これはこの未遂事件の深い**本当の意味を理解するには欠かせない**と思われるのだが，G.の妄想について，彼の概念構築の中で無意識の葛藤が果たしている役割が，その内容と構造を透過して見えるということである。夢に無意識の生活が透けて見えるように，具体的な姿としての妄想はこの特殊な症例のあらゆる証拠から，ここで問題となっている考え方を表すのである。すなわち感情的要素が，現実的価値の理性的体系の代わりの役割を担うだけというか，ほとんど担うだけにすぎない。G.の思考は，その最も曖昧模糊とした最も非論理的な本能の根源へと逆戻りしていった。これは「自閉症」的思考，すなわち，その動機は純粋に個人的であり，私たちが試みたような分析による以外は他者には伝達できないものである。

　患者の精神構造。— G.の精神活動と人格を特徴づけている性質の総体に関しては，もっと端的に言うこともできる。なぜなら彼の精神病的な精神構造はまったく典型的なものであるし，また，彼がとがめられている行為の意味を理解するには，それほど直接の関係がないからである。G.は知的な適応力で反応することはできる。精神状態は確かに一度も改善をみなかったが，**知能は十分**なはずであった。何度もしたたかで抜け目のないところを見せている。彼は良識溢れた反省をしているし，時には繊細ささえも欠いてはいない。学業成績は平均的である。社会での出来事にも通じている。オリエンテーションはしっかりしている。記憶力や批評能力はよく保たれている。第一の特徴とは，支離滅裂な妄想と知的能力との間の断絶である。これは，他の不条理を導きかねない妄想的活動にもかかわらず，知性を保っている行動反応を裏づけている。

　さらに重要なのは，患者の**思考**は，自分の素材（思い出，知的能力，言葉）の使用法の障害があり，その結果，常に矛盾をはらんでいるということである。そこから，途絶，抑制，躊躇，混合，観念の圧縮が生じ，思考を行使する際の躊躇，話の飛躍，言語保続症，冗長な言語，常同的文章および両価性のある態度が絶え間なくちりばめ

られた所見が生まれたのである。これらの障害すべてが，矛盾のある分裂および観念-言語の支離滅裂を形成していて，精神医学では統合失調症性思考(スキゾフレニー)という名で知られている。また，抽象的で曖昧な語彙が，総合的概念の形で患者の思考全体の不明確さを表し，表現の効率を低下させていることに留意する必要がある。

彼の知性が**本能的生活**の欲動によって侵されていることは，妄想についてこれまでに見てきた通り明らかである。彼の思考，概念は常に感情生活と深くつながっており，これが彼の判断基準や信仰の法則となっている。そこから，夢のような精神性や小児の精神性のような，情動コンプレックスと結びついたままの精神性の「一次性」かつ退化した特徴が生じる。思考の感情的な偏りの中で最も顕著な特性は，性的傾向による浸透である。この観点では，女性と関係したいと自ら述べる患者は言葉に反して，実際に満足する可能性があっても，彼自身の告白では，性欲を満たしたのは徴兵審査の日の夜ただ一度きりであった。14歳から自慰行為を始めたリビドーの満足は，いわば，独りだけの行為を越えることはなかった。彼の訴える性的「実際行動不能」の理由は，自分自身の他に求めるべきではないという訴えである。この30歳にもなる少年は，どこからみても性的関係に対して抑制性の恐怖を感じていたかのようであった。そのために性的関係の要求が遮られるわけではないが，ここでも置き代えられ「カムフラージュされた」深い不安を説明するものである。彼が苦しんでいるのは，近親相姦的執着の無意識のコンプレックスであり，彼が述べ，自ら信じているのは，**両親が女性と出歩くことを禁じる**ということであったが，これは彼が主張するのとまったく別の意味として理解されなければならない。

最後に，G.に関して精神医学では，影響症状群，言語性幻覚，精神幻覚，思考吹入，思考察知などの名前で知られている徴候すべてを記載する必要がある。事実，これらすべての徴候は，妄想を構成している精神活動の障害すべてと切り離せない；彼が会話をしている相手とは，彼自身の無意識なのである。自分自身変だと自覚している言葉は，彼の知らない，説明できない衝動から浮かび上がってくる彼自身のこの部分の言葉であり，彼を圧倒する妄想に由来するものである。この意味で，幻覚こそが言語新作（彼が理解しないまま書いた言葉）を発言させるのであり，自分の妄想を自らに知らせていると言わなければならない。そこから，私たちは彼の人格の疾患の最も深い特徴に触れるのである。意識的人格の裏に隠された彼自身のすべての部分が解放され，肥大化し，うまく取り入り，浸透し，抑えきれなくなるので，彼はいわば**分解される**のである。それは，一貫性のない言葉（小さなクリスティアーヌ！）や，朦朧とした思考を伴う本能-一次性活動の増殖であり，さらに言えば，彼の精神病を特徴づける，思考の成長段階の幼児期への退行である。この変容から来る混沌とした意識は，**症状転嫁**の名で知られる現象を通して，彼を幼いクリスティアーヌに近づけ，彼自身の思考を支配する断片となり，彼を的にした「恐るべき犯罪」となり，妄想が生み出す無数の事件下で，彼にとっては最も悲劇的で活発な現実に見える虚構を生むのである。

身体的，生物学的，神経学的検査。— G・ロジェの日常の身体的健康状態は良好である。しかし，精神障害の進行の始まりに相当する一時期に，やせて，激しい頭痛を訴えている。

顔色は蒼白である。どちらかといえばやせているが，がっしり型である。

消化障害も肝障害もなし。心血管検査は著明な徴候はなし。心音は清明，規則的である。心拍数76/分。血圧140-80。

肺は正常。聴診上結核を示す症状はなし。

血液のボルデ-ワッセルマン反応は陰性。

尿検査では糖もアルブミンもマイナス。血中尿素は正常。

神経系では，運動機能，筋緊張，基本的感覚の著明な障害はなし。

反射機能は正常。瞳孔の動きは安定し，種々の刺激の反応は正常。振戦なし。先述の身振りの障害以外に，一連の緊張病性精神-運動障害はなし。

眼球-眼心反射と腹腔神経叢反射は正常。

けいれん発作の既往なし。

最後に，髄液検査ではすべて陰性であった。髄液圧は20。アルブミン値と細胞診は異常なし。髄液の特異的反応はすべて血液と同様に陰性。

感覚器の障害なし。

生殖器の形態は正常。

精神病院での行動。── G.は鎮静し平静でいるときは，周囲に対してほぼ正常な反応を見せているが，常にぼんやりと謎めいた感じである。

しかし，時には妄想や幻覚を伴う興奮発作を来す。迫害されていると信じている。すべてにドラマをみる。理由がないのに不平を言う。ここ数日，暴力的な衝動性や，より陰険な攻撃性がみられた。この攻撃性は，小部屋で行っていた仕事でスプーンの研磨にも現れていた。この患者は矛盾した反応をして，規律を守り愛想がいいものの，同時に衝動的で陰険である。あらゆる行動の鍵となっている妄想を深く認識していない者は，その徴候の正確な意味を見逃すだろう。

試験の結論。── こうした障害が詐病ではないかという疑問は，すぐ見破ることができる。G.は，私たちが長きにわたり精神性を分析し，診断を行った，様々な精神的解離の障害がすべてそろった典型的患者である。G・ロジェは一般に**早発性痴呆のパラノイド型**の名称でよばれる精神障害を来している。すなわち，あらゆる**統合失調症性崩壊**(スキゾフレニー)の徴候を示している。

4. 起訴された行為の法的責任判定のための試験データの適用

事実はわかっている。さてこの被告の場合どのような説明がつけられるのであろうか。被告は質問を行った司法官に対し，強制猥褻未遂を「意識的に」行ったとはっきり述べた。彼が私たちにした説明とは次のようなものであった。

「私が出発したのは，両親と一緒に帰るためでした。生まれた場所にいないと窒息するのは空気のせいです。空気の層が私を引き付けたのです。私はあそこに戻らなくてはならないと考えました。私は脱走しました。そして道に迷いました。方角がわからなくなったのです。私はもう自分の家に戻れなくなっていました。そこで牢に戻らなくてはならないと思いました。帰る道を探しました。私は18歳の娘に出会いました。

私はちょっと自分と遊んでくれないかと頼みました。彼女がしてほしいと思っていることをするはずだったのです。それはどちらも楽しむためでした。そこで，私は皆と同じようにやろうとしました。でも彼女は望みませんでした。そのうち，おそらく彼女は私に数ヵ月分の食事代を払わせた方がよかったのです。私が望んだのは，おわかりですか，道を教えてもらいたいということでした。ああ，私は彼女にもっと親切にしたはずでした。彼女が望んだことをしたはずでした。私は興奮していませんでした。それは皆がするようなことをするためでした，おわかりですか。私はもう自分がどこにいるのかわからなくなりました。もう少し牢屋に入ったほうがいいと思いました。私は盗むことはできたはずだったけど，それはいけませんね。私は泥棒じゃありません。女の子たちに会いました。一番小さな女の子にこう言いました。『おいで，かわい子ちゃん』。私は彼女を腕に抱え，すぐ近くの地べたに寝かせました。彼女のズボンを脱がせましたが，それは悪いことをするためではありませんでした。彼女は私に，神さまにお祈りをするために教会に行くと言いました。彼女はとても優しかった。彼女は怖がっていませんでした。私は自分の服を脱ぎました。はい，私は出しました...ああ，クリスティアーヌはそんな言葉はいえないと言います。私のせいで，彼女は理解しなければならず，私は彼女の保護者であるべきだからだと思います。それを忘れなければならない。良いことしか言ってはならない... 私はオナニーをしましたが，彼女はそれを見ませんでした。私はそばにいて，私は上に乗りました。ああ！私は彼女に悪いことをするつもりではありませんでした。彼女はとても賢かった。そこで男の人たちが来ました。その中には狂人みたいな人が一人いました。その他の人たちはとても優しかった。私の考えの中には，ここに戻ってくるだろうということはありませんでした。私は両親と行くことになると思います。私は行かなくてはならなかったのです，おわかりですか...」

　今，彼の妄想について知ったことから彼の行為の意味が明らかになり，解体された思考と関係ある事実から意味がわかる。おそらく，それは彼の側からは考え抜かれた行為であったと，彼は宣言したであろうし，私たちもそれを確認した。

　以上の説明がはっきり妄想的な動機の中での未遂事件のことを語っているのだとすれば，こうした彼の発言にはどのような価値があろうか。意思的な正常な行為というのは，ただ単に明晰で意識的な行為というだけでなく，理性的で現実に適応した動機から生じる行為でもある。G. は私たちに，自分は家に戻るために出て行ったのであって，生まれた土地の空気の邪悪な力によって引き付けられていて，両親の元に戻るにはもう少し牢屋にいなければならなかったと述べており，彼自身が知的目的に従った合理的行為だという逃亡および未遂事件は，明らかに，彼の妄想という観点から検討しなければならない。この未遂事件を生じさせたのは彼であり，妄想に深い病理学的意味を備給したのも彼である。

　彼の妄想に話を戻すと，G. は，家族であれ精神病院であれ，そこの雰囲気に投映した内的ドラマの中に生きている。恐ろしい犯罪が彼を脅かし，取り巻いている。彼は有害な社会環境に自分がいると感じている。物事や人々は，彼にとっては自分を迫害する憎むべき悲劇的な意味を持っている。彼は，私たちがその本質を分析した絆によって，身内に引き寄せられているのを感じている。小さな姪は，彼の無意識の厄介

でもろい全容を表わしており，そこには外界に対象化された実際にはないドラマがある。彼は生まれた土地に吸い寄せられて施設を出た。彼を引き付けたのは空気であり，この空気は出生時の臍帯に取って代わったものである。つまり，彼は両親の元に，母親の胸に戻りたいのである。幼い姪のイメージが，たとえ心底から彼の充たされない性生活を巻き込み，彼の親に「サロペされ汚された」誕生のドラマに乱されているにしても，幼い姪のイメージに近親相姦的意味が付与され，彼の選んだ最も幼い女の子に充たされない性生活が投映されているのである。そこで彼は，その女の子に意図していた性的行為をしようとしたのだが，完全には遂行されず，いわばほとんど目につかないものであった，というのは，彼の性的傾向は常に抑制されていたのである。

それゆえ，被告が裁かれている少女強制猥褻未遂罪は，G.の妄想による直接の結果であり，彼がそれを実行した時点では，刑法第64条に基づき心神喪失の状態にあったと，はっきり結論できる。

最後に，この患者を特に危険人物とする衝動的傾向について述べる。G.は常に一種の悪夢の中にあり，そこでは，思考は抑制力という合理的構造を失い，妄想的な支離滅裂な考え次第で，誰か周りの人に，常に潜在している攻撃性が向かうおそれがある。私たちは，彼の妄想に対して行った分析の実際的結論として，小さな姪のクリスティアーヌと彼の父親は，G.の妄想的幻想の被害者になるおそれが十分にあると考える。以上のことから，家族の要求ですでに2回それまでにいた施設に引き取られていることで，彼は精神病院に入院を続ける必要があるし，任意収容を行政収容に変更する必要がある。

5. 結　論

1) 少女強制猥褻未遂の罪に問われている G・ロジェは，告訴された事実のあった時点では，刑法第64条記載の心神喪失の状態にあった。この観点から彼の責任は問えない。

2) 現在 X 精神病院に収容されている G・ロジェは，精神病院に入院を継続しなければならない。任意収容を行政収容に変更する理由がある。

この所見に対する考察．── 私は，検査と診察で G. の妄想を自ら語らせ，生き生きと具体的な形で復元しようと努めたことを強調したい。このために，私は「質問形式」をとらず，彼と共にその自閉症の中に入り込もうと試みた。これには数日を要した。

第一に，重要であると思われるのは，こうした妄想を深めさせて患者と共に「体験しよう」とする場合，「**形式**」と「**内容**」の間にある詭弁的なスコラ学的な純然たる言葉だけの境界は崩れ落ちるということである。「途絶」や「幻覚的行動」を例にとれば，これらの症状の形式そのもの（思考が止まり，思考が外側にあると感じられる事実）が，この遠ざけたい思考（忘れなくてはいけない）あるいは認めたくない思考（小さなクリスティアーヌが私にこれこれのことを言った）といった無意識の内容から切り離せないことは，私たちにとって明白と思われる。精神病を決定づける何らか

の部分に**確実**に介入する器質的過程の作用点は，症状の「形式」の中ではなく，思考の**退行**の中にある。すなわち思考の退行は，下位レベルに向かって逆流するので，形式と内容を人為的にしか区別できないレベルの具体的特徴を示すのである。

重要と思われるもうひとつの関心事と照らし合わせるために，第二の点を強調したい。それは，**本症例における，精神病の性格学的発達の欠如**である。G.の人生について得られたすべての事実によれば...この調査で障害が始まったのが兵役後，特に姪の誕生後であるということが確認された。彼の父親は当時「性格の変化」に気づいたという。いくつかの身体症状もその時にあらわれている。私からすると，統合失調症性崩壊が現れたまさにその時点で，疾患が定着し激変を引き起こしたのである。それは疾患が解放した感情的構造を原因に結びつけることはできないだろう。この感情的構造が非常に多くの症状の原因であるとしても，あるいは，多少なりとも変化した人格が臨床像の決定に影響するにしても，それでもなお次のことは言えるはずである。すなわち，病的な体質として表われるその人格は，私には疾患の原因になるとは思われないということである。事実，この患者は統合失調症になる以前は「シゾイド」ではなかった。たとえこの患者が以前に「シゾイド」とされたにしても，この以前の状態をその病気の原因と考えるのは意味のないことである。

II - 緊張病の一症例の観察

T・アンリエット嬢は現在28歳である。遺伝歴は特になし。

幼児期や身体生育期にはいかなる疾患も認められなかった。初潮は11歳であったが，特に何事も起こらなかった。**性格**は生まれた当初からきわめて「厄介な」ものであった。ごく小さい頃から父親と激しく対立した。父親によれば，子ども時代は常に彼に対する「反抗」であったという。10歳で非常に重い**スペイン風邪**にかかり（1918年），生命も危ぶまれた。それほど賢くはなく，勉学ではほとんど能力を示さなかった。これに対し，スポーツには「夢中」であった。「適応不良児」，「野生児」と呼ばれたのは14〜15歳の頃であった。15〜16歳の頃に虫垂炎の手術を受けた。その頃，両親は精神障害発現の可能性があるなどとは考えたこともなかった。この年頃に，両親に打ち明けないまま「失恋」したことがあるという。

この時に彼女はやせた。結核の診断が下ったが，専門医はこの可能性を否定した。

彼女は静養のために田舎へ送られた。そこで「神経性異常」が発見された。彼女は，自分が聞いたことのあるあらゆる病気をわずらっていると信じ込んでいた。行動は日増しに奇異になっていった。この年齢の時から1931年まで，さまざまな病院に入院することとなった。1931年，自殺未遂。その後，彼女の言うところでは，「自分を救うために」数回にわたって失踪した。1933年，二度目の自殺未遂を起こし，拳銃の弾丸が貫通する傷を負った。

1934年10月から「逆落としに悪くなった」と両親は言っている。彼女は，徐々に気難しく，反抗的，暴力的かつ適応不良な状態になってきた。

彼女は，次のような非常に優れた医師の証明書を携えて，私の施設に入院した。「数年前から進行している破瓜精神病。両親に対する被害念慮を伴う進行性の家族に対する関心の変化。全体的無関心。まったくの無為。拒絶症候群。検査や看護に対する反抗。無言症。緊張病的態度。衒奇症。しかめ顔。頻繁な失禁および拒食。セーヌ川への入水，次に拳銃による自殺未遂を伴う不安期の既往。」私の休暇中に，同僚は24時間証明書を作成した。「破瓜－緊張病。完全な無為に，昏迷と拒絶症が組み合わさっている。姿勢の定まらない緊張病性保持。心的枕徴候（訳注：緊張病で認められる症状で，特に頚部の持続的筋緊張のため，目に見えない枕をしているかのように，頭を浮かして臥床している状態）。完全な無表情。顔のしわの消失。軽度の内斜視。」

入院してすぐ，彼女は母親に手紙を書きたいと言ったが，震え，性急で，未完成の筆跡で言葉をいくつか書いただけであった。食事を頼む時しか話さなかった。数日間は食事を拒否し，食事を噛んで吐き捨てて抵抗した。日を追うごとに拒絶症は改善して，ある日にはゾンデなしに食事をすることもあり，またある日には，このゾンデを好意的に受け入れた。

入院数日後，私たちは彼女を長時間検査した。完全な無言症であった。表情は無気力でこわばり動かない。態度は重苦しくほとんどまったく動かない。身動きは遅くぎこちない。姿勢によっては，中程度の振幅で速い振戦を伴う活発な拘縮が，固定部分領域にみられる。手を曲げ，腕を外転させ，頭をわずかに傾けて曲げ，下肢を屈曲させる姿勢を好む。痙性歩行，硬直，腕で自然にバランスをとることがない。体幹は釘付けになったかのようである。当初は命令に十分早く従ったが，次には命令された姿勢のまま不動になる。医師が，座りなさいといって，反射試験のハンマーを手に取るのを見ると，ソファーの上に大慌てで膝をつき，アキレス腱反射検査の姿勢をとった。立ちなさいという命令には彼女は動かず，さらにこわばり，震え，その後2～3分してからいきなり立ち上がり，部屋の中央で突然動かなくなった。数分後，彼女はドアの方へ急いで行き，立ち止まり，その後しばらくして，突然医務室に戻った。カタレプシー性の態度は非常に長期間維持された。私たちは，カタレプシーの検査の最中，前腕の伸展運動または屈曲運動をしている途中で固定拘縮が前もって現われることに気づいた。歯車現象を調べている間に，収縮および緩和に安定点が生じ，歯車現象の感覚を想起させた。振戦は自発的であったが，カタレプシー性の姿勢時に特に著明であった。拘縮現象はすべて，強制された姿勢よりも自発的な姿勢で顕著に認められた。筋緊張亢進および振戦は左側に優位であった。

2週間後の観察記録。「活発な拒絶症。過屈曲の姿勢。自己防衛の姿勢。悲劇的で閉ざされた風貌。克服しがたい無言症。検査への抵抗。検査は終わりましたと告げるとすぐ，彼女は走って出て行き，廊下にばったりと倒れ，病室に戻り，爪先立ちのままとなり，片足跳びで歩き，最後に毛布をかぶってしまう。これ以上の検査は不可能である。」

その後しばらく（10月，11月）無為で，話さず，反抗的で，奇妙な姿勢をとっていた。たとえば，自分の肘で身体を支えて，足を上げたままで数時間じっとしていることもあった。この時期，**塩酸コカイン**の皮下注射の治療を行った（用量は7センチグラムまで達した）。この治療では，交感神経緊張過剰性，自律神経性反応を除き，

改善も，緊張病に対する顕著な作用もまったく認められず，高用量になるにつれ失神がみられるようになったため，投与を中止した。スコポラミンでも顕著かつ有益な効果はそれほどみられなかった。12月にはそれまで数ヵ月間起こっていなかった月経があった。それ以後，月経はみられていない。

体重は急激に減少し，10月から4月にかけて42kgから35.7kgになった。

緊張病の障害は徐々に顕著になった。患者は悪液質様状態になった。見かけ上は完全な無意識状態。食事の拒否。カタレプシー。しかめ顔。無言症。衝動性。両親が見舞に来たが完全な無関心。

1936年4月10日，突然の症状の寛解。入浴場に連れて行かれ，話し，食べ，拘縮はもはやみられない。心を容易に開く。満足している。太るために十分食べようとする。

4月12日，短い手紙を家族に書いた：「シスターに完璧にケアしてもらっているけれど，早く家に帰りたい。愛情を込めたキスを送ります。」

数日後，洗顔を一人でして，陽気で，喜んで家族を迎えた。両親が彼女のそばにいる間中，母親をずっと見つめ続けている。

以下に挙げるのは，彼女が過ごしてきた緊張病の期間について語った内容である：「具合は良くなっています。私の脳もよくなっています。自分が病気だった頃，夢を見ていました。救世軍の夢を見ていたのです。あなた方が偽の医者だと思っていたのです。今は良くなっています。でも眠っているときは元に戻って，病気だったときのようになるのですが，その時は，私は**目覚めたまま夢を見ていた**のです。私は知らないけれども，知っていると思い込んでいた人の姿をたくさん見ていました。部屋にいた人はすべて，家族の誰かであるような印象がありました...そのことをすべて覚えています。でもそれを考えると，それが戻ってきそうになります。特に夜には怖くなります...死んだ祖母が生きていると思い込んでいました。彼女が生き返ったように思えたのです。チョコレートを味わった時，それを食べてはいけない，なぜなら祖母の家で食べたチョコレートの匂いがすると思ったからです...それが本当だと確かに思っていました。それは，夢のことと思い出の混じったものでした。隣にいる女の人が私の祖母で，ものを食べると祖母を苦しめると思っていました。誰かが私の歯を磨く時，その人を女友達になった祖母だと思っていました。それは自分の歯のようではなかったのです。浴槽で身体を洗ってもらっている時は，窒息させられそうで怖かった...しゃべらなかったのは，お風呂に入れられるのが怖かったからです。体重計に乗せられるのも怖かった...お医者さんが何人も私を検査しましたが，動くのがとても怖かったことをよく覚えています。お医者さんが私に触れたら，私は大罪を犯すような気がしていました。とても怖かった。私は身体を固くしました。怖かったのは体重計とお風呂でした。ママは私の体重を測ってほしくないのに，シスターはそれを知らないのだと思っていました。恐怖のうちに生きていました。それがいつなのかもわかりませんでした。私は今がクリスマスだと思っていました。誰かの声が聞こえてきたという感じは全然ありませんでした。ああ，そうです，でも，私は病室で家族の声を聞いたような気がしていましたし，家族の夢を見るたびに考えが伝わってしまうという気がしていました。それで帰ろうとしなければならないと思ったのです。

私は爪先立ちで均衡を保っていました...ええ,それは,タロンさんという名前の叔父と友達だったんです,だから,かかと（タロン talon）をつけて歩いてはいけないと思っていたのです...理由はわかりませんが,多分その名前に敬意を払ったんでしょうね。それが彼を目覚めさせるのが怖かったのです。ああ,そうです...彼が死んでいるのに,それが彼を生き返らせてしまうと思って怖かったんです。自分の動きがこわばっているとか,窮屈であるとか思ってはいませんでした。
　私は十分に眠ったという感じがしません。すべてが私を疲れさせます...いつも目覚めた状態で夢の中にいて,夢うつつのように休息できませんでした。冬中,眠ることができませんでした。今は,あまり考えません。障害にひどく悩まされていた時は,ずいぶん考えたんですが。今は,落ち着いた感じです。とてもお腹が空いていました。それでも食べなかったのは,それが罪であって,不幸を呼ぶと思っていたからです。」
　しかし,この時期依然として運動障害は続いており,少し変でわざとらしく,ぼんやりした態度も続いていた。私たちのメモは次のようなものである：自発的にしゃべる。非常にたくさん食べる。周囲にかなり適応することができる。根本的な無為。その気があるのに行動で拒否する。寝たきり。読書をしたり編み物をしたりしないですむように,いくつもの言い訳を考える。断片的話。黙り込む。途絶。話の飛躍。矛盾を含んだ話題への回帰。曖昧かつ漠然とした話題。突然の急いだ口調。吃音。眼瞼けいれん。無気力でこわばった表情。「鳥」のように跳ね回る歩行。
　カタレプシー性姿勢。— 自発的な姿勢および強制された姿勢のまま固定する。この点について尋ねると,彼女は姿勢を維持していたのは自らの意思による行為だったと説明した。詳細に観察すると,こうしたカタレプシー現象について覚えていないようである。彼女の放心は明らかであった。彼女は,課された受身の動作についてはぼんやりとしていて,いわば「失認」的にみえる。「歯車現象」が示すように,あたかも「それに気づいていない」かのように,絶えず屈曲 - 伸展のリズムを続けている。動きは乏しいが,かなり生き生きとしている。行動,仕草,姿勢は常同的である。
　筋組織は全体的に萎縮。
　皮膚反射は正常。
　腱反射低下。
　四肢の振戦,特に手は「細やかな」動作開始時の振戦。
　感覚異常なし。
　身体平衡感覚は正常。飛び回るような奇妙な歩き方。
　特別な姿勢。姿勢の筋緊張の誇張はなし。
　輻輳障害なし。
　歯車現象なし。
　食べ始めてから,2週間で5キロ以上太る。
　4月26日,手紙を書いたが,その末期的な支離滅裂により障害の再発が考えられた。以下は,彼女が家族の男性の友人に宛てて書いた手紙である：

　「拝啓
　この病院からお便りを差し上げます...私は去年の9月からここにいます。私はこ

こで，冬中死んだ家族や生きている家族の一人一人を**目覚めたまま夢見ています**，それが本当だと思いながら。それから大きな壁にぶつかって気を失わない夢を見る日まで，そして食べなければならないと人に言われるまで，食べてはいけないと考えながら。18ヵ月で50リーヴル（25キロ）もやせました。私はすでに11リーヴルを取り戻し，精神状態はすこぶる順調で，両親はすごく喜びましたので，死ぬまで健康を維持するようにあらゆる努力をすると決心しました，第一に，それこそが世界で最も重要な人類に報いることのできる仕事であるからです。私は自分で自分のことができるのに満足しています。なぜなら私は9月までここに留まっており，その後はママとする家事しかないからです。私たちはとても大勢の家族です。何もしないということ，私が言いたいのは自分のために働かずに暮らすことは他のことと同じぐらい有用なことです。それはそうしたことであってはならない，授かった独自の才能，むしろ**人生を見つめる精神状態**をなくしてはならず，聖典におけるこのケースが問題にまったくならなくても，別の人生で二番目を望むことは常に可能です。なぜなら，それを真剣に望むとすれば，私の意見ではよい精神状態で眠ることや，主のご降臨に備えて眼を覚ましていることもできますし，それに，2つの才能を守ることで健康を維持する人間は（利益のためであっても），こうしたことを言えないでしょう。私をいまだに苦しめていることは，病院長に着させられる白い服（ウェディングドレス）ですが，おそらく私の意見ではそれは同じこと（？）で，一度閉じた扉は，外に出されたらもう揺れることはなく，その上それはウェディングドレスを作り上げているもののはずです。慕わしいB...婦人様によろしくお伝えくださり，私の敬意をお受け取りくださいますように。本にある黙示録はおそらく人生の神秘，本当に限られた人間のことでしょうが，それによって感動しなければならないということはありません。」

徐々に再び自閉症傾向が強まっていき，反抗は暴力的になり，言葉を発することが少なくなり，拒絶症的な態度をとるようになった患者は，再度，緊張病の状態へと落ち込んでいった。

T・アンリエット嬢の症例報告に関する考察

前述の症例とは異なり，本例では，人格の性格的組織（シゾイド体質）と精神病との間に連続した進行がある。また興味深いことに，もちろんこの異例ではない2症例を検討したにすぎないが，パラノイド痴呆の症例にはシゾイドの病歴がなかった。それに対して破瓜-緊張病の症例は常時というわけではないが，長期にわたって性格傾向と行動異常の形として進行した。

注目すべき点は，本症例の場合**緊張病と脳炎性パーキンソン症候群との関係**である。1918年にこの若い娘がきわめて重篤なスペイン風邪の症状を呈したことは間違いなく，この感染症が彼女の精神病の発現に果たした役割を，完全に否定することも，留保なしで認めるわけにもいかない。私たちの発表したような精神-運動性緊張症候群をパーキンソン症候群の枠内に組み込める可能性に関していえば不可能であると思

われる。臨床的に言えば，T... 嬢はパーキンソン病患者ではないが，いずれにせよ緊張病性障害のただ中で認められた徴候が，症例観察の初期に，錐体外路性拘縮という診断に導いたということはあり得る。仮面様の硬直した顔貌，凝り固った様子，歩行時の自動的な腕振りの欠如，姿勢の反射の亢進，振戦，変わりやすいが身体の片方だけに見られる障害は，錐体外路性硬直の名で知られている障害と，緊張病性障害とをはっきり区別しようとしてもその差はほんのわずかだろう。

事実，この緊張病患者にはパーキンソン症候群に認められる症状があるが，それらの症状より高いレベルの障害，すなわち筋緊張，運動障害，感情的表現，精神運動性自動症が，精神機能障害に統合されていることを示唆している。私は従属ではなく統合という言葉をあえて用いた。私たちの観察上での関心は，緊張病を構成している行動障害，運動障害，筋緊張障害，態度および本能の障害のすべてが，**緊張病性思考**と言われるほどまで，一体どれだけ精神活動や人格の退行と関連しているかを詳しく示すことにある。緊張病性思考には次のような特徴がみられる：1) **魔術的思考**による言動で，ある種の強迫観念（前兆，儀式，神秘的な交わり，参加など）を思わせる；2) **夢幻性構造**によって，寛解後も入眠期に残る夢幻様せん妄状態によってさらにはっきりする；3) 強い感情的負荷，特に不安によって特徴づけられる。この緊張病患者の自閉症的思考を決定しているのは，すべてこうした特徴である。ここでも緊張症候群にみられる思考の自閉症的解体には精神的関与が大きいことを示したブロイラーの功績が認められる。この主題について近年エレンベルガー[3]とバリュック[4]が発表した素晴らしい著作を思い出してみよう。特に，バリュックが報告した症例には本症例にきわめて類似したものがあることに気づくであろう。はっきりしていることは，緊張病の不安内容を見ると，カールバウムが「カタトニー性緊張精神病 katatonische Spannungsirresein」を分離したのは弛緩性メランコリー Mélancolie attonita が出発点であったことを，思い出さざるを得ないということである。

私たちはさらに，緊張病患者を木石のごとくみなすのを止めることは，理論的かつおそらくは実用的な利益があることを強調すべきである。その点で興味深いのは，こうした状態と**ヒステリー症状**との類似関係である。ヒステリーについて[5]緊張病の精神的な部分を構成する無意識の結晶，演劇的内容，夢幻性または夢幻様せん妄の構築を知るとき，常にこうした患者を前に私たちはアンリエット T... を観察しつつ，どれだけブリケの，シャルコーのまたはジャネのヒステリーについての古典的な記述を思い起こしたことであろうか。仮に私たちがそれらを別の名称で呼ぶとすれば，ヒステリー患者がもはや存在しないとしても驚くには当たらない。

本症例で明らかになったように，緊張病性思考の基本にあると思われるのは，広汎で深い**硬直反射**にまで至る壊滅的な眩暈と不安であり，私たちが思うにはそこにこそ緊張病の生物学的意味があり，それが拒絶症であることを特に強調したい。

重ねて述べるまでもないが，緊張病について最初の症例ですでに述べたことを繰り返すと，緊張病は中心に不安，夢幻性，拒絶症的硬直があるから，緊張症候群は単にその現れである情動に起因するにすぎないということを言いたいのではない。そうではなく，精神的反応を豊富に有する緊張病は，精神的反応に還元できるものではなく，本症例のように，進行したり寛解をみたりすることもある疾患の影響下での神経精神機能の解体によって発症するのである。

III - 自閉症と機能解体

　今私が報告した２症例は，臨床像の多様性の向こう側に，パラノイド痴呆患者の思考と緊張病患者の思考とを結合する緊密な類縁関係があることをはっきり示しているように思われる。これは，精神医学の領域全体が，断片的組み合わせのモザイクというよりもむしろ段階のある広範性の悪化であるということであって，これは驚くには当らない。これは，決定的に力動的精神医学の特性であり，ルアールと私が概略を示したように，ジャクソンから取り入れたものであり，精神病の臨床像を精神と神経機能の解体の構造レベルとして考えるという原理である（参照：*Encéphale*, 1936）。
　こうした見地からは，パラノイド痴呆および緊張病と命名された，自閉症的思考と行動の２つの側面をどのように理解すべきだろうか。
　パラノイド痴呆に特徴的な統合失調症性崩壊(スキゾフレニー)は，ブロイラーが長期にわたって記述し，私たちが分析したこの特殊な症例の結果のように，はっきりした陽性の事実と陰性の事実で定義される。臨床像の陰性の特徴は，その陰性的性質が多くの場合誤解されたり，あるいはもっと正確には不当な病因論仮説とすりかえられたりしている障害のすべてである。このような患者にみられるのは，少なくとも，精神的統一性の変化や衰弱であり，思考の論理的枠組みの弛緩や，人格の衰弱によるものである。これらのものが病気によって失われるのである。いわゆる思考のあいまいさ，影響感覚，幻覚的コピー作成の感覚，支離滅裂，離人症などと呼ばれるものを構成しているのは，こうした障害である。陽性面のレベルの特徴は活動的な心的生活の構造が残存していることである：感情的，本能的，魔術的，シンクレティックな思考などの基本的組織であり，それぞれの人に常に保たれている注意深い理性的な意識的努力によってしか抑制されないものである。パラノイド思考に特有の幻想や主題や自閉症的構造を形作っているのは，この下級ではあるが解放された精神活動である。こうした考え方からすると，**自閉症**，すなわち思考の統合失調症性(スキゾフレニー)障害は，主体が自己を内面化しようとする内的な究極目的の達成を目的として引き起こされるのではない。それは，むしろ現実への適応，夢の抑圧，理性的「調整」などの機能に加わった障害，すなわち，あらゆる監視的思考に含まれる夢の審級の解放的解体の結果として引き起こされる。
　これは，まさに，二番目の緊張病患者に認められたことにかなり類似した何か，すなわち，この患者は，自分の緊張病が目覚めたまま見る夢であったと語ったということである。ここで緊張病の問題に触れるとすれば，注意深く慎重にならざるを得ない。なぜなら，あまりに単純化された説明は常に信用すべきではないからである。この方法論は緊張病の場合にはとりわけ有効であり，事実，これほどの慎重な解釈を必要とするものは他にはない。もちろん，クロードとバリュックが緊張病の精神運動面，すなわち緊張症候群の精神的部分を強調したのは功績のひとつではある。
　私が主要な進展について述べたこの例から，緊張病の運動障害は非常に複雑な何ものかであることを示していることがよくわかる。態度，リズム，筋緊張，植物性神経系および精神障害はともにひとつの全体を構成している。すなわちそれらを分けるこ

とはできないし，相互に絡み合っていて解きほぐすことはできない。これらの緊密な関係は強調しなければならない。なぜならこれらの関係が神経学的症候群と緊張病の状態との深い差異を理解させるのである。しかしさらにもうひとつの過ちを侵さないように用心する必要がある。その過ちとは，古いスコラ哲学的二分法やさらに正確にはデカルト的二分法に影響されて，意志力を人体に働きかける力，この組織に対する外部からの力として考えるところから成立する。こうした根本的な対立において，本来の自発的行為，いわゆる正常な行為とは関係のない個人の活発な関与があると思われる症例を説明しようとすれば，意味も混乱し言葉も矛盾している概念，意思の自動性という概念，あるいは意思中枢からの働きかけという概念に到達せざるを得ない。こうした考え方から逃れるには，意思，意志的活動[6]を人格の神経精神的力の最大限の活動として，この意志的活動を，無限の段階と機能において段状に重ねられた活動性の階層化された分岐として思い描く必要がある。そうすれば，緊張病は精神運動性障害あるいはそれどころか行動障害であって，単純な運動障害ではないことが理解できる：これは意思的活動に比べて下位の病的な行動である。さらに言葉を代えて言えば，緊張病は精神運動機能のある解体のレベルを意味している。そこでは精神的部分が非常に大きいのだが，**何ら統一を生む形にはなっていないのである**。これが，私たちの意味する，経験的に確立した理論的立場であり，緊張病に関する生理学的および心理学的研究はこの方向に向かうべきである。

パラノイド痴呆の統合失調症性崩壊（スキゾフレニー）について前に述べたように，ここでは，ジャクソンモデルに基づいた精神医学の力学的図式として，緊張病の陰性と陽性の二重の面の考え方を簡潔に示すことができる。緊張病の陰性症状とは意識と精神的能力の障害であり，一例目より二例目の方がずっと顕著であった。そこで問題になるのは，真の昏迷でも睡眠でもなく（T…嬢が不眠で不眠を訴えていたことを想起されたい），**催眠状態**とよく似た障害であり，それはある種の精神運動性の結晶化によって偏向された精神活動の「核の」組織を含むものを伴っている。陽性症状とは：1）発作後に始めて明らかになる自閉症的夢であり，幻覚の形式，不安の主題，およびあまりはっきりしないが，患者 G. の夢に近いパラノイド思考がある；2）緊張病の古典的徴候はすべて精神運動活動からきわめて自動的な本能的行動面への退行を示している。その本質的な生物学的意味は防衛的硬直であるようである。

読者の方々には，私が具体的な事実から出発してついに到達した，いくつかの全般的考察をお許しいただきたい。私がここで繰り返し述べたのは，正しく深い臨床がなければ正しい理論を打ち立てることは不可能であり，正しい理論で解明するのでなければ正しい臨床は不可能であるということである。期待したほどうまくいったわけではないが，これが読者の前で私の試みた観点の実際の症例による説明である。

注　解

1．「精神医学の進歩」のグループの学会，1936年5月12日。
2．私たちの解釈は1936年2月25日の発表報告として記録されているが，それを独断的で不当で検証不能であると考えている読者も少しいるようである。そのような人は，G. が

1936年8月25日に自発的に書いた次の手紙を読んでいただきたい。私たちの分析が的確であることを，この文書ほど裏付けるものはないはずである。そこには，母親へのエロティックな愛着と父親への敵意がはっきり表現されている：

ボンヌヴァル，1936年8月23日

「エレーヌ・G. 母上様

「あなたにお送りしたお手紙を受け取っていただいたと思います。お母さんに言ったように，僕は大変困っています。僕のいるところは男ばかりなので，自然ではありません，僕の世話をするために，お母さんがここに必要です，他の人々がお母さんとするように僕はしなければなりません，お母さんは僕の先生（愛人）になるでしょう，なぜなら，彼は，僕たち男を外出させたがらないからです，それから，お母さんはまたここにいる他の男たちの面倒も見て，外出させます，それからいっぱい面倒を見て，彼らにもまた自由を与え，彼らが必要なものを与えさせ，そしてまた彼らのために先生（愛人）として働きます，なぜなら彼はそれを持っていないし，それを命令し，また僕にも命令し，仲間に命令し，僕に必要なものを持たせ，それからお母さんと一緒に僕を外出させます，そしてここにいる仲間に命じます，それを理解させ，それから僕の仲間の者たちの世話をしながら，お母さんはそれを整えここに僕たちは閉じ込められています，僕たちは理由がわかりません，だからもっと早くここに来てください，お父さんは他の従妹のすれっからしの愛人をうまく見つけます，なぜなら彼は自由だから，だからエレーヌここに来て，お母さんは可愛らしいし，お母さんが僕のベッドに来て僕と寝る歓びを待ちながら，心より抱きしめます。

ロジェ・G.

「これが僕の住所です：ロジェ・G. ボンヌヴァル精神病院，ユール・エ・ロワール

僕はもうおしっこをすることができません。まもなく血尿をしそうです。洗面所に行くこともできません，なぜなら僕には愛人がありませんから，他の仲間たちも同じことです，洗面所に行って腸をなくしている仲間が一人います。

3．Ellenberger, *Essai sur le syndrome psychologique de la catatonie.* Thèse, Paris, 1933.

4．Baruk, *L'état mental au cours de l'accès catatonique. Annales Médico-psychologiques.* Mars 1934. Pages 317 à 346.

5．私たちが語っているのはヒステリーであってピティアティズムではない。なぜならば，ここでは，ヒステリーを定義する（私たちの研究を参照のこと，*Gazette des Hôpitaux*, mai 1935）精神形成的構造の状態を検討したのであって，単なる言葉に過ぎない「ピティアティック」の有名な機序を検討しているのではない。

6．これは，自動症の概念についての私たちの最初の研究の意味である。私たちの著書 *Hallucination et Délire*, Alcan, 1934 を参照のこと。

90

VI
1938年

「早発性痴呆」に関する疾病学的考察＊

　この考察は先に記載した臨床報告だけに限って行うこともできたであろう。その方がもっと簡潔であっただろう。しかし，クレペリンが提起したきわめて困難な問題に真の解決をもたらさないまでも，部分的ではあるが，私たちの諸々の観察症例に関する臨床研究は，現在，どのような方向を目ざすべきかを検討しよう。

I - 臨床的諸事実からみた早発性痴呆と統合失調症性状態の問題史

　私たちが報告してきた，症例の多様性を構成する膨大な臨床的事実，すなわち，一般に早発性痴呆，破瓜病，緊張病，パラノイド痴呆，統合失調症などと診断されている症例の多様性を構成する膨大な臨床的事実を考えれば，提起されている問題の種類や性質といったものがはっきり判明するはずである[1]。
　まず医師たちを驚かせた第一の事実は，青少年，特にいわゆる「若者」に突然発症する痴呆状態を特徴とする3つの最初のグループの臨床的事実である。たとえば，フランスではモレルがこうした患者群に気付いており，カールバウムは1863年に，「パラフレニー・ヘベティカ paraphrénie hébética」について言及している。当然ながら，カールバウムは，あるきわめて明瞭な症例のグループ，すなわち，運動障害の際立っている第二グループに興味を示すに至った。例えば，彼は，古くは「弛緩性メランコリー mélancholia-attonita」（ベッリニ），カタレプシー（ブルダン1841年，ピュエル1858年，J・ファルレ1857年）と呼ばれた多数の症例を「緊張病 Spannungsirresein」（筋緊張性狂気）という一つの疾病単位としてまとめた。彼はこの疾病を周期性の障害，すなわち，メランコリー，躁病，弛緩性メランコリーおよび痴呆という4つの段階で進行する障害として記述している。彼は多くの病型を記載している：軽症緊張病 Katatonia mitis，重症緊張病 Katatonia gravis，寛解性または間欠性のカタトニア・プロタクタ Katatonia protacta などであり，すべて私たちの分類では第2グループにその症例を見つけることができるものである。

＊ボナフー-セリュー夫人との共著

「早発性痴呆」の真の名付け親のクレペリンは，私たちが第1～第3グループに分類した諸症例の類似性に驚き，カールバウムの緊張病を彼の早発性痴呆の最初の概念と関連づけた（1899年版）。それまで早発性痴呆は，第1グループ，すなわち，まずカールバウムによって，次にヘッカーによって研究された破瓜病にのみ対応していた。クレペリンはそこに急速に痴呆に至る複数の妄想のある型（私たちの第3グループ）を付け加えた。彼の考えを推進したのは，カールバウムや十九世紀末の精神医学者らすべての考え方であった：それは，ある疾患を進行麻痺をモデルとして構成するものであった。例えば，そもそも早発性痴呆をフランスで受け入れたのは当時の最も著明な精神医学者，1899年のクリスチャン，1900年のセグラ，1902年のセリューであった。私たちが最初の3つのグループに関連づけた事実，特に若年性のグループ（やや大ざっぱな概念だが）に近い事実を基にして構成した疾病学的グループはこのようなものである。この疾病単位の重要な臨床基準は，痴呆性進展と情動性の基本的障害であった。

　もしこれらの病状の多く（私たちの臨床データでは48例のうち11例）が妄想から痴呆への進行を現わしたり，現わしていたりすると考えられるとすれば，この疾病単位そのものが，大きな拡張の可能性をもたらしたことがはっきりわかるだろう。そこで必然的にクレペリンがひたすら概論の次々と版を重ねる途中で頭を悩ませた問題が生じることになった。この問題は前述の事実との比較ということになる：いかなる基準をもとに最初の3つのグループを含む疾病単位の中に第4，第5，第6のグループを組み入れることができるのか。これまで長きにわたって，J.-P.ファルレの被害妄想の進行に関する研究や，有名な慢性妄想の進行に関するマニャンの研究以来，とにかく，妄想の多くは多かれ少なかれ痴呆性の支離滅裂の型へと進行するということが知られてきたのである。これらの症例は早発性痴呆のグループに含めるべきか，それともそこから出すべきなのか。クレペリンがこの主題について躊躇したことは知られており，彼のパラノイド痴呆のグループを，私たちの第4，第5グループを含む妄想のすべての区分領域で，どのように彼が理解したかも知られている。第6グループを作り出したのはクレペリンであるが，作り出すや否や，果たして早発性痴呆において独立した臨床型が本当に存在するのかを疑い，生涯にわたってこの疑問を持ち続けたのも彼である。

　フランスではこの早発性痴呆という概念の拡大の可能性に対して，精神科医の多くが二の足を踏んだ。彼らは，二次性ないしヴェザニー性痴呆などのあらゆるケースまで一次性痴呆の概念に含めるとか，含めようとする考え方に抵抗を感じたのである。しかし，こうした抵抗は1904年のポー会議で決定的に説き伏せられた。ヴェザニー性痴呆に関する報告を担当したドニーが，これをクレペリン痴呆の一病型と紹介したからであった。そこから，早発性痴呆の概念が，私たちの第4，第5グループに相当する，次第に数を増す複数の妄想のある型へと拡大していく道が開かれた。しかし，クレペリン概念の侵入に対するフランスの抵抗，という表現が許されるならば，これは「早発性痴呆」から慢性妄想病への拡大阻止をねらった3つの疾病単位の設定に現れていた：第4と第5グループの温存をねらった**慢性幻覚精神病**のグループの設定と，第6グループの温存をねらった「**想像妄想病**」のグループの設定，最後に，さらに確固とした一種の折り返し地点となったセリューとカプグラの解釈妄想病の確立であ

る。この型の妄想は，早発性痴呆の概念の拡大を免れている。なぜなら，これは，慢性幻覚精神病（第4と第5グループ）の名で分類される多くの妄想とはまったく異なる妄想の構造を示しているからである。慢性幻覚精神病は，逆に，解離とか不調和という概念には全然なじまず，（「早発性痴呆」のグループが次第に広がっていくのに応じて）初期の一次性痴呆という概念に置き換わっていく概念である。

　様々なグループが示す臨床所見を検討すると，実際，こうした人格が根本から変化しているすべての患者が本当に痴呆なのか，という疑問が起こってくるのは当然である。特にブロイラーは，第2グループの患者が提起しているこの問題を長きにわたって研究し，記念碑的な著作，「**早発性痴呆，または精神分裂病グループ**」（1911年）を発表するに至った。彼はこの著作で，こうした種々の状態の基本的障害というのは，痴呆や感情障害ではなく，患者に現実との正常な精神的関係を保つことができないようにする，支離滅裂で感情的な思考型に陥らせたり持続させたりする，精神活動の障害であるとし，それを**自閉症**と呼んだ。当然のことながら，クレペリン的患者グループの拡大の可能性はこの概念によって大幅に増大した。その拡大は，ドイツ，スイスなど至る所で，ほとんどすべての妄想と，もう一つの膨大な数の精神病状態を包含する障害型を作り上げるまでに至ったのである：精神分裂病である。事実，「躁‐うつ病」を取り上げてみれば，この2つの精神病がその2つだけで狂気の5分の4を占めることになってしまうのである。そんなわけで，私たちが研究対象にした臨床的事実の7グループが精神分裂病概念に組み込まれるのに対し，「早発性痴呆」の一次性グループに入るのは第1～第3グループのみである。

　クロードが，精神分裂病の概念の拡大に反対したのは次のような考えによるものであった。すなわち，精神分裂病の特徴を示すのは，ひとつには最初のグループ（最初の3つのグループに近い）の臨床事実であり，それに，ブロイラーの考え方を多少「自由」に解釈したミンコフスキーのいう意味での，背後にひそむ自閉症的活動と本能的情動活動の障害によって特徴づけられた状態である。クロードとその弟子たちの仕事は，私たちの第7グループに類似の所見，すなわち，緊張病の進行の初期に見られるいくつかの病型（第2グループ），または妄想的な統合失調症性解離のいくつかの病型（第5グループ）を検討することであった。

　早発性痴呆と精神分裂病の概念の歴史的発展を大ざっぱにたどるとこのようなものであり，私たちが行った所見のいくつかのグループ分類に結びつければ，はっきりと理解できるはずである。

II -「早発性痴呆」または「統合失調症」の名称のもとに集められた状態の全体は，一つの疾病単位を表わしているか？

　ある臨床単位を確立しようと思えば，そのグループに内在する特異性（概念の内包）と，そのグループの臨床的事実を他のグループの臨床的事実からはっきり区別するもの（概念の外延）を明示する必要がある。確かに生物学や心理学といった科学においては，いささか幾何学的にすぎる考え方が強いので，このような厳密な手法を適用で

きるとは思わない。しかし，それほど厳密ではなくても，「ひとつの疾患」を表してはいなくても，実践的で明白な基準によって十分明確に規定されるような，臨床的グループ分けが求められてもいいだろう。「早発性痴呆」または「統合失調症(スキゾフレニー)」はまさにそれに該当するのではないだろうか？

　その歴史の初めから，言い換えると誕生時から早発性痴呆に用いられていた基準とは，基本的な痴呆の進行，感情的無関心，若年期における発症および緊張病であった。

　多くの症例に，**痴呆性進展**がみられることは確かなようである。しかし，この痴呆はクレペリンが考えたものよりも**深刻**ではなく，**遅発性**であることが多く，あらゆる厳密な境界を設けることを実際上妨げているのは，まさしくこの現実の陰性症状の深さを評価することの難しさなのである。そのことは私たちも身にしみてわかっている。なぜなら，多くの症例について迷った揚句，分類できたとしても，まったく不確かなものでしかないからである。とりわけ患者の多くが，途絶，精神活動の遮断があり，特に緊張病患者である場合，いささか痴呆の側に見方が偏りすぎているようである。このことは，ブロイラーがこうした患者は痴呆であるとする考え方に対して異議を唱えた時も，よくわかっていたことである。それゆえ，痴呆の基準は，これらの患者グループの境界をみだりに制限しすぎるきらいがあり，満足のいく決断をしにくくしているように思われる。事実，私たちは2名の類似した緊張病患者について矛盾した発言をすることになるだろう。一人は早発性痴呆であり，もう一人はその他の疾患の患者であったが，最初の早発性痴呆患者は数か月で植物人間状態におちいり，二番目は寛解して，しかも20年後には読むことも働くこともできるようになったのである。

　情動性欠如はほとんど似たような問題を提起する。何年も前に発症し，もうろくした無自覚な患者を例にとれば，一見完全に無関心にみえるが，それではその他の麻痺性痴呆，または老人性の寝たきりで，無気力な痴呆患者をどう言えばよいのであろうか。そして，また早発性痴呆では発症時の徴候として感情的無関心があることを示したいとしても，ここでもまた乗り越えがたい困難に突き当たることになる。これらの患者のうち，どれだけが悲劇的な不安に捉えられて苦しんでいるのか，しかもしばしば長きにわたってきわめて活発な感情を，どれだけの患者が表現しているのか見当もつかないのである。またそれらの患者が支離滅裂な妄想や，常同症に陥るとしても，早発性痴呆患者と呼んでよいものであろうか。また，たとえディドとギロー，さらにはベルツェが主張したように，エラン・ヴィタルの凋落（無感動症）を基本的な障害と捉えるのであれば，この基準で指定される境界線はきわめて微妙な臨床上の区別ということになる。こうした衝動的で，怒りっぽく，拒絶症的であり，憎しみや反抗心をもち，執拗な欲望のある緊張病患者はどのように扱えばよいのであろうか。私たちの患者について，愛情生活が消失したというよりどれだけ変形し，情動障害がどれだけ頻繁に固定され，矛盾に満ちた飛躍をみせたりしたかを私たちは強調した。このように情動障害が頻繁に見られたり，時たま見られたりする場合，早発性痴呆患者のグループをまったく情動性を示さないか，完全な無関心を呈する患者に適度に割り当てるのは非常に困難である。

　若年期における発症については，基準を簡単に設けることができるのは当然である。すなわち，早発性痴呆は痴呆へと進行するあらゆる状態であって，18～20歳までに

発症するものであるということである；しかし，例外的に遅い年齢に達して典型的な進行例をみる場合があることを無視できるだろうか。仮に高齢者は時には若年型と同じような痴呆性または統合失調症性(スキゾフレニー)の進行をみせることがないかどうか — を問うまでもなく，これを無意味な考えとはいえないだろう。たとえば，私たちの患者，H（症例3），L（症例31），B・B（症例45）がみせた進行は，急激な痴呆型であったにも拘らず，発症年齢がかなり遅れていた（35〜40歳）としても許容範囲内ということもできる。

緊張病もきわめて定義の難しい症候群である。その定義は，あるときは分節化姿勢 attitudes segmentaires の固定またはカタレプシー（これはきわめて例外的な現象である）といったように非常に狭く限定されることがあるし，またある時は動機のない動きのような，孤立した徴候，または常同的かつ衒奇的な行動にまで及んでいることもある。私たちは，扱った症例すべてについて，その緊張病の「重症度」を記録し，それがカタレプシーを伴う典型的かつ完全な緊張病であるのか，昏迷と拒絶症を伴う典型的な緊張病であるのか，かなり顕著な症状（しかめ顔，常同症，衝動など）の総体であるのか，いくつかの単独性の徴候であるのか，ある一定の常同的な行動であるのかを記録した。私たちの観察では，こうした障害はその程度にばらつきがあっても，非常に頻回にみられ，第5グループと第7グループ（ただし第6グループを除く）も含んでいた。私たちは，これはいまだに確固不動たる基準のひとつであると考える。そもそも，この種の障害が臨床上最もしばしば「不調和」と呼ばれるものの原因となっている。つまり，いずれにせよ，最も基本的な臨床分析を通じて，これらの緊張病の症状が精神活動の最も深い障害の表現，反映にすぎないことは明らかといえる。ある種の理論を主張するのに，臨床家がそれを忘れたとしても，臨床ではこうした障害が精神活動の深い崩壊の表現，きわめて頻繁にみられるが，永続的ではなく，ブロイラーの用語を借りれば二次性の表現であることをよく心得ている。

こうして私たちは，今やブロイラーの**精神分裂病**(スキゾフレニー)グループの基準を検討するところまできた：彼にとって，それは精神活動が崩壊した特殊な状態であって，**自閉症**と呼んでいる。つまり，論理的つながりのない，無意識の情動コンプレックスの周囲に結晶化した思考である。この疾患の臨床症状の総体が不調和な特性を有するのは，この種の支離滅裂な夢のせいである。特に緊張病，妄想，幻覚に関しては，ブロイラーの著作を注意深く読むだけで十分である。精神病理学の領域では，いくつかの新たなこと，すなわち多くの不調和，解離，緊張病の状態の一種の鍵に触れたことを理解できる。しかし，こうしたすべての症例では，特にそれぞれの症例の経過の途上に，さらに決定的な何かが介在すると考えられる[2]。これは，単なる思考の弛緩から重度の痴呆へと進行する**一連の陰性症状**である。次のことはまったく疑いの余地はないと思われる。すなわち，私たちの症例の多く，特に第1〜第3グループは，自閉症的活動の期間をおそらく速やかに通過できたが，しかしそれでもやはり，こうした陰性症状が決定的かつ重要であることを示していることには変わりはないということである。

こうして，私たちに与えられ，著明な臨床家によってすべて提示され，従来の忍耐強い，細心の症候学的臨床によって証明されている様々な特徴を取り上げてみると，すべてはそれなりの価値はあるのだが完全ではない。すべての人々が「早発性痴呆と

いうのはこれだ」とか「いや，それは違う」とか言って理解し合えるものがなく，もしかくかくしかじかの基準に還元できないとしたら何というべきだろうか。おそらくこれは，私たちが，たいていの場合いわゆる疾病単位の教条主義的独断にそれほど犯されていないからであろうか，おそらくこれは，私たちが「これは早発性痴呆であるか」と言えるような疑問をまったく思いつかないからであろうか，しかし，これ以上に「これは心的生活の崩壊に関わってはいないか」と考えるのではないだろうか。

　これまでたどってきた短い歴史に戻ろう。まず，麻痺性狂気の原因がわかったとき，一つの病因に結びつく十分はっきりした一つの症候群を発見したという希望が生まれた。「早発性痴呆」がひとつの疾患らしいというのは，私たちの多くが抱いている希望である。研究を特異的な病因論の方向に向け，またつい最近では結核の方向に向けているのはこの希望である。これが，あるいくつかの治療法の中に，特有の治療法を見出そうとする希望である。この実り豊かな仮説はそのままにしておこう。ただし，その仮説が外れればそれまでである。ところで，早発性痴呆の概念の広がりについてであるが，一種の気まぐれ，誘惑，言うなれば，伝染に支配されているだけではなく，ある否定できない事実を反映している。それは，私たちの最初のグループから最後のグループまでをカバーする，あらゆる連続的変化，あらゆる緊密な類縁性のある段階が存在するということであり，この連続性においては経過が異なるということで切り分けることは不可能であるし，しかも他の身体徴候や確実な病因と突き合わせないで，一つの病気であり得るとして，十分に典型的な臨床像をそこから切り離すことも不可能である。それは，（早発性痴呆について語られ，記述された多くのことを確認するというよりもむしろ）次のことを示している。早発性痴呆，緊張病，統合失調症（スキゾフレニー）と呼ばれる障害全体は，症候群としての意味しかなく，それを唯一の病因論の方向に求めるのは全然意味がないということである。事実，私たちがいわゆるこうした状態特有の病因に結びつけた情報はほとんどなく，私たち個々の経験にしっかり照らし合わせてみて，一体どれだけのものが病因の違いや，先天性と後天性の証拠を示すことができるであろうか。このいくつかの真剣な議論によって，私たちが「早発性痴呆」または「統合失調症（スキゾフレニー）」と呼ぶ精神活動のこうした特殊な解体様式が，あるひとつの病因によって説明できる日が来ることを誰が信じられようか。

　このように，早発性痴呆と呼ばれたり，統合失調症（スキゾフレニー）と呼ばれたりするものは，種々の基準に照らし合わせると，**多様な病因による多様な状態，さらに言えば，精神活動の解体の様々なレベルを示しており，共通する特徴はその過程そのもの（陰性症状）であると同時に，その過程に対する精神の反応（陽性症状）によると思われる。**

III - 「早発性痴呆」の概念に含まれる障害の種々のレベルの病理と疾病学的価値

　私たちが報告した所見に戻ろう。これは進行の観点から検討した所見である。私たちが評価したもの：破瓜型，統合失調型，スキゾプラキシー型およびパラフレニー型の4つの主な進行型であった。

破瓜型の構造（第1〜第3グループ）の特徴は，陰性症状，すなわち精神活動能力の重度の欠陥と急速な進行である。真の痴呆性荒廃状態に至るとは限らないが—これは一般に考えられているよりもずっとまれである—これらの症例は活動性の全般的低下，すなわち生命関係に適応するための感情の源泉が枯渇していく。これには，ブロイラーが自閉症と呼んだ心的生活の組織化の様式を伴っている。しかし，これはきわめて悪化した，しばしば残留性の自閉症であって，常に一過性である。この型には緊張病性障害が非常に頻繁に認められる。
　統合失調症性構造（第4と第5グループ）の特徴は，解離性陰性障害であり，最も顕著なのは言語表現機能の解体（観念-言語性支離滅裂）および人格のまとまりの解体である。この場合自閉症的活動は活発である。これは，本質的に幻覚構造の妄想的組織化であり，統合失調症患者は常にその人格，思考，社会的かつ自然の世界との関係の変化という「妄想的経験」を生きている。第4グループの症例は，この分裂が多くの場合，真の知的能力の低下に至ることを示している。この自閉症的核との関係において，精神活動の退行と人格の画一的な解体の表われ方は，きわめて重大な緊張型の精神-運動障害のように見えるときがある。
　スキゾプラキシー型の構造（第7グループ）は，軽度の解離性陰性症状および，行動の重度の障害，奇異症，衝動が特徴であり，これらすべては緊張病の他の症状を考えさせるが，昏迷または緊張病性興奮の完全な臨床像は認められないし，間欠性および軽度の自閉症的活動症状以外の拒絶症の一過性異常も認められることはない。
　この3つの典型的な進行型を検討すると共通点があることに驚かざるを得ない。それは緊張病性障害を伴う自閉症的組織である。ところで，これは一般に**不調和症候群**と呼ばれるものである。この不調和の状態は，重度の陰性徴候と自閉症的活動の間の乖離を示す徴候に他ならない。かくして，このような「ほとんど弱っていない」患者は，奇異な行動をとり始め，「空」笑し，突飛な行動をとり，不条理なことを口走り，自らの殻に閉じこもり，夢想にふけり，同じ動きを繰り返し，奇異な身振りをし，奇妙な様子を見せ始めるのである。また一方で患者はすっかり愚かになり，痴呆で，無関心に見えるが，反対に気まぐれと，悪意やさらには矛盾した能力を示す。これらの精神運動障害は，本当の行動であって単なる運動障害ではない場合，こうした**基本的かつ進行性の不調和**の最も感知し得るかつ最も目につく指標である...ただし，何か共通するものがあるとしても，また何か異なる部分もある。破瓜的構造の障害では，段階に留まらず，患者はきわめて急速に自己に没入し，無活動，無気力になり，無意識そのものの生活へと落ちこんでいく。統合失調症性障害では，自閉症的活動は最初に現れ，不調和は観念-言語の支離滅裂症候群の型をとる。スキゾプラキシー型では，すべてが，行動障害がみられる典型的な進行の初期段階が際限なく長引き，疾患は固定し，あたかもそのレベルで止まったままのように経過する。したがって，不調和精神病グループでは，あたかも**不規則な進行型**を前にしているかのようであると言える：ある型はきわめて急速に進行し，非常に若い患者をおかし，重篤な早い進行性の経過をたどるように思わせる：一般に特徴的な素因や遺伝性が他のグループほど顕著ではないのは破瓜病型である。また別の型はゆっくりと進行し，より年齢の高い患者をおかし，さらに多彩で持続時間の長い自閉症的組織の様式を思わせる：これは統合失調

症型およびスキゾプラキシー型である。

　クレペリンが早発性痴呆のグループから外したり，戻したり，再度外したりしたパラフレニー型構造について，私たちの考えるところでは，本当は近隣の精神病グループに入る問題であるが，きわめて特殊なため，重い持続性の陰性症状がみられないことから，特有の構造を持つ周辺のグループに入れた方がよい。私たちは，ここでこれ以上パラフレニーの問題の検討を長びかせることはできない。

＊
＊　＊

　1934年，私たちのうちの一人[3]は，「早発性痴呆」および統合失調症状態の問題に関わる一連の問題を提起している[＊]。

　仮説によってまた諸事実の基本的類似性によって，不調和精神病の核は，統合失調症性不調和の核であり，純粋な心因に還元できないとすれば，これは**後天的中毒感染の病的過程**ないしは**変性**にみられ精神的反応のひとつの型を示しているように思われる。

　1) この不調和精神病のグループの中に，いくつかの躁-うつ状態を入れることはできるか。

　2) 不調和精神病のグループからいわゆる**破瓜-緊張型**を切り離すことはできるか。

　3) 不調和精神病のグループに**パラフレニー型**を組み入れることはできるか。

　4) 最も典型的な2つの病型である，**妄想性統合失調症**（またはパラノイド「痴呆」）と，私たちがスキゾプラキシーと呼ぶことを提案している行動障害にみられる型とを区別することはできるのか。

　5) 不調和精神病とはある単一疾患であるか。

　6) 純粋な変質型を症状型から切り離すことができるか。

　私たちの観察例の検討と数多くの統合失調症ないし早発性痴呆の経過を注意深く検討すると，次のような古典的見解に達することが可能である。すなわち，不調和精神病グループを規定するのは，陰性徴候と矛盾した表現のある陽性の自閉症的活動の間に存在する対照性として規定される**不調和の核**である。

　第一の疑問に関して，ここでは検討しなかった。その理由は，私たちは，まさしくこの問題を提起する症例，特にルアールが論文に取り上げている躁うつ精神病の周辺の型を注意深く取り除いたからである。

　第二の疑問，すなわち第1～第3グループの症例観察を完全に独立したグループとして検討するべきかどうかであるが，それが可能とは思われない。こうした症例は進行の速度でしか他と区別できない。これは不調和精神病の重要な基準である。2つの**経過の差異のレベルが問題である。**

　第三の疑問については，私たちはパラフレニー的構造の観察例のグループ（第7グ

[＊] 重要点：p.53-68（l'Eの注記）。

ループ）は解離性障害を含んでおらず，また減弱への進行の度合いも少ないと考えている：これは不調和精神病のグループから切り離す理由があり，**周辺の変種**とみなすことができる。

　第四の疑問は，スキゾプラキシーの経過をとるグループに関するものである。これらの症例はある種の緊張病とあまりにも近く（おそらくブロイラーとクロードが示したように緊張病の解明に貢献したものであろう），しかも統合失調症(スキゾフレニー)の解離性状態ともあまりにも近いので，一種の**マイナー型**に相当する不調和精神病のグループに入れざるを得ない。

　第五の疑問は，「早発性痴呆」疾患の問題についてである。「早発性痴呆」は単一の疾患ではない。多かれ少なかれ完全な精神活動の崩壊を示す傾向のある不調和状態がこの名称で分類されてきた。この**病型**で呼ばれたものは，複数の病因的要素の影響で**解体が停止することのある典型的レベル**に属している。

　第六の疑問については，変性性不調和精神病の型と症状性の型は根本的に切り離す必要はないと答えることができるように思われる。遺伝性はあらゆるグループに認められ，しかも疾患に固有の特徴はない。しかし，いわゆる統合失調症(スキゾフレニー)のグループは遺伝的異常の比率がきわめて高く，シゾイド体質により多く発症するようである。さらなる研究だけがこの観点を決定的に解明できるだろう。

　それゆえ，いくつかの変形も含めて，これらの問題の最初の検討が有効であった暫定的な結論を繰り返すことができる。

　不調和精神病という名前で，進行する事実を３つの様式にそって整理することができる：統合失調症(スキゾフレニー)性構造の**典型的な型**，破瓜病的構造の**重度の経過の型**，スキゾプラキシー的構造の**軽度の経過の型**である。緊張病性障害はこれらのあらゆる型で見いだされ，特に破瓜病的経過の特徴を示す型に付随するようである。類似してはいるが，解離の陰性症状のないあるいくつかの経過の型は，パラフレニーの周辺グループを形成している。

＊
＊　＊

　私たちは恵まれているが困難でもある観点からこの研究を進めてきた。恵まれていたというのは，私たちは長期にわたる，古くからある経過を追跡したので，結果としてその転帰を知ることができたということである。困難であったというのは，こうした患者の臨床歴を正確に再現することはしばしばきわめて難しかったということである。異なる観点，すなわち予後という観点に立ち，そのために，経過の大部分を終わった患者や途中にある患者ばかりではなく，進行が始まったばかりの患者を検討しなければならないだろう。この作業を，私たちはボンヌヴァル精神病院で５年前から開始している。臨床的事実を十分収集し終わらないとその発表は有用となり得ないだろう。

注　解

　　1.　私たちは 128 例を 7 つのグループに分けた：1) 急速に痴呆化する行動障害の**優勢な型**。-2) 緊張病の優勢な急速な痴呆化の型。-3) 急速に痴呆化する妄想のある型。-4) 長い解体期後の痴呆的妄想のある型。-5) 痴呆性減弱はみられないが統合失調症性の進行を示す妄想のある型。-6) パラフレニー型。-7) スキゾプラキシー型。

　　2.　おそらくブロイラーは強調してはいないが,私たちがギローに対して行った批判（ギローとアンリ・エー，ブロイラーの精神分裂病に対する批判的考察。Remarques critiques sur la Schizophrénie de Bleuler. *A.M.-P.*,1926）。

　　3.　アンリ・エー。Position actuelle des problèmes de la Démence précoce et des États schizophréniques. *Évolution Psychiatrique*, 早発性痴呆と統合失調症状態の問題に対する現在の立場。「**精神医学の進歩**」t. Ⅲ, 1934 。

VII
1950年

妄想の精神病理

第1回世界精神医学会の報告に関する考察

　世界精神医学会で妄想の精神病理の問題を議事日程に取り上げることになり，組織委員会は，病的思考の最も基本的な側面のひとつである妄想的投映についての討論会を企画した。これは，この問題を「純粋に心理学的」な観点から検討するという意味ではまったくない。精神病理と心因を混同すべきではない。

　私はここにP・ギロー（パリ），W・マイヤー‐グロス（ダンフリース），G・E・モルセリ（ノヴァラ）およびH・C・リュムケ（ユトレヒト）による報告の詳細をあげた。ここに示した優れた報告を読んで驚かされるのは当然のことながら，私たちは，50年前に採用された原子論的な精神病理学からはるかに距ったところにいるということである。錯覚，幻覚，解釈，などの特殊な現象は，もはや妄想の基礎をなす現象とはみなされていない。

　残念ながら上述の報告者は，妄想的虚構への無意識の投映に関する精神分析的考え方を系統的な形では発表していない。

　しかし，さらに残念なのは，詳細な歴史的研究が，多様な分類方法や理論を通して，妄想の臨床の基礎にあるいくつかの恒常性を示していないことである：統合失調症性崩壊の過程との関係 ─ 減弱を伴わない妄想の体系的構造 ─ パラフレニーの問題 ─ あるいはまた，特に，急性の妄想精神病と慢性妄想精神病とを結ぶ関係など。こうした問題に言及することなく，また，十九世紀初期にあらゆる妄想を漠然とした「メランコリー」に押し込めたように，今度は漠然とした「統合失調症」に押し込めて黙殺しても何にもならない。

　その報告とそれらについての討論はおおよそ次のことを示している：1) 問題はきわめてあいまいであること；2) 多様な学派や言語学者のグループでは基本的定義について意見が一致していない。例えば，パラノイド妄想の概念は混乱をきわめ，しかも曖昧である。この「-oïde」という接尾辞は基本となる言葉（ここではパラノイア paranoïa）に類似の関係を示しているため，「パラノイド」といえば，パラノイアに似たパラノイア型の妄想と考えがちである。しかし，他方でクレペリンは，早発性痴呆の複数の妄想のある型をさすのにこの言葉（パラノイド痴呆）を用いているが，パラノイドはパラノイアという言葉とは反対の方向を指している... これほど曖昧な用語を統制するのは困難なため，私はそれを決して使用しない方がよいと考えている。そうすれば，事の性質上，「パラノイド痴呆」にも「統合失調症」にも入らない体系妄

想のグループが存在することがさらにはっきりとわかるだろう。

　私に言わせれば，これは妄想に関する自然史すべてを作るか作り直すことを意味する。
　私は，この研究を進歩させるについて最も有益と思われる方向を示してみたい。
　この一般的問題には3つの基本的側面がある：妄想の性質－妄想の分類－妄想の病因である。

I - 妄想の性質

　あらゆる妄想は自己と世界との関係の実存的な変化である。ところでこの変化はあらゆる精神病や神経症においてさえ多様な程度やレベルで現れる。妄想は精神医学の分野全体で広がりをもつ。そのため十九世紀には想像力，強迫観念，幻覚，イメージ，あるいは私たちの理解を越える観念の間の関係がどれだけ論じられてきたことか。しかしこの古典的な視点にも何らかの価値はある。せん妄（délire）は次第に**妄想観念** idée délirante として定義されるようになり，妄想（「Delusion」または Wahn）といえば，見かけは精神的に異常はなさそうだが，抗しがたい力で発症する主題を連想するのである。これには，妄想の概念そのものに認められている「モノマニー」—「純粋妄想」といった側面がある。そこからこれに結びつくもう一つの概念すなわち，慢性という概念が生まれるのである。これは一般に妄想に言及される時に引き合いに出される「痴呆のない狂気」というものである。しかし臨床は，多かれ少なかれ急性または亜急性の「**妄想状態**」，発作，解離または痴呆の進行，必然的に妄想的虚構（体系的，自閉症的，夢幻性，など）の投映を暗示するあらゆる状態に絶えず引き戻すのである。

　これはすなわち，妄想の精神病理が一般的な無意識の投映の精神病理と切り離すことができず，特にあらゆる**妄想状態**に一定して頻繁に認められる投映と切り離すことができないことを意味する... 私たちには，束になった**観念**ないし**妄想観念**の問題は急性や亜急性の**妄想状態**の問題と当然結びつける必要があるように思われる。

　この点でいつも驚くのは，私の知る限りでは，誰一人としてフランス語にある「ちぐはぐなやり取り chassé-croisé」という言葉に気づかず，150年にもわたって「妄想 Délire」の概念そのものに留まっていたことである。まず「せん妄 délire」と呼ばれていたもの（振戦せん妄‐急性妄想‐熱性せん妄），すなわち意識の深い障害の状態は，まさに現在「せん妄 délire」（意識の深い変化のない観念と確信の束）ではないと主張されていることなのである。このちぐはぐなやり取りから，私たちは教訓を引き出さなければならない。すなわち，患者が意識清明であってもなくても，慢性であってもなくても，妄想の，すべての妄想の最も重要な事実は，夢がモデルになっている投映現象であるということである。もっと先で，この視点から主たる難問がどんな形で解決されるかを検討しよう：いかにして夢の理論は完全に意識清明な慢性妄想に当てはめることができるかについてである。

　私は，リュムケ氏の報告が最も満足できると言うことができるし，そう思われるのは，彼が「妄想の特殊性は妄想それ自体ではない」と書くときである。その時，彼は

「一次性妄想」という考え方とは逆に理解しており，精神医学の歴史が示し，臨床が証明しているように，妄想とはそれを条件づけている障害ないしは条件づけていた障害に対して**常に二次性**である。これは私の個人的見解に近い。

Ⅱ - 妄想の分類

　私たちの先達が妄想を「分類する」ために行ってきた絶えざる努力を慰みにするつもりはない。疑いもなく疾病学的疾病単位はまったく廃れているが，妄想の分類作業自体は偉大な精神科医たちによってますます臨床が滲透した形で行われている。すなわち，エスキロールから - グリージンガー - J・P・ファルレ - ラゼーグ - クレペリン - セグラらは，絶えず妄想の進行を「細かく分析しよう」とした。この作業は，「ビザンチン式の」精神医学の古めかしい考え方や時代遅れの形で考えても何の役にもたたない；こういう考え方はあらゆる臨床家や治療者たちの関心事の根底に残っている。これは理論的であると同時に主として実践的な問題である。もし私たちが共同して，あるいはより正確には統合失調症（スキゾフレニー）という言葉を携えて，十八世紀の原始的混沌（メランコリー）に戻りたくはないと考えるのであれば，この問題は，一般精神病理学の進歩，現象学，さらに一般にはきわめて粗雑な分析に代わって構造的分析という運動の光に照らして検討しなおさなければならない。

　私の意見では妄想的活動を全体からみると2つの重要な側面がある：**急性状態での妄想経験および人格の慢性妄想的組織化**である。

　意識野の多かれ少なかれ深い変化を伴う**急性妄想体験**は，不安な困惑状態からあらゆる解体のレベル（気分変調状態 − 離人症状 − 夢幻様せん妄状態 − 夢幻状態）を経て錯乱 - 昏迷状態まで段階的になっている。

　人格の慢性妄想的組織化。人格体系に深く根ざしているこの構造は，妄想の構築的作用（陽性的側面），人格と精神活動の退行的な存在様式に対する反応作用（陰性的側面）を示している。その臨床的組織は3つの型で示すことができる。

　一方ではこれが認められるのは統合失調症性（スキゾフレニー）崩壊の進行過程においてである。したがって，統合失調症（スキゾフレニー）は，内在する下意識の経験を現実のものにし（自閉症），これが解離性過程をもたらす。こうした患者は次第に不可解で支離滅裂になり，多かれ少なかれ深い痴呆またはいずれにせよ偽 - 痴呆（統合失調症性（スキゾフレニー）荒廃 schizophrenische Verblödung）の状態で暮らすことになる。

　また一方ではこれは統合失調症（スキゾフレニー）の過程に似た経過をとるが，あまり進行しないかあるいは進行が止まることさえあり，人格の二重構造を組織する（フィクションの極と現実の極）。この場合初期の妄想的経験は空想的思考の出発点となる：これが**パラフレニー**である。こうした患者は活発で，途方もなく奇異な妄想の生成に役立つあらゆる機能が保たれている。

　最後に，まとまりのあるしっかり構築された疑似論理的フィクションの展開が問題であり，これは，根本にある妄想経験が感情的にもノエティックにも侵し難い確信的

な体系で成り立っている：これが**パラノイア妄想**または**体系妄想**である。こうした患者はみな，自己顕示，抗議，攻撃性のある態度とみなされてしまう。彼らは意識清明で，興奮して，陰気で，出来事の連環の内に引きこもっているが，まとまりともっともらしさはあっても，その非現実性を認めないわけにはいかない。

　当然，この3種類の進行型は3つの独立した疾病単位ではなく，「統合失調症（スキゾフレニー）」，「パラフレニー」あるいは「パラノイア」も境界のはっきりした疾患ではない。これらはレベルと構造の異なる妄想作用から組織された世界というだけのことである。

Ⅲ - 病因論

　この問題はすべて妄想が一次性か二次性かという問題に関わっている。それは十九世紀の偉大な精神科医のすべてを大騒動に巻き込んだのであり，その中には，すっかり失望して，背を向けている人々もいたが，それでもなお最も今日的な問題であることに変わりはない。ヤスパースのいう一次性妄想体験が語られる時にはよく注意して聞く必要がある。実際，この表現は多くの意味がある。一つには，この言葉は「**基本的な妄想体験**」を意味し得るので，その場合，妄想は心的生活を大混乱させるこの形の妄想体験と関連する完全に**二次性**のものとして出現する場合があることは明らかである。他方では，この表現は，妄想がまさにミネルバがジュピターの頭から湧き出したように「一次性」に湧き出すということもまた意味し得る。そうすれば，妄想はそれを条件づける障害には依存しなくなるので，この後者の仮説は純然たる「類語反復」のように見える…

　ところが，「障害でない妄想」，「狂気でない妄想」という考え方は，2つとも病因論的説明であるが，私の目にはどちらも間違っている：これは妄想を誤謬の感情機構と同一視する理論（単純な感情の投映）— 自生思考（ウェルニッケ），精神自動症の現象（ド・クレランボー），異常な衝動（ギロー）の機械的生成を認める理論である。

　これに対し，妄想は退行や解体の陽性的側面でしかないという考え方なら，器質－力動論的観点から，妄想を構成する病的過程を理解することができる。

　この病的過程は，睡眠による解体の過程と類似している。しかし，これは深さの点でも進行の点でも同じではない。仮にこの過程を本質的に力動的な観点に立って，時間の中の展開としてまた病歴があるものとして理解しようとするならば，百年も昔からこういう見方に対立しつづけてきた批判から逃れることができる。解体過程に依存する妄想の**二次性**特徴は観察の時点だけで検討すべきではない。なぜなら，それが**生き延びた**，過去，発病期，中間期の経過からも影響を受ける可能性があるからである。

　この観点からすると妄想の臨床病歴は完全にやり直すべきである。私はこの作業にすでに何年も携わっているが，これは私にとっても，他の人々にとってもまだまだ時間のかかる作業であろう。

　最後に，私の考え方に対してモルセリが暗に言及したことに一言述べさせてもらうと，知覚障害を一次性妄想体験と同一視することは，一次性妄想体験を知覚障害と同一視することと同じく絶対に誤りであると考える…

VIII
1951年

統合失調症の女性患者アンリエット・T.の症例 *

　この雑誌で，私たちの一人がアンリエットの症例報告第一部を発表した[1]。当時彼女は28歳で，現在42歳である。18歳頃に精神病を発症した。緊張病性行動；すなわち奇異症，不安，自殺企図が，疾患の中でも最も顕著な症状学であり，26歳の時，精神病院に入院し，現在まで退院していない。彼女は緊張病の最盛期にあった：この昏迷状態の特徴である運動不能症，衝動，衒奇症，拒絶症が数ヵ月にわたって持続した。緩解期に，彼女は緊張病性妄想の経験談を語った：夢の世界あるいはむしろ劇的な幻想で満たされた悪夢の世界であった。

　この昏迷と不安の形の緊張病の最初の段階で，彼女は自らに閉じこもり，うずくまり，秘密の御しがたい謎めいた行動に埋没していたように見えたが，その後15年間は，不安と絶望の感情の状態とは打って代わって，遊び，いたずら，ユーモア，いわば一種の幸せ気分の奇妙で滑稽な形の緊張病性状態が現れた。彼女が自ら語っているように ─ 私たちもそれと同じ意味に解釈している ─ 同じ言葉をこの変容に用いることができる ─「彼女は**治癒した**」のである。しかし当然のことながらそれは治癒ではなく，ある均衡が起こったということである。この人格の自閉症的組織形成があまりにも特徴的であるので，私たちは緊張病の存在の「終末」型の構造をここで取り上げてみるのも興味深いだろうと考えた。なぜならここで問題になっているのは，あらゆる治療の努力の甲斐もなく，手のほどこしようのない固定されてしまった状態であるからである[2]。そこで，ウィルシュが「統合失調症患者の人格」について書いている同じ雑誌の号で，統合失調症(スキゾフレニー)に住んでいる統合失調症(スキゾフレニー)患者の世界での存在の様態がどのようなものかを，分析とまでは行かなくとも描き出してみるのも興味深いだろう。

　長年にわたってアンリエットは緊張病であり，最低限の接触もほとんど取れなかった。絶対に人を寄せ付けず，支離滅裂であった。態度，しかめ顔，奇行，不潔さ，衝動的暴力のせいで，あらゆる社会生活からまったく切り離されていた。彼女がそこから出てくるのは時たまの緩解期だけであった。私たちが詳述したのはそうした時期にあたる1936年のことで，このとき私たちは緊張病のまさしく夢幻性の自閉症の世界

---

*J・ビュルギュールとD・ヌヴグリズの共著

に侵入することができたのである。

　2年前から臨床像は変化していた。彼女は取り囲まれていた狭い閉鎖圏の緊張病性混迷状態からは脱して自閉症の世界に入った。そこは以前より開かれてはいたがまだ狭い反射的意識の次元に単純化されていた。それは，想像上の自己愛的体験の内面的動きに関する夢ないし入眠状態の意識，すなわち生存の法則となった奇妙な戯れのようであった。

　それ以来彼女は少々奇妙な服を着て，病棟で時間を過ごし，ほとんど意味のないすべての出来事を詳細に記録していた。両親とは奇妙な関係であり，これから抜粋を紹介するいくつかの手紙にも現れている。例えば，姉が結婚したというニュースを聞いて強く反発した。見舞いに来た両親に話しかけはするが，用いる言葉はかなり常同的で，せかされたように話し，文章と同じように妄想的主題が認められる。

　彼女の行動は，すばしこくせかせかして，あちこちに跳んだりする曲がりくねった動きと行為から成り立っている。身振りは絶えずしかめ顔，微笑み，まばたきを伴っている。声はわざとらしく，時には，喉がしめつけられてしわがれ声や感嘆するような音を出したり，時には激しい怒気のある調子や叫び声や怒鳴り声となるまで甲高くなったりする。大食で異常な口唇の貪欲さを示す。夢中になって掃除にはげむ。しかしいつも頑固で反抗的で，ほとんど命令や忠告に従わない。

　彼女の文章は非常に特徴があり，存在を構成する意味や魔術的かつ感情的関係のある世界を表わしている。まずそれを紹介しよう；この文章を通じて，彼女の人格の成り立ちそのものに入り込むことができる。これは，彼女が家族や医師に宛てて書いた手紙である。奇妙かつユーモラスなスタイルの短い断片的なものである。日常生活の詳細な出来事が，シュルレアリストの自動書記法の法則あるいは精神分析学の自由連想の法則に従って自発的に表現された，悪意に満ちた考察，幻想的観念と混ざりあわさっている。アブラカダブラ的発明，話の飛躍，象徴の文献学的解釈を基礎とする「文体」は，多数の妄想的存在の中で体験される「詩的芸術」である。それは，言葉の変容と魔術をその人為的価値から剥ぎ取って，空想的言語平面で展開する壮大な「言葉遊び」となっている。独語，突飛な行動，常軌を逸した言動，気まぐれは，彼女が文章で表現する観念-言語の意味不明の話と一体となっている。

1939年10月29日，日曜日。
私の愛するお父さん，お母さん，
私は家に帰りたいけど，
というか，あなたたちと生活したいです。
毎日みんなに会えるように。
私のこんな望みは狂っています。
それをうっとうしいとは思わないで。
いつになったら，あなたたちは2スーを投げるのですか？

　　　　　　　　　　　　　　　　　　　　　ルル

（訳注：以上の文章は，だんだん意味をなさなくなっていくが，nous, vous, tous, fous, mous, sous で終わることで韻を踏んでいる。）

1939年11月24日，日曜日。誰が知るもんか。意地悪してるのさ。そうとも。ジャンヌ叔母さんに言ってちょうだい，私がルーというジャン・ロガの本いとこ，牛乳を持ってるって。もしフランス，王様が，地上で，グラン・ジャンに言えば，もし王様が私のやろうとしていることを知っていたら，土のグラスが後についてきた。始めるさ，また始めるさ。おいでBB，お前が見つけた世界のど真ん中を。忠実なもの，真のもの。私のリュセット，おまえはフード付き長マントをもっています。そこにじっとしておいで。砂，小話をアンリエットのために続けないで。親愛なる奥様，横糸を取って。ラングロワ・ド・ボワ（ボワ夫人，彼女はあの会議で話題になっていたデオダ・ド・セヴラク家の出であるはずである）。みんなが，石けんのような丸薬を知っている。ボワシーの便秘のための丸薬・・・。世界の終わりは2000年だ。私は皆様に告げる。神経発作だと，つまりその，空気を使って，その結果，土が，なぜかといえば，みな，7959年足す3ヵ月，私は生まれます，なぜなら，それはすべてが，その，酸みたいな（私をラジウムでうんざりさせないで）あなたはあなたのシッファレ shiffalee を洗面器のために苦しめたのは正しいのです。ラジウムのことで，なぜなら常に（これはいつも姉のためだから許して欲しい）次の神経にとどく必要があるからです。たとえ汚い言葉でも，優しい言葉と同じくらい文字があります。

1939年12月24日，日曜日。何ヵ月も前から私たちは持っています（酢酸，この3つの文字よりも育ちの悪い不正直なものがあるでしょうか？）。なぜなら，ついにこの二重の酸は，二重の酸だからといって何か不要なことに使われたら，それを二重の酸，2回の酸だからといってなにか不要なことに使ったら，それをアルカリ様と呼ぶのに値するものにするには16000年かかるでしょう。リリにサンキュル・ペトセク sancul petsec は彼女の娘とここにいると言って下さい。ジェニンヌ[3]はプロテスタントの男と結婚したようです。

1940年5月12日。親愛なる両親様へ。私はなぜパパがアルミニウム鍋を作る癖を変えないのかがわかりません。私は，今回は高いところが爆発して起こる革命を彼が起こさないと誓えます。なぜ，同じ重さで，そして何よりも同じ金額で，こんなことを実際的な観点から改善しないのですか？ 人はそれだけたくさん食べなければならないはずです。これは命に関わる問題ですが，あなたたちの永遠の生は，この一歩に，この最初の一歩にあることを約束します。

1940年6月14日。愛するパパ，愛するママへ。これにはいっぱい利点があるはずです，これは本当にみんなにとって利益のあることです，鉄の鍋をこわしてアルミニウム鍋に代えることではなくて，結局は少なくともきっとみんなにとっても最低，そしてもしあなたたちがいいところをわからないというのなら，次のをアルミニウムでしか作らせないことを考えたくないということだと約束します。それほどの人ならそこに何か食べることを見つけるでしょう，なぜなら，目張り材がなくアルミニウムはもっと軽いからです。私は本当に，もっと，本当に，もっと，もっと，本当にもっと，もっと本当に，本当に，本当に，もっと，本当にそれを勉強して，寄宿学校のテ

ィンパニー（タンバル鍋）に進むのです！　愛するパパ，ママ，私はあなたたちがくれたものをすべてお返ししたいのです...

　1948年3月14日，日曜日。私はもっと，責めて，練習して，むくんだロバを，そしてそれを言わなければならないみたいです；はちみつ入りのパン，ジャム，チョコレート，内部の包帯，そして灰褐色の，けれどよく火を通した。
　アリアーヌ，私のお姉さん，どんな愛で傷ついたのですか
　あなたは置き去りにされたところで死にかけています
　私はメロディーを作って，それをエップ夫人と特にロジェが少しのミルクで飲むでしょう。私のおかげで，4100年，引く200年後，彼女はあなたを再びこの世に戻したがるでしょう。なぜなら，2000年，引く100年後，それはシスター，ヴェロニックの父親だからです。なぜなら，エップ夫人のように，2回に1回しかできなくて，聖ヨセフは，1つの体のなかの2つの魂で（彼の母親は彼の兄で，その逆でもある），すべての善がキリスト‐イクトゥス（ギリシャ語で魚）から来るということは正しいのです。シスターは，私が感動させたから，私が自分の名前を署名するのを望んでいます。

アンリエット

1948年
2000年後に
100年少なく
私はいい両親を持つでしょう
4000年引く200年後
人に知られていなければ
愛は来ないかもしれない
私は愛が好き
決して終わらない愛を
私はこの愛に生きている
この愛は私がすることを知っている
最初の陶酔から
私はあなたを思っている
昼も夜も絶えず
イエズス，答えてください
今も生きている，なんという優しさ
愛撫のままに
私は陶酔しに行くでしょう
あなたが望むなら，英知のために
粘土質の土地に放り出された
途方もない値段と引き換えに

ラシェーズ神父様の高みで
メニレルモンタンで
子どもは生まれていない，しかし彼女のうちで
すべてが揺り動かされ，嬉しさにはじける心，
喜びにあふれ，すでに母性的な心がある
若き花嫁は彼が生きているのを感じる
カステル・アリボロン：「アン・イ・ビ Han hi By」：（私は卵がほしい）
シスター・アルメルの引き出しのギヴゴド・ギブゴット Givgod gibgott は
栄光に満ちた仕業を待っている
神秘の息子を見る。
彼らは空で守られている。
だから彼らは神さまを見たいと望むだろうか？
私は彼の目が大好きだ
魂を持っているから
それから彼の髪の毛が
なぜならそれは，私を恍惚とさせる
あなたは美しい
私の美しい赤茶けた天使
私はこんな望みを持っている
あなたの膝でいたいという望みを
4回彼にキスをして
パンフレットを彼にあげる（この4つの最後の詩句）
そしてまた始める
4000年，引く200年後
何も望むな，私の満ち足りた魂よ
あなたの愛は足りている，すべて持っていきなさい，準備はできている
その他すべての恵みは，なくとも過ごせます
あなたの愛がすべて，代わることができます
なぜなら死が重くないとしたら，準備ができていなければなりません。

1948年。
　私は自分の埋葬に立ち会いたくありません，— 私が死んでいるといえば，ひとは私に飲むものも食べるものもくれないでしょう，— 私は死にたくない，私はいつだって自分が死んでいると自分にむかって言ってはならないのです。刺された傷のせいで，私はまっすぐに天に昇るでしょう。看護師は私を殺したくて，私は死にたくはありません。でも私はもう私の祖母の墓のなかにいます，— 火の中でおしっこをしたくない，私に尿瓶を買ってくださいそしたら笑います。時間と永遠を破壊しなくてはならない。私は食べたいそしてお乳を吸いたい。彼女が精霊なら，姿を変えることができる。
　私は時を食べたい。

1948 年。
　私は咳用の水薬の作り方を知っています：コシニク・シロップ。
　私は買います，一対の赤のリシュリュー，ファベル，コント，コ・イ・ヌル，ベニョルとファルジョン，緑色のインク2びん，びっくりさせる2つのカビティック，救世軍，著作，モリス・ブショルの，ボルテルとポール・デルレード。
　紫色のインクで，私は祖母の家にBを4000年引く200年ごとに見ます。
　私の埋葬の日，門番の娘は大麦あめを外出のときばらまくでしょう…
　1948年2月22日，日曜日。シスターは絶対に私があなたたちに手紙を書くことを望んでいます。だって，そうなっているようにみえるもの
　私はまず，小包の中にあったものを置かなければなりません：針，ウール，ドラジェ，チョコレート，プラムケーキ，はちみつ入りパン。私はあまりうまく書けません。なぜなら，ひどい風邪だし，腸チフスの予防注射をされたし，なぜならあんたが男の子を生むのを本当に怖がるから，私があんたの家に戻って，もしも原子が，分子が，細胞が存在するのなら，変容の結晶化（この性をイメージせよ）がもっと小さければ，「疑わしくもあなたはやめる」？
　彼女はまた，私が3本歯を抜かれることを望んで，今晩，100スー硬貨のように大きな風邪で，私が休むことを望んでいます。
　彼女はさっき私に尋ねた，誰が神だったかと。なぜなら私は彼女の前にひざまずき，神と同じぐらい，彼女を愛していると言ったから，それで私は答えた，それはエー博士だと。なぜなら彼は私をこの世に生まれさせたから，4000年引く200年ごとに，シスター・アルメルの息子に，なぜなら私はキリストだからです。

汎神論の輪廻。

　シスターは寒がっているので，私は自分の手紙に加筆をしなければならないけれども，彼女はそれを読み返すでしょう。
　あなたはマイヤール博士がガルデナール[4]，フェニル・エティルマ・ノリリュレーを発明したことをご存知でしょう，それなら，おしっこの量を減らして，ガラスのチューブに入れたら，ガルデナールができます。

　1949 年。誰かがわたしのハンカチを子どもにやってしまい，子どもはそれを全部なくしてしまいます，それを持っている子どもは一人だけです。私は，直腸から肛門を通して出産しました，なぜなら私は腟の大きさに対して太すぎるからです。シスターは，それは私が十分に食べないせいだと言います。私の具合は，これからよくなるでしょう，博士が私に外科医を紹介してくれると言っています。彼は私を2回に1回この世に生まれさせます，これが彼がそういうふうに判断する理由です。もしあなたが，私が2000年引く100年後に毛を切る必要があると信じるなら！　ミシェルの靴は小さすぎます，これがパパの足の形が2000年引く100年ごとに変わる理由です！

　1951 年。女性看守が，私が博士にキスをしたら，私に石けんの泡を戻すと言う，その時，シスター・エティエンヌは自分が自由なベッドをもてるようになったら，私を引き取るかもしれないと言っています。シスターは言いました，「あなたが6ペー

ジ書くなら，6回キスすることになるでしょう，なぜなら私はすでに博士に17回キスをしたから．

　　行ったり来たり，続いたり，また続いたりする道で，
　　私はドクターを見ても，まったく見えないでしょう．
　　彼の愛を守って，かわいい，魅力的な，美しい，妙なる宝物よ
　　この甘い賭けが再び始まるように

　次は，私たちの行った最終面接の報告である：
　私はもう行ってしまいたいです，私はここでは何もすることがありません．
　ああ，とうとうひげですか．私はあなたを本当に愛しているけれど，この2つのかみそりと一緒にいるよりは，独りになってあなたにお会いしたいです．あなたは私を打ちのめしています．あなたははげ頭のくせに完全に子どもになっています．私がここに残っているのはあなたが赤ちゃんをどなりつけることのないように，そしてあなたが永遠に唯一の息子のままでいるためです．私は一日に87回唾を吐かなくちゃなりません．あなたの家で家政婦をしたいですが，あなたが私に赤ちゃんを産ませることが怖いです．あなたのほっぺたに4回キスをしますか？いつまでもそうするでしょう．それが再び始まるのは200年後です．私はヒリヒリするイラクサを持ってボンヌヴァルまであなたに会いに来るでしょう．あなたと一日中お風呂に入っていたい．あなたの息子になりたい．私をこの世に4000年引く200年ごとに私をこの世に生ませないでしょう，あなたをダメにするのが怖い．私はまたヒステリーにかかるでしょう．あなたのためにコメディーを演じたい．未来が怖い，なぜなら永遠に未来で，みんな地獄に落ちます，夕方のようね，それはブイヨンを作ります．あなたは私をここにもう14年半もおきたいのね．私にはパンティさえありません．このベージュのカーテンはあなたの未来のすべてを表しています．私はあなたの奥さんを一度見かけましたが，なんて美しい人でしょう！...私は自分も奥さんに似ていると思います．あなたと寝ることができるなんて奥さんがうらやましい．ある晩あなたと寝ている夢をみました．あなたも同じ夢を見ました．一日中あなたのことを考えています，そうすると元気になります．奥さんが昼食を作ってあなたを待っています．聴診の練習をするために，会議の練習を行うために，彼らは危うく私に子どもを産ませるところでした．あなたは私に子どもを一人作らせてくれるだけでよいのです，私より強いからです．ブイヨンができても知ったことではありません．ひとはいつも次に来るものに比べれば馬鹿です．それはつまり，ブイヨンができた後に，「招待されている」アム - ストラム - グラム am-stram-gram ということです．あなたと一緒にいたおかげで，あなたは私を治したのです．緊張病性反射は霊感の泡立ちです．幸福はイエズス・キリストです．くそ，これはありがとうという言葉です．私たちはしゃべる動物です，なぜなら私たちには腕があるからです．人生は動きです．今は1951年で，私は43歳です，私は1908年に生まれました．私はもう立ち去ることができます．あなたは美しい，博士，ブイヨンを作った後は．私はもう立ち去ることができます．私が愛しているのはあなたで，私のパパなのはあなたです．私には天国の両親と地獄の両親がいます．あなたが私を他所へやったら，あなたに毎日ちょっとでも会えなかったら，私は

完全に狂ってしまうでしょう。

　彼女の症例報告の第一部が1936年に発表された時，問題が持ち上がったようである：脳炎後錐体外路症候群を伴うこの衝動的，多動的行動（チック，しかめ顔，一定の筋緊張亢進，パーキンソン病を示すいくつかの徴候）の診断に関する問題である。事実，彼女は，1918年，10歳の時にきわめて重篤なスペイン風邪にかかっている。その後の障害の進行，パーキンソン病性拘縮に対する治療が奏効しなかったという事実が，この問題に決着をつけたと思われる。これは緊張病性状態であって錐体外路症候群ではない。今度は，アンリエットの精神病の進行と統合失調症性人格（スキゾフレニー）の現在の構造の全体をみていこう。

　陰性構造の変化。統合失調症性解離症候群。— 長年にわたって，私たちが「統合失調症性解離（スキゾフレニー）」と呼ぶ昏迷とこの種の意識の退行が，基本的障害を構成してきた。すなわち，彼女の心的生活は明晰さや現実への適応能力や統合性の面で変化してきたのである。彼女の思考は，もっぱら睡眠や夢における解体と同程度まで解体されていた。こうした昏迷あるいは半昏迷，緊張病性混乱の状態はほとんど永久的であるか，いずれにせよ頻回に起こる場合であった。

　第二段階，1940年から1947年頃にかけて，思考と意識野の組織の一次性障害の激しさを示す陰性の症状学はやや消失した。混沌状態で現実に適応できないままではあるが，行動は若干秩序立てられ，他者とのコミュニケーションが再び確立され，拒絶症的緊張病性状態はわざとらしい衝動的で奇矯な緊張病性行動と入れ代わった。無言症と無為は独語や支離滅裂な活動へと変化した。換言すれば，行動にある程度の社会化が認められた。

　この欠陥症候群の基本的特徴を実際に明らかにしようとすると，統合失調症性解離（スキゾフレニー）の最も典型的な記述と同じ意味で，アンリエットの思考は形式的構造に変化があると言える。十分連続的な観念形成が行えない状態，思考の流れの屈折や回りくどさ，途絶，通常は秩序と明瞭性を裏付ける意識的行為の分裂傾向 — 心的表現の不透明性と不可解さ — 適応行為や労働作業にせよ，内省と判断力でも有用な創造力にせよ，適切な創造活動の欠如— 方向づけも抑制もきかない思考の自動的動きへの固着。表面的な観察だけでもはっきりしていて，疾患の「土台」を構成しているのはこうした障害の全体である。**軽-麻酔試験**はこの点できわめて論証的である。エヴィパンの影響で解離が明らかになり，思考は記述された場合よりもさらに分裂し解離しているように見える。支離滅裂な思考について一種の妄想的説明を試みている。それはまるで，「正常な」状態のとっぴな観念形成が断続的に反映している空想の塊が，麻酔状態の間に浮かび上がり，広がり，現在性を持つかのようである。さらにまた，ふだんの覚醒状態ですでに障害されている意識の形態構造が，この試験の間にもっとはっきりと現われてくる。これが意識の病的状態の陰性構造（ベルツのいう緊張低下）のテストの特徴であり，意識はいうなれば麻酔以前の状態から軽-麻酔状態に至るまで変容のないままに通過する。このことは，意識がすでに「眠っている」ことを十分に示すものであり，この眠り，この不透明性，この障害こそが統合失調症（スキゾフレニー）患者の意識の陰性欠

陥構造（あるいはブロイラーによれば一次性）を形成するのである。

ただし，この陰性構造は精神病の経過中に強まったり深まったりするのではなく，そこに留まっているだけではなく快方に向かう傾向もある，といい直さなくてはならない。言いかえると，この精神病の「経過の」特徴は，たとえ確実で，疑いようがなく，過去に一定不変でまた現在も一定不変であるとしても，緩和されたり，「癒され」たりすることもある[5]。

陽性構造の変化。統合失調症性人格。── アンリエットの陰性構造は徐々に強まるのではなくむしろ減弱し，それに対して彼女の「自閉症」は今統合失調症の「現存在 Dasein」で構成された。すなわち，彼女の自閉症は，精神病の心的生活全体が人格の下位レベルの統合を表す限り，精神病の心的生活全体であり，この自閉症はまず長い間「閉じられている」世界の非常に狭い範囲に押し込まれ，夢想家の意識とほとんど変わらない不透明な身体と意識の中に「監禁されて」いるようである。精神病の活動期と爆発期における多くの大異変と衝撃の行き着いたところが，この「現存在 Dasein」，つまり世界における存在の様態であり，これがアンリエットの人格であった。正常なアンリエットの人格ではなく，病気のアンリエットの人格である：これは統合失調症患者に変容したアンリエット，統合失調症の存在形態に定着したアンリエットである。ところで，このように「もうひとつの」人格が形成されるには，急性の病的過程と根本的な破壊状態に引き続き，病的過程が不活性化する段階が来なければならない。なぜなら，炎症が収まらないうちには瘢痕が形成されないのとまったく同様に，統合失調症性人格は，統合失調症の進行の過程でその病的過程が活動を減じない限り，形成されないのである（ベルツェ）。

このように，精神病による「熱い」作用の後，存在の「冷めた」あり方が組織されて，アンリエットを今も生き続けさせているのである。これこそ彼女自身が「治癒」と呼んだものである。この疾病への新たな適応に関するあまりにも楽観的な解釈にはついていけないが，彼女の生き方は現在，存在の真似事または言い換えるとあるフィクションと同等のものになっていることは確かである。このフィクションとは彼女の妄想である。父親（または医者）のイメージへの固着と同一化が重大かつ確実な役割を果たす象徴的妄想であり，アンリエットはこの愛の形のもとに自身の貧しく空虚な存在を生きているのである。そしてあたかも，「ブイヨンを避けるために」夢を見るだけでは十分ではないかのように，世界全体が夢でなければならないのである。もはや時間も，空間も存在しない（時間は2000年引く200年，7252年足す3ヵ月といったような風変わりな方法で数えられる。時間や永遠を破壊して，時間を食べなければならない，など）。そして現実を変換させることが想像力の唯一の気晴らしである。現実を手玉に取り，変形させ，さいころのように言葉を投げ，気分に酔いしれて，手品のような奇妙きてれつな迷論にふける。この手品は「真面目な」存在を取り去って，純粋な「無動機」，「茶目っ気」を作り上げている。作りもので，神話でさえも戯れのとりこになるような世界，象徴の魔法世界，言葉が物に変わる世界，こうしたものがアンリエットの世界であり，彼女の自閉症的「固有世界 Eigenwelt」である。彼女自身も，彼女の統合失調症性人格も「この世界」に属している限り，この世界は彼女の

ためのものであり，戯れの中で自分を玩具としてとらえている。彼女は，この不安定性の中で不安定であるが，この言葉の世界の仮想的な中心そのものであり，生きるために考えずに話し（私は記憶が，記憶の神秘が怖い），自分の力を決まり文句で確認するだけで十分である。

　私たちは，彼女の妄想の主題を容易にとらえられると考えて彼女の存在の地平を再構築してみたが，あまりうまくいかなかったかもしれない。むしろこの症例報告は，どのように異常な変容の動きが統合失調症(スキゾフレニー)の進行を表わし，思考の解体の中でなお組織され得る世界で，精神病がどんな経過をたどって安定化していくかを明らかにしただけで十分であろう。

注　解

1. Henri Ey. Quelques aspects de la pensée paranoïde et catatonique, *Évol. Psych.* 1936, p.44 à 51.
2. **治療**:
1936年：32回のインシュリン昏睡 ― 1937年：アンテロビン，アトロピン，ベンゾ・ジノエステリル ― 1939年：12回のカルジアゾル・ショック ― 1943年：12回の電気ショック ― 1947年：新しいシリーズのインシュリン療法。
この施設に収容された時点より何年も前から精神病が発病していたことに注意。
3. 彼女の姉（妹）
4. 彼女は，数年前にメイヤール博士の治療を受けたことがあるので，このことを知っていた。
5. おそらく，1947年に受けたインシュリン療法のおかげで，精神的能力が比較的に改善している可能性がある。しかしこのことは明らかではなく，自然寛解あるいは安定化については，この精神病の経過観察から，10年ほど続いている病気の進行にはしばしばむらがあり，しかもあるところまで可逆的であることを考慮すべきである。

IX
1951年

J・ウィルシュの
「統合失調症患者の人格」[1] について
（統合失調症の精神病理の現状に関する考察）

　ブロイラーの研究や，ブムケの便覧によって「決定的」な形を印したドイツ学派の研究（特にハイデルベルク学派）の後で，ウィルシュはこの基本的な問題をもう一度取り上げることに弁明する必要を感じているようだ。統合失調症の症状がどのように形成されるのかといった問題は，彼の言う通り，今日の問題でもある。予後に関しては確かに一般の臨床家にも理解できるが，統合失調症患者はどのようにして「この世に生きているのか」となると，確かにこうした患者の長い体験を検討する必要がある。そこで，長期にわたる経過観察と，類似した例が多いことから選んだ一症例を取り上げよう。これは49歳の女性患者，イダであり，臨床像はまさにクレペリンのいういささか古めかしい概念である「パラフレニー」に相当する。彼女は，E・ブロイラーの意味で，精神分裂病による一連の一次性症状，「連合」障害，自閉症的思考，両価性および特徴的な「人格分裂 Persönlichkeitspaltung」を呈している。さらに，彼女は幻覚，妄想着想（Wahneneinfälle）と支離滅裂（衒奇 Verschrobenheit：「ひねくり回した」取り止めのない細事にこだわる思考を定義する用語）を示している。これはよく知られている精神病院の患者の病型である。彼女は長い間，施設の医師の家で働いていた。仕事は立派にやれるが，行為や言葉の端々には空想的な幻覚妄想が現われる。

　彼女の状態は7年来変わらない。この精神病は32歳で父親を失って間もなく，性的な特徴のある常軌を逸した幻覚と妄想活動で始まったが，発病については正確にはわからない。進行性であったことと病歴全体がそうであるように現実的な作り話に埋めつくされているからである。彼女は28年を聖なる年といっている。もっぱら彼女の存在の中心となっている異常全体は3グループに分類することができる：精神感覚障害 — 万華鏡のように変わる空想妄想 — 不可解で「ひねくり回した」妄想的表現様式（衒奇的表現法 Verschrobene Ausdrucksweise）である。彼女にはいつも何か冗談めいた声や幻覚が聞こえる。彼女の言葉や行動からみると，「ヒエロニムス・ボッシュ」の奇怪な物語や宇宙的主題であることがわかる。この妄想の全体は，いわば，幻覚の形に被われている，すなわち，作話というよりは特に知覚的経験の言語新作的

表現なのである（このため，彼女は特に言葉を巧みに操って，神秘的価値があると考えるものに言葉を「与える」）。イダは正常な人をその言葉遣いからしか見分けることができない。

　この患者がどのような生き方をしているのかを把握するには，古典的かつ原子論的症状学はあきらめて ―「太古的」な姿勢を再びとるようなことをしないで ― 病的体験を直感する手法に戻るのがよい。つまり，現存在分析 Daseinsanalyse あるいは E・シュトラウス，ゲープザッテル，ビンスワンガーらの現象学的分析から展望するのである。ところがこれらの学者が強調した特徴は，この患者の場合にはどれひとつとして納得の行くように表れてこなかった。それに反して，実存的であることは世界の出来事として一種の「主体性」を生きる必然性であって，それは精神病体験の誤った対象化（具現化 Vergegenständlichung）に関わることである。通常，主観的かつ流動的であるのは客観性の領域における体験である。この障害は客観的かつ科学的真実に対してしばしばおかされるような誤りとは混同されないもので，パラノイド妄想に特徴的な現実の価値への根本的な無関心を示している[2]。主観を客体化しようとする病的な質は，ここでは固有かつ特殊なニュアンスを帯びており，主観はそこで完全に客体化されるわけではなく，幻覚特有の一種の半客観性を構成する。幻覚や思考障害や言語の障害が現実的な意味をもつのは，この実存構造の変化においてである。したがって，統合失調症（スキゾフレニー）患者の人格はこうした基礎的描線で特徴づけられるが，たとえば，これはアルコール幻覚症や脳炎後妄想の症例の心的存在とどういう違いがあるのだろうか。おそらくアルコール幻覚症に関しては，私たちの患者の例と同じく意識ははっきりしており，見当識や判断は正しいが，E・シュトラウスが詳細に検討したように異なる特徴がいくつかある：アルコール中毒症患者は気分の変調（不安，死への関心）があり，幻覚は他者との会話として体験される。これは，気晴らしか偶発事のような形で現われる認知障害（妄覚 Trugwahrnehmung）である（本人のことが第三者的に話される）。これに対し，統合失調症（スキゾフレニー）患者では声は何かの呼びかけを意味し，妄想と関係のある意味全体に組み込まれる。脳炎性幻覚の症状に関しては，何人かの学者（シュテルツ，ビュルガー，マイヤー‐グロス，グットマン，トランクなど）がそれを統合失調症（スキゾフレニー）と同類のものとしてはいるものの，ウィルシュとステックはこれを区別している。ウィルシュはここで，すでに発表している患者ウィリ H. の分析を引用している[3]。

　これらを分ける差異を把握するには，この2種類の患者について人格とでもいうべきものを明確にすることである。ヤスパースは人格（Persönlichkeit）を精神の表現過程全体と規定している。この表現過程全体が，個人に自己の意識（Bewusstsein）をもたらす反省的，包括的活動を成立させる。W・スターンはこの主題について次のように書いている。人生の目的とは，人間は行動と存在で自己本来の意義と客観的世界の意義を同時に肯定し，それによって自分自身の価値体系に客観的価値を統合する（Einschmelzung）ことによって人間として成長するということであった；内省が人生に真の意味と方向をもたらす限りにおいて，内省の人格理論を規定するのはこの統合ないし併合である。マックス・シェーラーは，魂（Beseelung），自我（Ichheit）または自我固有の価値（自己意識）について語る場合，常に「人格」という言葉を用

いるのを拒否した。なぜなら，心的生活のこうしたすべての属性はどうやら動物の属性でもあるらしいからである。人格の人間的世界を形成するものは，まさにこの世界が人間から人間への意思疎通全体であることによる。人格の世界は動物にとってのように外的世界でもなければ，科学にとってのように客観的世界でもなく，価値体系，投企（Weltentwurf）の体系としての世界である。この観点から統合失調症患者と脳炎患者とは差異があるので，その点についてこの本の重要な頁に沿って述べよう。ウィリ H. の症例では人格（引き受けた役割としての）と存在の間にはある一致がある。彼の行動全体は，人格と脳幹の脳炎侵襲による解放された衝動とが分離できない全体性を示している。これは人格に対する障害（Schädigung）であって，人格の内部的障害でもなければ解離（分裂 Spaltung）でもない。逆に，イダの場合は，分裂しているのは人格そのものである。彼女にとっては，観察者が認めたこの日常生活への良好な適応と病気との間の分離は存在しないのである。彼女にとって，幻覚と妄想は，まさに統合失調症に特徴的な固有世界（Eigenwelt）を形成している：これこそが彼女の存在と彼女の存在する人格の形そのものである。

　この人格の存在の形態は，まさに統合失調症患者と称される多くの患者のあり方である。ウィルシュはその著作の後の章で，118 例（女性 57 例，男性 61 例）の統合失調症患者から臨床像を導き出そうとしている。発症が 25 〜 30 歳であったのが 40 例，31 〜 35 歳が 29 例，36 〜 40 歳が 29 例，40 歳以上が 20 例であった。この重要な臨床的事実を展望すると，レオンハルト（1936 年）のものや私がそのすぐ後にボナフー夫人と発表した（1938 年）ものが想起される。ウィルシュはワルダウで観察された患者を，パラノイド型（23 例），幻覚症型（23 例），破瓜型（14 例），緊張型（54 例）に分類している。彼は，その後に家族とともに暮らすことのできた数名の患者の症例報告をおこなっている。これら全症例が残念な経過をたどったことは，確かに病気によるのと同じ程度に医師の過ちであり，私たちがブロイラー以来，多くの患者が「精神病院で作られて」いることを認めるとしても，これらすべての障害が積極的な治療の欠陥にあるのかどうかは将来明らかになることだろう。

*

* *

　この本の第二部は，急性過程と慢性統合失調症性状態との関係についての掘り下げた研究に当てられている。これらすべての問題は，実際的要請から臨床家に課せられた主題に関して，精神医学的に掘り下げたあらゆる考察の基盤であるが，これほどの簡潔さと透徹さをもって扱われたことはなかった。
　ウィルシュの述べるところでは，昔から，統合失調症が，初期障害が嵐のように現われたり，あるいは知らぬ間に定着したりすることは知られていた（すべてがシゾイド体質によると限られているわけではない）。この「急性状態」を検討してみよう。
　急性状態の最初のグループでは，衝動や妄想による奇異症として知られる徴候のすべてであり，これは発病時に顕われる。もう一つのカテゴリーは，**急性病勢増悪 poussées aiguës**（akuten Schüben）からなり，これは多かれ少なかれ緊張病性であって致

命的な場合もある。これらの患者のかなり多くが，昔はアメンチア（錯乱）と診断されていたカテゴリーに属する[4]。第三のカテゴリーは，さらに明らかに錯乱的で昏迷がみられる状態である。最後に第四のグループは妄想のある型で構成される。

これらすべてはかなりありふれたものであるが，私たちはここから問題の核心に入ることにしよう。まず問題になるのは，急性の形をとる精神病が単に統合失調症性反応を示しているだけなのか（ポッパー），「失調様状態 état schizoforme」（カーン）であるのか，あるいは慢性の統合失調症（スキゾフレニー）に組織される方向へ進んで行くのかを考察しよう。事実，いずれの場合でも，臨床像には統合失調症（スキゾフレニー）性症状が存在する。しかし，人格の統合失調症（スキゾフレニー）性組織と急性病勢増悪によってあるいは潜行性に進展する特徴的な「分裂 Spaltung」という発病様式がそれらの間に維持している関係とは何であろうか。

まず急性病勢増悪による発病と進行は，精神病院の医師が示すよりははるかに多い。これは，精神病院に連れて来られる患者は慢性の安定期に入った状態であることが多いためである。M・ブロイラーの統計によれば，統合失調症（スキゾフレニー）患者の4名のうち3名は急性病勢増悪によって進行が始まり，逆に急性症例を調べると，その三分の一が治癒へ向かうのである。（私はこのことから次のように言えると思う。統合失調症（スキゾフレニー）の診断基準として治癒不可能性を採るならば，自然経過において，急性の「統合失調症（スキゾフレニー）性」精神病の3例に1例は統合失調症（スキゾフレニー）ではないということになる；この点については後ほどまた検討する。）

M・ブロイラーによれば，この疾患が急性病勢増悪を起こさずに潜行性に進行する症例は，予後が悪いことはまず間違いないようである。ウィルシュの意見はこれとは違っており，たとえば，20歳の学生 J・Br. は潜行性に進行していたが治癒して何年もたっている。次に，ウィルシュは，統合失調症（スキゾフレニー）性精神病の病型と発病様式との関係を検討し，幻覚型の23例中，急性病勢増悪をみていたのは3例，潜行性に発病していたのは16例であり，破瓜型の16例中急性発病していたのは4例で，緊張型53例中急性病勢増悪による発病を見たのは27例であることを確認した。

しかし，今問題にしているのは統合失調症（スキゾフレニー）性過程がどのように形成されるのか，疾患から生じる（一次性）症状とは何か，疾患から生じる（二次性）症状とは何か，一次性症状の優勢な急性精神病にどのようにして「統合失調症（スキゾフレニー）性人格」が形成されるのかである。

まず思い出したいのは，1911年以来続いている，一次性徴候と二次性徴候それぞれの綿密な調査と重要性に関する有名な議論である。ブロイラーの概念によれば，統合失調症（スキゾフレニー）は，その過程から直接もたらされる一次性症状の単なる寄せ集めではなく，この過程に対する精神の反応によって形成される。これが一次性症状と二次性症状を区別する意味である。それ以来，統合失調症（スキゾフレニー）には一次性症状と二次性症状があるということを常に考えるようになった。しかし，こうした議論には常に一定のあいまいさが漂っており，一次性症状（病因論的概念）は基本的障害 Grundstörung（臨床的概念）と混同されることも多かった。病因論的観点からこの区別をみると，身体的経過が存在し，統合失調症（スキゾフレニー）の進行の基本に身体疾患が存在することを認める必要がある。これは，E・ブロイラーに続いて，グレイヴィング，K・F・シャイト，G・ジェッシング，エデレル，ジョージ，ルクセンブルガーらも認めたことである。これを認めるとする

ならば，一次性症状または病的過程とはどのようなもので，心的加工による二次性症状はどのようなものであるのか。この主題に関するブロイラーの理論はよく知られている。ウィルシュはこれについて数行でまとめている。ハイデルベルク学派では，一次性症状を2つのカテゴリーに分けている：ひとつは自我の変化，活動障害と精神運動性障害であり，もうひとつは感情障害である。これらの一次性症状に，マイヤー・グロスとC・シュナイダーは，幻覚を伴う本質的な認識構造の変化を付け加えた。グルーレもこの統合失調症(スキゾフレニー)の症状学を一次性症状まで広げた：基本的障害（Urs-symptome）をブロイラーの言う二次性の精神的構築，心的加工とみなすのではなく，彼はそれを**根源的なもの**（Ursprünglich）：基底気分（Grundstimmung）障害，幻覚性障害，衝動（Impulse）の減退，思考障害，妄想とみなした ─ これについてもベルツェは，一次性障害をはっきり統合失調症(スキゾフレニー)過程の表われと規定しており，グルーレが「根源的なもの」と考えているものを「一次性」と考えた。ベルツェは能動活動障害と，現実的人格の欠陥を強調している。(ただし，彼は，幻覚は疾患の急性期にしかみられない一次性現象であると考えた。)

　しかし，私たちがこの精神病の進行の機能が一次性構造か二次性構造かを検討するとすれば，相対的にこの問題に関する新しい展望が開かれてくる。それは，実際，**所定の経過をたどる活動**と**残遺状態**を示す時期の連続の結果として起こる。このことは重大であって，私は，ベルツェの行った区別に関してウィルシュがその重要性に同意していることが確認できたのは格別幸せなことであった。彼が，こうした残遺状態がすべての活動性を失ってしまったという考えに対して慎重であるのはまったく正当である；身体的過程が消失したのかあるいは単に弱められただけなのかは，身体的過程そのものが不明なのでまったくわからないが，この2つの相の連続により一次性のものが二次性のものの中に居座っていることは十分考えられることである。このことこそが，事実，私たちからすると，疑われるあるいは潜在性の統合失調症(スキゾフレニー)の急性状態から確認された慢性かつ確実な統合失調症(スキゾフレニー)状態への推移の意味なのである。**統合失調症(スキゾフレニー)性「基底気分」**，つまり組織化の途中にある自閉症特有の気分，錯乱，躁状態，夢幻症，不安など(このためにそれらは「統合失調症(スキゾフレニー)を感じる」と言われるのである)の認められる急性状態では，臨床像には妄想体験から最も重要な「固有世界 Eigenwelt」，すなわち自閉症特有の世界を「作り上げ」ようとする萌しが現われる。真の統合失調症(スキゾフレニー)を規定するのはこの世界，いやむしろウィルシュが言うようにこの人格なのである。この存在の形が作られるのは，急性期の決定的ではあるがそれほど特異的ではない一次性障害に対して，(ヤスパースのいうその組織化によって真の「精神的病的過程」を形成する)二次性障害の占める割合によって確立されるのである。以上のことから，急性障害の統合失調症(スキゾフレニー)的性質の診断は不確実なものであることを理解することができる。なぜならば，こうした障害は，まさしく統合失調症(スキゾフレニー)の進行の**可能性**を示しているにすぎず，統合失調症(スキゾフレニー)的世界に統合失調症(スキゾフレニー)性人格が**定着**していることを示すわけではないからである。

＊
＊　＊

　クレペリン以来，何と多くの道をたどってきたことであろうか。統合失調症患者の思考構造を掘り下げた画期的仕事が行われたのは，ドイツ語圏においてであった（E・ブロイラーに始まり，グルーレとベルツェから，C・シュナイダー，ビンスワンガー，ウィルシュに至るまで）。統合失調症の疾病学的単位（ブロイラーが著作の表題にも示しているような）は粉砕されたといえるだろう。そのように呼ばれていたものは，特殊なひとつの疾病ではなくて病的な心的生活の進行にみられるある種の典型的な型なのである。

　「統合失調症性構造」というような問題を検討する場合，厳密な定義が行われなければ，曖昧な概念の中に消え失せるおそれがある。これは多くの国で実際に起きたことでもある。特にアングロサクソン圏では「統合失調症性反応 réaction schizophrénique」という意味のない診断が頻繁に下された。これに対し，チューリッヒ学派は，ハイデルベルク学派と同様に，観察者が患者の生きられた経験 expériences vécues と一体化した関係の中で，統合失調症の心的生活がどんな点で他の精神病理学的状態や過程と違うかを規定し，記述し，理解しようと努めている。統合失調症はその人固有の意識や人格の典型的な構造変化ではあっても疾患ではないとされた。

　ブロイラー（またはクレペリン）以来，絶えずその是非が討論されてきたのはこの「独自性 originalité」である。ウィルシュの著作はすべて，統合失調症が人間の全体的かつ基本的な変化として特徴づけられていること，50年来言われてきたように人格の疾患であることを示すために構築されている。それ以来，ウィルシュの著作にみるようなもう一つの問題が必然的に持ち上がってくる：急性または亜急性「発作」が疾患の進行の途中で突発し，臨床家の目には当然身体の「病的過程」にさらに直接結びついているように見えるのは何なのか，こうした発作が統合失調症性であるのはなぜなのか。この難解さは理論ばかりではなく，日常診療上の問題でもある。臨床家は，一面では組織化された統合失調症状態の典型的な特徴を，しばしば間違いを犯す急性の「所定の経過をたどる病勢増悪」よりは確信をもって把握していることも確かである。まず，急性の統合失調症性状態の30％は慢性化しないということを認めるならば，（M・ブロイラーの統計によれば，急性統合失調症性病勢増悪の30％は治癒したとする）三度に一度は間違いを犯すことになる。また，「急性錯乱」，「もうろう」状態，「錯乱」，「非定型躁病あるいはメランコリー」などについてもきわめて頻繁に間違いを犯すのは，昏迷状態や緊張病性興奮状態あるいは統合失調症の一環として現われる夢幻様せん妄状態についての診断が，十分に確認されていないからである。意識の組織形態そのものは，急性病勢増悪が統合失調症性組織化の傾向がある場合に，「特徴的」である可能性があるし，十分に考えられることである（私たちはこれらの徴候がすべて不確かなことは知っているが，急性発作中の統合失調症の診断は臨床的直観に基づいている。）しかし，この診断の危険性，少なくとも不確実性は，「急性統合失調症」概念が意識障害や気分障害の発作と同一視されることで，統合失調症の概念から意味の大半 ― あるいはおそらく全部 ― が奪い去られることに由来する。この観点から

すると，単純に錯乱性妄想発作などと言う方が正しいように思われる。すなわちその錯乱性妄想発作中に人格の統合失調症(スキゾフレニー)様変化が観察されることもされないこともあるからであり，これが慢性的進行にみられる唯一の特徴である。

このことが精神生命 vie de l'esprit の２つの観点の区別に直結している。私にはそれが常に人間存在の一線上に記されている２つの本質的座標と思われる：すなわち意識野と人格システムである。発作によって意識野の解体のレベルが具体化される。慢性の妄想的組織は人格システム全体から大量のものを持ち去るのである。ところでこの見地からすると，統合失調症(スキゾフレニー)とは過去の障害に加えて現在の精神解離障害から現れる人格の一つの型である。

こうして私たちは統合失調症(スキゾフレニー)をあるがままの姿で考察するところまで，すなわちウィルシュと同じくある人格の病的組織の型として検討するところまできた。しかし私はウィルシュとは一点だけ異なっている。それは統合失調症(スキゾフレニー)概念を再び問題にして別の角度から再検討させるものである。統合失調症(スキゾフレニー)性構造の特徴は一つの変化（心的生活の解離，退行などの概念に対応する欠陥の一次性陰性障害）なのであって，自閉症的世界（Eigenwelt）の構築だけではない。ブロイラー以来の，統合失調症(スキゾフレニー)に関するすべての研究の出発点がはっきりと把握されていれば，人格の組織そのものについては当然次の２つの場合があることを理解すべきである。まず，一次性症候群ないしこの精神病の基調を成す解離，いうなれば統合失調症(スキゾフレニー)的思考の形態的特徴が定着に向かう進行の法則そのものの場合と，もう一つは固有の活動を伴う二次性症状学，つまり本質的に進行性の特徴のある空想的世界の組織化という二次性症状学の場合の区別である。この二種類の進行型の最初のものがいわゆる統合失調症(スキゾフレニー)型であり，２つ目がパラフレニー型である。イダがパラフレニー患者であったからこそ，ウィルシュの研究のすべてが，私には，統合失調症(スキゾフレニー)患者というよりはこれらの疾患の２つ目の属にぴったりと当てはまるように思われたのである。非常に多くの詳細な研究がパラノイド思考，統合失調症(スキゾフレニー)，妄想などに捧げられているにもかかわらず，観察者にとって臨床上これほど明白な事実として示されているこのような区別が，シュトルヒの研究でも，C・シュナイダーの研究でも，私たちが関わった研究でも，これまで全然省みられなかったことは本当に不思議でならない。この区別は，クレペリンが単に垣間見ただけではなくはっきり示していたのに，それが表面に現れるほど十分には強調されなかったのである。

統合失調症(スキゾフレニー)の世界は，急性妄想精神病のまさしく夢幻性の世界とも，パラフレニーの魔術的な世界とも混同されるはずのないものである。

いずれにせよ，ウィルシュの著作は，精神医学の理論と精神医学的臨床の問題にもっとも深く分け入るように促し，「真の精神医学者」の興味をかきたてる著作の一つである。ふだん私たちが目にするものは，あまりにも多くが問題にほとんど触れていないか，本質から遠ざかった表面的な読み物にすぎないきらいがある。そこで，真の精神医学的研究が何であるか，真の精神医学者が何であるかを同時に示し明らかにしてくれる著作を賞賛せざるを得ないのである。これはドイツ語で書かれているので，「神経精神医学」の人々に読んでもらえそうもないことは誠に残念である。これらの人々は，日がな「統合失調症(スキゾフレニー)患者」とか「統合失調症(スキゾフレニー)」という言葉を使いながら，言

葉の乱用によって臨床的現実，予後，適切な治療行為を誤る危険を疑ってみる気配もないのである。

注　解

1.　Die Person der Schizophrenen. Studien zur Klinik. Psychologie, Daseinsweise, 1 vol., 183 pages, Éd. Paul Haupt. Berne 1949.
2.　ここではパラノイドという用語にどれほど重要な意味が与えられているかわかるだろう。この用語は，世界精神医学会*でいくつかの報告があったような漠然とした「迫害念慮」の意味には使われていない。
3.　Zeitschrift, f. d. g. Neuro. u Psych. 1929.
4.　この症例は，私たちが統合失調症の発病期を「錯乱型」と呼んでいるものの中に含まれる。

---

*1950年パリで行われた第一回世界会議を指す（Note de l'E.）。参照：Ⅶ p.101-104。

X
1955年

統合失調症性精神病グループと
慢性妄想精神病グループ

（人格のヴェザニー性組織化）

Ⅰ-総　論

　このグループには**人間疎外**のあらゆる症例が含まれており，その特徴は，他者と現実に対する自我の知的，感情的，社会的関係の恒久的な大混乱である。つまりこの慢性精神病のグループの特徴は，まず「**妄想** *délire*」，すなわち**人格の「ヴェザニー性」組織化**を反映する**現実体系の変化**である。

　このグループは，十九世紀のドイツ学派では「パラノイア」，「狂気 *Verrücktheit*」と呼ばれ，フランスでは最もよく見られる精神疎外を示す「ヴェザニー」という同じく漠然とした言葉で示された。長期間にわたる考え方の変遷に従えば，2つの亜型がある：精神崩壊を伴う「**統合失調症**」(スキゾフレニー)のグループと精神崩壊を伴わない「**慢性妄想病**」のグループである。

　これらの2大グループの病理を述べる前に，この2つのグループが伝統的に同一視されていた理由と，この2グループを区別する分類の新しい観点に至った理由について，あわせて少しばかり述べてみたい。

Ⅱ - せん妄状態 états de délire（「Delirium」）と妄想観念 idées délirantes（外国の研究者の「Delusion」，「Wahn」）。これらの関係のはっきりした概念の必要性

　「人がせん妄 *délire* の中にあるとは，思考が感覚と釣り合わないとき，判断と決定が思考と釣り合わないとき，思考，感覚，決定が意志と無関係のとき。」とエスキロール（1814）は書いた。それゆえ，この定義によると，せん妄，すなわち「**せん妄状態** *état de délire*」は次のような特徴がある：a）現実との不一致；b）現実の基盤を構成する心的生活の無秩序（支離滅裂と自動症）。この定義は重要である。なぜならこの問題に関する最初の検討のとき以来，その意味は理解されていたからである。

事実，せん妄は最も表面的な見地からすると，せん妄による影響（思考，確信，主題）からも考察できるし，最も深い見地からすると，成立条件（せん妄状態）そのものから見た考え方もできる。

さて，本章で扱うすべての考え方を歴史的にみると ── 精神医学の中で最大の錯綜 ──「せん妄 - 状態 délire-état」の概念から「せん妄 - 観念 délire-idée」の概念への視点の変化としてとらえられる。

英語圏やドイツ語圏ではこの変遷の痕跡がほとんど残っていない。なぜならばせん妄状態「délirium」，「deliriösen Zustände」，「delirious states」に対しては英語の「妄想 delusion」とドイツ語の「妄想 Wahn」を対応させているからである。つまり英語の「妄想 delusion」とドイツ語の「妄想 Wahn」は，正確にはこれらの概念に対応する「経験」，「主題」，「観念」，「幻覚」がせん妄状態（「delirium」）とは異なっているということである。

反対に，ラテン語系の国では，同じ「デリール délire」という言葉が「せん妄状態 delirium」や「慢性妄想 délires chroniques」の意味でも使われるのは習慣の名残であり，結局，状況証拠であり，この2つをあまりに完全に切り離す必要はないことを示している。

さて，モロー・ド・トゥールが述べたように，せん妄観念 idée délirante こそが「妄想の原初的状態 état primordial de délire」であると認めることは，次のように整理しなおして本来の枠組みに戻すことである；a）妄想 délire の概念の問題，b）妄想 délire の分類の問題，c）統合失調症(スキゾフレニー)と慢性妄想病の関係の問題。

1. 妄想délireの「一次性」ないし「二次性」の性質

妄想の本質と規定の問題は今なお未解決である。古い精神医学辞典の項目（エスキロールの医科学辞典，1814。ロンドの臨床医学・外科学辞典，1831。Ach・フォヴィルの臨床医学・外科学新辞典，1869。バルとリッティのデシャンブル辞典，1882），今世紀初頭の研究（ヴァシードとヴルパ，1902。ツィーエン，1911。ヤスパース，1913。ビルンバウム，1915，など），あるいは最近の論争（第一回世界精神医学会におけるギロー，マイヤー - グロス，モルセリ，リュムケの発表，1950。H・W・グルーレ，1951，ゲルマ，1951，P・マトゥセック，1952，クルト・シュナイダー，1952，ロペス・イボール，1953，など），これらの「論争」を検討すると，精神医学の本質的意味が伝統的に問題の基本線をなす観点の違いの間で揺れ動いていることがわかる（参照：Hubert G., Fortschr.Neur., 1955, 6-58）。

妄想は，一つの観念，誤り，感情，直観に還元できる基本的現象であるのか。あるいは反対に，精神構造の全体的で複雑な変化の結果であるのか。最初の説は一次性現象（クルト・シュナイダー）として考えられた妄想であり，それ以外の障害には還元できない。したがって，ただ単純な因果律の適応がふさわしいようである。そうするとその出現を説明するのに純粋に機械的な原因（G・ド・クレランボー）か，ある

いは，純粋に精神的な原因（フロイトの「感情の投射」）のいずれかが適している。しかし，臨床的には，たとえ基本的ないし原初的に見えようとも，妄想は直接与件，すなわち錯覚，解釈，感情，想像，幻覚などが混在する複雑で重要な意味のある体験として現われる。したがって，一次性妄想体験は，症候学的に病因論的観点では「単純な現象に還元できない」のである。

　私たちにとって，妄想はあらゆる形の病理的心的生活の様相として存在しており，構造が複雑であり，陰性面（意識と人格の構造の組織解体）と同時に陽性面（妄想体験）が現れる。妄想体験が「一次性」というのは基本的であるという意味で，決して「原因的」という意味ではない。反対に，妄想は，心的生活の**破壊**作用や空想の**産物**として体験される範囲では常に「二次性」である。妄想はつねにあらゆる様相において「妄想状態état délirant」であり，妄想の種類はそれを反映する力動的構造の多様性に依存している。

2．「ヴェザニー性精神病」の分類

　この問題に関する雑多な議論の意味と関心を十分に理解するために，私たちは「癲狂院」か精神障害者の療養所にいると想像しよう。慢性精神病患者を収容する部門では，患者の多くは（約60～65％）種が十分はっきりしなくても属を形成する。属の特徴は，これらの患者すべてが多少とも妄想があるということである。すなわち，疾病のせいで現実との知的，感情的関係が本質的に変っているということである。種は非常に多様な基準（神秘念慮，幻覚，影響の主題，精神自動症候群など）により識別される。しかし，観察者にとって一目瞭然であたり前なことは次のことである：これらの妄想患者のある者は次第に支離滅裂に陥り，あらゆる人間関係を締め出し，痴呆状態または準痴呆状態になる；反対に他の患者は，しばしば豊富で旺盛な妄想活動があるのだが，一応現実生活には適応可能であり，妄想で破壊されるまでには至らない。この基本的な臨床的確認が，「**ヴェザニー性精神病**」を亜型に分類する基礎となる（参照：128頁図）。

　まず2つの亜型が対照されている（図の円①）：「モノマニー」と「慢性妄想病」。実際，ラゼーグ‐ファルレの時代には，「モノマニー」に直面して，多少とも痴呆性に進行する「**進行性漸進性妄想精神病** psychose délirante évolutive et progressive」が確立された。これがかの有名な「慢性妄想病」（マニャン）であった。

　クレペリン体系では（図の円②），この対立は「早発性痴呆のパラノイド型」と「パラノイア体系妄想」となった。早発性痴呆のパラノイドのグループは多少とも「荒廃Verblödung」，すなわち痴呆化する崩壊として定義される（「慢性妄想病」とそれに伴う末期のヴェザニー性痴呆と同様である）。パラノイアのグループの特徴は，頑固な思い込みがゆっくりと潜行性に進行していくことであり，秩序と清明さのうちに発展する。このような疾病学的展開は，私たちからみても明らかであると同時に納得いくものである。多くの議論と誤解を重ねて，2つのグループが確立された（図の白い

部分と黒い部分）。実際，この自然のままの2つのグループがそれに当たる。

しかし，私たちがその異種性を規定しようとしている臨床群に関係があるとすると（図の円の中央部），崩壊のない患者群の中に（したがって，黒の部分に相当しない群），「モノマニー」（円①の白い部分）または「パラノイア」（円②の白い部分）の経過をとる多くの患者がいることも付け加える必要がある。しかし驚くべきことに，両方の性格を持っている患者群も多い（灰色部分）：体系的によく構築されていない妄想機能のある空想的なものおよび人格の最終的崩壊を欠くものである。クレペリンは，多数の妄想を3つの部分に分割する必要性を最もはっきり感じていた。すなわち「持続しない」が人格崩壊を来たす妄想グループと「体系的に持続する」妄想グループの間に，空想妄想群を配置するのである。この空想妄想群は混沌とした観念体系に「溶解する」が妄想患者の現実との関係はまったく変わらない。これらの患者は（図の中央の灰色部），クレペリンの分類では（図の円の②）パラフレニーのグループである。

実は，フランスでも同じ発見が偉大な臨床家によってなされたのだった（セグラ，マニャン，セリュー，カプグラ，デュプレ，ジルベール・バレなど）。しかし，当時フランスでは病的な諸々の種を細かく分析することが流行していたため，古典学派が（円の③）早発性痴呆のパラノイド型の間にさまざまの分類（慢性幻覚精神病，想像妄想病など）を割り込ませたのは点描主義，多元主義の影響による。これらは，いわば，図の灰色の部分にあたり，最も系統的妄想の型（解釈妄想，熱情妄想，好訴妄想など）を，最も痴呆的型から分けている。

このように，フランス学派とドイツ学派のいずれも基本的な意図は変わらないが，ただ分析，統合の精神が少し異なっているだけである。

しかし，統合失調症概念（円の④）の登場とともに，分類と疾病学的洗練作業はすべて埋もれてしまった。あらゆる属がもつ同質性が，それらの種の一つ，すなわち統合失調症に固定されてしまった：したがって全世界で（フランスを除く）種の臨床的異種性には無関心となり，古典的な臨床分類を捨ててしまった。このような分類の困難さを前にうんざりして，こんなに無益な問題にかかずらう必要がなくなって，気も軽くなったかのようである…ただ「パラノイア」という小さな区域が（それもたいそうな躊躇と条件付きで！），それでもなお統合失調症の洪水に抵抗して小島のように残っている。

以上，「慢性ヴェザニー性精神病」の分類についての考えと学説の変遷をかいつまんで明らかにした。すなわち慢性妄想病の分類について，50年前のモノマニー，パラノイア，早発性痴呆を現代の統合失調症と関係づけながら簡明に述べた。

3．統合失調症グループと慢性妄想病グループとの関係

再びこの点に立ち返ろう。統合失調症グループと慢性妄想病グループとの関係は大部分の学者にとって非常に単純である。実際，それは，彼らにすれば先駆者の臨床的区別の仕事は — 最も有名なものでさえも — 何も残っていないということ，統合失調症は慢性妄想精神病グループのすべてを包含している（パラフレニー，パラ

ノイア，想像妄想病，関係妄想病 Beziehungswahn，解釈妄想病，など）ということを率直に言うことである。これらすべてが，いわば，「統合失調症（スキゾフレニー）」という混沌としたものの中に混ぜ合わされている。逆の誤りは — 統合失調症（スキゾフレニー）は現実との破綻であると定義しながらも — 統合失調症（スキゾフレニー）はかならずしも妄想患者であるとは限らないという考え方である。あたかも，妄想を規定するのは妄想観念であってせん妄状態 l'état délirant ではないかのようである…。

私たちとしては次のように考える。精神医学の臨床と歴史についての健全な知識からすると，**属は統合失調症（スキゾフレニー）によって構成されているのではなくて，人格の妄想的（ヴェザニー性）組織化の諸型によって構成されていて，統合失調症（スキゾフレニー）はそのうちの一つの種である**という概念にたどりつく。

したがって，この物事をありのまま観察する単純なやり方で非常にはっきりするのである。実際，さらに一般的な障害の型に一括されている統合失調症（スキゾフレニー）と慢性妄想病の研究の前置きとして，いくつかの「基本的真実」をうち立てることができる。

a）この「属」を特徴づけるものは — 人格が疎外されていて，もはや「あるがまま」の形で認められないという意味で — 人格に本質的に起こる**心的生活の組織解体**の一型であり，そしてただ感情的な要請だけによる**世界の想像的再組織化**の一型である。

b）統合失調症（スキゾフレニー）と慢性妄想病（この種の中に空想妄想の亜型と系統妄想の亜型がある）の複数の種を多様化させるのは，次の通りである：α）**統合失調症（スキゾフレニー）構造**は本質的に心的生活の自閉症的組織解体の一形態であり，心的生活は衰弱し枯渇し崩壊に至るか，あるいはいずれにせよ，世界に対し自己を閉ざすまでに至る。したがって，そこで妄想は精神諸機能の減弱が進行するので漸進的に隠され埋没される；β）**慢性妄想病の構造**の特徴は，わずかな組織解体を上部構造が想像的に補償することである。したがって，組織解体が妄想によって制圧されるのである；慢性妄想病の構造分析では，必然的に2つのグループに分かれる：おびただしい想像の増殖を特徴とする空想妄想精神病（古典的疾病学ではパラフレニー）のグループ — 虚構の「論理的」構築と擬論理を特徴とする系統妄想精神病（古典疾病学によるパラノイア）のグループである。

結局この3つのヴェザニー性構造は，それぞれが典型的な場合は古典学者の有名な「慢性被害妄想」の三病相を表わす：統合失調症（スキゾフレニー）は痴呆または準痴呆（ヴェザニー性痴呆）の病相で固定する妄想病であり，空想妄想は誇大妄想的病相にほぼ相当し，系統妄想は被害妄想の初期病相に相当する。私見では，これが「ヴェザニー」の諸型を近づけたり区別させたりする類似と相違の最も深い意味である。

統合失調症（スキゾフレニー）の概念は，当然これらの場合の大多数を包含する。しかし属の一般的な概念とは正確には一致しないので，空想妄想（パラフレニー）と系統妄想（パラノイア性）の概念で補う必要がある。こうしてこれらのヴェザニー（これらの「人間の疎外の諸型」）の本当の差異がわかってくる。実際，人間存在において「夢」と「神秘」と「ロマン」が異なるごとくである。

したがって，統合失調症（スキゾフレニー）グループについては，まずいかにして統合失調症（スキゾフレニー）の人が存在の一種のまどろみの中に沈むかを研究しよう… ついで「慢性妄想 délirants chroniques」で，人間の人格がいかにして神秘の中，一連の系統的虚構の中へと疎外され得るのかを検討しよう。

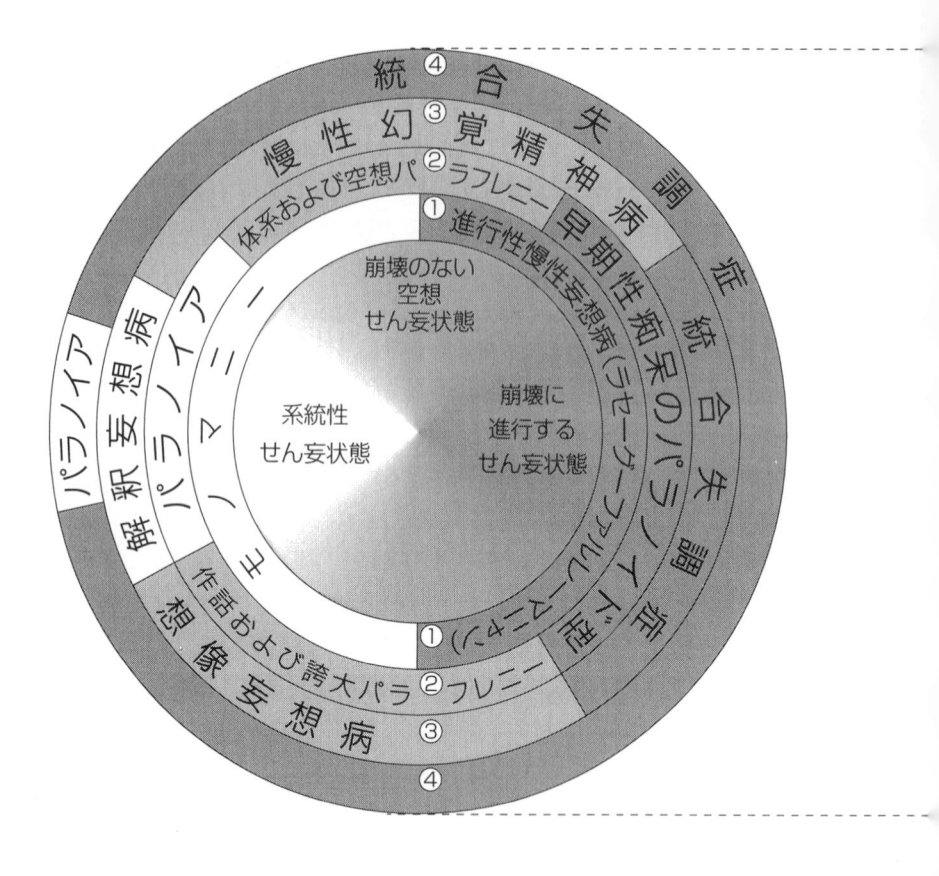

慢性妄想性「ヴェザニー」群の分類の歴史[1]

—中央の円には，妄想[2]の構造と進展に関する患者群とその相対的異種性の群が図示されている。この全体は自然分類の対象を表している。

—①：十九世紀における，モノマニーと進行性慢性妄想病との対置。

—②：クレペリンは自然分割を発見し，早発性痴呆のパラノド型，パラノイア，パラフレニーを書き表した。しかし彼はあまりにもはっきり分離しすぎている。

—③：フランス学派は，早発性痴呆（あるいは統合失調症）の「パラノイド型」のグループをすべて承認しているが，この群を慢性妄想病群の自然異種性によく対応する区分に分類している。しかし人為的分類を増やしすぎる傾向がある。

—④：現代の大多数の研究者は，このグループの自然異種性に関する研究に失望し，すべて「統合失調症」の項目に片づけたがっている（時には「パラノイア」に帰する妄想の小区分に対応するものを除く）。しかし，この概念は，私たちにすれば，当然，自閉症的崩壊の概念を意味しているので，グループ全体に全面的に当てはめられない。

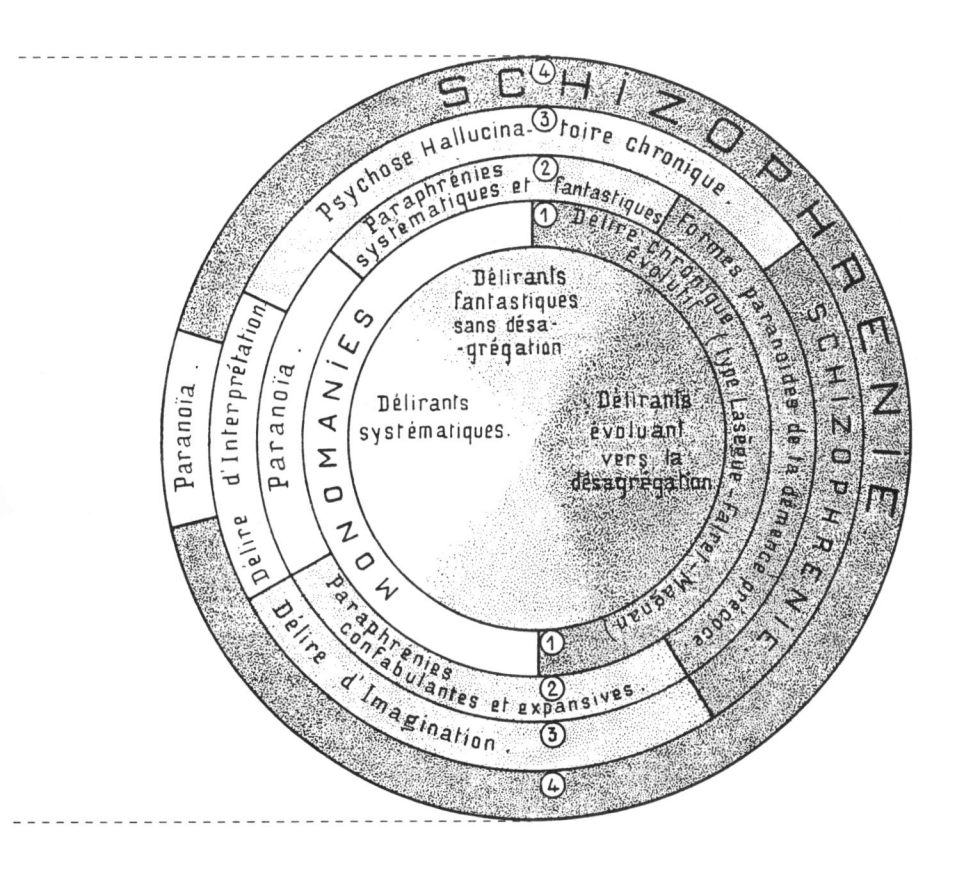

文　献

　ここに述べた諸研究については，内外科学大事典の 37286 A^{10} と 37299 E^{10} に掲載されている文献目録を参照されたし。

注　解

　1. この図は，様々な分類のそれぞれの割合と相互のつき合わせを検討して**細心厳密**に作成した。
　2. ここでは妄想 délire は英語の「*Delusion*」あるいはドイツ語の「*Wahn*」の意味である。

XI
1955年
統合失調症グループ

I - 沿 革

　早発性痴呆の臨床の歴史では，順次3つの考え方に対応する3つの面を描くことができる：「**早発性痴呆**」という**疾病単位** ── 慢性精神病グループの特徴である崩壊の型としての**統合失調症**(スキゾフレニー)**の概念** ── **自閉症的反応の型としての統合失調症**(スキゾフレニー)**の概念**である。

　統合失調症(スキゾフレニー)の概念に見られるこれら3つの面は，統合失調症(スキゾフレニー)性精神病の3つの基本的な相に対応している：多少とも痴呆が進行する経過，心的生活の解離，内向的対応。

　これら3つの相は，また，精神医学の理論的歴史の中の3つの重要な時期に対応する：特異的な解剖・臨床的疾病単位の探求，疾患の定義よりもむしろ構造の描写への関心，特にフロイトの精神力動説から着想を得た社会-心因論の適用。

　最後に，定義と臨床的分析の問題に関する歴史的見解の深い意味を理解するには，統合失調症(スキゾフレニー)の核をなす精神病グループは，ヴェザニー精神病の病理的観点からすると，**痴呆**と**神経症**の間に位置することを見失ってはならない。このことは，私たちが歴史にたどろうとしている概念の起源，発展，変動を理解する助けとなろう。

I．早発性痴呆（クレペリン）

　ドニ（1903）によると，早発性痴呆の起源はフランスではあるが，科学的発展という点ではドイツであることは議論の余地がないという。実際，破瓜-緊張病の最も特徴的な面についての臨床的記述は，フランスの古い研究者たち，特にモレルを引用するのが適切である。「**精神病概論**」（1860）で，モレルは痴呆の若い男性の症例を報告し（566頁），「痴呆」と「早発性」の2語を2度にわたって用いている。しかし，すでにその前に「**臨床的研究**」（1851，275-295）で「痴呆に至る鈍化」または「鈍化性痴呆 démence stupide」の名の下に多くの観察例を記述しており，これらはクレペリン以来，なじみ深いものとなった。

しかし,「麻痺性痴呆」が疾病単位となったこの時代に,臨床家は痴呆の新しい特異的な型の蜃気楼に魅惑されていた。カールバウムの心の中では,運動性障害に基づいた痴呆の新しい型を記述する考えが芽ばえていたようである。1863年,彼は,パラフレニア・ヘベティカ Paraphrenia hebetica の名の下に思春期に特有な疾患(彼にとってパラフレニア・セニリス Paraphrenia senilis に相当する)を記述したのであった。その弟子ヘッカーは,1871年に「破瓜病」の名の下に,言語障害,書字障害,反復傾向,矛盾傾向,衒奇症傾向および知能減退への進行を特徴とする疾患を描写した。1874年,彼は,「Spannungsirresein」の名の下に**緊張病**を描写した;彼はこの疾患を「周期性」として示した。なぜなら,彼によれば,相次いでメランコリー,鈍化,痴呆を経るからである;彼の考えでは,この疾患の特徴は,音誦症と「弛緩 Attonität」症候群(無言症,思考中絶,拒絶症,奇異症,ろう屈症,硬化,咬筋けいれん,興奮発作,など)であった。

しかし,これらの種々の臨床像を「**早発性痴呆 dementia praecox**」として整理統合したのはエミール・クレペリンであった。彼は,1883年に「精神医学提要」を出版し,これは後に次第に有名になった「概論」であり,その第8版は1913年に出版され,第9版はクレペリンの死後1927年に出版された。フランスの読者は,この概論の重要な個所または分析的注解をクリスチャン (*Ann. Méd. psychol.*, 1899),セリュー (*Revue de Psychiatrie*, 1900, 1902),クラウス (精神科医学会 *Congrès des Aliénistes*, 1903),ネイラックの博士論文 (Lille, 1923),アルバースタット (*Ann. méd. psychol.*, 1927) の論文に見出すことになる。ただし,クレペリンが,緊張病とパラノイド痴呆から区別したいくつかの臨床例を,「**早発性痴呆**」と呼ぶように提唱したのは第4版である。彼は,この3型を変質の諸局面と考えた。1896年,第5版では「**早発性痴呆**」を「**栄養障害による後天性疾患**」のグループの中に位置づけて,カールバウム-ヘッカーの破瓜病と同一視し,パラノイド痴呆と麻痺性痴呆に近いものとした。それゆえ,早発性痴呆という用語は,その頃まで,ユジェーヌ・シャルパンティエ(1890)やクリスチャン(1899)がフランスで用いたように,若年者に認められる痴呆型に適用されていた。しかし1899年発行の第6版で,クレペリンは総合を行ない,その総合に関連する名称を残した;早発性痴呆は経過の診断基準に基づく独立疾患であり,痴呆性衰弱(「荒廃 Verblödung」)を来たし,**破瓜病,緊張病,パラノイド痴呆**の三大型を含む:クレペリンの早発性痴呆の考え方について語る場合は,参照されるのは1899年の版である。実際,数年後(第7版,1906)に,クレペリン自身が,早発性痴呆を一つの「疾患」とみなすことをやめ,むしろ精神活動の減退,それ以上に,情動性欠如を特徴とする病型の集合であると考えた。知られているように,この時から,痴呆による診断基準は消え始めた。特異的痴呆の概念に基づいた純粋で単純な疾病単位の放棄は,第8版(1913)でさらに強調された。この版でミュンヘンの師は,早発性痴呆グループの特徴は精神崩壊と情動性欠如であるとした(1911年に出版されたブロイラーの著作にあるように)。以上が,早発性痴呆についてのクレペリンの疾病学的考え方を最も単純化したまとめである。

臨床的枠組みの拡大については,かなり躊躇したあげく,結局クレペリンは,早発

性痴呆を独自の観点から規定するべきであった基本障害については，また意見を変えてしまった。根本的かつ基本的には痴呆の進行であることがクレペリンによって始めて認められた（ゾマー，1894）「早発性痴呆」は，偉大な臨床家の観察努力の結果，情動障害の優勢を伴った精神崩壊（Zerfahrenheit）を特徴する病状のグループを意味することになった。

　クレペリンの総合の時代には，次第に，精神科医はすべてこの疾患のグループに興味を抱き，それらが本当の痴呆であるのか，知的障害よりも感情障害の方が重要なのか，緊張症候群とパラノイド妄想は同じ基本的障害に属するのか，などの疑問を抱いた。臨床的によく遭遇するこの大きなグループの精神病は，すべての人の心に，「早発性痴呆 demence précoce」という2つの単語の意味が，文字通りの意味と最初の精神医学的な意味とではまったく異なっているという強い印象を与えたのであった。かくして，これらすべての症例研究のおかげで，「早発性痴呆」と「痴呆」の絆は断ち切られたが，すべての臨床家は「早発性痴呆」が発散する幻想的で謎めいた奇妙な雰囲気に強い印象を受けたのであった。「早発性痴呆」概念を新たに理解するために，どうしても新しい用語が生み出されなくてはならなかった。

II．精神分裂病グループ（ブロイラー）

　統合失調症（スキゾフレニー）グループの患者の「奇妙な」特色は，一次性の，宿命的で，純粋な，単純な痴呆の一種とする分類にはなじまなかったので，それは，むしろ二十世紀初頭の学者たちが考えたよりも，「ヴェザニー性痴呆」という古い概念，すなわち，「精神障害の長い経過から生じた二次性痴呆の型」に近かった。それは臨床症状の表れと病的過程の間に疎外の厚みのようなものを置くやり方であった。そのため，この時代に，人々はこの疾患について絶えず次のように表現している。「精神的不調和」（シャラン），「精神内界失調」（シュトランスキー），「**離断性痴呆** *dementia dissecans*」（ツヴァイク），「解離性痴呆 dementia dejunctiva」（グロ），それからクレペリンは「指揮者のないオーケストラ」，アングラーデは「綴じが外れてバラバラになった本」などにたとえるなどである。このような表現や比喩が生まれたのは，一次性痴呆の概念そのものとは相容れない心理的な豊富さを「早発性痴呆」に認める必要性を物語っていた。臨床像が単に脳の損傷によるものでない限り，必然的に精神的原因によるものであるとする新しい解釈が生まれ，そのモデルはまさしく精神分析学派（フロイト，ユング，メーダー）により提唱された。アシャッフェンブルクの精神医学叢書の「早発性痴呆」の巻を責任編集したオイゲン・ブロイラーが，この書を「**早発性痴呆または精神分裂病（スキゾフレニー）グループ** *Dementia praecox oder Gruppe der Schizophrenien*」と題したのはチューリッヒにおいてである（1911）。彼にとって「早発性痴呆」の枠には，痴呆によっても致命的な欠陥に至る経過によっても定義づけられない一連の状態が包含される。その共通点は心的生活の分裂で構成され，それが心的生活をばらばらに分割（「Spaltung」）させ，この患者の知能と情動と行動を無秩序に断片化した体系に陥らせるのである。これこそ，彼が「早発性痴呆」の名称で複数のグループの状態を意味

するために，いわゆる「精神分裂病(スキゾフレニー)」という用語を提唱した理由である。ブロイラーの考え方で特に興味深いことは，精神分裂病(スキゾフレニー)状態の臨床構造がどのように生じたかの考え方にある。事実，その臨床構造は一方では基本的な解離の経過に依存するが，症状においては，イメージと欲動の世界であり，これはまさにフロイトが発見し，ユング（1907）が早発性痴呆の心理学に重要性を認めていた点である。

　ブロイラーの考え方は，精神活動の陽性面に照明を当て，クレペリンの立場を定めていた陰性または欠陥部分を重視しなかったことであり，40年来，数え切れない議論を巻き起こした。しかしそれはまた，この奇妙な精神病をもっとよく知り治療しようとする精神科医の臨床研究と治療努力を促したのであった。やがてすべての国や学派で，精神分裂病(スキゾフレニー)の概念は早発性痴呆の概念に代わって用いられるようになった。
　ブロイラーの考えのもう一つの重要な面は，その著書「早発性痴呆または精神分裂病(スキゾフレニー)グループ」という題名そのものと，この著書の初めにある次の言葉である。「私が早発性痴呆を『精神分裂病(スキゾフレニー)』と名づけるのは，種々の精神機能の解離が最も重要な特徴の一つであることを示したいからである。このグループは本当は多くの疾患を含んでいるのであるが，私は便宜上，この言葉を単数形で用いる」(p.4)。それゆえ，ブロイラーの立場は，十九世紀の精神科医の夢であったはっきりした疾病単位による疾病学とは対極をなすものであった。それ以来，現実には，精神分裂病(スキゾフレニー)の概念が広がり，常に精神分裂病(スキゾフレニー)について語る精神科医と，まったく固有の単一疾患として記述したいと考えたカールバウムとの差異がはっきり分かれることになる。これは，十九世紀の初めと中頃にツェラー，グリージンガー，H・ノイマンらが唱えた古い考え，精神病を一種の単位として考えようとする動きの復活であった。たとえブロイラー自身いつも精神分裂病(スキゾフレニー)概念の際限のない拡大に反対しようと努めても，この「大文字の精神分裂病(スキゾフレニー)」概念そのもの（この概念は明確な境界を持たないとミンコフスキーは書いた）が，度を越して拡大される傾向にあった事はよくわかる。実際に，ただ確固とした臨床診断規準のみが統合失調症(スキゾフレニー)として理解されているものの意味を規定できる。ところが，「痴呆」とか「慢性の進行」とかいった診断規準を捨てて，反対にまた柔軟性のある診断基準，たとえば「自閉」（ユング（1906）の「内向」，A・ホッヘ（1910）の「閉じこもり」）とか，「現実との生ける接触の喪失」（ミンコフスキー，1924）を採用すると，統合失調症(スキゾフレニー)群の境界が流動的になり，限りなく拡がる危険に陥る。したがってクレペリン概念に基づくブロイラーの概念によってもたらされた進歩はクレペリンの確立した欠陥構造とブロイラーの証明した感情構造とを平衡させるという条件でのみ，はじめて決定的となり得るであろう。この平衡点（そもそも，これがブロイラー自身の中心的立場である）が見出せなかったために，精神分裂病(スキゾフレニー)の考え方は長い年月にわたって，クレペリンの最初の考え方にとらわれて拒否されたり，あるいは「自己への閉じこもり」という区別のつかない曖昧な概念のままで使用されたりしたのである。したがって，多くの精神科医が欠陥症状の診断規準を強調したり，精神分裂病(スキゾフレニー)を遺伝病だと考えたりすることで，精神分裂病(スキゾフレニー)概念の価値の決定的な低落を制止しようとしたことが理解される。
　多くの研究者は，ある低下状態が必ずしも痴呆に向かうとは限らないので，少なく

ともこのグループの本質的な診断基準にはならないことは認めるにしても，統合失調症(スキゾフレニー)グループを精神活動面の様々な面でのある種の欠陥であるという考え方を切り捨てることはできないと考えている。こうして，この20年というもの，特に，クライストとその弟子，フランスではギロー，ユイヤーらが，心的生活の衰弱という意味で経過の診断規準の重要性を強調したのである。しかしこれは，常に知性にのみ固有の衰弱とは限らず，痴呆性衰退ともいえない。

　他方では，「早発性痴呆」あるいは「統合失調症(スキゾフレニー)」に特異的疾病単位を認めるという考え方は，特にドイツ遺伝学派の研究が基礎となっている（リューディン，ルクセンブルガー）。

　30年来，統合失調症(スキゾフレニー)が劣性遺伝による遺伝疾患であることを証明しようとした研究はすべて，当然，統合失調症(スキゾフレニー)の内因性，体質性仮説から出発した；この仮説はそれ自体，統合失調症(スキゾフレニー)がシゾイド（クレッチマー）の上に発展するという，多少とも明らかな事実と結びついている。しかし，ブロイラー自身が強調したように (p.273)，精神分裂病(スキゾフレニー)を単なる体質に還元することは，きわめて難しい。多くの学者（とくにオイゲン・カーン，1923）は，体質と後天的諸因子が同時に介入することを認めざるをえなかった。

　クロードの考えははっきりとこの種類の二元論的立場をとっており，「早発性痴呆」グループを「精神分裂病(スキゾフレニー)」グループから分けることを望んだ。この立場を十分理解するためには，クロードが（いま先にあげた研究者たちと同じく）モレル的およびクレペリン的な「早発性痴呆」の考えにとらわれすぎていたこと，そして「統合失調症(スキゾフレニー)」概念は本質的にはシゾイド体質を特徴とする症例の一部にしか適応できない，と考えたことを考慮しなければならない。

　このように，手短に，ブロイラーの不朽の著作を生むきっかけになった議論の主なものを歴史的に振り返ってみたが，私たちはこの歴史を裏切ることなく，そこから着想を得る必要性を十分に自覚しなければならない：統合失調症(スキゾフレニー)グループの心理構造を深く究めながら歴史から着想を得ること；この概念をとことんまで貶めて歴史を裏切らないこと，すなわち，これから見ていくように，いかに困難な状況にあろうとも，統合失調症(スキゾフレニー)の概念をありふれた反応の概念に還元しないこと。

Ⅲ．統合失調症概念を反応型の概念（シゾイド性格，自閉症的態度，急性統合失調症，など）で消滅させること

　反-疾病学派の反発はその目標を越えることで終焉し，「早発性痴呆」や「統合失調症(スキゾフレニー)」は疾病単位ではないという口実の下に，経過の観点からも構造の観点からも，臨床的な一貫性を欠く，非常に曖昧で多様な定義へと拡大した。したがって，すべてが単一名詞扱いとなり（あたかも一つの疾病単位であるかのように），統合失調症(スキゾフレニー)は「反応」の多様性の中に解消された。この消滅を可能にしたのは，明らかに，疾患の本質を「内向」つまり「現実からの逃避」とする曖昧さと習慣にある。事実，この問題をめぐっては，「統合失調症(スキゾフレニー)性反応」概念が異なる三方向に広がっている：性格反応型，生命の情況に対する行動反応，神経症反応。

統合失調症的発展の起源としては「病前素質」,「性格」または「精神型」またはシゾイド「体型」または統合失調症気質があるという考え方は,とくにドイツ精神医学で発達し,遺伝学派と最も緊密で深い絆で結ばれた。ドイツ語の膨大な文献があり(ブムケの便覧,リューディン,ホフマン,クレッチマー,フォン・ローデン,プラットナー,E・カーン,ルクセンブルガー,ランゲなど),その中に内向的性格,シゾイド傾向,体格(無力-やせ型,闘士型,形成不全型,など),クレッチマー(1922)の理論による統合失調症性精神病との類似性に関するおびただしい量の記録を見ることができよう。しかし,当然ながら,前述したように気質や体質がすべてではなく,オイゲン・カーンのように統合失調症性反応を性格形成によるものと破壊過程の変形によるものの2つに分けて考えねばならないだろう。ギュット(1940)の概論のルクセンブルガーの図は,統合失調症を気質的性格傾向という内因性の体質のみから明確にできないことをはっきり示している(p.196)。現実との生ける接触の喪失は,結局,結果であって一次的な因子ではない：それゆえ,統合失調症の本質的な特性とは考えられないであろう。その点については,ミンコフスキーの研究は(もっとも彼自身はこの罠にかからなかったが),統合失調症が純粋かつ単純に精神病質的素質と関連することがあり得るという幻想を与えることができたのだった。いずれにせよこの問題については,「統合失調症」の名で一括してまとめられている精神障害が,引き込もり,現実逃避,夢想の傾向,あるいはまた周りにくりひろげられる環境を考慮すべき実生活よりも内面生活と同一視されがちであることは容易に理解される。またいうなれば,統合失調症概念は,あらゆる行動「不適応」にも当てはめられるし,神経症におけるような疎外として,空想的で主観的価値の優位を特徴とするあらゆる精神異常の型にも当てはめることができるし,そこまで退廃することが容易に理解できるのである。

しかしこの反応の考え方の核として人それぞれの在り方ないし反応の仕方を形作っているその人固有の反応型を基にするのではなくて,出来事とそれが引き起こす反応とが結びついた関係を基にすることができる。

こういう次第で,ひとつの学派全体すなわちアングロサクソン学派は50年来,統合失調症の行動を環境と外界による情動刺激に対する反応型として研究しようと試みてきた。1900年以来,アドルフ・マイヤーが精神医学の臨床と治療について,疾病学的独断と精神病患者の隔離収容とが結びついた影響を懸念したのは大きな功績であった；特に早発性痴呆の領域が彼の注意を引いたのは,この疾患が基本的かつ宿命的に痴呆性のものであるという考え方を受け入れることができなかったからである。彼は,「医学的体質」(参照：デシャンブルの有名な辞典1887の「体質」の項)という古い考え方に戻り,早発性痴呆は次のように「体質」を具現化すると考えた。すなわち,その形成には性格や気質の特徴全体だけでなく,その人個人の歴史そのものやその人の存在と環境条件の重なり合いも関与すると考えた。この「**体質的構成 constitutional Make-up**」(1907, 1910, 1912)は,この時代の人間学的,心身医学的考え方を先取りしており,米国の大部分の精神科医の眼には統合失調症の病理学的「様式」と映った。しかし,結局アメリカ学派は,この最初の総合的立場から急速に遠ざかっていった。実際,アメリカ学派は病原作用の過程で環境要因だけを常に重視したのである。こうして,統合失調症に対しては,十九世紀の脳神話とは逆に一種の「生態学的」神話が

創造され，人為的すぎる説明とならないようについに統合失調症(スキゾフレニー)の構造そのものを存在条件に対する無際限の「不適応」中に拡散させてしまった（参照：たとえば，R・L・ジェンキンス，1950の研究と文献）。アドルフ・マイヤーとパヴロフが出会った地点で，ワトソンの行動心理学がいわば妥当とされ，実際に，ただ単に「自閉症的反応」，「内向的態度」，「拒絶症的態度」，「拒絶または逃避行為」などの表現が使用され，統合失調症(スキゾフレニー)の症状学全体は平凡かつ「皮相」なものとなり下がった。

　結局，カールバウムやクレペリンの時代には，早発性痴呆患者が本質的には身体破壊過程の単なる犠牲者または「保持者」とみられていたにしても，また病気の考え方がやや簡略化される危険にさらされていたとしても，さらに細部にわたる症状の研究は統合失調症(スキゾフレニー)概念を逆方向へ行き過ぎる危険に曝したのだった。これらの患者が「自分に閉じこもろうとする傾向」，現実適応の無能力と現実から遠ざかろうとする欲求，想像への没入は，多かれ少なかれ明確に現実の拒絶，外界を削除する欲求，完全に植物的生活に回帰する意図，対象世界との葛藤を取り除くことと同一視された。それによって，統合失調症(スキゾフレニー)は，「**自己愛神経症**」と考えられ，ついに神経症のグループに入れられてしまった。この見地が厳密に述べられることはまれであるにしても，ほとんどの研究が絶えず示唆しているように，統合失調症(スキゾフレニー)は常に精神分析的見地から意図的な自閉症的後退として示される。なるほど，このような解釈は控え目に述べられてはいる（退行概念，自我脆弱性の概念，現実体系の破綻など）が，フロイト自身や，ユング，ナンバーク（1920），P・シルダー（1928），サリヴァン（1922-1949），セシュエー（1950），シュルツ・ヘンケ（1952）などを参照すると，すべての研究に「ライトモチーフ」のごとく次のような思想が認められる。すなわち，統合失調症(スキゾフレニー)の本質は苛酷な現実に対する無意識の「反応」，または「原始的精神異常 paléophrénique」（オズボーン，1940）の太古的な型の反応であるという思想である。

　このような展開の果てに，統合失調症(スキゾフレニー)は機序，症状，動機あるいは意図に帰着し，すべての臨床的特徴を失う。すべての統合失調症(スキゾフレニー)様反応，統合失調症(スキゾフレニー)様状態，「統合失調症(スキゾフレニー)様精神病 schizophrenic-like psychoses」，類統合失調症性精神病 psychoses schizophrénoïdes，いわゆる「パラノイド」反応，「急性統合失調症(スキゾフレニー)」，潜伏統合失調症(スキゾフレニー)，非精神病性統合失調症(スキゾフレニー)（ニールセン，1948），など（これらの問題に対して現代世界の文献に文字通りあふれている概念のすべて）は，結局，「真の」統合失調症(スキゾフレニー)を一種の抽象化に過ぎぬものにしてしまう。さらに，たまたま一例をとりあげるならば，H・S・リプレーとS・ウォルフ（1951）の調査による，1943年から1945年までにニューギニアとフィリッピンの戦闘に参戦した急性統合失調症(スキゾフレニー)100例の臨床的基礎は何であったのかと疑われる。これらの統合失調症(スキゾフレニー)患者で，2ヵ月後には帰宅した者が三分の一，1年後には4人だけがまだ入院中…というのである。

　そもそも逆に，ハイデルベルク学派のように，「疾病特徴的な」徴候の臨床診断規準（たとえば思考化声）だけで満足すると，統合失調症(スキゾフレニー)的精神病グループは臨床的実態や進行特異性から理解することもできなくなってしまう。たとえば電気ショック後にみられる統合失調症(スキゾフレニー)様思考障害（ゲルスタッカー，1949）の診断は何であるか。または尿毒症の経過中にみられる「統合失調症(スキゾフレニー)様症状」の診断は何であるか（R・ティーレ，1947）。

Ⅳ. 結　論

　思考を発展させて，ものの性質そのものに関する教訓を引き出すのでなければ，歴史には利益も意義もない。これまで述べたことからはっきりと引き出せる教訓は以下の通りである。

　a）まず，**早発性痴呆**の枠に入る膨大な事実が，関連する相対的中心概念という視点から，規定され検討されなければならない。その視点からすると，重視すべきはもちろんブロイラーの分裂（「Spaltung」）の概念である。b）十九世紀の終りから記述され分類されたすべての障害と臨床型全体の中で，この精神病グループの基本的な核となるのはもちろんパラノイド型のグループである。c）最後に，クレペリンは，特に陰性の障害（多少とも痴呆的欠陥）を考えているが，それに対して，現代の一部の学者，とりわけ，精神分析家は統合失調症様の態度と行動を「陽性の」感情的志向性の表われと解釈してはいるが，それは陰性であると同時に陽性でもある障害の構造の中にあるように思われる。すなわち，1911 年にブロイラーが弁護した病因論的考え方であって，多くの精神科医が多年にわたって絶えず探求してきたものと同じ観点である。

　それゆえ，今，私たちはこの教訓を受けて，統合失調症グループの記述と臨床的問題の報告に取り掛かることにしよう。この研究で念頭に置かなければならないことは，このグループの特徴が崩壊，すなわち多少とも，進行性で常に精神活動を不可解な想像の世界に閉じこめる基本的不調和であるということである。私たちの臨床研究の対象そのものは，もちろんこの支離滅裂，この「解離」，この「自閉」，この「みずからのイメージに閉じこもった世界」のすべての特徴であるが，また進展する力動性と人間存在とが間違った方向に向かう苦難の道でもあり，これらが私たちの臨床研究の対象そのものを形成することになる。実際，臨床家が繰り返し認めている次の必要性を意識しなければならない：統合失調症の**定義**が難しければ難しいほど，いともたやすく統合失調症患者の面前にいることを**感じる**ことは容易であるということ。このことは，統合失調症の診断が，横断的に，疾病特徴的といわれるいくつかの徴候（空笑，思考化声，感情的無関心，常同症，言語新作，など）に基づいていると言いたいのではない。なぜなら統合失調症の診断には，縦断的な構造分析が求められるからである。「実存的衰弱」の全貌を確実に復元することで始めてそれが可能となる。しかし，このことは，心的生活の統合失調症構造がまさに「典型的な」何ものかを持っていると言うことである。今や私たちのなすべきことはこの単純な「臨床的印象」からまさに典型性を取り出すことであり，そうすることで始めて，統合失調症性精神病の真の臨床と真の精神病理学となると言える。

文　献

　本章の終わりにある偉大な古典的著作の他に，歴史的文献を挙げると次の通りである。

Claus. — Rapport sur la catatonie. — Congrès des Médecins aliénistes et neurologistes de

France et des pays de langue française, Bruxelles, 1903.

Denis. — Rapport sur les démences vésaniques. — Congrès des Médecins aliénistes et neurologistes de France et des pays de langue française, Pau, 1904.

Sérieux. — La démence précoce. — *Rev. Psychiat.*, juin 1904.

Kirby G. — Paraphrénie et paranoïa. Revue des dernières théories de Kræpelin. — *Am. J. Insanity*, 1914, 71

Trénel. — La démence précoce, ou schizophrénie, d'après les conceptions de Bleuler. — *Revue de Neurologie*, 1912, 372-383.

Hesnard. — Les théories psychologiques et métaphysiques de la démence précoce (Jung, Maeder et Bleuler). — *Journ. de Psychol.*, janv. 1914.

Mayer-Gross W. — Problème des types de réaction schizophréniques. — *Zschr. ges. Neur. Psych.*, 1922, 76, 584.

Flournoy. — Le point de vue d'Adolf Meyer sur la démence précoce. — *Encéphale*, mars 1926.

Guiraud et Ey. — Remarques critiques sur la schizophrénie de Bleuler. — *Ann. Méd. Psychol.*, mars 1926, 355.

Mayer-Gross W. — Le développement des conceptions cliniques de Kræpelin. — *Archiv. f. Psych.*, 1929, 87, 30-42.

Gruhle H. W. — «Lehrbuch der Geisteskrankheiten», par O. Bumke, *Springer*, édit., Berlin, 1932, 9, 1-30.

May J. V. — Démence précoce : problème de la schizophrénie — *Amer. J. of psychiat.*, 1931, 88, 400-446.

Ey H.— Position actuelle des problèmes de la démence précoce et des états schizophréniques. — *Evol. Psychiat.*, 1934, 3, 3.

Osborne R. L. — Paléophrénie, Nouvelle étude sur le concept de la schizophrénie. — *J. of Nen. Sc.*, 1940, 1078-1085.

Katzenelbogen S. — Définition de la démence précoce suivant les conceptions de Kræpelin, Bleuler et Meyer. — *Psychiatr Quart.*, juil. 1942, 16, 439-453.

Mondragon J. (De). — Le développement de la notion de schizophrénie. — *Thèse Paris*, 1952. (Malheureusement, cette thèse qui est d'un intérêt capital n'existe que sous forme dactylographiée.)

Stransky E. — De la démence précoce à la schizophrénie. — *Arch. suisse Neuro-Psych.*, 1953, 72, 319.

XII
1955年
典型例の臨床的記述

　すべての臨床的な問題や典型的な臨床記述の問題は，それぞれの研究者の眼からすると，統合失調症障害をどのように最適なレベルで考えるかにかかっている。その切り口が痴呆や遅滞の「あまりに低い」レベルであったり，あるいは「シゾイド」や早発性の「あまりに高い」レベルであったりすると，切りすぎたり外れたりして戯画像しか得られない恐れがある。私たちの問題の歴史的研究の結論そのものに基づいて，統合失調症のパラノイド型状態の時期の問題に狙いを定め，この精神病の典型像の核心に迫ることにしよう。すなわち統合失調症の初期の型，末期の型，様々な特徴を示す臨床型の中に多少とも生じるか紛れ込んでいるあらゆる障害が集中し，交叉している臨床の核心へと迫るのである。

統合失調症性崩壊の基本的症候群

　統合失調症患者は「不調和」で「妄想」があり，「自閉症的」である。私たちが検討しなければならないのは典型的臨床像のこれらの3つの基本相である。疑いなく大部分の研究者は，すべての統合失調症患者が妄想を持つとは考えておらず，統合失調症属の中で妄想のある者を示すのにいわゆる「パラノイド」なる特別な種を区別している。しかし，後述するように，統合失調症構造がこの3群の障害を包含合併させている限り，私たちにはこの立場が正しいとは考えられない。この型の精神病によって提起される問題が行き詰った状態にあるのは，統合失調症を「妄想性の疾患」と考えることを怠ったからである。「自閉症」，「解離」，「崩壊」，「内向」などと表現されようと，統合失調症の本質的障害は，主体と現実世界の関係の妄想による大混乱 bouleversement であると認めるべきである。繰り返すが，そういう次第で，ここではいわゆる「パラノイド」型について述べることにしよう。

I - 不調和

　「無関心 détachement」（ジャネ），「支離滅裂 Zerfahrenheit」（ツィーエン），「分裂 scission」または「分裂 Spaltung」（ブロイラー），「精神内界失調 l'ataxie intrapsychique」（シュトランスキー）などは，統合失調症患者における，すべての支離滅裂，

すなわち，意識と人格のまとまりと統一性の欠如を表現する概念である。「不調和」（シャラン）という用語はすべてを端的に示しているので，ブロイラーも，知っていたら採用していたのにと述べたほどである（ジュネーヴ‐ローザンヌの学会，1926）。この臨床的特徴が強まると「崩壊　désagrégation」に至るが，これはすでにこの精神病最初の「不調和」症状の中に認められる。当然，このような概念は，臨床分析によって得られる経験的内容によってはじめて価値があるが，その内容が十分豊富で特異的であるのでまず検討することにしよう。

　この「解離　dissociation」は，心的生活のすべての様相を細分し崩壊させるので，**認識‐知性**の面，**本能‐感情**の面，**行動**の面でこれらの症状を記述することができる。しかし，統合失調症性解離の影響を種々の面で述べることが必要であるにしても，同時にこれらの症状すべてに共通の性質があることを銘記することも重要である。

1．一般的諸特徴

　まず，精神活動の分離解体は，観察者に統合失調症に特有の客観的性質を示す。これは「様相　physionomique」ないし構造的な特徴であって，その恒常性のゆえに，精神構造の形そのものの変化に関係があることを示している。解離の過程を明確に示すこれらの**形態的変化**には次のようなものがある。

　　a）**両価性** ambivalence ── この主要症状はブロイラーにより十分に分析された（1911，p.43-44）。J・ブートニエ（1938），E・レノー（1937），P・L・ゴイテン（1944）などの重要な研究の対象となった。この症状は共有の形で**知能面，感情面，意欲面**（両立傾向）に出現し，すべての心理的操作や心理状態の上で矛盾した表現（肯定‐否定，願望‐恐れ，愛‐憎しみ，欲する‐欲しない，など）で現われる。動機，選択，判断面，感情のニュアンスの多元性が行為に必要な統一にまでに至らず，潜在的でいつまでも解決しない葛藤に留まっている。したがって統合失調症患者は常に不明瞭で，奇妙で，無為で，矛盾に満ちているように見える。

　　b）**奇異症** bizarrerie ── この言葉は統合失調症患者の臨床所見の記録や，統合失調症に割かれた研究の頁に常にくり返されてきた。

　奇異とは，風変わりで異様な印象を与え，矛盾と不合理で人を戸惑わせる意図を表わしているように見える諸性質の奇妙な組み合わせである。このように「奇異」は，統合失調症的思考の基本的性質の一つであり，思考と行動の回りくどい奇異なゆがみのようなものであり，心的生活のすべてに加えられた変形を表すと同時に変形を決定づけている。実際，心的生活は，単純に展開できなくなり，空想的な誇張などを被る。

　　c）**不可解性** impénétrabilité ── 統合失調症の症状はすべて謎めいた印象を与える。統合失調症患者の言葉，身振り，恨み，寛大さ，計画，挨拶などは常に不可解な意味の厚みを通してしか伝わらず，神秘と奇妙さの奥にあるものが問われるかのようである。統合失調症患者と他者の間には不透明な理解できないものが存在している。統合失調症患者の思考，意図，行動は謎めいていて人を寄せつけず閉ざされている：すべての考えや表現機能に無意識の領域から生まれた下心や決意が隠されている。したがって患者の思考，態度，感情的関係の産物である**象徴性**も，また，思考構造の障害を

示している。思考は，空想の次元とほとんど一体化しているので，心的存在の本能‐感情的下部構造が対立する観念‐感情「コンプレックス」の矛盾した多元性と結合されているかのようである。

　d）**無関心** *détachement* ── 最後に，これらすべての形をとる精神的解離にはもう一つの現象が含まれる：**萎縮または閉じこもりの現象**。それは「**現実との生ける接触の喪失**」（ミンコフスキー），「**内向**」（ユング），「**隠遁**」*anachorèse*（ヴィンクラー，1954）などと呼ばれているものである。「自閉症」をこの障害に帰することはできないとよく言われるが，これについては後述しよう。ここではむしろもっと単純にいうと，世界に自分を開くことができず，自己の内界へと求心的に引きつけられることであり，ちょうど注意が現実生活から主観的極に向かうのに似ているということである。自己を世界に投映して影響をおよぼすことができず，主観性の流れに自己を分散する傾向があり，人間存在の「内部」と「外部」の間に不釣合いがあること，これらが統合失調症性解離症状の恒常的な枠組みを構成し，「放心」，「夢想」，「対立」，「風変わり」，「拒絶」，「外界に対する頑固さと無関心」などの多くの臨床的特徴を示す。

　以上が**不調和症候群**を構成する症状の**固有**かつ**明確な一般的特徴**である。これらは臨床面では，心的存在を構成している活動や機能や精神状態全体の不調和を構成している。「平衡を失った」，または「調子の狂った」心的生活症候群（ヤスパースの表現を借りると「Verrücktes Seelenleben」）の種々の臨床像を列挙することで，これらを見失うことはないだろう。

a．思考面における不調和

　思考機能を論理的操作内容から区別することは非常に難しい；思考障害を言語障害や他の精神表現（行為，情動，感情，など）から区別することもまた困難である。しかし，臨床家の大部分は，思考の統合失調症性障害の名の下に，観念形成の展開の障害，「連想」の流れの障害，思考の論証的進行の障害などに固有の特徴の評価を行うために，一般に「知的機能の障害」とか「思考の流れの障害」，とか「思考形式の障害」と呼ばれているもの，すなわち精神測定法やロールシャッハ法による精神構造の分析などで当然問題となる障害を，研究してきたのであった。しかし現実の思考障害では（ベルツェ，エンゲルソン）思考のすべての障害を要約できるわけではない。なぜなら言語系と論理系のより恒常的な変化も存在するからである。言語ないし論理の障害が思考の深い基本的な障害によるものか，それとも妄想の全体的影響であるかは議論の分れるところであり，私たちはその病因を慎重に検討して，**言語系のゆがみの症候群**，**論理系のゆがみの症候群**として記述しよう。

　「解離　dissociation」（ドイツの研究者の「支離滅裂 Zerfahrenheit」）のこの面での臨床的，精神病理学的分析の領域には無数の研究がある。最初の研究者（マッセロン，C・パスカル，ツィーエン，ウェイガント）は，クレペリンの時代に当時の「やり方」で，特に，**注意力，観念連合，記憶，**などの諸障害を分析した：精神測定法的作業に使用される用語については後で述べる。しかし，ブロイラー（1911）以後，とくにE・ドマリュス（1923-1927），K・ベリンガー（1924），E・ミンコフスキー（1927），ベルツェとグルーレ（1929）の分析以後，この問題については膨大な量の発表がなされ

た；特に，C・シュナイダー（1930），ベルルッキ（1933），ツッカー（1939），ヴィゴツキー，カザーニンとハンフマン（1944），Fr・ミンコフスカ（1945-1950），J・バースチン（1949-1951），などの研究を挙げよう。

1）思考の基本的機能と形式構造の障害

「統合失調症患者(スキゾフレニー)」は知的な適応活動に機能障害がある人のように見え，行動することは明らかである。しかしまた統合失調症患者(スキゾフレニー)は知的な外観を呈する。これはすぐにぶつかる最初の矛盾である。はじめにあらゆる解釈を排して，これらの矛盾した障害について説明しよう。

注意力や精神集中力は弱く時にはほとんどゼロであって，ディドやギローは「彼らは聞けども聴こえず，見れども見えず」と述べている。トゥルーズとミニャール（1911），特に最近ではバリュックとモレル（1928）は，この総合力の欠如，精神的「統合 intégration」を重要視した。しかし大多数の観察者はブロイラーと同様に，障害の変わりやすい選択的な性質，患者の奇異症や気まぐれとの関連性に注目している。

記憶力では，時に想起力と記銘力が全体的におかされているようにみえる。そこでウェルズとマーティン（1923），J・C・フォースター（1920），シミンス（1933），F・J・クランとシルダー（1937）は記憶の量的な障害を記しているが，またテストで研究された記憶材料の矛盾したある種の「ゆがみ」も明らかにした。しかも，このゆがみは結局，「記憶障害」にも人を戸惑わせる性質，時に系統的なものがあるということである。それはとくに有名な「選択的健忘」の場合であって，むしろ系統的「無視」である（ル・ガレエ，1953）。患者は自分のやった職業も，結婚していることも，自分自身のアイデンティティも忘れている。記憶錯誤や作話も同様に空想的なものにすぎない。たとえば，これまでやったことのない旅行について語るが，たとえば次のようにつけ加える：「多分あなたのために思い出したのは私ですよ」。これらの風変わりで過度のあるいは欠落した記憶は，それ自体変りやすい；「大げさ」に表現されることもあるし，ほとんどそれとはわからない調子で言われることもある；それらは無頓着で，夢想的で，一貫性のない雰囲気のうちに繰り広げられる（J・ドレーの「自閉症的記憶」，1942）。連合障害は話題の飛躍，風変わりな観念，突拍子もない脈絡でさらに人を驚かす。たとえばエジプトという言葉では一般に砂漠やピラミッドを連想するが，統合失調症患者(スキゾフレニー)はたとえば北極とか競輪のチャンピオンとか立方体を想起する。ちょうどイメージの断片や意味が考え方の明らかな中心が示す以上の意味を生じたり発展するかのようである。性的内容の象徴的連合や，奇妙きてれつな筋や，最も珍妙あるいは奇異な展開がいとも簡単に形成される。ユング（1907）とブロイラー（1911）は，精神分裂病(スキゾフレニー)のこのような連合を深く研究した。ブロイラー（p.29-31）は誘発語の実験で次のことに注目した。反応時間の顕著な変動，先行誘発語への固着，応答の常同症，反響言語，思考の貧困，同一観念の反復，独特の応答（ケントとロザノフが強調），奇異な連合であり，これらが夢と現実との混同，遠まわしで間接的な連合の傾向，それに感情的コンプレックスの割込みを明示しているということである。この最後の特徴は特に患者の「才気ある言葉」，「機知」に現われる。ドマリュスの報告した次の文章がよく引用される：「キリストと葉巻と性にはどんな類似点がありますか」

―「それは3つとも取り囲まれています；キリストは後光で，葉巻は波型で，女性は男性の眼差しで」。このような漠然とした近似やかけ離れたものの関連付けによる思考様式はきわめて特徴的である。連合弛緩障害が抽象的思考障害と深い関係があっても，驚くに足りない（グリーンブラット，ソロモン，1953）。

2）思考過程と意識野の障害

　最も驚かされるのは，不連続な思考の流れが原因で，常に曖昧かつ不可解な決定に従っているように見えることである。特に，これらの障害は，C・シュナイダー（1922－1930）によって十分検討され，長い間「解離思考 pensée dissociée」（ツィーエン）と呼ばれているものの本質そのものをなしている。

　まず，**考えの話し方の障害**が指摘される。最もよくみられるのは，観念形成の流れの緩慢化であり，あたかも思考が混乱し，足踏みし，少しずつ進むか不規則な予測もつかぬ方向に跳躍するかのようである。また，特に際立っているのは，省略や飛躍であり，それらは方向の突然の変化，場にそぐわない急激な変化という印象を与える。思考の筋道は回りくどく，もつれたり切断されたりする（C・シュナイダーによれば，「飛躍 Springhaftigkeit」とは変質であり，そのために観念形成に不可欠の連続性を確立できない）。

　途絶 *barrage* の現象はほとんど疾病特徴的である。一種の「心的衰退 fading mental」（ギローとA・デシャン，1932）である：患者は気をとられていたことの続きやこの中断の結果に無関心であるかのように話をやめたり，沈黙したりするが，しばらく経って，また会話の続きを再び始めたり話題を変えたりする…　よく気づかれる他の症状は停滞現象，思考の実らない足踏み現象である：ものの命名（ゾンマー），それらの際限のない操作（ロイポルト）は保続症への強い傾向，その無際限の形成への強い傾向の最もよく知られている症状である（ワンケルとローレンツ，1952）。逆に，非常に稀ではあるが，考えを語るテンポが目も眩むほど速くなり流暢さと冗漫さには驚かされる。しかしこれらの障害は，単に観念形成の「速度」と流暢さだけに関わることではなく，**思考産生の混乱**と連動している。事実，観念はもはや明瞭さをしっかり保証する順序に従わない。思考は，多かれ少なかれ混沌とした流れに巻き込まれ渦巻くのであり，思考の芽生え自体のためらい，**混合，汚染，迂回，置換，干渉**などを示す（これはC・シュナイダーが「たわごと Faseln」，すなわち支離滅裂という項目で整理した一連の障害である）。これらの障害で最もはっきりした2つの特徴は，思考の**曖昧さとまわりくどさ**である。この曖昧さは，精神的過程が表面的で未分化で，常に「萌芽期」（C・シュナイダー）に留まっている。回りくどさは，瑣末へのこだわりや目的に直行できないことから生ずる。論証的思考に不可欠な構成と句切りが混ざり合っている。イメージと奇妙さと象徴がちぐはぐに氾濫し，思考の流れは無秩序となっている。

　クレペリン，ブロイラー，グルーレなどのように古典的な言い方をすると，統合失調症患者には**意識障害**がないということになる。これをもって明晰さの障害と理解するのであれば，これ以上正確なものはない。ただし，この明晰さの障害をこれらの患者の精神過程が繰り広げられる曖昧で漠然とした雰囲気，特に，ドイツ語圏の精神医

学者が「Benommenheit」（参照：ブロイラーの p.182）と呼ぶ昏蒙の意味に取ればの話である。しかし E・ミンコフスキー，C・シュナイダー，ハイデルベルク学派（ベリンガー，マイヤー‐グロス，など）の臨床的記述にみられるように，統合失調症患者の思考が「意識野の緊張低下」（ベルツェ）の状態にあるとすれば，現実の感覚的体験の構造そのものが根本的に変化していることは明らかであろう。思考過程の障害としてすでに記述した障害の多くは，統合失調症的思考の不調和現象の「基礎」を形成する「生きられた vécu」変化として位置づけられる。また後述するように，一次性妄想体験でもある。奇異な連合や，連合の細分化や，はっきりわかる抽象化や（バリゾン，1934），ある面で見られる「合理主義」や「幾何学主義」（E・ミンコフスキー），思考形式と思考内容の解離などは，ことごとくが意識の志向的な流れの構造変化であり，それは構造解体，すなわち，生きられた経験の時間‐空間的直接的所与の大混乱を示している。F・フィッシャー（1930），W・ベッツェンダール（1937），V・フォン・ゲープザッテル（1939），L・ビンスワンガー（1933-1942）が強調した，時間・空間の生きられた経験の最も重要な質の喪失，時間的思考の内的空間による飽和および過去の侵入による時間現象の根源的な分解も，この意味においてである。ディドとギローは，患者がしばしば時の副詞に代えて場所の副詞を使用するのに注目し，E・ミンコフスキー（生きられた時間，1932）は，精神力動の自然な動きとは反対の静的で空間的な傾向を明らかにした（これらの症状は，事実，統合失調症的思考障害の根底を構成するものなので，後述しよう）。

　これらの障害のすべては，不調和思考の日常的臨床分析でわかる。なぜなら，そのすべてがまとまりと調和の喪失，シュトランスキーの言う精神内界失調を示すからである。このように統合失調症は，臨床像の記述が始まって以来，知能は十分に保たれているようであっても，知的操作の働きと効率が深く障害されている患者として見られてきたようである：これが統合失調症患者の不調和の基本的特徴である。

統合失調症患者の知能測定の臨床的問題

　当然，このような患者に精神測定をこころみる誘惑にかられるが困難である。測定の誘惑にかられるのは，できる限りはっきりと一般知能低下の有無と程度または特殊能力の欠損の有無と程度を確認したいからである。むずかしいのは，これらの人々は接触と取扱いが困難で[1]，成績が悪かったりまったくできなかったりしても，「本当に」できないのか，それとも奇異症と気まぐれのためなのか，前もって予測することができないからである。奇異症や気まぐれではしばしば知能低下「荒廃 Verblödung の場合とまったく同様に得点が変わることがある。この問題に関する調査は無数にあるが，期待はずれのものばかりなのはこの理由による。たとえばマッセロン（1902）や C・パスカル（1911）の本の中には，今世紀の初めに用いられた古い「テスト」による最初の検査結果がある（ストップウォッチで測った反応時間や感覚注意テスト，など）。当時の研究の大部分（クレペリン，ツィーエン，など）が，テストの矛盾した反応や気まぐれな結果をはっきり示している。この初期の結論はまたごく最近の私たちの時代の研究でも繰り返されている。

　かくしてマックス・レウィン（1931）は，種々の知能レベル測定テストを検討して，

「知的欠陥」が観念連合の障害や観念-言語の支離滅裂に結びついていることを見出した。ユイヤーとル・ギラン（1932）は，早発性痴呆の知的減弱を測定する最初の試みを続け，ビネー，シモン，ターマンの古典的テストのいくつかの適用について発表し，「正確なテスト」によればこれらの患者において，最も複雑で最も難しい精神活動のある型に相対的知能欠損が存在することを示した。

　この問題に関する最も近代的な研究の中で，特に，アングロサクソン学派のスタンフォード-ビネー尺度を用いて，統合失調症患者群の知能指数を正常群と比較したものをまず挙げなければならない。C・E・トラップとE・B・ジェームズ（1937）は，知能指数がパラノイドのグループは別として，低いことを見出し，L・I・ケンディッヒとリッチモンド（1940）は500例の研究に基づいて，統合失調症患者は正常母集団よりも知能指数が低いことを確認した。しかし，この種の研究から知的欠陥に関する結論を引き出すことは非常に難しく，知的欠陥が疾患によるものか発病前の知能水準によるものかという問題には答えられない。さらに，ウェクスラー-ベルヴュー尺度や一連の言語，語彙，知識，動作性テストを含むあらゆる知能テストで，統合失調症患者の「能率水準」の存在，その重要性，その多様性を確認しようという試みがなされた。かくして，A・I・ラビン（1941）は，統合失調症患者は知識テストと理解テストでは優れており，組み合わせテスト，特に数字-符号コードのテストでは劣っていることを明らかにした。D・ウェクスラー（1941）自身も同種の分散の型を見出したのであった；彼は，語彙と知識で点が高いが，対照的に類似性テストで基本的な弱点があることに疾病特徴的な価値があるのではないかと考えた。A・マーガレット（1947）は，統合失調症患者では語彙と知識テストが優れ，算数の推論が劣り，最も得点の低いのは数字-符号コード・テストであることを強調した。しかし，統合失調症患者の精神測定研究を行なった学者が頻繁に強調する特徴の一つは，種々の再テストで偏差率と変動係数が大きいことである。このことを明らかにしたのは，特に，J・マック・ハント（1936），M・ダヴィッドソン（1937），L・I・ケンディッヒとリッチモンド（1940），A・I・ラビン（1941）である。変動で最も奇異なのは，J・W・レイマン（1940）のアミタール・ソーダを注射した例である：アミタール・ソーダを注射すると成績が良くなった。

　したがって，バブコックの意味で精神諸機能の減弱の問題は多くの重要な研究のきっかけとなったが，議論は分かれた。たとえばバブコック（1933）自身は，特徴的な得点の散布度（「ばらつき度 scatter」）が統合失調症患者の退行をはっきり示すとしたが，反対にケンディッヒ，リッチモンドは結論を下すことにはきわめて慎重で，永続的な精神諸機能の減弱というよりも「機能不全」と関係すると考えている。D・ラパポートは有名な著作（「診断学的心理検査」，1945）で，統合失調症の特徴は言語操作の欠損であり，また言語のサブ・テストとウェクスラー-ベルヴュー尺度の成績の分散度が強い傾向があることを示した。1945年にシャコウは，スタンフォード-ビネー，ラルーミー・アルファおよびケント-ロザノフ検査を用いて，思考の機能と操作のバランスに障害があることがわかり，統合失調症患者から受ける臨床的印象とぴったり一致するという結論に達した。この結論は，多くの研究の中でも，高等な知的領域の障害に関係しているとする，ユイヤーとル・ギランの説につながる。それがと

りわけ概念思考の障害であるとするJ・S・カザーニンとE・ハンフマン（1938）らの見解は後述しよう。

A・ラクロは最近の博士論文（パリ，1954）で，統合失調症(スキゾフレニー)に特有の精神諸機能の減弱の「パターン」があるかどうかの問題を検討し，それを否定した。彼は，ブレヒャー，オルヒ，ジョンソン，ガーフィールドらの研究を報告した。レヴィン（1948）の研究では，5人の判定者がウェクスラー・テストによる診断を評価した（110人のうち45人が統合失調症(スキゾフレニー)と診断されていた）。ラクロによるとその結果は，診断の一致は統計的有意差の限界点にあった。ということはテストによる識別は，偶然によって得られると思われるものよりわずかに優れているだけ...というものであった。

M・グリーンブラットとH・C・ソロモン（1953）が用いたのは，もっと思い切って多次元的な生物‐心理学的手法で，116名のロボトミーが行われる前の統合失調症(スキゾフレニー)患者を検討した。多くの種目を用いて29の因子の組合せをつくり（たとえば緊張状態，総括能力，感情的内容のことわざテスト，類似テスト，ポルテウス迷路，いくつかの「社会学的，生理学的変動」など），それらについて引き続き類似点を見積もった。この研究から，統合失調症(スキゾフレニー)患者には2つのカテゴリーがあるという結果が出た。一つは抽象化と統合の能力を維持し，社会的関係の持ち方や言語表現で内的緊張を表現し，もう一方は抽象能力の減退を伴う崩壊があり，いわば内的緊張を解消させ，不満を言語的にあるいは社会的行動で表現することもできなくなる。

上述したように，この一連の精神測定の研究を終えてみても，私たちは以前より進歩したとは思えない。実際，これらの研究では諸要因の組合せの結果を測定しているのであって，はっきりした因果関係は引き出すことができない。統合失調症(スキゾフレニー)患者の作業能力の奇妙な変動，少なくとも重篤例では精神諸機能の減弱が比較的偶発的であることなどは，私たちが統合失調症(スキゾフレニー)患者の思考の不調和についてすでに知っていることをよく表わしている。これらの患者は，種々のテストを受けさせると，多少の失敗が認められるが，確かにこの失敗については — たとえば，C・M・キャムベル（1943）が述べるように — この事実はただ単純に知能減退という概念で片付けられない，「統合失調症(スキゾフレニー)性敗北 défaite schizophrénique」（「統合失調症(スキゾフレニー)性投降 schizophrenic surrender」）によるものである。

統合失調症患者のロールシャッハ・テスト

もちろん，「ゲシュタルトの世界の探求に」最も適している投映テストは，臨床観察の手段としてまた診断そのものの手段として広く用いられてきた。そこで，Fr・ミンコフスカ（1941）は，「解離過程は臨床の診察よりもこのテストのほうがはるかにはっきり現れる。臨床の診察では解離の強度はずっと後にしか確認できない」と述べ，B・クロッパーとD・M・ケリーは有名な著書（1942）で，ロールシャッハは疑わしい診断の症例を明らかにできるテストであるとしている。H・ロールシャッハ自身も「精神診断学」で，統合失調症(スキゾフレニー)の特徴として，独創的な反応，形態水準の変動が著しいこと，運動反応に比べてF＋％が低すぎること，などをあげている。以後，エンケ（1927），マックス・ミュラー（1929），M・ブロイラー（1934），W・スカルワイト（1934），S・J・ベック（1938），Fr・ミンコフスカ（1940-1950）らの研究は，

時に疑わしいことはあったにしろ，これらの研究の解釈を豊富にした（バリゾン，1954）。まず，無数の研究報告に見られる実験記録や結論について，私たちも同じ臨床的特徴を見出していることに注目しよう：常同症の傾向，思考の断片化の傾向，カードをかたくなに拒否する拒絶症，奇妙な連合，逆説的な対照などである。たとえば，ベックは次のように述べている。「統合失調症(スキゾフレニー)患者は，まるで世界が彼から逃れ去るかのように，自分が到達できないものの方へ滑って行くようだ」，というのは，テストに対する答と反応がいっしょになって精神過程の非現実性を示しているからである。このテストの臨床的で現象学的活用は，たとえば，L・ビンスワンガーが症例ユルク・ツュント（1946）に注いだ研究に認められる。しかし，前述のようにテストを直観的に使用するだけでなく，形態の投射から統合失調症(スキゾフレニー)の性格分類表の作成が試みられた。

結局のところ，統合失調症(スキゾフレニー)の実験記録から最も一定した形態の特徴と解釈を数え上げて，これらの特徴を組み合わせて一種の全体像をつくり上げることができる：多くの多様な応答；多数の反応；反応時間の短縮；反応の拒否；良好形態反応と不良形態反応の混合；G図は異質なものが混じる（たとえば，尊敬する人の肝臓），D.G.，dG.，Dbl図（悪い形態を構成する），Kの反応は少ない；Cの反応は多い；色彩命名反応（非常に予後の悪いきざし）；頻繁な解剖学的反応（特に生殖器関連）；多数の位置反応（図版の空間的構造関連），などである。急性期の統合失調症(スキゾフレニー)を残遺期の統合失調症(スキゾフレニー)と比較したスカルワイトの興味深い研究を思い起こそう。彼は，統合失調症(スキゾフレニー)の経過は内界の心理機能に変化を引き起こし，内向型から外部拡張型に変わるとみなしている。

ロールシャッハ・テストによって，統合失調症(スキゾフレニー)とピオトロフスキーの記載した器質性痴呆（デマンス）型の鑑別方法を見出そうとする努力もまた行なわれている。器質性痴呆性減弱の場合は保続が目立ち，統合失調症(スキゾフレニー)状態では反応時間の短縮や形態のばらつきや隔たりを見る。

ここでは特に，フラワンソワ・ミンコフスカの研究が想起される。なぜならその功績はロールシャッハでてんかん型と統合失調症(スキゾフレニー)型の二型を対比させたからである。とりわけ，F・ミンコフスカのモンペリエの学会（1942）での発表は，彼女の考え方に関するすぐれた発表であった。統合失調症(スキゾフレニー)患者の反応で目立っていると思われるのは，細部が優っていることで，複数の最も小さな部分の詳細であるという。カードの部分の分裂，孤立，分離が紛れもなく「解体」を物語っている。「切れ端，断片，2つに切断，2つに分かれた」などといった表現は外界認知の特異的方法をはっきり示している。幾何学的・解剖学的，さらに骨学的諸形態は，統合失調症(スキゾフレニー)患者の分割された体験の抽象的，不動の，硬くかつ潤いのない特質を示している。

3）言語系のゆがみ

おそらく，観念形成は言語表現と切り離せないので，明確な思考の障害の特徴として述べた症状は，同種の特徴的な言語障害を伴っている。「まわりくどいあるいは非連続の」思考は結局，「まわりくどいかつ非連続な」話し方であるからである。したがって，多くの症状（逸脱，圧縮，省略，話題の飛躍，中断，途絶）は2つの面に

対応する：意味の面と発語の面である。

しかし，言葉，談話，語彙の言い回し，などの障害は非常に重要でかつ頻回に出会うので，統合失調症(スキゾフレニー)の基本的症候群の記述には欠かせないものである。これらの障害は，思考心理学，詩的言語，音声学的規則，言語学の観点から多くの研究者によって研究され分析された。この型の言語異常に関する多数の古い業績の中でも，タンジ（1889），ナイサー（1890），セグラ（1890），シュトランスキー（1905），クレペリン（1910），クライスト（1913），S・ガラン（1920）の研究を挙げよう；最近数十年では，プフェルスドルフ（1913から1941年），G・トゥーリエ（1923），M・セナック（1929），H・サリヴァン（1947），C・シュナイダー（1926-1930），G・フォースター（1930），C・ポティエ（1930），E・L・ブライアン（1933），J・デルモンド（1935），ウッズ（1938），J・ボーボン（1952）の研究を挙げなければならない。

これらすべての障害を，「ゆがみ distorsion」という名で一括して扱おう。なぜなら，統合失調症(スキゾフレニー)患者の言語活動は，実際，その体系全体に変形をこうむるからである。そのため，すべての言葉体系において，使用する意味そのものの系統的なずれが起こる。これをH・S・サリヴァンは「パラタキシックなゆがみ」と呼んでいる。統合失調症(スキゾフレニー)患者の言語を特徴づけているのは，W・L・ウッズも言うように「自己中心的」であることである。「奇矯な」と形容してもよいだろう。そこで統合失調症(スキゾフレニー)患者はもはや「その種族の言葉」の意味では話さず，実際は，本人だけの言葉で話しているので，その方式をいくら分析してみてもまったく無駄であり，止めるしかないだろう。しかし，それにもかかわらずこの分析は不可欠である。なぜならば，他人のようには話せないし，他人とは交流できないというこの必要性から生まれた驚くべき創意工夫を示すからである。それゆえ次のことを記そう：a) **言語行為（会話）の障害**，b) **言語素材体系の変化**，c) **語義の変化**（言語新作），d) **観念‐言語の異常機能の全体的特徴**。

a) 会話の障害

言語の使用と行動との関連づけが重く障害されている。まず，患者は話ができない（**無言症，半無言症**）か，低い声での「独語」や「呟き」に甘んじている。反対に，話し方に途方もない速度を要する速さと巧さをもった「語唱」のこともある。「統合失調症(スキゾフレニー)患者の談話」の最も特徴的な形態の一つは**独語**であり，社会的環境との接触を断ち切られないまでも，ひとたび隔てられた自分自身を，本当に気に入っているある唯一の話し相手とする奇妙な対話である。**言語衝動発作**では，患者は話すが意味のあることは言わず（ブロイラー），最も多くは罵り，冒涜的，あるいはみだらな性質（汚言症，言葉の反復を止められない，など）がある；これらは稀ではあるが典型的なので記載しよう。統合失調症(スキゾフレニー)の奇妙さを最もよく示す症状学的特徴は，的はずれな応答をしたり，その場の情況にそぐわない勝手なことを言ったり，「**的はずれな話をする**」ことである。この「**的はずれの応答**」現象は時に「ガンサー症候群」と呼ばれる（患者にこの庭に来たことがあるかと尋ねると，それは，ナポレオンに不幸をもたらしたフランスの田舎であると答える）。この「的外れ応答 Vorbeireden」の特徴は，患者の応答の奇矯さ，まったくの無関心であり，患者は自分の答えが人を面喰わせ，しばしば抽象的な性質を帯びていることに気づかないようである。これを最

も重要な障害と考える臨床家もいる（H・ブルクハルト，1933）。この「うわの空状態」よりももっとしばしば見られるものは，会話の最中の**放心**である。このため統合失調症患者は礼儀や社会的関心の埒外にある；しつこく話しかけられたり，あるいは，ただ単に話し相手がいたりするだけで驚いて，「**何だって？**」と大きな声を出す。これは患者との「出会い」の不確かさの最も確かなしるしの一つであり，接触する難しさを示している。この見当はずれの会話のおかげで，患者は一種の言語的夢想状態に陥る。これは，クレペリン（1910）が，夢の言語の研究で，「**言語不当配列 akataphasie**」と呼んだものに類似しており，談話を思考の志向性から分離する現象，結局，言葉の「よろず主義 n'importequisme」というところにまで至り，表現と意図との「不調和な」言語に至るものである。

b）言語素材体系の音声変化

　言語の基本素材として，発語も声も，「**抑揚**」と「**響き**」（ささやき，こもった声ないし鼻声，嗄声，歯音，奇妙なアクセント，呟き，など）の点でも，「**リズム**」（加速，突然の爆発，語調の消失，性急さ，遅滞）の点でも奇妙なゆがみないし変容を受ける。ときには「**随伴音**」のために発声法は一層奇妙になる（ため息，舌打ち，うなり，鼻をならす，咳，咳払い，など）。最後に，多かれ少なかれ言葉の**調音**の恒常的な障害が起こる。（吃ること，シュー音，なまった発音，など）。この「**構音障害 dyslalie**」（セグラ）は，ずっと以前にメリンジャーとマイヤー（1895），R・ミニョー（1907）が優れた研究を行っているので，今日でもなお彼らの記述は参考にできる。

　さて，言語素材系は単にはっきり発音するための運動だけでなく，恒常的な形を保つものとしての単語も含んでいる。ところで，統合失調症患者の言語では，語の発音構造に変化が起こるために，かなりしばしば**言語素材**にも変化が現われる。音節の融合，語の一部の前-後-設置，混交，置換，最初の母音の二重化，倒置，母音省略，語尾の繰り返し，などは，言語素材の破壊や変形の最も典型的なものである。言語科学で確立されたような音素の漸進的推移の諸法則がおそらくここで次の役割を演じている：異化（グラモン，またはより最近ではヴァンドルエスによる），母音の鼻音化，母音間または語の最後の子音の減弱（メイエによる）などである。実際，自動的退行がこの法則に影響されることは十分に考えられることである。しかしこれはむしろ心理的な方向づけで言語学的「意味論」に固有なものである（フンボルト，ハーバート，ブルノ，ブレアル，E・ピション）。これらは病理変化のモデルを示すこともあり，要するに，言語の意味の変化によるものである。無傷あるいは豊かな音素の使用や語彙の全体と多様性は，事実，さらに広い精神構造に基づいている。J・ホワイトホーンとG・K・ジップ（1943）によると，統合失調症患者の語彙は成人よりは子どものものに近い（この研究は興味深いことに，日常生活やジョイスのユリシーズの中で最も頻回に用いられている語の統計に基づいている！…）。したがって，心的生活全体の変化から生じるので（M・S・レベディンスキー，1938），語の変形，言語材料の選択は，「音声の」置換よりも「意味論的」置換によって生ずる。そこでN・P・タタレンコ（1938）の分類に従うことになる。

c) 語義の変化，言語新作

　言語発達上，しばしば意味の変わる語あるいは多くの意味を含む語（多義；語尾変化，など）は，いわば少なくともこれらの語の持ついくつかのカテゴリーが問題になる。実際，連想技術テストでわかるように，統合失調症患者は常に語の意味を変えようとする傾向がある（A・マーティン，1945）。実際，**言語新作的**言語構成は，統合失調症患者の心理の最もありふれた注目すべき特徴の一つで，言語新作の診断的および予後判定上の価値は以前からすべての臨床家に認められていた。新語作成にはさまざまな方法が用いられる。たとえば実際にある言葉が他の意味に用いられたり（「私は毎日『もの ustensiles』にさいなまれている」；「私は道で『ベシャメルソース béchamelle』に出会った」；「坐ってあなたの帽子 chapeau を数えなさい」），または新語が他の語の音韻モデルから作られたり（猩紅熱 scarlatine の代りに「malarine」，飛行機 avion の代りに「airon」，野蛮 barbarie の代りに「marsarie」，など），または既存の語にはない観念や事物を新語が表わす（「masonerancie」で迫害の手段を意味する；「périnomate」で装置を意味する；「transpacolateur」で地下鉄の職員を意味する，など）。言語新作の最もよく見られる臨床面の一つは，それを優先して頻繁に，時には常套句のように用いることである（X・アベリ，1916，F・バーンズ，1922）。実際，患者の言葉で言語新作がまれであっても，習慣，繰り返し，固定観念のように絶えず繰り返されるようなときは重要な意味を帯びる。一般に，新語は抽象的な訳のわからないものであったり，科学用語に似ていたりする（「labéralité」，「ingénialité」，「métémentique」，「trispasson」，「salisjeur」，「topoarichnote」，など）。したがって，言語新作は支離滅裂な観念 - 言語の前ぶれとしてある。この支離滅裂については統合失調症患者の末期の最も典型的な型として後述する。また，クルボン（1933）の女性患者が「年齢」を定義して，「それは辞書ではなく，地獄にあり…それは売春の装置です」…などと言う時，この言語新作は「かばん語（圧縮合成語）mot-valise」（ルイス・キャロルの表現）であって，患者自身にもわかっていない無数の可能な意味を含んでいる。

　セグラはもろもろの言語新作を**受動的**言語新作と**能動的**言語新作に分けた。受動的言語新作は自動的に心に浮かんでくる（しばしば無意識の幻覚のような形で出現する）ので，神聖な言葉の形態として考えられる；能動的言語新作は論理の工夫で創られ，新語を創るという意識的なある種の方法が用いられる（圧縮，並置，類似）。受動的言語新作は夢（クレペリン，1905）や放心（シュトランスキー，1905）や入眠時（ステンゲル，1937，宮城音彌，1937）にみられる。

　この言語新作の形態，タンジの言う「言葉に対するカルト」は，明らかに，隠喩の場違いの使用と関係している。言語新作と隠喩の関係については多くの議論がなされた（soc. méd.-psychol. 1933，デュマ，クルボン，R・ミニョー，など）。非常に新奇な考え，あるいは体験を新しい合成語に移し圧縮する隠喩，言葉に表せない体験を象徴化する隠喩，抽象的な形で表現される隠喩，これらすべての隠喩の型は，新しい語または新しい決まり文句によって表わされる。それは統合失調症の魔法的思考やイメージの世界に対して開かれている門のようなものである。この隠喩的側面，言葉から言葉への意味の移植あるいは日常語から新語への移植は，W・L・ウッズ（1938）の

言語新作の研究で明らかにされた。しかし，ある患者の記述や談話の中に多いとしても，それらのマイナー型（ある語の変化あるいは単なる構造の類似）で頻回に用いられるとしても，言語新作は比較的まれなものである。E・L・ブライアン（1933）は，言語に関する800症例の研究で，新語は3％しか見出さず，しかも説明できない79の語，すなわちまったく表現できない体験を説明している語を認めただけである。その最終形態については，**分裂言語症** *schizophasie* で，この**魔術的言語** *ad usum proprium*（自ら使用するために作られている）の要求をどこまで巧みに操るかを後述する。

d) 統合失調症患者の観念-言語の異常機能

これまで数え上げてきたすべての症状学的形態にはある基本的障害が見出される：**言語の真の機能の方向転換**である。言葉の素材，言語形態の発見と構築の心理的能力，単語と構文的順序構成，などが，対人交流のためではなくて空想のために用いられる。フロイトは「無意識について」（1915）の論文で，記号としての言語が何かによってものに置き換えられるという言語使用の逸脱を強調した。実際，統合失調症の言語に**主観的特徴**があることは，それを分析したすべての研究者が強調している。手段としてではなく目的として扱われた言語乱用には2つの重要な臨床的側面がある：**言語崇拝** *logolatrie* と**象徴主義**である。

「言語崇拝」（E・タンジ，1890）とは，魔法の力の備わった神聖なものと考えるにせよ，主体の全力を発揮できる可塑性素材と考えるにせよ，紛れもない語のカルトとして展開するであろう。統合失調症患者が「語のカルト」を実行するのはこの第二の場合である。統合失調症患者が言葉に勝手な操作を加えるのは，プフェルスドルフ（1929）が「哲学的解釈」という名前で記載した最も特徴的なものの一つである。患者は，語，句，音節，文字の集合を解剖し，分析し，証明する。そして，それらの要素によって，言葉の遊び，文法練習をするが，とにかく一般には理解し難いものである。それは「空回りする」解釈（ボーボン，1952）であり，プフェルスドルフは「果てしなき解釈」とまで言った。もっと正確には，本人にとっても観察者にとってもこの領域の説明の意味では理解し得ないものに関わっている：「それはみな名前さ。これは詩だよ。それは独特のものさ…」。このまったく形だけの言葉の活動の様式は，一般にその他の自動的な行為を伴っている：「無意味な」短い文の生成，名詞の連なり，音節の列挙，錯綜した単語のごたまぜで，それらが支離滅裂な形をなして，「**言葉のサラダ**」にまで至る。

象徴主義は，絶えず統合失調症患者がイメージと隠喩に訴えて語る傾向として理解される。したがって，その象徴的言語は，時には，象徴詩のような，十七世紀文学風の気取った，驚嘆すべき語のアマルガムを求めているようである。しかし，**統合失調症患者の文体**が，創意工夫に富んだ着想やときには奇跡的な霊感によって，「美的」で奇妙に詩的であったとしても（「あなたは指先に目がある」；「扉が私を食べるのが恐い」，「あなたの心の風はしおれた花のよう」，「この手紙を持っていって下さい，砂漠の火が入っている」，など）統合失調症患者がかならずしも芸術家や詩人であるわけではなく，象徴主義と隠喩が夢や夢想家の詩に似ているにすぎない。多くの場合，統合失調症患者自身は皮肉っぽいままであり，自分の凝りすぎた言葉が発散する美的

印象にはほとんど無関心のことが多い。そのことは象徴性には（夢想家にとってと同様に）意味がないということである。なぜなら，この言葉の遊び，この言葉の神秘は，統合失調症患者(スキゾフレニー)の本能‐情動的「コンプレックス」の無意識領域の反映だからである。アンドレ・ブルトンの言葉を言い換えると，統合失調症患者(スキゾフレニー)は単に言語と恋をしているだけである。

4）統合失調症患者の書き物と美術作品

　書かれたもの（手紙，日記，草稿，研究ノート，なぐり書き）には前述のすべての症状がある（参照：ログ・ド・フルサック，1905；カプグラ，1911；ブムケの便覧の中のホムブルガー，1932；I・S・レウィンソン，1944；E・ド・ルジョーモン，1950）。統合失調症的思考から生まれる「表現の付随機能 parafonction d'expression」は，言語，書かれたもの，美術作品（デッサン，詩，彫刻など）で同様に認められる。私たちは「シュルレアリスムと精神医学の比較」（*Evol. psychiar.*, 1948）の論文で，統合失調症患者(スキゾフレニー)の空想が提起する問題全体を検討したが，ここではそれを繰り返すだけでよいだろう。

　統合失調症患者(スキゾフレニー)の**描くもの**は，花飾り文字であったり神秘的で混み入った象形文字であったりする。**装飾的な遊び**（切り抜き遊び，装飾されたもの，人形，装飾絵画）も頻繁にみられる。**描写的表現**や**空想的イラスト**では，明らかに芸術作品の水準に達しているものもある。風景や肖像のデッサン，エピナル版画風な様式構成のデッサン，筋書き風の絵，詩の素描であったりする。これらの造形的表現あるいは書きものには，象徴主義，特に性的象徴主義が目立っている。J・デッカー（1948）の見事な研究は一連の図画を通して統合失調症患者(スキゾフレニー)の思考を分析したモデルである。また，次のような研究がある。バルベ（*Encéphale*, 1920），グットマンとマクレー（*British J. Med. Psychol.*, 1936），F・ライトマン（*J. Ment.Sc.*, 1939, Vol.85, p.264），グチレズ‐ノリーガ（*Rev. Neuro-Psiquiat.*, 1940），E・パッペンハイムとE・クリス（*Psychoanal. Quart.*, 1946, Vol.15, p.6-31），G・フェルディエール（*Ann. méd.-psychol.*, 1947, 1re part, p.95, 1948, 1re part, p.430 *Évol. psych.*, 1951, p.215）ドレー，デクロー，ディゴ（*Sem. Hôp. Paris*, 1947）。当然，すべての人の目には子どもの絵との類似性を感じさせる（Fr・ミンコフスカ，1948，J・ファヴェブ‐ブトニエ，1953）。それらの形あるいは絵画は，後述する統合失調症(スキゾフレニー)の世界の異様さを示していて，驚かされることもある。

　しかし，統合失調症患者(スキゾフレニー)には**傑作**が存在することも事実である。とくにそのよい例はH・プリンツホルンの有名な著書（「精神病者の絵画Bildnerei der Geisteskranken」，ベルリン，187葉の挿絵），また「**統合失調症**(スキゾフレニー)**の巨匠たち**」の見事な研究（前に引用した，私たちのシュルレアリスムの研究の中に要約した），さらにビュルガー‐プリンツが統合失調症患者(スキゾフレニー)の芸術作品について述べている論文にもみられる（ブムケの便覧，9巻，p.669から704）。これらの**偉大な象徴的ないし抽象的な絵画作品**の前に立つと，不気味な奇怪さ，驚嘆すべき詩想に打たれる。絵画，さらに一般的には，シュルレアリスト，表現主義者，抽象絵画の理論家と実践家たちの美的作品に接するときと同様に，芸術作品の中で夢と狂気を体験することで，無意識の想像力の意味と機能

の目も眩むばかりの問題性を感じずにはいられない。私たちとしては次のように考える。芸術と狂気が出会うとしても，両者は芸術家を芸術の対象から隔てる距離によって区別されていると考える。芸術家は驚異的なものを**創造する**が，狂気はそれ自体が**驚異的な存在である**。統合失調症患者（スキゾフレニー）が空想的存在を表現するにせよしないにせよ，統合失調症的雰囲気は，夢や落日と同様に「芸術の対象」ではある...

　当然，同様な問題が文学作品，とくに詩の分野に見出される。ジェラール・ド・ネルヴァル（セビロット，1948）やヘルダーリン（特に，1953年に仏訳されたばかりのK・ヤスパース，「ストリンドベルクとファン・ゴッホ」を参照のこと）のような詩人の病跡学に多くの仕事が捧げられている。これに関してK・ヤスパースは，ストリンドベルクと，ファン・ゴッホ（ヤスパースはゴッホを統合失調症と見なしているが，Fr・ミンコフスカはてんかんと考えている：*Évol. Psychiatr.*，1937）の場合，芸術作品は病初期の「心の嵐 tempête intérieure」期に創作されたが，それに反して，ヘルダーリンはそのほとんど全作品を末期状態の中で書いたことに注目を促している。この問題に関する最近の多くの研究では次のものが挙げられる。ヴァンションの「芸術と狂気」の再版（1949）；フレテの「詩的疎外」（1946）；臨床的記録のある4編の論文：L・ケルシュヴァウマー，*Journal of Nervous and Mental Disease*, 1940, Vol.91, p.141；F・メールウィン，*Schweizer Archiv für Neurologie und Psychiatrie*, 1950, Vol.66, p.261；その他にも現象学的着想のある，E・L・K・ツェルデンルストの研究，*Évolution psychiatrique*，1951；G・ゴミラートとガムナの研究，*Giornale di Psichiatria i Neuropatologia*, 1954, p.262。

　このように，詩人の霊感ではないにしても，「平均的な統合失調症患者（スキゾフレニー）」が言語の社会的実用的使い方をねじまげて技巧を見出すことで，多少とも作品が成功しているにせよ，あるいは天分のある統合失調症患者（スキゾフレニー）が体験し思考した空想を芸術作品に変貌させるにせよ，統合失調症的雰囲気（スキゾフレニー）が，象徴主義と詩情に満ちているかのように，あらゆる言語表現や言語‐思索的表現に，夢の美学を反映させているのである。

5) **論理体系のゆがみ**

　しかし，知的領域の不調和を臨床的に洗い直すには，ハイデルベルク学派の分析の重点的対象となった障害の他に，**論理能力**の使用による頭の中で行う記号学をつけ加えなくては不十分であろう。実際，臨床家は統合失調症（スキゾフレニー）の思考については少なくとも意見の一致をみている。すなわちE・ブロイラー（1911）の述べたように，その思考の特徴はまず現実体系の変化であり，L・S・ヴィゴツキー（1934）の述べたように，高等な概念化階層の障害，すなわち人格と外界とのかかわり合いの障害である。たとえば，器質性痴呆とは反対に，統合失調症患者（スキゾフレニー）は概念形成能力ないし時間‐空間の構成能力までは侵されないし，また基本的な範疇に応じる（K・ゴールドシュタイン）態度も障害されない。臨床的にみると統合失調症患者（スキゾフレニー）の思考は，自分の思考をグループの集団的，合理的思考にしっかり合わせることのできる論理体系と切り離されているかのように見える。言い換えれば，空想と主観性を特徴とする概念を作りあげる（「言語新作」と同じく）ので，その思考が際立って抽象的形をとる場合には特に，他者との論理的交流の合理的関係を取れないほどにかけ離れている。

これらの基本的障害の分析は当然，患者の臨床的研究に属するが，個々の研究にはほとんど役立たなかった。それどころか，統合失調症患者(スキゾフレニー)の心理に関するいくつかの優れた仕事は，私たちを常にこの錯論理構造に立ち帰らせるのである。こうして，C・シュナイダーの有名な分析（1930）は，患者の閉鎖的回路の中での生来の主観性，象徴主義，観念形成の系統的逸脱などの特徴を明らかにした。ドマリュス（1923），E・ミンコフスキー（1924-1954），H・S・サリヴァン（1922-1930），L・ビンスワンガー（1945-1953）らの研究でもこれと類似の分析が行なわれている。統合失調症患者(スキゾフレニー)の思考は根本的に太古的で「非現実的」（E・ブロイラー）であり，論理の価値への無関心がその本質的特徴である。この問題は，非論理性による偏見と言えるだろう。

　概念の変質。―基本的論理原理（因果関係，同一律，同一性，など）に則って概念を形成し，その考え方全体を用いる論理作業が障害されるのは，象徴的思考や法則で理性に背くか従わないからである。ヴィゴツキー（1934）は，基本的な考えとして，統合失調症患者(スキゾフレニー)の観念形成において概念思考の消失が重要であることを強調した。以後，この問題についていくつかの研究がある。ハンフマンとカザーニン（1942）は，アッハの分類テストに基づいた研究で，正常者と統合失調症患者(スキゾフレニー)を比較し，統合失調症患者(スキゾフレニー)，特に教養のない患者では明らかに得点が低いという結果を得た。象徴的材料または具象的材料を用いた研究も，多くの研究者によって行なわれた。最も多いのは，ことわざのテスト（ヴェグロッキの研究，1941），ゴールドシュタイン・シェーラーのソーティング・テスト，ウェクスラー尺度の類似テスト（ラパポートらの研究，1945）である。これらすべての研究方法は「不適切な概念操作」を明らかにしている。これらの患者では，抽象能力（ある概念は知識の理性的原理との比較によってしか，理解も，利用も，規定もできないことが必要）が使用されていないことは確かで，この思考が水準にまで達し得ないか，または主観的・感情的価値体系にしか従えないためである。たとえば，三角形を幾何学的図形とは考えられず，三位一体のすべてを具体化する聖体のパンに等しいものとするのである。このモデルのように，統合失調症患者(スキゾフレニー)の言語や思考の様相は，「連想」や「思いつき」，などを示し，実際，概念の理解と広がりのゆがみと考えられる。意味の凝固，観念の混合，混同，概念の融合などは，同時に象徴的で，混沌とした，不合理なよくある考え方である。これが統合失調症患者(スキゾフレニー)の思考が本質的に「錯論理的」特徴と一致することである。

　「魔術的」思考。―当然，統合失調症患者(スキゾフレニー)の「認知」操作の基礎にある観念形成，構成，表象の様態は，「未開人」の思考の型に比較される。

　夢は，以前からクレペリン（1910），ブロイラー（1911）によって統合失調症性(スキゾフレニー)思考の様式との関係から研究された。夢の持つ，言語の融合あるいは形式的で意味論的多元決定，奔放な表現，時間 - 空間図式の混乱，言語新作，隠喩の錯論理，思考形成過程の飛躍，言語不当配列，などについてである。実際，フロイトが夢の思考の象徴性について明らかにしたすべては，ブロイラーが精神分裂病患者の観念形成において明らかにしたのであった。

　退行的思考のもう一つの型が統合失調症患者(スキゾフレニー)の精神現象にさらに近いとされた：それは**疲労**状態または**放心**状態（シュトランスキー，1905）であり，また当然，**子ども**の思考（カザーニン）である。

これらの患者の「世界観」，すなわち「現実体系」はつまるところ，思考を太古的社会の「原始的表象」または「神話的表象」に近づける。妄想についてのタンジ（1899-1890）の古い研究は大部分が統合失調症患者に当てはまる。「言語新作」は，彼の有名な類似研究の基本的要素であるにしても，この比較はこれだけにとどまらない。なぜなら，神話の成立，論理的矛盾への無関心，経験への無関心，アニミズムなど，フランスのレヴィ-ブリュール（1920-1930）によって見事に研究された原始的思考のあらゆる障害が，統合失調症患者の魔術的思考の構造そのものを構成している。A・シュトルヒ（1922）は，この2つの思考の「太古的」型の機能が同一であることを強調したが，一方レヴィ-ヴァランシとG・デュマ（1934）の検討では，2つの類似性を強調した。実際，統合失調症患者を前にして，神話上の偉大な聖人伝，未開部族の宗教的表象，妖精物語，有史以前ないし民間伝承の持つ象徴的原型に思いを馳せずにいられようか。患者の言う，遍在性，輪廻，時間の逆行，人物の変身，思考の魔力，自然法則の絶対的な偶然性，隠喩の実現などは，非現実性の中でも最も非現実的なものである。統合失調症患者の空想世界については，もちろん，後述するが，論理思考の大混乱に巻き込まれていることをここで注目しておきたい。したがって，イメージと思考の肥大増殖した**象徴主義**について研究する時は，夢が睡眠による思考であるように，この象徴主義は思考の論理体系のゆがみによることを見落とさないようにしよう。

　系統的抽象主義。— 統合失調症患者の知的活動の最も不調和な対立はおそらく，患者が，正確な概念思考に到達できないために，これらの患者を**空虚な抽象**の素人にして名人にしてしまうという矛盾にある。彼らの言葉の曲芸を検討したので，次に言葉と観念の抽象化の専門家として彼らを描かねばならない。F・バリゾン（1934）が述べたように，少なくともその一部は，抽象をもてあそびたいという根本的な要求に応ずる形だけの抽象であるということである。すでに見て来たように，言語はしばしば曖昧な表現（あれ…　それ…）をとったり，謎めいていたり（「避けるべきだ」；「これが国の風潮だ」；「そこがみそだ」；「これはまったくあべこべだ」など）。これらの表現を捉えることが肝要である。なぜなら，観念-言語の支離滅裂がこの種の抽象化にしか現われないので，これらの症状はしばしばその発見のきっかけとなるからである。文献学的解釈，数理的操作，科学的哲学的語彙志向，学問的で博識な言語新作などは，抽象的なあらゆるものに対する奇異な嗜好のうちで最も多く見られる表現である；病的合理主義（E・ミンコフスキー）は，観念や言語をまとめる複雑な体系や，一覧表さらには数理的証明にまで及び，その厳密さと緻密さとは無意味か不適切さと対照をなしている。最後にはしばしば，この系統的抽象主義は百科全書的知識，生物学的理論，物理学的理論，珍奇な形而上学的理論の寄せ集めによって驚くべき規模に達することがある。同様な支離滅裂な言葉の痛ましい例は，若い統合失調症の医師（F・K）によって出版された医学的-心理学的 — さらに精神医学的でさえある研究である。この研究は職業上の秘密を守るために，F・カベル（1949）によって国外で出版された。ここで，私たちがこの臨床的描写の特徴を重要視するのも，この研究が，実際，知的領域の不調和の主な特徴を示しているからである。なぜなら，この研究は，バリゾンが述べるように，現実と調和した考え方がまったくできないと同時に，観念-言語の空想の中に埋没して，夢の中，しかも**抽象的な夢**の中で生きたいという欲求を

示しているからである。

　このように知的領域の不調和は認知活動の全領域に現われ，矛盾，謎，はなはだしい異様さを伴っている。そこでは，両価性，奇異症，不可解さ，内面性という根本的な性質がはっきり現われている。すべての研究者（今世紀初頭の，クレペリンその人，E・ブロイラー，シャラン，シュトランスキー，C・パスカルから，グルーレ，ミンコフスキー，ヴィゴツキー，ビンスワンガーまで）は，思考の最も高等な領域は変化するが，思考の基礎的部分は侵されないか，一般的にきわめて軽度にしか侵されないことを強調した。この点に関しては，J・ビュルタン（1851）が解離と崩壊の過程を見事に分析している。彼はまず，この過程は高等な階層にある，認知機構の社会-倫理的統合のレベルを侵し（特異的変化ではないと，彼は述べている），ついで障害は操作機構に及ぶとしており，このことからもこれまで述べてきた障害のレベルと構造の意味が理解されるように思われる（彼によれば，この障害は「特異的」で，自分自身を表現する思考の土台が冒されるのは進行末期だけである）。実際，統合失調症患者の臨床で驚くべきことはその「不調和」であって，思考は能率の全体能力よりも，ある観念-感情的「領域」の方がはるかに強く侵されるかのようである。C・パスカルが書いているように，「錯論理のブロック」が形成され，これは知的不調和がどの程度まで感情的不調和に結びついているかを把握して始めて了解可能となる。思考障害と感情的退行との相互関係はその**象徴主義**にはっきり現われている。すなわち象徴性は，はっきりした知的形態をとることができないと同時に感情的コンプレックスの反映も現わしている。私たち（*Evol. Psychiat.,* 1936）が発表した観察やB・カープマン（*J. Nerv. Ment. Dis.,* 1944）の観察は，この**観念-感情**の根本的不調和形態の臨床例を示している。

b．情動面の不調和

　事実，大部分の臨床家は，「知的解離」と「感情的解離」の症状の錯綜した組み合わせに注目している点で一致している。これは結局，ブロイラーの直観の本質も，「早発性痴呆」に関して「感情性痴呆」と述べたクレペリンの考えもその点にある。「感情的解離」，「感情性不調和 affect disharmony」，「感情荒廃 affektive Verblödung」，などの用語はすべての研究者が繰り返し書いてきた。これに関する今世紀初頭の研究や精神分析家の仕事に加えて，統合失調症の情動性の優れた分析が，C・パスカル（1911）の古い本や，X・とP・アベリ（1932）の詳細な仕事やギヨー（1938）の博士論文の中に見出される。アングロサクソンの国々では，この数年の間に，特に，この点に関する特別な調査を目的とする，人格テストや投映法を用いて情動性の研究が行なわれた（J・E・ベル，1948，L・E・アプトとL・ベラック，1950）。

　ここで，私たちは感情生活においても不調和の一般的特徴を認めている：**両価性，奇異症，不可解さ，無関心**である。まず統合失調症の情動性の特性についてはっきり示すべきことは，遺伝的特徴，統合失調症性不調和に関してである。それに続いて，**基本的な感情の調子の変化，欲動障害，情動障害，感情障害**を検討しよう。

統合失調症の情動性の一般的特徴

　感情的まとまりが分離を起こすことの一般的な形をE・ブロイラーは次のように表現する：「感情は，思考と同様に，分裂する」。そして，事実，私たちは感情面の真の崩壊を目の当たりにする。すなわち，この感情面は矛盾した不調和な体制に分裂するのである。これに関して私たちが気づく「隠喩」のすべてが，心的存在が階層的で連携的傾向のある体系を構成する限り，その心的存在の組織解体を示している。

　その点からすると，**感情の両価性**は明白で諸性向の体系（感情，情熱，情動）をなす様々な要素の表れそのものである。恋人を婚約者へ向かわせる感情の高揚は多くの性向（羞恥心，嫉妬，恨み，情熱，欲望，笑いものになる心配，など）に分解される。普通なら，これらの心の動きは感情の直接の単純な全体的特性によって統合され克服される。したがって，恋をする統合失調症(スキゾフレニー)患者は婚約者を抱きしめたいと同時に逃れることを欲するのである。統合失調症(スキゾフレニー)は私たちの前に，感情を構成するあらゆる種類の性向をスペクトル分析のようにさらけ出す。

　感情の奇異症は「錯感情 *parathymies*」と呼ばれるものに相当する。すなわち，矛盾した，時には完全に人を面食らわせる感情の表出である：小さな子どもに対する残忍な憎悪，両足を失った人に対する情熱的な愛，タイプライターがほしいという度を越えた欲望，青いネクタイに対する突発的恐怖，など。さらに，これらの「移り気」，「気まぐれ」あるいは熱狂がそれだけで保たれていることはまれである；頻繁に，発生した時と同じく矛盾した形で変わる。

　感情生活の**不可解さ**のために（長い間ただ単純に情動性の欠如と混同されていた），臨床症状は感情的反応の予測できない人の前にいるような印象を与える。感情生活の表現は普通とは程遠く，突然の情動の爆発，ぞっとするような沈黙，無為，心情の吐露などまったく同様に恐れられる。なぜなら，無関心であろうと粘着性があろうと，心理的動機は皆目見当がつかないからである。

　結局，感情的**無関心**は体系的に恣意的決定という性格を与える。熱情的状態，情動の表出，嫌悪または同情の感情が，完全に閉ざされた精神内界から不意に現れる。したがって，感情は他者にとって謎であると同時に，本人からも切り離されている。ちょうど感情が孤独によって強いられている非常な深みからわき出してくるようで，その独特でかたくなな単純さは彼らが突然失う両価性とは極端な対照をなす。

　当然，これらの基本的性格は，**統合失調症(スキゾフレニー)性気分**（ストーリング）の「実存分析」（ミンコフスキー，ビンスワンガー，シュトルヒ，など）にはもっとも適している。なぜならば，これらの基本的性格は「人間関係」のゆがみ（サリヴァン）や，統合失調症(スキゾフレニー)患者と他者との「出会い」の根本的異様さの基本そのものをなすからである。

　これらの患者の情動の病理現象を詳細に順序正しく記述するには，たとえば，フロイト，マックス・シェーラー，P・ジャネ，スターン，ジェゼルらの報告にみられるような，感情の階層性ないしは感情生活の発展の図式を参考にしなければならない。しかし，ここで系統的に述べるのは難しいので，簡単な分類で甘んずることにしよう。

1) 感情の基本的色調の変化

　ここでは，性向と欲動面の，すなわち，心的存在のエラン・ヴィタルとか力動的構造と混じり合っている情動の基礎そのものの病的諸変化をもたらす障害全体について述べる。この情動や本能の「基底感情のolothymique」層は，古典的分析や古い研究（クレペリン，セグラ，ギロー，グルーレ）では，神経エネルギー，機嫌，「気分」，体感，などとしばしば混同されている。しかし，最も深層の感情の強さは，本来本能感情であると同時に他者とのかかわり合いの感情でもあるから，単純な概念に還元することはできないだろう。したがって，基本的感情障害を臨床的に述べることは，私たちからすると，**無感動症**と**拒絶症**の全体的な症候学的分析を含んでいなければならない，つまり統合失調症患者の情動性の中で絶ち難く結びついている最も深い2つの面についてである（無為と拒絶）。なぜならば，無感動症は外界についての「感情的興味喪失」であると同時に「葛藤」と考えられるからである（ディド，1939）。

　a）**感情的無関心と無感動症**（ディドとギロー）── 精神的生命力を冒された人の力の衰えは極めて特徴的である。感情的無関心，興味喪失，無為などの古典的概念は当然，「**無感動症**」とフランスで呼ばれている人間の活力減退と一致している。臨床的には，この障害は一連の症状を示す：出来事に対する明白な無感覚，道徳的快感消失（リボー），道徳的意欲減退，実務への興味喪失，努力への嫌悪あるいは怖れ，無力感，活動力の減退，情動反応の冷たさと緩慢さ，注意力減退，昏蒙，怠惰，感情鈍麻，などである。後述するように，この衰弱は栄養機能をも冒し，患者はしばしば栄養機能（食欲，腸運動，代謝）の重篤な症状を示す。身体全体が活力と躍動を失ったようにみえる。しかし高度の障害はまれで，よくみられるのは，「感情的興味喪失」であり，積極性の欠如，無関心，怠慢となり，感情反応の減弱が特徴である。もはや，これらの患者は感情生活の刺激（楽しいあるいはつらい情況，生活の困難あるいは喜び，愛する者の存在あるいは不在，有利な予想，楽しい計画あるいは未来への不安）にまったく感動せず反応しないかのようである。彼らの生活は一様な単調で過ぎ去り，説明し難い不適切な情動で中断されるのみである。

　b）**拒絶症**。── 根本にある精神状態の，もう一つの本質的障害である。モレル（ニヒリズムからこの主題を論じた）やカールバウム（外界からのあらゆる要請に対してかたくなになる恒久的で本能的性向について述べた）以来，あらゆる研究者によって記述されてきた。これを徹底した研究の対象とした人は，ブロイラー（1911），ホーストマン（1917），W・リーゼ（1925），クロード，ボレルとG・ロバン（1926），最近ではA・L・エヴラール（レードの博士論文，1953）がいる。ディテルム（1937）によれば，この「基本的な相反する態度」（ミンコフスキー）には2つの型が見分けられる：一つは受動的で，無為と混じり合う；もう一つは能動的で，嫌悪と混じり合う。実際，拒絶症はこの2つの臨床症状の間で揺れ動く：陰気な不動状態としての拒絶と攻撃的敵対である。したがって，臨床家は統合失調症患者を前にすると，凍りついた人間，頑固に己の殻に閉じこもった人間，すべてのことやすべての人間に完全に敵意を持つ気難しい人間を前にしているという，正体不明の印象を受ける。このよ

な態度は十分に包括的かつ特徴的で，心的生活全体の基本的障害，統合失調症(スキゾフレニー)の存在形態の特徴となる。すなわち客観的世界の現実拒絶と，自己が他者にとっての対象となることへの恐れとが混じりあっているのである（A・K・エヴラール）。このように反抗し，いらだち，すねて，防御し，攻撃しようとする気持ちは，暴力やいらだちなどの奇妙な恒常的な態度として現われる。ただし，さらによく見られるのは，拒絶症が情動表現のある種の「こわばり」の形をとっているにすぎない場合である；情動表出は調和のある共感を失い，硬直した見せかけ，少々機械的なものとなる（W・クーン，1942）。また拒絶症が一連の基本的表情にしか現われないことがある。たとえば，統合失調症(スキゾフレニー)的存在をしばしば満たす**皮肉**は，人間関係の接触に系統的な無関心を示し，他者との間に避けがたい軽蔑的な距離を保っている；他方，対立のさらに微妙な形として，一種の**横柄な衒奇症**や人を見下した快活さをよそおうことさえある；**共感の明白な欠如**もまた，他者との接触の恒常的破綻を示す；**頑固さ**は挑戦と反抗の執拗で系統的な努力を表わしており，最後に，**仏頂面**は沈黙と攻撃性で，恨みがましい怒りを表現しているのである。

　統合失調症(スキゾフレニー)患者の無為，無関心，拒絶症が混じった，感情全体の色調は，感情的接触の障害（ミンコフスキー，1954）によるもので，自己と外界の大きな不調和を作っている限り，臨床的には現実との生ける接触の破綻の基本をなしている。

2）感情 - 本能的退行

　統合失調症(スキゾフレニー)患者の情動は組織解体された情動であるが，同時に，一見正常で洗練されてさえいる形の感情や時には奇怪な諸傾向もみられる。欲動は自我の衰弱が加わることで強まる。これらは特に，ブロイラーや精神分析学派の研究以来よく知られている。前述の拒絶症的無感動の背景とは対照的に，正常では無意識的に抑制され昇華されている態度の，観念 - 感情群が浮かび上ってくる。この深い本能 - 感情層の現われは，後述するような，**衝動行為**の形をとって突発するが，奇妙な形の両価的態度に現われることもあり，皮肉と臆病さ，厚顔無恥と羞恥，挑戦と不安の「諸要素」が結びついている。したがって，これらすべての患者では性生活は強く障害され，要求は絶えず潜在的な形で象徴的に表われる。性生活は感覚のあらゆる様相（満足，欲望，矛盾した感情，苦悩，など）の中に透けて見え，臨床家は，習慣，気まぐれ，趣味，社会的つながりの中に小児の欲動体系の遺物を容易に認める。ここにはリビドー的発達相の無限の多様性が展開されており，口唇的興味と肛門サディズムから思春期の性愛まで広がり，そして，後述するように，統合失調症(スキゾフレニー)者のいわば主な，しかも唯一の感覚形態である，自体愛 auto-érotique 的固着と自己愛的固着から，エディプス的・同性愛的投射まで広がっている。これらのエディプス的・同性愛的傾向は，統合失調症(スキゾフレニー)患者の他者との感情関係において頻繁に認められる一つの「構成要素」である。J・P・ノーマン（1948）は，この型の患者について（パラノイド型または緊張型の臨床的違いを見ると），それぞれ自覚している同性愛は 4％ および 12％ に，無自覚の同性愛は 31％ および 16％ に認めた。統合失調症(スキゾフレニー)患者の秘められた生活は，ある種の気まぐれや熱狂と同様に，これらの幻想に満ちあふれている；彼らの存在は一種のエロス化に従うが，あたかも彼らの生がリビドーで飽和し，欲動体系の最も太古的な配置にしっ

かり固定されたかのようである。時には，自慰，性的倒錯，近親相姦的固着が行動に現われて驚かされることがある。したがって，この直接的表現ないしほとんど隠そうともしない欲動は，統合失調症患者(スキゾフレニー)の奇妙さの主な特徴となる：ある統合失調症患者(スキゾフレニー)は便所で生活し，ある者は長年自分を去勢しようという欲望にとりつかれ，ある娘は女友達と離れず，ある男の子は母親と愛の手紙を交す，などである。

3）情動の病理

　統合失調症患者(スキゾフレニー)の情動の特徴として2つの現象がみられる。情動表現の閾値の上昇と動機のない感情発作である。実際，感情的無関心のために，統合失調症患者(スキゾフレニー)は心を動かされる劇的状況や単純に感動的場面に出会っても，反応しないということである。統合失調症患者(スキゾフレニー)において，子どもや両親の死を告げる手紙を受け取ったり，珍しく訪問を受けたり小包が届いたりするときのぞっとするような冷淡さや，職業的立場に無頓着なことや，あるいはまた悲劇的な情況を気づいてさえいないような素振りでやり過ごしてしまうこと，などはよく知られている。注目すべきは，たとえば，第二次世界大戦の時に，爆撃も強制収容所への抑留も国家の破局も，これらの患者の大部分にとってどうでもよいことのように見えたことである。無感覚のために感情生活は遮断されているようであり，私たちなら誰でもいつも「ショック」を受けるような世間のこと，次々に起こる恋愛事件や家族や社会的事件に対しても，反応する能力をもはや失っている。

　反対に，ある種の情動は，ごくわずかなあるいは筋違いの刺激でも起こるし，はっきりした原因がなくとも惹起される。

　突然，統合失調症患者(スキゾフレニー)はほとんど無意味の情況や人物を前にして興奮したり，雷に打たれたように驚く：カレンダーを見て歓喜したり，看護師が髪型を変えたと言って怒る。これらの情動反応は，時に強く（C・パスカルは「情動発作 raptus émotionnels」と表現した）しかも謎めいており，実際，重要な事件よりもむしろ些細なきっかけで惹き起こされる。常にどこか見当外れで，他人からすると一体どんなことで泣いたり爆笑したりしているのか理解できない。

　事実，「馬鹿笑い」はこの不可解な情動性の最も驚くべき表現である：突如として笑い出し，けいれんするように続く；一般に，患者は言い訳も謝罪もしないし，笑い止むとすぐそのことを忘れているかのようである：問いかけると，せいぜい，「あなたがネクタイをしているからだ」とか，「生活をありのままに受け入れなければならない」とか，「金曜に笑う者」など，馬鹿馬鹿しい理由をあげる。この突発的哄笑，空虚な感情表出は常に臨床家の好奇心をそそった（パスカルとナダル，1910，O・カント，1942）。ある統合失調症患者(スキゾフレニー)では単なる自動的表出のようにも思えるが（スニーズ，1950），実際，一般にはこの笑いは無意識の領域と関係し，無意識の意味（攻撃性，不安に対する防衛，行為）を担っていると解釈されている（E・クリス，1936）。統合失調症患者(スキゾフレニー)が哄笑するのは，夢の中で身をよじるほど笑って目覚めてから何がおかしかったのかわからなくて驚くのに少し似ている。このような「空疎な情動」，すなわち無意識の感情領域からほとばしり出る突拍子もない情動表現である「空疎な情動」は，これらの患者では機械的な表現機能がいかに内的な特に深層の生活にもっぱ

ら依存するものであるかを如実に示している（H・ドイッチュ，1942）。

4）感情の病理

　知的分野と同様に，統合失調症性不調和は頻繁に最も特徴的な形で感情生活の上に現われる。「感情」という少々曖昧な用語には，他人と結びつく上での親和力や反発力などと関係する，一連の「**高等な感情状態**」（ギヨー）のすべてが込められている。ところで，ここで最も一般に侵されるのは，まさしく他者との愛情関係である。これらの患者の行為と決意が倫理規則にもとるという意味で（利己主義，反世間的態度，厚顔無恥，など），「**道徳感情**」（I・マッケンゼン，1950）の障害をみることもあるのは当然である。しかしこれがいかに重要であろうとも，臨床症状の本質ではない。たとえ結果として，ふしだらや非行に陥っても，または逆に（道徳感情が異常に強くなり），狂信や過度の愛他主義，犠牲的精神を馬鹿々々しいまで発揮しても，臨床症状として特に重要なわけではないのである。この点でバリュックが提唱したツェデック・テストに対してアルティ（1952）が有効ではないとみなしたとしても驚くには当たらない。

　それは，いわゆる「道徳的」，「社会的」感情の変化は，さらに基本的な**統合失調症患者と家族のグループとの愛情関係の変化**の二次的影響に過ぎないということである。その感情の変化は，現実に見られる一連のものとして，すべてリビドー発達の初期相に見られる幻想の投映によるものである。これらの幻想は ― 前述したように ― まどろみから抜け出て，統合失調症の存在の法則となる。自己愛的固着がその中心軸となり（内向，利己主義，自体愛など），統合失調症患者は自分が愛の固有の対象であればあるほど，自分自身の中に閉じ込もる。典型的な対象関係との前性器期固着，すなわち口唇，肛門のサディズム期と同じものが再現すると，攻撃的，破壊的傾向が現われ，本質的構成要素であるがごとく拒絶的態度の激しさとなって現れる。つまりエディプス期の対象選択の未解決の問題が，解決されない欲求不満や罪の恐れや罪悪感を伴って，患者と親族（父，母，兄弟，姉妹，夫婦，子ども）の間に入り込み，同性愛や近親相姦的固着や去勢などのコンプレックスのイメージに覆われた雰囲気をもたらすのである。家族感情のかくも特徴的な倒錯，敵意，母に対する系統的な家族的憎悪，兄弟に対する激しい嫉妬，配偶者に対する反応の凶暴性，など，非常に強くて揺がし難いこれらのすべての感情が，根源的一体化の激しさを伴ってここで姿を現すのである。しかも，二次的対応のあらゆる挫折によってさらに増強される。以上がきわめて重要な基本的な臨床的現実である。なぜなら，**統合失調症患者は正常な性生活も正常な家族的感情もない**と言えるからである。

　しかし，リビドー的「対象」との関係のドラマは，家族の人間関係を越えて，人間関係の根底にある**共感と反感の関係**，親愛感あるいは嫌悪感に投射される。このようなものが誤認，人物混同，系統的無視，過度の情熱，一時的熱中，熱狂あるいは怨恨，無数の気紛れや矛盾の感情の根源であり，無意識下の情動コンプレックスの要求を満足させる。この欲動の投射に対応するのは両価性だけではなく，愛または憎しみの対象のリビドー的同一視の無数のニュアンスであり，社会生活のあらゆる面に見出される。社会行動の矛盾，奇妙さ，絶対的独断行動はそこに由来する。また愛と憎悪

の対象の奇妙な曖昧さが生じるのである（投映の気まぐれな要求に応ずるままの半-想像的で半-現実的な幻想的人物）。経過とともに，この固着はますます象徴的となり，最初の対象から離れ，物的対象に向うのである（対象の妄想的備給または偶像化，H・フォール，1953）。

この幻影的というか人工的な雰囲気は，J・ウィルシュ（1936）の優れた分析を信ずると，統合失調症(スキゾフレニー)の感情的混乱の根底にあるものである。彼は，「実のところ」，これらの患者は十分共感もできるし，違った形ではあっても他者と交流することもできると言っている。しかし患者の感情体験，そして感情それ自体も何か根本的に「不自然な」ものがある。この歪曲，この感情の脱自然は，実際，統合失調症の感情的不調和の最も特徴的な面である。なぜなら，統合失調症(スキゾフレニー)患者に見出されるものは幻想から生じた秩序と性質だけである。これは統合失調症(スキゾフレニー)患者が私たち臨床家に絶えず見せる逆説，気紛れ，驚きを説明している。

感情の逆説的変化

統合失調症(スキゾフレニー)患者の感情面での不調和について前述したすべての事柄は感情（感情，情動，欲動）の「分離」を証明している。しかし，これらすべての感情的矛盾の中でも最も矛盾しているのは，統合失調症(スキゾフレニー)患者が混乱した感情生活を送っているのに，感情生活はないと考えることである。というのはブロイラー以後のすべての臨床家は，完全に無関心で冷たいと思われていた患者に不意に現れる，面食らわせる感情的陰影の兆しや，しばしば繊細な感情をはっきり認めているからである。このような感情の発露は，事実，「時にきわめて活発な感情的感受性」（バリュック，1932）が隠されていることを示している。晩年や，時には死の間際にのみ示される興味や愛情の表明なども同じものである。このように，ブロイラーの後，X・とP・アベリ（1932）が，発作後や感染症罹患のさ中により正常な感情が吐露されることがあることを繰り返している（ルロア，レニェル-ラヴァスティヌ，ミニャール，トリュエル，バウアーは，それまで完全に鈍麻したようにみえていた，「情動の目覚め」が臨終に際して起こった例を引用している）。たとえば，X・とP・アベリは，肺結核で死につつある一人の患者が「まったく正常な感情をもって，また死が近づいているのをはっきり自覚しながら」家族を迎えたのを観察した。これはおそらくH・ロトンド（1953）が示そうと試みたように，統合失調症(スキゾフレニー)患者は見かけとは違って，生死の問題に直面すると，基本的に正常者と変らない態度をとるからであろう。ただ，統合失調症(スキゾフレニー)患者が心の底でこの実存的問題の意味を知っているにしても，それを例外的あるいは逆説的な形でしか体験しないのである。

薬力学的作用と投映法による情動性の探求

クロードとR・ロバン（1925）がすでにモレル（1854）によって用いられた古い手法であるエーテル麻酔を用いてから，またC・パスカルとA・デシャン（1932）が種々の薬物力学的作用剤（大麻，カフェイン，ペヨトール，など）を用いて情動反応を引き起こして「下層の感情力動」を動かそうとして以来，多くの学者（特に，1946から1950までのドレー一門；ベッシェールとフスウェルク，1950）が，「神経診断」

164

または「睡眠分析」を応用して統合失調症(スキゾフレニー)患者の「深層の感情構造」を明らかにした。すなわち，情動表出を麻痺させる抑制を解くかあるいは「感情の諸傾向を強く抑圧する検閲」を解いたのである。そのためにあらゆる種類の薬物が使用されたが，ひとつは特にアンフェタミンなどの精神賦活薬，もうひとつは，「上位審級を麻痺させ下位審級を解放する」コカイン，アミタール・ソーダ，スコポクロラールなどである（バリュック，ジュベールの**博士論文**，1950）。これらの薬物は抑制をとり去るので，感情的接触を容易にし感情の諸傾向を明らかにすることができる。

　これらの患者に行われる**人格テスト**や**投射技法**などにしても同様である。ロールシャッハについてはすでに述べたが，一般に一連の投射 - 構成テストが深層あるいは隠された情動を明らかにするために使用されていた。この主題に関しては多くの書物が出版された。特にソンディ・テストを用いた「主題構成テスト」（たとえば：バルケン，1943；ラパポート，1946；ヴァレンチーヌとロバン，1950など），やローゼンツヴァイクの欲求不満テスト（ドレー，ピショー，ペルス，コーエンの**博士論文**，パリ，1953），ランパルテのぶどうの房テスト（サンギネッチとシグルタ，1951），願望表現テスト（J・ピジェム - シェラ，1949）を用いた研究がある。また臨床的にはミネソタ多面人格目録（ハザウェイとマッキンレー，1945）の統合失調症(スキゾフレニー)尺度，ヴァン・リーネップの絵，ルイーズ・デュスの物語，マリオネット，アルトゥスの村テスト，コッホ，ソラのバウム・テスト，などが行われている。当然，これらのテストはすべて統合失調症(スキゾフレニー)過程の組織そのものにねらいを定めて，それを明らかにしようとする。なぜなら，拒絶症，両価性，本能 - 感情の退行は，この人工的技術的「投射」に正確に当てはまる。しかもこのテストは患者の心の疎通性のすべてに，また彼らの「置かれている状況」の普遍性に当てはまるからである。

　それゆえ，統合失調症(スキゾフレニー)の情動性は本質的には混沌としているが，しかしとりわけ特徴的なのは，患者および患者と共存する人々との間に，主体と対象の間に，また人間関係や感情的接触の中にさえ，幻想の世界が割り込んでくることである。障害されるのは統合失調症(スキゾフレニー)患者の他者との関係全体であり，それはちょうど前述した，知的不調和に関してと同様に現実体系そのものとの関係が深く障害されているのである。

c．行動面での不調和

　臨床家が統合失調症(スキゾフレニー)患者の行動を観察して記述する最も重要な症状としては，「**運動障害**」あるいは「**精神 - 運動障害**」，「**意欲障害**」などの見出しで記述されることがごく一般的である。これらすべての症状は，多少とも，「**緊張病性行動**」の範囲に入るが，その詳細についてはもっと後に述べることになろう。カールバウム（1874）からH・バリュック（1928-1950）まで，膨大な研究が「早発性痴呆」の表情，身振り，態度,行動に当てられているが,これらは緊張病の臨床的記述の基本をなしている（クレペリン，ナイサー，ウェルニッケ，クライスト，クラウス，クロードとその一派，クレージ，ギロー，プフェルスドルフ，ホムブルガー，マイヤー - グロスなど）。ここでは精神 - 運動領域での精神解離を表わす奇妙な行為を臨床的に列挙するだけにとどめよう。

この統合失調症的行動を記述するため，感情症候群のとき用いたのと同様に，統合失調症性不調和の基本的特徴としてあげたものを再び借用しよう：両価性，奇異症，了解不能，内在化である。

1) 両価性の精神‐運動症状

　これらはすべて，**無為とためらい**の徴候に属する。事実，その傾向全体が行為の遂行と停止との間を絶えず動揺する（両立傾向）。さらに根本的には，運動衝動は絶えず矛盾した欲動によって抑制される。この目的へ直行できない，単純に行動できない，一方向へ移動できない，選択ができないなどは，主体が望まないであきらめるというのであれば一種の無動性**アタラキシー**であり，主体が決定できなくて苦しむのであれば**困惑**と解釈される。

　表情身振りの面で**表情の不調和**（ドロマール，1909，ベルツェ‐グルーレ，1929）は最も特徴的徴候の一つである：患者は微笑むと同時に眉をひそめ，喜びでしかめ面をして，泣きそうでいて，からかうようなまばたきをする。顔の種々の部分の解離（**表情錯誤**）は，眼輪筋がこわばっているのに上唇がそり返っていたり，眉の矛盾した連合作用であったり（ブルギニョン，ヴィニュロン，ドゥクヴィユ，ネウスキン，1931），喜びの微笑みに心配事のニュアンスが混じる — この解離，この表情運動の分裂は，表情の末端で競合する諸感情の錯綜を示している。実際，顔つきの分裂は感情の不調和に相当している。なぜなら表情錯誤は単に表情体系の部分的解離ばかりではなく，表情と情動との不一致も意味している。例の「**不調和な微笑**」がそれである。

　しかし自動症が**曖昧な行為**の形をとって現われるのは，特に複雑な社会的行為の秩序においてである。家庭生活でも，病院環境にあっても，**逆の行為**あるいは**矛盾する行為**に驚かされる。たとえば，ペネロペの（いつまでたっても終わらない家事）仕事，急いで手紙を書いて捨てたり，粘りに粘って許可を得ても放棄したり，など。身なりもこの解離の姿そのものである：髪型には念を入れながら服装は投げやりであったり，痴呆じみたけばけばしい化粧をしたり，浴衣で祈りを唱えたり，など。それによって，私たちはまさに「奇妙な行為」に触れるが，実際，その両価性は本質的要素である。あらゆる両価性の行為は他者との関係において頻繁に認められる；心情の吐露と攻撃行為の同居，怒りの発作に変る場違いの献身行為は，同様にこの「両立傾向」の注目すべき特徴である。最後に，この**矛盾する行為** *contradictio in acto* の最も面食らわせる特徴の一つとしてしばしばみられるのは，**抵抗と被暗示性**との同居である：どんな願いも頑として聞きいれない患者が，馬鹿げた命令に易々と従うことである（紙を拾う，指をインクの中に突っ込む，など）。

2) 行為の奇異。衒奇症と演劇症

　ホムブルガーが緊張病の精神‐運動症状の詳細な研究で注目せしめたように（ブムケの便覧），奇異，異様さ，衒奇症は，運動と行為の障害が起こる質的基盤をなしている。事実，行為は目的と調和を失い，一連の過剰，逸脱，矛盾した感情の爆発を

重ねる。それらは，行為の秩序として，統合失調症(スキゾフレニー)患者の思考と感情の検討ですでに述べてきた，不調和の症状に相当する。

　珍妙な行為。— ヘッカーが語った有名な次の例は，ほとんどいつもこの奇異で突飛な症候学の前置きとして使われる：ある患者は厳粛な声で「悔い改めよ，裁きの日は近し」と説教しながら，シャツを脱ぎ，部屋中に小便をまき散らした。この行為には，破廉恥な行為の嗜好，道徳的かつ社会的価値への無関心，空想，茶目っ気が混合しているようであり，それらの症状の異様さには唖然とさせられるばかりである。ある娘は村の時計台に登り，他の娘はエッフェル塔によじ登り，ある従業員は事務所のすべてのインクを傘立てに流し込み，ある婚約者は右手の薬指に結婚指輪を3つはめて恋人を迎える，など。これらの行為を全部挙げるときりがないし，実際，どんな予想もどんな描写もとうてい及ぶものではない。それよりも一般的症候学的側面を指摘する方が重要である。それは**不条理な行為**（不適切で，妥当な目的の欠如），**無礼**（激しい攻撃性，挑発，挑戦），**気まぐれ**（戯れの欲望と関係があるらしい），**象徴的**（行為や情況の奇妙さの中に，最も多くの場合性的満足を求める無意識の欲求を見せる）である。

　これらの珍妙な行為が精神病の初期の注意すべき徴候であるのに対して，次に述べるような状態の時期になると，長期的奇異症の基盤として，最も重要な二型が浮き彫りにされる：**衒奇症**と**演劇症**である。

　衒奇症。—身振り，態度，表情，行為の形で現われるわざとらしさと技巧の特徴として規定される。「不自然な」，一般には妄想的な行動の「型」をみせる（クレージ，1922）。衒奇症は，戯れとスノビスム，洗練と誇張した表現，媚態と滑稽を併せ持ち，その人のあらゆる表情や行為に過剰な補足的動作を加える。気どり，身振りの過剰，作り笑い，口とがらし，凝り過ぎなどが，最も単純な行為や最も些細な情況において，どぎつい唐草模様のように錯綜する。これらの運動表現（揺れ，しぐさ，身振り，身をよじった姿勢，凝り過ぎた表情，大げさなおじぎ，手をそらせる，小指の間をあける，首の屈曲，誇張した身振り，奇妙なアクセント）や「さまざまな物腰」（ルブールーラショーの博士論文で見事に描写されている，1922）は，流行や礼儀作法，格式ばった挨拶の様式から，優雅さを気取った意味のない格好を取り入れている。優しさにあふれる奇妙な繊細さは，粗野で社会に適用しない行為と対照的であり，戯画的な順応主義的態度と現実不適合との間の矛盾はあまりにもはなはだしい。身のこなしに運動錯誤や運動性のメロディーや倍音が加わると，この懲りすぎた「運動性」は錐体外路性自動症の奇妙な広がり（P・ギロー，1924，ボストレーム，1924）と同一視されることにもなりかねない。しかし，衒奇症の集積はリビドー充足系によるものであれ（R・バック，1939，1943），病理的存在の形態としてであれ，系統的人為的行為によるもの（ミンコフスキー，1948，バリゾン，1953）と考える方が適切である。後に上げた研究者のバリゾンは，深い洞察力で衒奇症の深い意味を分析している。すなわち衒奇症は一種のあやつり人形となって，機械仕掛けになり，「絶対的統制」による形式主義に従わざるを得ないことである，と考えたのである。彼は，まさにそこにこそ衒奇症の本質があり，統合失調症(スキゾフレニー)的存在の演劇性である，と述べている。

　演劇症。—統合失調症(スキゾフレニー)患者の外見，思考，言語，身振り，行為などが持つわざと

らしさは，他者に対しても自分自身に対してもいわば常に芝居を演じるように仕向けている。カールバウムが「悲壮主義」と呼んだ劇的に表現しようとする傾向は，現実に適応するというよりもむしろ現実と戯れようとする深い性向に属する。しばしば道化と滑稽さがユーモラスなパントマイムやメロドラマ風の場面と交代で現われる。しかし，衒奇症に関して述べたように，最も興味深くかつ頻繁に認められるのは，派手な臨床症状ではなくて，たいていの場合，現実と患者の間に作為的隔たりを置く一種の皮肉とあざけりである。この演劇性は，ヒステリーの演劇症と似ているがかなり異なっている。ヒステリー性の演劇症はさらに外向的で，要するに，一層直接的かつ単純である。ところが統合失調症(スキゾフレニー)の演劇的行動は，奇怪な存在様式の形態そのものと化した奇妙な錯綜した迷路に迷い込んでいる。

3) 動機の不可解さ，衝動，象徴的行為

　統合失調症(スキゾフレニー)患者は生ける謎である。沈黙や閉居，不合理な状態や秘密に閉ざされているにせよ，あるいは多弁でひねくれた奇妙な行動を重ねるにせよ，いつも神秘に包まれていることを望んでいるかのように行動し，他者の理解を逃れ，しかも患者の反応を予測できないことが最も重要な臨床症状である。まるで彼らと私たちのすべての交流もすべての情報もまったく閉ざされているか，その場限りであるかのようである。そぞろ歩き，態度，身なり，服装，診察室への入り方，仕事のような演技など，彼らの発散するものはことごとく不快感を与える。人間同士の関係の不安定，奇妙さ，疎外などからくる不快感...　なぜなら，私たちのすべての患者について，他人から見て正真正銘の異質人間という印象を与えるのはその不快感によるのである。

　心理的に入り込めない断絶は，統合失調症(スキゾフレニー)患者の例の**衝動**を通じて，一層はっきりしたものとなり，ときには化物じみたものとなる。その衝動の特徴は，内面的で抑制できないことである。時には前述のような**奇矯な行為**となる：ある娘は男友達の家を訪ねて友達に生理用ナプキンを広げて見せる，ある僧侶は祭壇の上でとんぼ返りをする，ある女子学生は灼熱した鉄棒で椅子を完全に焼き払う，ある者はバルコニーから裸でぶら下がる，ある者は馬肉屋の看板の前でひざまずいて祈る，など。最も多いのは，「冷めた」ままで起こる空想的衝動と関係する。それは真面目で，しかも多くの場合，妄想が加わって，厳粛で重大な影響力のある行為を果すのだという感情を伴っている。その行為の意味と異常さの謎については後に述べる。時には衝撃的な短絡的行為が，恐ろしいほど素早く唐突に行なわれることもある。たとえば，ある患者は，食料品店で注文の品が用意される間に1リットルの油を飲んだ；他の女性は待合室にいた少しの間に暖炉に便を塗りつける。この衝動行為のあとには困った顔もしなければ言いわけもないのが普通である。しかし，衝動行為で最も面食らうのは，患者が常軌を逸したり暴力を振ったりした張本人なのに自分ではなかったように，恐れを知らない見物人でしかないように，冷ややかに黙り込んでいることである。

　ここで特に**衝動殺人**について述べなければならない。それは，時おり，恐るべき唐突さと予測不能の「**衝動発作**」として起こる。たとえば不可解な殺人が隣のベッドの人や街を歩いている見知らぬ人に対して行なわれる。不意に，犠牲者の頭を靴の踵で踏みつぶす；他方では，衝動行為があらかじめ計画したものではなくとも，計画的に

みえる。そしてしばしば，妄想的雰囲気（神秘，サディスムあるいは「えせ科学」）の中で，近親相姦，小さな子供の殺人，強姦，放火などの重大な事態が起こる。それは恐怖映画のシーンに似ている。というか，また他方では，**動機なき殺人**があるが，それについては発病型に関するところで詳述しよう。その殺人行為は計画的に準備され巧妙に実行されたと想像させるような状況で行われているのだが，犯罪が行なわれた理由については当人にも他人にも理解できるとは思われないのである（P・ギロー，1932，G・クライン，1935，K・ウィルマンス，1940）。

同様に，**自傷行為**，**去勢**，**奇妙な自殺**も統合失調症患者の最も特徴的な衝動行為の一部である。しかし，全体として自殺傾向は比較的低いように思われる。G・デシェー（1947）によると12％に過ぎない。H・ヤンツ（1951）ははっきり高い数字はあげておらず（約14％），統合失調症患者の自殺未遂後の無関心を強調している。

しかし統合失調症患者の衝動性は，必ずしもこのような悲劇的，あるいは人目をひく形で行なわれるとは限らない。とりわけ，**原始衝動 protopulsions** の発散に限られる場合が最も多い（参照：精神医学研究，衝動に関する第11番）。それは強いられた，時宜を得ない，不適切で場違いの**運動性原始衝動**（律動的あるいは常同的運動を伴う運動過多，衝動的興奮発作）であったり，突然の**本能的原始衝動**（激しい空腹，大食，自慰）であったりする。後者には，馬鹿笑いや空笑も加えなければならない。古い研究（C・パスカルとナダル，1910）では，特に3つの特徴を強調している：無動機（いかなる心的表象にも応答してはいないようにみえること），爆発的性質（反射的衝動の身振りと同じ），情動内容の欠如である。空笑は「**表情錯誤**」の典型的症状と考えられていた，すなわち患者の表情と情況による情動の質との間の解離である。前述のように大笑いは，動機がまったく自覚されないとすれば，少なくとも無意識層の表現である。しかし，突発的で不吉な不可解なものであることには変わりない。

必ずしも衝動的でない別の範疇の行為，すなわち自動的で不自然な行為についてもここで述べる必要がある。なぜならば，常軌を逸した，時に化物じみた心理学的決定論を証拠づけるからである。それは「**象徴的または退行的行為**」であり，特に，強いリビドーの重圧を反映している — これについては奇妙な，奇矯あるいは衝動的行為の項で述べた — ：本能的欲求やとりわけ性的欲求の充足を反映している。統合失調症の生活が幻想と退行に満ち溢れているように見えるのは，精神体系のすべてが原始的観念 - 感情的コンプレックスに直接依存することで維持されているということである。これらの行為は戯れと行為の中に実現した幻想のようなものである。自己愛，特に，自体愛のあらゆる傾向は，自慰行為やそれに類する行為（蟄居，孤独な遊び，ポルノ愛読，卑猥な絵を描く，など）の中に絶えず透けて見える。P・アベリが1927年に「**鏡徴候**」を記載して以来，鏡の前で自己愛的な自己凝視は多くの興味深い研究の対象となった（A・デルマ，1929，P・アベリ，1930，S・ローゼンツヴァイクとD・シャコウ，1937，G・石田，1954）。患者自身による特定の説明や表面的な理由付け（美容上の配慮のため，顔の皮膚を気にしている，など）とは違って，明らかに，自分自身の容姿に対する抗し難い愛着であり，自分自身が自分自身によって魅了されることは自体愛に実際とりつかれることと同じである。この行為に必ずといってよいほどまつわりつく秘密と，時に付随しているように見える羞恥心は，自慰的意味をはっきり

示している。オスタンコーはこのことについて次のように述べている。ある患者が，日記の中で，その母親を殺したのち，服を脱いで死体の側で全裸となり，鏡の前で激しい自慰に耽ったことを詳しく語ったということである。また，サド・マゾヒズムの傾向は残酷な遊戯，動物だとか時には自分自身に加えられる趣向を凝らした込み入った虐待（長期にわたる陰気な自殺準備，苦痛性愛の機械や装置の作製）で明らかになる。完全に原始的な口唇肛門期への本能の退行もまた象徴的な行為（不潔，咨嗇，貪欲，大食，汚物いじりや収集）として現われるが，間もなく幼児期の喜びを直接的に表わすようになる（尿や便の失禁，塗りたくり，食糞症）。

4) 無関心，拒絶的内向，自動症から無動へ

統合失調症（スキゾフレニー）患者の基本的傾向は自己の内界へ向かい外界から逃避することで，それは2つのグループの症状で行動に現れる：一つは**拒絶行動**でもう一つは**無為行動**である。ここで2つの群にまとめたのは，一方が他の一方に深く関連し，両者とも内化行動の臨床面を示しているからである。実際，社会や客観的世界からの刺激に背を向けること，あるいは適応性を欠いた原始的で貧弱な行動の形でしか外界に応えられないことは，同じ行為の2つの側面であり，純粋で受動的な主観性への退行行動である。この点で，統合失調症（スキゾフレニー）患者の行動は，仏教徒のやり方に近い。

拒絶行動は拒絶と反抗の行動である。**蟄居，好褥**，または反対に家庭環境の外への**遁走**は最もよく用いられる手段である。しかし，他者から逃れ孤独に閉じこもる確実な手段のうちで，最も簡単なものは**無言症**である。実際，沈黙は，孤立とひきこもりへの欲求の最も普遍的臨床症状である。陰気な仏頂面の沈黙，時には皮肉で，常に攻撃的な沈黙は，他者との接触の破綻を保証し維持する。

「**拒絶症の小徴候**」はマイナーな症状であるが，反抗と対立の態度を示すきわめて意味のある症状である：握手の拒否，閉じたまぶた，硬直，椅子に掛けない頑固さ，腕組み，怒り肩など，である。患者は面と向かい合うことができず，くしゃみをするのに顔をそむけず，ハンケチはポケットからたれ下がっている。この段階で，A・メイヤーソン（1948）の観察はこの「社会的ひきこもり social retreat」（1940）のいくつかの特徴をよく示している：視線を向けられたときの内面の動揺（「turmoil within」）と探るような表情は，不安に満ちた動揺をひき起こしているかのようだと，彼は述べている。

拒絶症の大症状に関するものは，防衛的と攻撃的暴力行為（破壊発作，一過性の異常な怒り，拒食，バリケード，など）である。

拒絶症は，最終的にさらに持続的で系統的な形となり，外の世界からまったく分離するか，分離しそうな態度に陥る。**頭巾徴候**（オスタンコー，1936，H・プロシャド，1938），すなわち，頭部を隠す習慣（経帷子に包まれた死体のように）は，世界に対して自分を閉ざすという人嫌いの「意志」表示である。

—能動的なものが一切世の中に対して向けられなくなると，一種の反作用として，世間も統合失調症（スキゾフレニー）患者から色あせたますます自動的になっていく行為しか受けとれなくなる。統合失調症（スキゾフレニー）の臨床像には，ほとんどの場合，**無為**傾向を特徴とする精神-運動障害がある。しばしば動きの乏しさが目立つ。患者はほとんど動かず立っているか

坐ったままであるか，あるいは，いずれにせよ，行動は活気と敏捷さを欠いている。一般にこの寡動にはある程度のこわばりと強情さがある（正確に言うと無為を拒絶症に溶け込ませる臨床的特徴）。

この単調さ，すなわち閉塞と無関心の混合に相当するのが**常同症**である。これは奇妙さ，奇異，象徴性が際立った特徴をなし，X・アベリ（1916），J・クレージ（1922），P・ギロー（1936），フロム-ライヒマン（1942）の研究は注目すべきである。臨床的に常同症は次のように区別される。すなわち**表情の常同症**（しかめ顔，くすくす笑い，咳払い，まばたき，さらに一般的には，痙性で多少とも律動的な運動錯誤を構成するあらゆるチックあるいは余計な運動），**身振りの常同症**（単なる自動症であれば，手をこすり合わせる，髪を整える，鼻や額をこするなどの動作，あるいは複雑な動作であれば，挨拶，ひざまずく，それから苛立ち，苦痛，満足などを手や腕で表現する動作，など），**音声-言語の常同症**（おおげさな操り言，鼻歌，きまり文句，母音の転調，機械的に繰り返す文句または文章），**態度の常同症**（好褥，昼間同じ場所に何日も立ちすくんだ姿勢，機械的な散歩，収集），**複雑な行為の常同症**（型にはまった行動，習慣，言葉や散歩や食事作法の繰り返し，など）である。常同症の範囲は意識的で体系的反復から，自動的反復（X・アベリ）まで拡がっている。ある種の常同症は妄想的意味で要求を表わしていると考えられるが，もう一方の常同症は少しずつ意味を失い，空になった運動錯誤の残遺型にすぎない（クレージ）。これらの運動について，P・ギローは形態を細かく分析し，**不変的固着**（同形の行動の反復）と**繰り返し**（一連の行為を間を置かずに繰り返す）とに区別した。その細かな分析によって，「常同的」態度，習慣，運動は12に区別された。しかし，ブロイラー（有名な著作のp.154-157，p.368-371）以後，実際に本能情動面が分かち難く表現されているように見えるこれらの行為の象徴的意味を探る試みがなされた。これらの機械的動作を多少とも意識的な合目的性に結びつける関係を回復させることは容易であることが多い。

＊
＊　＊

こうして，精神-運動の漸進的悪化全体を通して，私たちは次のことを絶えず認め，ときに理解している。すなわち，これらの脆弱性，逆説，不規則性，対照性は，実践的，意志的，社会的活動性にまで及ぶ，あらゆる表現機能と実行機能を組織解体する退行によって生じている。

この「不調和」の基本的最終像は，この精神病の経過中にみられる錯綜，すなわち，昏迷，昏蒙，自発的活動の消失，無動または単調な自動症（硬直を伴う運動不能症か無気力な運動不能症：ホムブルガー，1932）などを伴った**運動不能期**，およびあらゆる「悲壮」な「砕屑状の」常同的，衝動的，緊張病性興奮（語唱，怒号，振幅の大きな律動的動き）などを伴った**多動期**の錯綜である。しかし，ほとんどの場合，外界の条件への適応能力，運動の整合性と統一を失った統合失調症患者の「解体」行動は，この昏迷と興奮の両極端の中間で生じる。

不調和性基本症候群でこれまで述べた症状はすべて，要するに，心的生活の基本的

組織解体を示している。また後述することになるが，大抵，これらの大部分は，本質的な決定論において，一次性障害かあるいは，せいぜい，統合失調症(スキゾフレニー)状態の陰性障害と欠陥障害とみなす傾向がある。しかし，病因論的解釈のいかんにかかわらず，事実，この症候群は統合失調症(スキゾフレニー)の基本的中核であることに変わりはない。

II - 妄　想[2]

　私たちは，これまで知的・感情的・精神 - 運動性の不調和症候群を記述してきたが，その間いわば，それらの症状自体を把握するために，それがもつ妄想の意味を絶えず問い直してきた。妄想は，多少とも豊富に現われたり体験されたりするとしても，現実と虚構の価値の調和を破壊している限り，また心的存在が想像の中で崩れるほど組織解体している限り，この不調和と解離の体験そのものである。L・ビンスワンガー (1952) が統合失調症(スキゾフレニー)の問題が頂点に達するのは妄想の問題においてであると述べることができたのも，A・シュトルヒ (1947) が統合失調症(スキゾフレニー)患者は「妄想現象の特異的具現者」(「sein spezifischer Träger mit Exponent それを体現する特異的所持者」) であると書いたこと，クルト・シュナイダー (1952) が統合失調症(スキゾフレニー)は言葉の最も狭い意味で妄想病 (*Wahnkrankheit*) であると言ったことも，すべてこのことを意味している。しかし，その臨床的実体を把握するには，観念も主題もはっきり述べられていないからといって妄想について語ることを禁じる必要はない。なぜなら，妄想の主題はさらに深い障害の反映にすぎないからである；リュムケ (1950) をして，妄想状態で重要なのは妄想(主題)ではないと言わしめたのもそれである。最近ペーツル(1951)も性転換に関する妄想観念でそのことを示し，妄想観念は大脳力動のエネルギー変化を思わせると述べている...　おそらく，そこまでは言わないにしても，統合失調症(スキゾフレニー)のこの面での研究対象は妄想観念から始まるわけではなく，妄想を生じせしめている生きた経験や直接原因から始まるということである。この点については，フランスではCh・ブロンデル，ミニャール，G・ド・クレランボー，P・ギローが，ドイツではヤスパース，クルト・シュナイダー，グルーレもほとんど同じことを述べている。

　統合失調症(スキゾフレニー)の妄想は本質的に「幻覚的」であるとも言える。確かに，妄想には「投射」のあらゆる変形がみられる (解釈，想像，作話，直観，錯覚，など)。しかしそれと同時に ─ そしてこれは最もよくあることだが ─ 妄想が統合失調症患者の「現実」について抽象的観念で捉えられているにしても，統合失調症(スキゾフレニー)者にとっては現実的に感じられる経験であることに変わりない。それはつまり，私たちからすると，この妄想「体験」は，反論できない印象として感じられ，聞かれ，受け身で知られる奇妙で未知の出来事の体験の前に立たされることになる。

　結局，統合失調症(スキゾフレニー)の妄想面を示すのに最もよく用いられるのは，「パラノイド」という用語であるということである。私たちがすでに明確にしたように，この用語は統合失調症(スキゾフレニー)の最も古典的な型，私たちにすれば，ここで私たちの述べた典型例と混同される型－私は混同されると断言する（そのことは P・ギローと共に，1926 年に述

べた）－E・ブロイラーの記念碑的著作の基礎となっている型そのものを示すのに使える。

1. 原初の妄想状態

　私たちはここで，ドイツ人が「妄想気分 Wahnstimmung」と呼んだものを示すモロー（ド・トゥール）の古い表現を用いたが，これはいわば一次性妄想体験で生きられる精神的変容の衝撃的体験のことである（参照：急性妄想精神病と夢幻様せん妄状態）。たまたまそこに居合わせることができると，すべての患者は，感覚の変化，自分の身体的経験や思考経験の変化，他者と自己を結びつける関係の混乱，秩序の変化，自然界に対する親近感の変化，あるいはもっと単純には，とり巻く環境の変化について語る。この突飛で奇妙な原初的「体験」こそが，不調和過程の体験そのものである。すなわち内外の出来事のすべてを異様な雰囲気で包む空想の量である。この心の奥底の波は間歇性であったり，進行性のことも，またしばしば逆行性のこともあり，「体感障害」，「精神自動症」，「退行」，「感情障害」，「気分障害」などと呼ばれ，不安や困惑の基となったり，あるいは唐突な怖い予感を構成したりすることで，詳細な症候学的記述の対象となる。

　厭世気分や不安が強い場合は次のような感じである：切迫する大事故，社会の中で敵視されているという解釈や錯覚や感覚，あるいは痛みや悪化しそうな身体の感覚ないし予感，感覚体験の変化，最も不気味な予感，最も恐ろしい確信，すべてが言い表せない「体験」であったり，逆に，はっきりした脅迫であったりする。外向的感情が強い場合には（きわめてまれであるが，何か異常だという不安意識を伴っていることもある），次のようである；恐ろしいほど見通しがきくという錯覚，魔力を持っているという確信，全能で何もかもうまくいくという感じ。

　統合失調症の妄想体験はヤスパースのいう典型的「一次性体験」である。その症状学には，錯覚，解釈（テリヤン，1913），直観（タルゴーラとデュブリノー，1932），精神感覚性幻覚を含むが，特に精神幻覚（内部の声，思考吸入，両価性命令），ド・クレランボー症候群の精神自動症症候（思考化声，思考察知，行為の注釈，観念 - 言語寄生，など）を含む。ドイツ学派でも，同様にこれらの「基本的」妄想現象を詳細に研究し分類しようと試みた（ヤスパース，1913，カール・シュナイダー，1930-1940，マトゥセック，1953）。この現代的問題の研究についてクルト・シュナイダー（1951）の研究はドイツの臨床家の中で最も多く参照される；彼によると，妄想は（「妄想 Wahn」は彼にとって第一義的に統合失調症に固有なものである），多少とも解釈的，錯覚的な**妄想知覚**（*Wahnwahrnehmung*）と妄想的直観（**妄想着想** *Wahneinfall*）とに当然区別すべきである。事実，クルト・シュナイダーの現象学的分析は，ある時は妄想体験の直観的経験の「全体としての molaire」直接的特徴を，またある時は観念 - 感情構造のいわば「分子レベルの」特徴（解釈）を明らかにした。言葉は違っても，それらが提起する事実や問題は同じであり，**妄想体験**は「審美的」，感覚的「要素」と，直観的，感情的，知的原因とが錯綜してからみ合っているものである。

　いずれにせよ，妄想体験は妄想の原初的状態（モロー・ド・トゥール），すなわち

「妄想気分 Wahnstimmung」（ヤスパース）の状態には，ド・クレランボーが精神自動症候群という臨床表現を用いた幻覚体験や妄想体験のあらゆる相を含んでいる。それは多かれ（錯覚 - 解釈）少なかれ（幻覚）現実に投射されるが，この投射はどんなに些細なものであろうと，本質的には現実から離脱している（グルーレは「誘因なし Ohne-Anlass」と言った）。

とにかく，最も多くの場合この基本的妄想気分は，それ自体両価性で，矛盾した感情と観念が錯綜するマグマとして体験される。これが，生起し，そこにあり，胸を締めつけ，逃れられぬ「何かわからぬもの」：妄想の「**エス**」である。臨床家は，この隠れた妄想作用の表面に表れる態度や感情を前にすれば，まず誤ることはない。すなわち，神秘的な表現（「国の情況」，「観念レベルの移行」，「美しくて善良な見本」，など），言語新作あるいは日常語の意味の改変（「精神の操り人形」，「思考の胴体」）などは，この幻想体験を象徴的かつ隠喩的に表現している。空笑，放心，暗い気分，長い瞑想，不調和な途絶など，前述したすべての症状，錯綜した回路によっておかしな妄想を引き起こし，意味を持つようになる。これらすべての現象が，生命感覚の，そして感覚的体験の深い変化のしるしなのである。臨床分析が今述べてきたようなこの概念に具体的，経験的内容を欠いていたとしたら，多分，これらはすべて人工的なものと考えられかねないし，この「妄想状態」も一種の語り口，隠喩，抽象とみなされかねないだろう。

一方，実験生理学によってもその正当性は裏付けられている。モロー・ド・トゥールが妄想の条件として，妄想の条件，妄想と同じ性質のあるものとして検討した最も重要な研究は大麻に関するものである。メスカリンを用いた実験（ルーイエ，1927；ベリンガー，1927；ツッカーとザドール，1930；マイヤー - グロス，1928；E・モルセリ，1936...；D・アレークスの博士論文，1953を参照のこと），あるいは最近のリゼルグ酸ジエチルアミドを用いた実験（J・ドレー，P・ピショー，B・レネ，J・ペルス，1954；A・ホッファー，H・オズモンド，J・スミーシー，1954）は，薬剤でも「体感」や基本的感覚体験を変えることができることを証明している（R・ミュラー，1954：*Zschr. Psychother.*,t.1,21-32）。

2．知覚機能の異常

感覚諸器官（古い感覚論的心理学は精神現象の基礎とした）の活動が障害される。しかし，ちょうどグルーレが指摘したように（ブムケの便覧，9巻，173），「知覚変化が妄想体験そのものによって決定されるのであって（この体験の深くて独特の変化の意味で考えると），その逆ではない」。しかし，病因論的見地がどうであれ，臨床的には異質な基本感覚と感覚障害（メスカリン中毒のように）は緊密に結びついている。これらについては，C・シュナイダー（1930）が「直観体験 Anschauungserlebnis」の名の下に見事に分析した。あらゆる感覚領域が多少とも障害される。内受容感覚や固有受容感覚（身体感覚，身体図式，運動感覚，内臓 - 外皮の求心性，全体的または分節性体感）は，病的過程によって顕著に侵され（A・アンギャル，1936），体感異常や感覚異常はしばしば臨床像の一部をなす。一般に，それは特に頭部や腹部骨盤臓

器の領域からくる奇妙な感覚（絞やく感，迷走性疼痛，れん縮，灼熱感，電気にかかったような感覚異常など）のことである。視覚領域では，「幻覚症的」現象が注目され，次のような形で現れる。すなわち，連続的で時にパレイドリア性のイメージ（Vl・ヴュジックとK・レヴィ，1940），部分的に欠けた視覚（O・カント，1930），部分色盲（B・J・リンドベルク，1942；シーマとメリッチ，1953），立体的視覚の変化（S・ランポニ，1949），変視症あるいは形態変認（ドレー，ドニケル，グルネ，1953）などである。これらの知覚形態の崩壊現象はすべて入眠時の障害に近い（J・R・スミーシー，1953）。そこでは，いわば，前幻覚の障害が問題であり，知覚野の組織解体を表している；患者は，ちょうど奇妙な感じの網の目の中に捕えられると同時に，それを抽象的な決まり文句で考えることで，さらに奇妙さが強まっていくことを，実感して語っている。

3．離人体験

統合失調症（スキゾフレニー）患者は，自己の存在が変容する感覚を体験する。「おかしな感じだ...」,「体が溶けてゆく...」,「骨が軽くなった感じだ...」,「腸が短かすぎる...」,「心臓が移動する...」,「脳の中を空気が流れる...」,「私は枯葉だ...」,「煙の渦巻きになったようだ...」など。ここで，これらの体験はますます隠喩的となり，彼らの「体験」の本質的性格であることが注目され，そこでは，空想的な奇妙さが強調されている。このように大抵の場合，身体の変形，身体空間の激変感覚（「腕が２つに分かれた...」,「足が頭の上を通る...」,「手足が首に巻きついている...」,「脚が胸に入りこんでいる...」）などのように，身体変容の妄想として表現される。しかし，妄想状態の言い表せない体験を理解してもらおうとするが，成功しない（Ch・ブロンデル：病的意識 La conscience morbide，1914；P・バルヴェの**博士論文**，1936）。離人感は事物の世界にまで伝播し（現実感消失，周囲の奇妙な感じ），多数の時間 - 空間の図式や外界知覚が衝突し融合することによって離人体験を豊富にする。「世界は質量を失っているようだ...」,「幻にすぎないような世界に影のように入ってゆく...」,「特にどことというのではなく，どこにでもいる...」「体の形がない，内にも外にもない...」,「私は自分から離れて，体の外にいる...」。これらの印象や錯覚はすべて，**生命体から生命のない物への変化**という主題に凝結される（「体の一部は鉄で，その他の部分は壁のように厚い...」,「私の頭蓋骨はランプのように輝く...」），あるいは反対に，**身体物質の喪失**という主題に凝結される（「私の消化は200倍にも300倍も見える...」,「物質が透けて見える...」,「私の体は半透明で血の気がない，水や物質が通りぬける...」，あるいはまた，**身体の分裂と分割の主題**に凝縮される（「私の身体は苦しみばかり...」,「心臓が便で満たされるにつれて，脳が空っぽになる...」,「口はお腹にあって歯はお尻にあるような頭を持っているように思える...」)。ついに，空想はすべての主題の表現を越えて，抽象そのものによって，奇妙な体験の説明し難い過剰さの中で稀薄になってしまう。それは次の種類の言葉である：「旅行する骨を持っているのは恐ろしい...」,「グラスの上にはみ出た声は流れに漂うままになっている...」,「私はとさかがあり，その線維がどこからなのかわからない...」)。この過剰な幻想を強調するに

しても，感覚的鮮明さよりも抽象性が侵入してくる限りでは，幻想が感覚的経験そのものの一部をなしているということである。おそらく他のところでも検討することになるが（パラフレニーの項），観念‐言語的幻想は直接体験される離人症の枠を大きくはみ出している。しかし，ここで，現実的で独特な幻覚として体験される限り，患者は，体験した妄想を奇妙に現実的な判断で知覚的に構成された観念として表現する。なぜなら本能的で「審美的」原因がある場合でも，妄想は空想概念と濃く混ぜ合わさっており，空想概念は統合失調症の経過を通じてすべての感覚に課された形で存在する。統合失調症患者の離人現象は，常にこの奇異な空想の量がかかっているので，それは同一性の錯覚にまで及ぶか（人物誤認，瓜二つ，症状転嫁），あるいは自然と「神秘的」に融合している（宇宙的妄想，汎神論的妄想，など）。「感覚的」であると同時に「空想的」な統合失調症体験の底知れない不明瞭さは，「夢」とその感覚的土台との関係についてのおびただしい研究を促した（「体感」または「身体図式」）。最近では，J・ド・アジュリアゲラとH・エカンの研究（「身体誤認と身体幻覚」1952，283-292），これらの研究の優れた展望（A・フォン・アンギャルとL・フォン・アンギャル，ギュルヴィッチ，ベネデック，など）がある。ここでは，統合失調症患者の離人症が臨床的には「妄想に向かおうとする病者の病的過程」の体験であることに注目すれば十分である；統合失調症患者は被害者，幻覚者，拒否者となることで，偽の現実，偽の人格を見つけ出すが，それは「想像世界が現実世界にとって代わり，現実世界の役割を果たしている程度に応じている」（フォラン，1950）。したがって，私たちとしては，この種の患者の場合，離人体験は意識の構造解体の表れとは解釈できないし，とりわけイメージ表現を体験する空間構造解体の表れとは解釈できない（H・エー，1954）。しかし，この構造解体にまさしく統合失調症に固有の補足として，**自閉症的世界**の空想的大混乱がつけ加わる（ここではじめて，自閉症的世界という言葉を口にしたが，詳細な意味についてはこの臨床的記述に続く項で述べる）。

4．二重人格の体験と影響体験——統合失調症性精神自動症候群

　早発性痴呆患者には幻聴がある，統合失調症患者は影響の幻覚症候群を示す，統合失調症性崩壊は精神自動症を伴っている，パラノイドは錯覚や幻覚に，**妄想知覚** *Wahnwahrnehmungen* あるいは**妄想着想** *Wahneinfälle* に幻想を投射する，などなど；古くて新しいこれらの表現は，すべて重要な臨床的事実を示している。統合失調症の経過中に体験されるものは，**聴覚‐観念‐言語領域に起こる幻覚性妄想**として現われる。それに，あらゆるレベルの精神‐感覚性幻覚，精神幻覚，偽‐幻覚，古い学者のいわゆる精神‐運動性幻覚が緊密にからみ合っている（「人が銃声のような言葉で話しかける…」，「大声の人は霊気を送っている…」，「体を突き抜けて脳へ言葉を置いていくのは電波である…」，「考えを写すのは話し相手の磁気だ…」，「私の考えは真珠のように貫かれて糸でつながっている…」，「私の考えは抜き取られ，ヘブライ語に置きかわる…」，「あなたから取った考えを私の耳に吹き込む。それは波のささやきや流れのコンサートであり，言葉の脳への一突きである…」，「それは私の考えをしばる拘束衣，想像のパントマイム…」，「写真を撮り話をするテレビから…」，な

などなど)。これらの表現や記述では，時には患者から聞き出さなければならないこともあるが，一般には錯綜した話で難なくわかるし，意味のはっきりしない不調和症候群の患者からは，空間的客観性と聞きとられた声の感覚特性に彩られた**聴覚 - 言語性幻覚**，精神的客観性（感覚的性質のない内部の声）のある**精神幻覚や偽 - 幻覚**（思考の表現とイメージが寄生あるいは異質感を特徴とする），**精神 - 運動性幻覚**（偽 - 幻覚性言語性の，言語の運動感覚性の印象があり，言語運動性要素が優勢な印象）などを容易に認めることができる。この最後にあげたグループの現象は，セグラによりよく研究されており（ムルグ，1932の著書，幻聴に関するD・ラガーシュの著書，私たちの「幻覚と妄想 Hallucinations et délire」，1934を参照のこと），幻覚性精神自動症の特徴をはっきり示している。話している幻覚や幻覚のある人にしか理解されない幻覚は，喉頭造影（ムルグ）を使えば客観的に研究できるとして驚くに当らない。そして，最近では（1949年）L・N・グールドが発音筋の筋電図をとって1例を完璧に研究をしたところ，運動自動症のように，言葉を発するには不十分であるが，幻覚を惹起するには充分であるかのようであった。このことは驚くにあたらない。たとえ──これも明らかなことだが──幻聴が運動を決定づけているのであって，幻聴が運動によってもたらされているわけではないとしても，間違いなく患者は幻聴を語っているのである…それが**強制された現象**の形として（衝動的話し方，強要された言葉，吹き込まれた言葉）であれ，**外部の現象**（声なき声，頭の中の声，喉頭の中の声，舌の上の声，胸の中の声，幻覚的腹話）としてであれ，**精神 - 運動妄想**（コタール，セグラ）のように幻覚性の声は奇妙で外部からのものとして現われるのである。精神自動症に関するG・ド・クレランボーの有名な記述の症状の列挙をみると，精神感覚的・精神的な二重人格体験に逐一当てはまる。また**精神自動症候群**には，基本的現象として，次のものが含まれることを思い起こそう。すなわち，**思考化声**（その随伴症状：読書化声，身振りや意図の陳述，書字化声，何かが起こる幻覚的予告），**思考奪取**（その周辺症状：能動的，受動的な思考察知），**随伴性観念形成**（忘却した考えの復活，感覚的啓示，偶発的な祈りの言葉，抽象的な繰言，など）など。そもそも，これらの障害はすべてバリュックの「内的思考の集中障害」という題の論文中に見事に記述されている（「精神医学 Psychiatrie médicale」，1938，554-566）。ドイツ学派（クレペリン，ウェルニッケ，クライスト，K・シュナイダー，グルーレ，など）の臨床家による分析，とくにハイデルベルク学派の分析で，これらの症状，特に化声現象，「思考化声 Gedankenlautwerden」，および思考奪取現象（「Gedankenentzug」）が統合失調症(スキゾフレニー)にほとんど疾患特徴的であると記載された…これらの図式化が行き過ぎであるにしても，少なくとも，誰かの行為，思考の不法侵入と解釈される幻覚体験は，統合失調症(スキゾフレニー)過程に特異的ではないが，統合失調症(スキゾフレニー)患者に頻回に認められるところであり，統合失調症(スキゾフレニー)患者の幻覚体験の記述の中心に置かれてしかるべきである。

とにかく，すぐ理解できることは，このような幻覚現象や異質感現象（P・ギロー）の列挙は結局のところ，幻覚体験の部分あるいは症状にすぎず，幻覚体験の根本を無視しているということである。以前から，これらの小さな個々の症状目録を幻覚構造のもっと全体的な症状学に置き換えようとしてきたのはそのことによる。おのおのの症状が統合失調症(スキゾフレニー)構造の部分であるかないかによって，それらを見分けることができ

るようになるのである。ところで，統合失調症構造(スキゾフレニー)はまさしく幻覚と妄想を包み隠している。幻聴，思考吹入，体感幻覚，精神自動症候群の特徴は不調和の症状であり，これこそが臨床の「特異的」症状を示す。結局，この妄想や幻覚活動の臨床的特徴が行き着くところは，両価性，奇異症，不可解さ，内在性である。これらの知的，感情的，精神‐運動的不調和から生じたすべてを伴ってその基本，雰囲気となり，妄想の典型的な「基本的気分 Grundstimmung」を形成するのである。したがって幻覚性二重人格，異質感，影響感，被支配感，自動感などは，それらの反映として，解離過程の生きた体験を同程度に反映している。後述するように，幻覚作用は単にこれらの陰性構造によるだけではなく，他者との交流の根本的変化を示しており，それは孤立と荒廃を意味している。

5．統合失調症性妄想の主題

　幻覚体験で述べてきたことは，妄想観念にさらに良く当てはまる。事実，妄想観念は，その基になっている構造と比較してこそ症候学的価値がある。さて，基本的妄想体験から生じかつ捉えられる諸主題は，たとえその中の一つが浮かび上がり，ひとつのはっきりした妄想観念として，区別され単離されるとしても（血統妄想観念，色情的錯覚，結婚の錯誤，同一性の錯誤，神の伝道，など），ほとんどの場合は錯綜している。なぜならば，この妄想構造はこの先でフランス学派の「体系的慢性妄想病」という名前で検討することになる構造と比較して正確に規定されるものであるからである。このことは，妄想の主題は，ここで，起こっていて臨床像の最も重要な面を占めている不調和状態と比較するとまったく偶然的なものでしかないということである。

　これをさらに正確に言うと，私たちが，統合失調症(スキゾフレニー)の経過をたどるとき，自我と世界との関係の混乱を表わすあらゆる主題と遭遇する可能性があるのは当然のことである（この主題の研究については，後述する「慢性妄想病」の章を参照のこと）；それらの主題は，世界の再構成という幻想から成り立っている（フェニケル）。

　自我の想像力の低下によって自我と世界との関係が絶たれると，あらゆる価値下落と破局の主題が認められる：宇宙秩序について，世界終末の主題（ウエッツェル，1922），あるいは現実否定の主題（セグラ，ミニョー，ラカッサーニュ，1937；コーガン，1942；P・シッフ，1946）；社会集団で体験される他者との関係では，攻撃的**追跡の主題，欲求不満と嫉妬の主題**（ミンコフスキー，1929；P・アベリとフイエ；1941，D・ラガーシュ，1947），**毒殺の主題**，ソシとフレフゴリスの主題（カプグラ，1924，クルボン，1924，M・デロンビーの**博士論文，1935**），**政治的陰謀の主題**，などである。これらの主題はすべて，集団であろうと個人であろうと，親しい人であろうと遠い人であろうと，他者の敵意を表わす限りにおいて，**被害の基本的主題**を物語っている。身体体験の面では，**性転換，悪魔つき，動物居住妄想，魔法‐科学体験の主題，心気的主題，離人，身体の断片化，臓器変化の主題**などがある。最後に，精神的体験，主観的思考の領域では，**侵入，暗示，思考のエロス化**とその派生的主題である空想，性的象徴主義による地獄の機械（V・タウスク，1919），初歩的な「小学校の理科」

あるいは最も先進的な科学や哲学的概念から無邪気に拝借した，磁気的あるいは物理的方法の主題（なぜならば，妄想は，グルーレがいみじくも喚起したように，知能の問題ではないからである）などがある。最も多く見られるのは，人間と主観的世界の部分的ないし全体的，身体的ないし精神的な消滅をめぐるあらゆる主題である。

その他の一連の主題，すなわち世界との関係における誇大発想の主題は，少なくとも精神病の初期には，きわめてまれである；個人の誇大妄想的変化；驚くべき使命と運命，王族との結婚，すばらしい恋愛の冒険；身体や臓器の強さの不思議な体験，空想妊娠（男子でも）；霊感，予言者的構想，思考と人間の神格化などである。これらの誇大妄想的主題が統合失調症(スキゾフレニー)について一般に言われているよりもまれであるとすれば，それは誇大妄想を基本症状とするパラフレニーのグループは，私たちがここで述べている統合失調症(スキゾフレニー)構造の一部をなすとは思えないということである。実際，解離や不調和を示す病型においては，誇大観念や驚異的イメージは迫害の主題に支配されており，迫害感をもたらす実存的不安の被いから逃れることは難しい。したがって後で検討するように，誇大妄想は，いわば，真の統合失調症(スキゾフレニー)構造を規定する進行性不調和に患者が陥らないようにする，別の分かれ道である。

6．統合失調症性妄想の一般的特徴

クレペリンは，妄想観念と言語・行動障害の結びつきを主張した。ディドとギローにとっては，この型の妄想の特徴は不明瞭，不安定，矛盾，両価性である。言い換えると，「パラノイドの妄想」の特徴は本質的に不調和症候群であり，これが統合失調症(スキゾフレニー)症状を決定し，繰り返すがその本質は不調和症候群である。

私たちは「パラノイドの」妄想（進行性慢性妄想病と統合失調症(スキゾフレニー)の分類の問題を紛糾させたくなければ，この「パラノイドの」という形容詞はひとつのものだけに用いるべきであろう）には3つの構造的特徴を認めることができる：a）**妄想体験の噴出**；b）**妄想の主題の抽象的で支離滅裂な表現**；c）**進行性の不可解性**，である。そもそもこれら特徴のすべては，この型の妄想の本質的性質，根本的で計り知れない「異質性」を物語っている。

a）**妄想体験の噴出**。── 妄想思考が統合失調症(スキゾフレニー)患者を侵略する。このイメージの表現として次の例を挙げよう。

「元旦，沈黙療法の間，私は初めて恐怖というものを体験した。どうしてなのかはわからないが，本当に襲いかかってきたのだ...それも突然，ぞっとする身の毛のよだつ恐怖だった...世界の知覚は，研ぎ澄まされて，異様な事態を感じさせた。沈黙と無限の広がりの中で，どんなものでもナイフでばらばらにされ，果てしない虚空に放り出され，他の物から切り離された。それはたった一つになって存在し始めた。それは私のすぐ前にあり，底知れぬ恐怖に陥れた。私は言った，『椅子はそこにあり，私を苦しめる』。すべては死んで，動かず，鉱物となったようで，不条理に見えた。世界から拒絶され，人生の外にいるようで，目の前で絶え間なく繰り広げられる混沌としたフィルムを見てはいるが，そのフィルムに自分自身はどうしても参加できない

のだ(M・A・セシュエーの「統合失調症の少女の日記」, pp.11 と 50, 邦訳 2 頁と 50 頁)。」

　L・ビンスワンガーが見事に分析した，ユルク・ツュントやスザン・ウルバンの驚くべき症例でも同様に，妄想体験の衝撃的な始まりを知ることができる。Ch・ブロンデルと G・ド・クレランボーの分析のねらいは（しかし互いに異なる考えから始められている），紛れもなく，感情，思考，知覚，確信，意図などへのこの妄想体験の侵入について，妄想の直接的内容を構成する根源的な現象のすべてを強調することにあった。それはまさに「一次性妄想」（グルーレ，クルト・シュナイダー，マイヤー - グロス，など）のことであると言わしめたものである。

　この侵入，圧力は，臨床的に見ると，自己と身体や客観的世界との雰囲気や関係の全体的**変化の印象**によるとも言えるし，感覚的経験（幻覚データ）と**知的ひらめき**（直感材料）に基づく**妄想的確信**によるとも言える。したがって，臨床的に，最も興味をそそられるのは，彼らの存在にひそむ非現実の化物じみた介入や，それらの存在の異様な侵入に対する**患者の態度**である（ヒンリクセン，1917）。これについては，もっと後で，「急性統合失調症状態」に関する J・ウィルシュの研究で再度取り上げることにしよう。

　「異常に増殖する」想像力の中での妄想の噴出は表現しようもない重要な経験になる，あるいは，いずれにせよ独特で奇異なものである。この体験はあまりにも主観性が強いため，現実体系のすべてが一挙に転覆でもしない限り「客観的現実」としては体験され得ない。したがって，いわば突然に，**虚構が夢の中にいるように体験され，現実であるかのように考えられるのである**。このことは，前に強調する機会があったように，とりわけ，妄想が常に包まれている空想の概念的「暈」を説明している。

　b）**妄想の主題の抽象的で支離滅裂な表現**。—— 諸々の妄想の「錯論理」，「不条理」，「支離滅裂」はよく知られている。主題の錯綜，流産を起こす急激な増殖，体系的まとまりの欠如，なかんずく，これらの妄想体験の奇異さを示している話や記述にみられる統合失調症患者の論理的無関心をみると，統合失調症のパラノイド妄想というのは，考え方も話も信念もまったく不合理なイメージも不調和に混じりあった塊を作っているのである。これらの虚構の諸々の断片を相互に結び合わせる絆はなく，主題が発展して体系を構成することもない。それは，論理的展開のない妄想，進行しない妄想であり，ばらばらの断片のまま固定化して凝縮している。一般に，支離滅裂で体系的ではない妄想といわれるのは，このような臨床的特色を指している。概して妄想ははっきり表明されず，形の定かでない曖昧な言葉の中にしか現われないことが多い。時おり，奇異症，拒絶症，「性格障害」，逆説的行為としか観察者には見えないので，妄想がないように思い違いをすることもある。しかしその場合，逆に，次のことを表しているだけである：誤った観念の体系というよりも，むしろ単に，他者と世界との関係の根本的な現実感を喪失しているのである。表現の練金術，抽象的で凝り過ぎた観念 - 言語的な外観，言語新作などは，ますます進行していく生来の不可解さに加えられる普通の徴候であり，次に示す通りである。

　c）**進行性の不可解性**。—— 統合失調症の「パラノイド」妄想の最も特徴的な一般的傾向は，妄想的活動が次第に了解不能となることである。妄想活動は，臨床的現わ

れや訴えからみると，ますます支離滅裂，不透明，抽象的になっていく傾向がある。妄想活動は内在化し，ほとんど完全な拒否的無言症の中に消えないまでも，独語や単調な決まり文句に終始するまでになる。障害されていただけの社会的接触もほとんど無くなり，患者は徐々に「自分に閉じこもり」，もはや機械的な行動しか取らなくなる。経過が観念 - 言語の支離滅裂の方向へ向かうと，妄想は言語の洪水や象徴的空想の中へ雲散霧消し，妄想の想い出あるいは結晶のように，そこから神託のように謎めいたイメージや表現が姿を現す。妄想は，実際に夢となり，やがては，自己を表現することも語ることも，絶対的主観性からも抜け出すこともできない夢となる。

　不調和の陰性症候群の現われとしての統合失調症性妄想とはこのようなものである。実際，不調和が存在を組織解体することで，存在を想像の中に沈潜させ，あるいはより正確には幻想を現実化するとすれば，統合失調症性妄想による解離の生きた体験はこのような形で表現されるのである。

Ⅲ - 自閉症。統合失調症的人格と世界

　「現実からの逃避は，同時に，内的生活の相対的あるいは絶対的優勢を伴い，自閉症と呼ばれる」（E・ブロイラー，1911，p.52）。そして，自閉症について，傑出した臨床家はさらに説明する：自閉症的世界は，患者にとって，現実と同様に現実的である─おそらく外界よりももっと現実的であり得る─。欲望と恐れが自閉症的思考の内容を構成する。そこでは象徴主義が最大の役割を演ずる」（p.54-55）。さらに彼は付け加える。「この自閉症は精神分裂病性分解の直接の結果である。そこにはもはや論理的連続性はなく，コンプレックスは満たされ得る。それらが常軌を逸しているとしても，心の中では患者の幻影が現実と葛藤を起こすことはない。このような思考は夢や未開人や子どもの思考に似ている」（p.304-305）。E・ブロイラーの著書から引用したこの数行は，自閉症が現実との破綻であるにせよ，彼の考えでは，この破綻が不調和の結果である時に限って自閉症ということができる；外界との破綻は心的生活の破綻によるもので，幻想を生むのはこの外界との破綻である。したがって自閉症が内向の意味，拒絶的態度，あるいは現実拒否の意味にしか用いられないのは確かに誤りである。このように考えると，自閉症は「一種の拒絶症的行為にすぎず，その行為を保護する覆いというのが最適な表現であろう」（参照：たとえば P・パラディーニ，1949）。この意味で自閉的態度は，ブルボカプニン実験のサルでは「ロダンの考える人を想起させる」（バリュック）。私たちとしては，統合失調症性精神病に特徴的な「陽性の核」である自閉症の概念に重要な意味があると考えたい。このことについて短い説明が必要である。ブロイラー自身も書いている：「自閉症という語は，大筋においてジャネが陰性の観点から現実感覚の喪失と呼んだものを陽性の観点からとらえた表現である」。さらに E・ミンコフスキーは，統合失調症性自閉症を精神病の本質的内容を構成する思考の象徴的一様態として詳細に分析した。しかし精神病はすべて，現実の喪失という形式構造に対応する「象徴的内容」を有している。ただ，ここで，いわば形

式的欠陥とは次元の異なる内容が問題となる。事実，私たちはこれまで，統合失調症を陰性あるいは不調和（解離）の欠陥症候群および妄想の陽性症候群をもって描いてきた。たとえば，急性妄想経験の分析に類似した症候学的分析と構造分析の原則そのものに従って描いてきたのである。それにもかかわらず，記述の変わり目ごとに，各行で，統合失調症の人の態度の奇妙さと「固い決意」について触れてきたのだった。このことは，統合失調症は統合失調症患者の存在が形成されるにつれて，自閉症である内的世界が組織されるにつれて，また統合失調症的人格が自閉症的になるにつれて（J・ウィルシュ，1949を参照のこと），構成されるということである。自閉症こそが，精神病の中核として，統合失調症症候群に臨床的重要性，診断学的価値，予後判定的価値などを与えるのである。

このように，**自閉症とは，心的生活が人格とその世界の閉鎖システムを構成するためにとられる形態である**。この表現は現象学から借りてきたもので，理解が難しいと思われるかもしれない。しかし，きわめて単純明快である。個人としての人間が「誰か」として，「存在者」として規定されるのは次の場合だけである。すなわち，「人」は，他者と区別されるとすれば，自分にとってもすべての人々にとっても，すべての人々と共通する世界を構成する同じ論理的・倫理的社会関係システムそのものの中に留まっているからである。統合失調症患者の人格とその世界を冒すこの共通な価値体系のゆがみこそが，自閉症と呼ばれるものである。おそらく，J・ウィルシュ（1949）ほど，この疎外された世界ないし「固有の世界」（Eigenwelt）を統合失調症の中心そのものに据えることを強調した人はいないだろう。要するに，この固有の世界は統合失調症の疾病特徴的上部構造を構成しているのである。

その結果，自閉症を正しく描写するためには，現実との破綻の症状（この診断規準はほとんどの精神病に当てはまるので，漠然としすぎている），内向症状（この診断規準はむしろシゾイドに特有の態度を定義する），空想への転落（この診断規準では統合失調症を急性錯乱精神病から区別できない）などの症状を列挙しただけでは十分ではない…自閉症の**人格，世界，生涯**を描かねばならない。一般に，この種の臨床分析は病理学としてなじみのないものではあるが，ここでは必要欠くべからざるものであり，そのためには，実存分析あるいは現象学的分析の助けを借りる必要がある。私たちはここで統合失調症患者の人間，世界，生涯の根本的変化を要約して紹介するつもりはない。統合失調症の臨床像の突っ込んだ研究がどの方向を向いているか，E・ミンコフスキーやL・ビンスワンガーについて少しばかり指摘するだけに留めよう。またこれらの構造分析は必然的に次のものと一致していることを指摘したい。前述の古典的研究（クレペリン，ブロイラー），精神分析学的研究（ユング，フロイト，P・シルダー，フェレンチ，シュルツ - ヘンケ），最も豊富な精神病理学的観察（Ch・ブロンデル，K・ヤスパース，E・ミンコフスキー，A・シュトルヒ，H・S・サリヴァン，L・ビンスワンガーなど）。これらの研究は，カールバウムとヘッカーによって「精神病」と規定されて以来，統合失調症の存在形式が探求されることとなった。

統合失調症患者の自閉症的人格

　まず誤解を正そう。離人症はしばしば統合失調症的人格の病理と同一視される。これは重大な誤りであって，臨床上有害な結果をもたらすことがある。「離人症」は，すでに述べたように，統合失調症患者の妄想体験の一部をなすにしても，統合失調症に特異的な症状ではない。なぜなら，離人症は急性妄想精神病にもよく見られるからである。反対に，統合失調症患者の人格障害について言う時には，離人症はきわめて特徴的な心的存在の組織解体を指している。

　a) **人格の自閉症的崩壊。ブロイラーの「分裂 Spaltung」**。－人格はその統合を失う，言い換えると，結局その現実性を失うのである。この統合は，普通その人の成長の歴史的骨組みを形づくっているあらゆる偶然的変遷と変化を通して保たれている。真に自己であるということは，もはや統合失調症ではあり得ないということである。なぜなら，統合失調症患者の存在はもはや人間の存在ではないか，あるいはもはや個としての人間存在ではないからである。影響の主題，人格の交替の主題，遍在能力の主題，多様な変身かつ時には同時変身の主題などは，自我の**統一性**や歴史的持続性を確かめる能力を本質的に欠いていることの風変わりで逸話的な表現のようである。それは四散し，時にはかき消える，無秩序な観念‐感情の塊の集合体である。心的生活のこの分割，この分解，この「分裂 Spaltung」（ブロイラー）は自閉症的人間の基本的一面である。統合失調症患者はもはや自分自身を断片的にしか整理できない；その断片のそれぞれが一つのイメージ，一つの「仮面」に相当し，人格のいわば一片である。ある時は子どものように感じ，生き，話す；ある時には囚人のように振舞う；ある時には数学者のように書き，ヒンズー教徒のような服を着る。順々にまた同時に浮浪者にもなれば大貴族にもなり，無差別に複数の人称代名詞を用いる（「私」の代りに「私たち」，「私」の代りに「彼」，「私」の代りに「お前」）。一つの名前がついていることに驚き，同一性は，互いに関係のない多数のイメージ，思い出，観念，感情の多様性の中に溶けてなくなる。「系統的無視」（出来事，同一性，つれあいの死，自分たちの結婚，処女性あるいは拘禁，など）は，自己の歴史を構成することができず，ばらばらの精神的分裂へと分解される傾向を示す完全に典型的な症状である。これらの障害の形は，逆に現実を把握してそこから正確な直接体験を得るという驚くべき可能性を示す無数の態度や行動の中で起こるのである。したがって，繰り返すが，これは，**メスカリン投与で離人症を生じさせるとかこれらの人格障害によって半眠状態になっているというのではなくて，人格が分解しているのである**。というのは，これは身体図式ばかりではなく，自己に対する考えや，他者との関係の中で固有の自己を構成するために集中したり統合されたりする理想自我と欲求があると考えられるからである。この点では，人格の統合失調症性崩壊は世界の概念が抽象的に投射され，精神内界の破綻が人間関係に具象的に投射されるものである。ブロイラーの述べるところでは，この精神内界の破綻を特徴とする精神病のグループを示すために「精神分裂病」という名前を選んだのであった。自我は，人格の統合を失うと同時に他者との絆や「現実」の事柄との絆を失い，そのことによって，夢の中の自我のように非現実的となる。し

かもさらに完全な非現実となる理由は，自我が独断的に（抽象的な判断の領域で）これこれしかじかの人間ではなく，誰かであろうとするからである。

b) **人格の自閉症的変化。無意識的幻想の外向。**－統合失調症(スキゾフレニー)患者は「内向的」人間として現われる。すなわち，自己の内へ向かうのであるが，もっと正確には，正常であれば存在の深みに埋もれていたものが表面に現れるという点で，まったく変ってしまった人間として現われると言えるだろう。幻想の世界が「その人」にとって現実となるほど，人格の組織そのものは激変するので，あえて逆説的に言うと，その人の意識（感じ，語り，行為すること）とは無意識であるとさえ言えるだろう。したがって，しばしば用いられる**象徴主義**という語は（すでに見てきたように），その人の無意識の感情 - 観念 - 運動の表現を指すのにはかなり不適切である。なぜなら，潜在する内容を単に象徴的に変装させて出現させたり強制したりする精神構造は，もはや存在しないからである。統合失調症(スキゾフレニー)患者の生活は，イメージや欲動面の絶えざる発散という意味では，まさに「象徴的」であるが，この象徴主義は，直接的で重い存在となりすぎて，もはや意味がなくなっている。象徴性は統合失調症(スキゾフレニー)患者の言語や行動を直接かつ圧倒的に貫きそしてすかしのように隅々まで露呈する。この「手袋の指」を裏返しにされ，意識と無意識の正常な関係が逆転された人格構造の変化は，すべての観察者が強い印象をうけるほど驚くべきものである。いうなれば，統合失調症(スキゾフレニー)では，「敏感」である**コンプレックス，原始的欲動体系**が臨床像の前景（背景ではない）を占めているのが必ず観察されるのである。その豊富な例としては，ブロイラー（1911）の著作，精神分析家が出版した観察例（フロイトのシュレーバー症例；P・シルダー；ナンバーク；シュルツ - ヘンケ，など），または臨床家の著作（L・ビンスワンガー；サリヴァン，など）に認められる。M・エンゲルソン（1934）やB・カープマン（1944）の観察，「パラノイド思考」（1936）で私たちが報告したもの，またセシュエー（1950）の観察などは，参照しやすく説得力のある資料である。大部分の症例で，絵，神話，妄想観念，幻覚的観念などは性的な主題をめぐっている：事物や情況のエロス化，芸術作品の性的「象徴主義」，あらゆる接触や言語や思想に対する性的意味の付与，全宇宙，星，四季，世界の歴史的，地理的無限の多様性まで広がる途方もない結合の描写，などである。

特に**エディプス的固着**は驚くほど多くしばしば戯画的である。ある若者は，母親が彼と寝なかったら母親を殺すであろう；ある娘は，父親を自分の胴に紐で結びつけている蛇にたとえる；ある男性は，いつも母親と空気で連絡し合い，空気は精液を挿入する道具だと述べる；ある女性は，父親に取り憑かれ，父親は死後ずっと彼女の腸の中に入っている，など。

もちろん，**去勢**の典型的像，そのためのナイフ，寸断された生殖器官，血，身体の断片化，器官の補償的移植，切られたペニスの象徴表示，外科的切断などがまた幻想の流出の中では最も多く現れる。

また，**同性愛の傾向**もよく見られ，常に欲動を露わに示す同一の形で認められる。そして，欲動が，行動（小児強制猥褻，衣装倒錯，おおっぴらな半陰陽的態度や活動，戯画的性転換）として，直接かつ露骨に現われない場合には，サッフォー風（女性同性愛）の対象に向かう恋愛妄想的空想として，影響あるいは憑依の幻想として，すべ

ての逸脱した同性愛的対象選択を満たす迫害的あるいは性愛的な幻覚を抱くに至る。

しかし，もっと原始的リビドー幻想と関係がある場合，統合失調症(スキゾフレニー)の人格「退行」はいっそう太古的であり，これはその頻度と強さでは，前述のいずれにも劣らない。これはすべて，**性器期以前の段階のサド・マゾヒズム幻想**である。私たちはすでに肛門期に対する興味については述べたが（自慰，糞便いじり），しかし肛門サディズム期の幻想はしばしば言語的，神話的作品に出現し，いかがわしい「対象」を備給するサディズム的欲動が混入している。これらの幻想は身体を貫き，肛門から出入りするか，あるいはまた，一連の象徴的置換によって，器官，人間，自然現象に威嚇的な形の世界を形成する。これはまた，リビドーを備給する口唇期と同時代のあらゆる空想（口唇サディズム期，食人期），食人者，合体，対象の引き裂きなどのあらゆる**想像的残虐性**，自己と他者に向けられた原始的攻撃性の異様で残酷な幻想すべてである。これらは，メラニー・クライン（1934-1937）が見事に分析している通り，基本的現実を大量破壊する戯れの中で難なく放出される。

最後に**自己愛**を挙げる。すなわち統合失調症(スキゾフレニー)患者の感情生活を最も深く特徴づけている自体愛的幻想を強調するためである（フロイト，P・シルダー，1928年と1939年）。この自己愛，自分の身体に対する愛，愛の自分自身への方向転換は，実際，自閉症的色情の中心像をなす。私たちはすでにこの特徴を鏡の前の統合失調症(スキゾフレニー)患者で，自分本位の無関心で，露出症的で淫らな行為で，誇大妄想的虚構でとらえることの重要性について述べた。また私たちは，この後で緊張病に関して，統合失調症(スキゾフレニー)患者がどこまで自分自身に近づき得るものかを検討しよう。つまり，子宮内生命の時期で，対象のない地点，すなわち眠っているあらゆる本能の潜在能力が絶対的な孤独の未決定の中で，母親と完全に合体している静けさの中で満たされているという地点である。それゆえ，出産外傷の幻想（O・ランク）と子宮内生命の涅槃への郷愁が，おそらく自閉症の形成では何よりも，最も恒常的なものであっても驚くには当らない。この自閉症は，それ自体が自分自身の方に折り込まれた存在形態であり，統合失調症(スキゾフレニー)患者は「日の目を見る」ことなく静寂と秘密の中にまどろんでいるのである。

こうして統合失調症(スキゾフレニー)患者は自分自身の奥に，人間の最初の条件とすべての人間に共通の最初の予期せぬ出来事を見出すのである。この出来事は「イメージの世界」，抒情的な家のぬくもり，あらゆる霊感とあらゆる感情の源泉を構成し，いわば驚異的な空想の素材のようなものである（参照：ここに掲載したヒエロニムス・ボッシュの「逸楽の園」の一部分）。この作品は統合失調症(スキゾフレニー)の根底，すなわち病気が「覆いを取り去った」人間性の奥，統合失調症(スキゾフレニー)患者が「再び覆っている」人間性の奥底を示している。実際，臨床的形態学からみても（図1），想像体験からみても（図2），これは，統合失調症(スキゾフレニー)過程を明らかにする，最も根源的なイマーゴの景である（図3）。

したがって，統合失調症(スキゾフレニー)患者の人格は，締め出されていた**無意識**がその存在のありのままの形で表面に現れるのに応じて，**自閉症的人格**となるのである。この無意識の変身と分解の過程が，生物学と解剖学の領域から借用した隠喩的思考を呼び起こす：無意識の移動，空想の下部構造の変質形成，などである。臨床家－精神分析家以外－では注意が十分に行きとどかない，このように奇異な現象を理解するためには，イメージの力を使う以外にないということである。しかし，臨床では自閉症的人間の力動構

造に由来する驚くべき幻想の開花に興味をそそられるのである。

統合失調症患者の自閉症的世界

　分解した幻想的な人間に対応している世界は，私たちに共通な世界からは断ち切られてはいても，それでもなお一つの世界ではある。私たち一人一人にとって，事実，世界とは観念上の価値と現実の一つの体系であり，自分の存在の投企を行うことに対応している体系である。この観点から，混乱した人，メランコリーの人，夢幻体験あるいは急性や亜急性の幻覚体験をしている患者は世界を構成しない（サルトルによれば想像の世界には真の「世界性」は存在しない。参照：私たちの精神医学研究，1954，第Ⅲ巻）。彼らは，現実の世界に自らをなおも辛うじて支え続けるか，夢や悪夢の中に落ち込むかである。統合失調症患者(スキゾフレニー)の場合それと同じではない。統合失調症(スキゾフレニー)はまさしく奇妙さ（「固有世界 Eigenwelt」）の原理そのものの上にうちたてられた世界の構造に等しい：すなわち，その存在と一致した価値体系であり，さらにそれは「彼にとっては」存在でもある。臨床的に，統合失調症患者(スキゾフレニー)が自分の世界に「住んでいる」ことは，その態度や合理論の絶対化，系統的拒絶症，抽象的考え方，時には「夢」を追及する一徹な意志に奉仕する驚くべき知能的能力などで示される。この夢は，繰り返すが，視覚的イメージに基づく，意識朦朧の時の夢ではなくて，観念-言語的図式に基づく，意識的夢である。シナリオ，科学理論，虚構，神話の抽象的で複雑な組み立て（一語で言えば妄想観念）がこの空想の世界あるいは宇宙を背景にして相対的に生じる。

　しかし，この自閉症的「作業」，この別世界の萌芽や創造は，前述のように，この世界を明瞭で伝達可能な形にするというよりも，むしろ常にもっと不可解にしようとするやり方で形成される。すべては，あたかもこの世界の「凝結」（A・アシェイントルの博士論文，リヨン，1917）が目的であるかのように起こる。それは閉じられた世界であり，不可解な世界である。なぜなら，統合失調症患者(スキゾフレニー)が借りてくる方法は，論理的にみて原理に背くためのものでしかなく，自分自身を孤立へと向かわせるだけのものである。次に統合失調症患者(スキゾフレニー)の世界の2つの面を簡潔に検討する。

　a）呪術的世界。－統合失調症(スキゾフレニー)の人格のすべては（前に強調したように），想像的幻想へと分解する，それは人間性の原型のようである－統合失調症患者(スキゾフレニー)の世界は神話の世界であって，そこでは人類のあらゆる時代のあらゆる神話に類似していることがわかる。その表象が寓話的かつ抽象的であろうと，逸話的かつ小説的であろうと，宇宙的出来事が虚構の世界を満たすに至る。神話の産物には当然，人間の想像や苦悩によって装飾された大きな主題が見出される。プロメテウス，ヘラクレス，ディアナの神話，ニールベルンゲンの伝説，ホフマンの童話，あるいはサルバドール・ダリの奇抜な作品，さらに虚構やあらゆる寓話や童話や詩が全部ごちゃ混ぜとなり，組み合わされて，新しい神話が作られる。いうなれば，統合失調症患者(スキゾフレニー)によって（すでに指摘したように，時には教養のない統合失調症患者(スキゾフレニー)によって）再発明されるのである。特に，ブロンデルやA・シュトルヒは，これら錯論理的産物の「前論理的」あるいは「太古的」な原始的「方法」を見事に分析した。客観的世界は次第に存在しなくなり，こ

の「現存在 Dasein」は不可能となり，それに代わって，人為的な意味の，神秘な交流の，神秘な力の，宇宙の出来事の，地球あるいは星々の，機械あるいは人間の奇妙なネットワークが現れる。それらの最も多くは，大抵，グラン・ギニョールやホラー映画のような空想的方法（夢幻状態または急性夢幻様せん妄状態にあるような）というよりも，むしろカフカ風の，形而上的で不吉な一種の珍妙なものである。すべては気まぐれで予測できない；物理学の原理は人為的でどうにでも変えられる；思考は至上でありかつ言葉の力は絶対である；時間と空間は生き，死に，移動する；自然界は可塑性で相互に交換できる；精神が物質に生命を吹き込む；夢も昨日の出来事と同様に現実的である；数学の規則は幼稚である；矛盾の原理も矛盾している；原因のない結果があり，同じ原因は必ずしも同じ結果を生じない；理性の公準も公理も知識も疑わしいと同時に，同一性は疑わしい。世界の錯論理的概念の高みに建てられた系統的非論理の原理とはこのようなものであり，自閉症の意識とは逆さまの原理である。しかし，繰り返すが，この空想的世界は素晴らしい広大な大絵巻ではない；むしろ複雑で奇異な観念の建築物であって，迷路や袋小路が重なり，次第に視界を狭めるものである。

　b）社会的世界との「対象関係」の激変。－統合失調症(スキゾフレニー)の自閉症は，結果として他者との破綻をもたらす。事実，「現実との破綻」と言う場合，結局のところ私たちの考える社会的関係の破綻ということである。しかしこの「接触喪失」は－すでに強調したが－世界内存在の深刻な混乱との関連でしか意味をなさない。「世界内存在」，（「現存在 être là」，「Dasein」）とは，人間にとって，他者との共存のうちに自己を投映し，他者との取引で生き，その絆の働きで人間存在を組織化することである。それは，同胞に相対させ，私たちすべての感情，信念，行為との関連で，「人間対象」と私たちを結びつけるものである。ところが，統合失調症(スキゾフレニー)患者はこの点でもまた，本質的な２つの変化を呈する。一方は，統合失調症(スキゾフレニー)患者はこの絆を**物理的なものに変形する**。もう一方は，リビドーの最初の「対象関係」に立ち戻る。

　注目すべきことは，引力，反発力，欲望，恨み，憎しみ，愛，嫉妬など，**共存という人間同士の絆**であるすべての感情状態が，**物理的力と人工的形に変えられてしまう**，あたかも，すべての生命がとりあげられて，「絆」の代りにもはや機械装置しかないかのようである…特に言葉は電気を伝えるネットワークとなり，磁気の放射物となる，などである。さらにここで私たちは，人間同士の関係の激変，心と思考の物理学が，感覚的経験を越えた世界の抽象的で反射的考え方に入りこむことを知る必要がある。したがってすべての臨床家は，このもつれの奇妙さを示す幻覚が直接体験されるというよりも思考されかつ語られていることに，はっきり気づいていたのである。すなわち，幻覚は本質的に，多少とも合理主義者にみられる一種の観念体系，人間同士の交流の現実を解消し再編する錯綜した事態を表現しているのである。

　実際，「統合失調症(スキゾフレニー)患者の現実性」はただ現実から切り離されているだけで，快感原則には従っている（フロイトの「快感原則 Luftprinzip」）。すなわち統合失調症(スキゾフレニー)患者は欲望との関係で，その対象がなかったり，あるいは思いがけない関係でのみ現れる時に，最初の対象関係の段階に戻る傾向があるということになる。それは，「対象」の世界，「物質界」の対象，とりわけ「社会的世界」の対象は，その存在において，

あらゆる問題やあらゆる困難の源であるということである。子どもは，適応困難とリビドーの相次ぐ備給によってしか，対象をよく調べないし，対象との関係を結ばない。統合失調症患者(スキゾフレニー)では，それは「回帰する」最も原始的備給である。それは社会的‐感情的上部構造を忘れさせるメリットはあるが，時には，それ自体が改めて問題になることもある。そのように，一般の社会環境にある隣人や日常生活の隣人との関係は消失し，愛の当然な「対象」（配偶者，子ども，両親）である家族の者たちとの絆も消失する。リビドーは源泉へ遡り，困難な固着と同一化（異性の「対象」選択）の代りに，肛門‐サディスム期や口唇‐サディスム期と同時期の最も太古的な関係が生じる傾向がある。このリビドー発展の時期には，外的世界との対象関係はすべて，満足と攻撃性の表現方法の間で同化するか排泄するかというすべてか無かの関係となる。この種の反応は，事実，前述したように，統合失調症患者(スキゾフレニー)の拒絶症に観察され，私たちは次のように記した。まさに「他者」は－悪魔的であり－，「悪い対象」として，「迫害する対象」として拒絶され，追放され，噛みつかれる。ついに，この逆流するリビドーは，対象の世界そのもの，あらゆる対象を廃止するに至り，その結果，外側の「環境」のすべて，特に社会的な問題を徹底的に排除し，ただ快楽原則だけにしたがって「生き」ようとするのである。そのことから，**自閉症的世界の非論理性は，現実体系の破壊，特に人間関係の現実を破壊しようとする要求の表われ**であることが理解される。

　c）**自閉症の宿命。**－統合失調症(スキゾフレニー)は宿命的疾患ではないのかというのは，一般病理からするといささか奇異で廃れた決まり文句と考えられる。しかし，もしその病理学が特に精神病一般に適用されるとしたら，統合失調症(スキゾフレニー)の世界の最も基本的な特徴の一つを表現していることも確かである。事実，それは一種の「世界の終り」であり，「もはや－世界に－存在しない－ありかた」であり，存在を制限し終止符を打つことである。実際，統合失調症患者(スキゾフレニー)は「自閉症」が形成され組織化された時から，その実存の歴史は広がらず，運命の生活史のフィルムはもはや廻ることはない。まさにそれは，心的存在の枯渇と衰退をもたらす被囊と，「硬化」の形そのものなのである。

　統合失調症患者(スキゾフレニー)は，自分の生きている自然環境や社会の出来事にもはや自己を誇示することはなく，開くこともなく（またはごくわずかな範囲で，しかも次第に狭められていく絞りを通してしか注意が向かなくなる），幻想的現実に仕立て上げられた主観的想像世界の中で，**自己の実存を逆向きに追いかける**。実存の軌道は，客観性のない視野の錯綜した交錯のうねりの中に見失われる。この**彼自身の内部への歩み**は，本能とその象徴的イメージの太古的な層の深淵の深みに，彼の生命のプログラムとなる孤独な「投企」を描くのである。

　統合失調症患者(スキゾフレニー)には，目的の問題も生の問題も死の問題もない，というより解決は一つしかない。それは，植物的性向を保存し，強化し，虚無の中にいるように自己の存在に閉じこもることである[3]。

身体症状

　すでに述べたように,生の破局は進行性の身体的変化を示すか,引き起こさずにはすまない（F・マケンジー・シャトック,1950）。それぞれの関係の正確な意味が何であれ,統合失調症患者の身体的状態と精神状態は緊密に結びついている。このことは,統合失調症の病因論と発病学の章で明らかにしよう。そもそも,私たちからすると,この臨床的記述を疾病原因論的問題と重ねあわせなければ,ここで身体病理全体を検討することはできないだろう。身体病理はそれほど重要であると考えられる。それゆえ,ここでは,障害の進行に伴う身体症状でとりわけ特徴的あるいは奇異な側面についていくつか指摘するだけに止めておこう。これらすべての研究に関する文献はこの後に挙げていくことにしよう。また同様に,ブムケの便覧（1932）,R・G・ホスキンスの著書（1946）,さらにベラック（1948）の著書の第Ⅲ章とⅤ章の文献目録,M・ブロイラーの全般的検討（1951）なども興味があろう。

　あるいくつかの障害は,M・ブロイラー（1954）が述べたように,心的生活の変化と密接に結びついている。たとえば,飢餓状態,渇きの障害,さらに一般的には,栄養生活の障害,水とか窒素の貯留現象など。月経の障害も経過の初期にはきわめてよくみられ,病的状態の時期には比較的まれである；あるいはまた体重曲線の変動,肥満や痩せの変化などがある。

　体重の変動については,特に,ずっと以前 M・ライヘルト（1906）が研究した。彼は,それを中枢神経系の病変による蛋白質と脂質の代謝障害と関係するものとした。これは,フランスのギローが主張した考え方と同じである。彼は,この代謝障害の症状は灰白隆起漏斗路症候群の症状であると考えた。特に,統合失調症の肥満については,内分泌や体型類型学との関連からガウプとマウツ（1926）およびM・ブロイラー学派（1941）が見事な研究を行なった。この点に関して,最近刊行された2編の非常に興味深い研究はC・ハフター（1945）とP・パラン（1953）によるものである。

　組織の**代謝全体**が低下することはきわめて多く（アンギャル,フリーマン,ホスキンス,1940）,特に,緊張型（R・ジェッシング,1939）で低下するが,これは「**代謝減弱**」（D・ジョンとH・グレイヴィング,1935）である。一方では,組織は様々な刺激に対して緩慢かつ不規則に反応する（ホスキンス,1946）。この2つが組織上の交換の基本的側面である。特に,最近,組織の酸化の全般的低下や,ある程度の慢性的酸素欠乏（ロヴェット・ドウスト,1952）が強調されているが,これらの事実は,古くから（クロード,バリュック,メダコヴィッチ,1928）,またごく最近も（ホスキンス,1946）諸々の研究者がすでに強調してきたことである。しかし,代謝障害に関しては,ブドウ糖耐性曲線も（マック・フェルランドとゴールドシュタイン,1938）,炭水化物の中間代謝物研究も（ゴットフリートとウィルナー,1949；オルストロムとスカウグ,1950）,安息香酸排泄の研究（ジョージ,1949；レイス,1953）も,統合失調症の経過とは有意な関係を認めなかった。ほとんどの研究者が指摘するところでは,一般に,この種の研究報告には**結果のばらつき**が見られ,その臨床的意味はまだ確立されていない。

内分泌腺に関しては，いくつかの症例では，甲状腺機能低下の症状と何らかの臨床的類似性があるようで（たとえば，W・プラットナー，1937 と E・オットー‐シャウブ，1943），実際，ルービンシュタイン，ホスキンス，ミュトリュクス（ドレーとボワテル，1948 の後）は，統合失調症(スキゾフレニー)の過程に甲状腺機能低下の要因があることを強調した。J・ドレーと H・スレラックは，早発性痴呆でアロン・テストが陰性であるところから，基礎代謝の低下の事実は下垂体あるいは灰白隆起漏斗路の障害の結果であると解釈できると考えた。非常にまれであるが，バセドー病症候群が観察されることがある（J・ドレーと G・と C・ボワテル）。 ― M・ブロイラーは，とりわけ，統合失調症(スキゾフレニー)症候群と先端肥大症にある種の遺伝子型相関があり，特に幼稚症とも関連すると主張した（1948）。 ― しかし特に，臨床的に認められる興味深い相関関係は，生殖腺‐内分泌の大症候群との関係である（思春期遅滞あるいは停止；妊娠；授乳期；去勢）。中でも，H・A・シアスら（1937），ストラ（1939），モサンジェとフロランティニ（1939），リプレーとパパニコロー（1942），バリュック，メルツァー（1950），シャトック（1950）などは，患者の月経周期の変化について優れた研究を行った。特にエストロゲンの低下（バリュック）は発病期ないしは病勢増悪期に顕著である。 ― しかしこの点に関する現実的大問題は，統合失調症(スキゾフレニー)のストレス要因に対する**副腎皮質**の変化値である。ホーグランドとダンカン（1950）は，セリエの全般適応症候群の枯渇期に類似する型の枯渇状態（ある時は下垂体，またある時は副腎が起源）を明らかにした。この皮質機能低下は特に若い患者あるいは疾患の活動期に認められる。；ただし，疾患の 1 年か 2 年経過後に特に顕著となるようである。これらのウォセスター学派の研究はヘムフィルとレイス（1950）およびヴェステスガール（1951）の研究で確認された。A・カコパルド（1953）もまた，ソーン・テストだけで，慢性統合失調症(スキゾフレニー)患者にはある程度の副腎皮質機能低下があることを報告した。しかし他の研究者（たとえば，シュタイン，ロンゾニとジレア，1951）はこの事実に異議を唱えた；副腎皮質の研究の様々なテスト（血液，ミネラル成分，尿のコルティコイドの量などの変化）を臨床的価値のある研究方法とみなすことは，まだ非常に難しい。

　統合失調症(スキゾフレニー)状態における**心臓血管症候群**は常に研究者の注意を引いてきた。これについて，バリュック（Psychiatrie médicale, 1938）の研究，その弟子のレトレゾール（1929）らの研究はきわめて興味深いものがあり，最も重要な障害は末梢**血管‐収縮**現象である。バリュックの述べるところでは，特に緊張型にみられる起立性末端チアノーゼは下肢で顕著であり，皮膚は蒼白を呈する（「死者の肌」）；これは，患者が横になって，下肢をあげるとさらに悪化するが，他動的に持ち上げると，下肢は静脈性の赤い色となる。この血管‐運動障害は動脈と細動脈のスパスムおよび**毛細血管の緊張減退**と関係するようである（バリュック）。末梢循環の減退あるいは緩慢化があることも確かである（フリーマン，1938；クリングマン，1948；シャトック，1950）。これらの障害は寒冷にさらされた「神経質な人」の血管現象に類似している。体積変動記録検査で，ある程度の血管の**硬直性**が多くの研究者によって示された（ブムケとケーラー，1910；キュッパース，1913；ド・ジョング，1921；ベルトラーニ，1927；

アブラムソン，シャクロヴェンとカッツェンシュタイン，1941,など）；静脈圧の反応低下（クルスキーとゴットリープ，1936）および循環の分時拍出量の低下（イデとバロー‐ジョンソン，1942）も認められた。

シュタイナーとシュトラウス（ブムケの便覧，1932）によれば，**動脈血圧**はほとんどの場合低下しており，興奮期も同様である。逆に，バリュックらの研究では（ラペイルの**博士論文**，パリ，1931），平均血圧はむしろ上昇しているようである；同研究者によれば，**オシロメトリーの指標**は低下し，特に破瓜‐緊張型に認められるようである。

栄養障害。—古くからの研究者は重篤な栄養障害を強調し，特に経過の長い緊張病性早発性痴呆患者に認めている。この障害の先頭に，ディドの有名な**緊張病性偽‐浮腫**（1903）が挙げられる。これは，灰色がかったあるいはチアノーゼ様の弾力性のある浸潤であり，指の圧痕を残さず，足の背側面，まれに手の背側面に現れる。その他にも，多くの局在性障害が記述されている；たとえば，**ペラグラ様紅斑，偽静脈炎性浸潤，あざ，母斑**である。これらの障害はしばしば**皮膚血管運動障害**（皮膚描記症，多汗症，など）を複雑化させる。**皮脂の分泌過多**，唾液分泌過多，発汗過多は，頻繁に遭遇する脳症候群（パーキンソン，てんかん，など）との関連から検討する必要がある（ディドとギロー，1922；ステック，1923；バリュック，1938）。

肝‐消化器障害。—ずっと以前から，ドイツ学派は，「汚物性精神医学 Kropopsychiatrie」（ブムケの便覧，t. IX ,285）に関心があり，統合失調症(スキゾフレニー)の感染性および特に腸の毒素に起因するものに注目してきた。これに関する最も重要な研究はP・J・レイターの単行本（1929）である。この著者は，統合失調症(スキゾフレニー)患者は常に慢性胃腸炎にかかっていると考えている：「腸の中毒がなければ統合失調症(スキゾフレニー)過程はない」と書いている。他の研究者は，歯や咽頭の感染による感染性毒素による病巣を調べた。P・G・シューベは早発性痴呆の結腸の放射線による研究を体系的に行った（1936）：彼によると，食物の腸の通過に関しては早発性痴呆特有の変化は無いようである；しかし，全体としては，腸のある程度のうっ血が認められた（排泄時間は症例の29％が正常，異常な延長が71％；数日かかったのが6％であった）。

これらの腸の蠕動障害は，しばしば緊張病患者だけに認められる，**反芻症**というまれな現象と関連づけてよいのだろうか（？）。F・バリゾン（1937）によれば，胃運動曲線は胃の収縮性の障害をまったく示さない。これらの症例について，シヴァドン，ベルトラン，ブケレルら（1948）はこの反芻の色情的‐自慰的機能を強調し，クルボンとルコント（1936）は次のような一症例を示した。その患者は，口に含んだ食物を仲間にもやるんだという妄想から，嚥下したもの，嘔吐したもの，喀痰などを反芻咀嚼した...

しかし，特に最近研究されたのは**肝‐胆汁の病理学**で，とりわけ，イタリア学派で行われた。S・プラタニアとG・ステファナッチ（1936，1938）は，統合失調症(スキゾフレニー)の腸‐肝の因子についてヴェルトマン反応を用いて研究した。ドナジオの障害現象あるいは黒色尿反応を用いたもの（1933）にしろ，ブスケイノの病因論の応用にしろ，多くのイタリアの研究者はこの点について重要な研究を発表した。しかし，バリュックは

1931年以来，患者の肝-腸の病理（ポリペプタイド比率の上昇）に関心を寄せ，弟子のコルニュと共著（1934）で，緊張型や破瓜型症候群と一群の黄疸障害が絡み合った一連の観察例を発表した。それ以来，バリュックは研究を胆汁の病理に定め，特に，十二指腸挿管法とメルツァー-リヨンのテストを使用した。こうして彼は肝臓-消化器由来の毒素，特に大腸菌毒素の重要性を強調することになった（1933）。オッター・リングイェルデ（1935）は80％の統合失調症患者に肝機能不全を証明した（12,000回の検査による）。

統合失調症と感染。－統合失調症患者の解毒機能は低下していると思われる（クエステルとウェイル，1938）。その機能不全は必然的に，セリエのいうアレルギー機構や適応機構の全般的減退として，肝機能不全と結びついている。

統合失調症性衰弱の心身医学的素地について，結核の進行がしばしば言及されるとしても，驚くにはあたらない。当然，精神病院内の感染もまたしばしば強調される。しかし，それにしても，少なくとも，カールマン（1938）とルクセンブルガー（1940）を信じるとすれば，統合失調症と結核には遺伝子型の類似性があるようである。統合失調症と結核の罹病率は，平均的母集団で，それぞれ0.85％と6.4％であるのに，統合失調症の子どもでは，それぞれ16.4％と13.4％である。しかし，この遺伝的類似性について，ブロイラーとラパポート（1935）は疑問視している。彼らはチューリッヒで100人の結核患者を検査したところ，精神分裂病との遺伝的関係は何も証明されなかった。逆に，臨床的には，バチルス性の進行と統合失調症の進行は結びついて進行することが多く，重要な研究対象として観察と実験的研究を必要とした（ウィーンでは，レーヴェンシュタイン，フランスあるいはベルギーでは，クロードとバリュック，1930；アルバンの博士論文，1934，オランデとルヴロイ，1932；メディコ-プシコロジック学会の討論，1932-1933，など）。統合失調症は進行性結核の過程とは関係があるとは思われないにしても，ジャクリンあるいはビュルナン型のような麻痺している形あるいは非定型の形と関係がありそうである。1935以来，M・イヴェールは少なくともこの方向で早発性痴呆の研究を行い，これを非定型結核による脳炎-精神病とみなしている。しかし，多くの研究者（L・ベラック，1948；ブロイラーとツルウィレン，1949）は肺結核を統合失調症の単純ではあるが頻発する合併症と考えている。スウェーデンではアルストロム（1930），ニューイングランドではロスシルドとシャープは統合失調症患者の罹病率と致死率における結核の重要性を指摘した。

神経学的症状。－あらゆる神経障害が最も頻繁に現れるのは，もっぱら緊張型の記述においてである（XIII 1955で記述する）。しかし，二十世紀の始めから，臨床家や神経病理学者は，多かれ少なかれ統合失調症の進行過程で重要かつ一定の神経学的徴候を叙述してきたので，ここではそれを述べることにしよう。

明らかに，統合失調症で最も頻繁に観察される「神経学的障害」は精神運動障害である。これは緊張病性行動に見られ，クライスト，ギロー，ブスケイノは，常同症，多動症，衒奇症あるいは拒絶症を神経学的症状として記述している。同様に，すでに述べたように，いくつかの思考障害と言語障害は失認，失語，身体図式の病理の面で難しい問題を提起する（クライスト，L・フォン・アンギャル，など）。しかし，こ

こでは，神経系の基本的機能の損傷，すなわち，主に感覚 - 運動機能，反射あるいは自律機能の障害に関してのみ述べよう。

　まず最も重要な観察対象となったのは，きわめて太古的な反射機能の障害，すなわち**瞳孔**の障害である。たとえば，有名な**ブムケ徴候**（1904）は虹彩の運動の一連の変化のすべてを含んでおり，主として，痛みとかその他の精神的興奮に対する反射の消失を特徴とする。ブムケによれば，眼球運動全体は，多様な刺激の形に迅速に適応して変化する一種の能力が侵されているのだという。この症状は，ワッサーマイヤー（1907）によれば症例の15%，またジオリ（1910）によれば92%に認められるが，最近では，ピケルト（1927），ファインシュタイン（1928），アベリとトリロ（1932），I・イムベル（1936）によって再検討され始めている[4]。こうしたすべての観察や数百の事例の研究結果によれば，この徴候はあまり重要とはいえないが，感覚 - 運動反射や精神 - 運動反射の欠如，瞳孔不同，瞳孔の脈拍の変わりやすさ（**瞳孔動揺** *hippus*）は，最も多い症候学的様相をなしているようである。P・R・A・メイ（1948）によれば，瞳孔の不同性は，統合失調症(スキゾフレニー)のグループでは健常対照群に比べてむしろ少ないようである。

　ブムケの瞳孔症候群に加えて，以前は，ウェストファルの**緊張病性瞳孔硬直**（1907）やE・マイヤーの**虹彩 - 瞳孔現象**（1910）が問題になっている。しかし，この問題については，依然として議論が多い。

　ローゼンフェルトの記述した**自発性眼振**（1911）あるいは普通に誘発される眼振の欠如についても同様である（A・アンギャルとN・ブラックマン，1940；H・フリーマンとE・H・ロドニック，1940）。**角膜の感度と眼底の変化**（ティソンとP・クラーク，1912）に関しては，大部分の研究者は特に視神経乳頭の退色など認めず，M・コーエン（1949）によれば，単に加齢とともに進行するだけのようである（30代では62%，60代以上では78%）。**前庭反射**の変化は，オブリーとバリュック（1949）が認めた。**前庭系のクロナキシー**（バリュックとブルギニョン）の障害は，いくつかの反射体制の障害のうちに認められる。たとえば，一過性の迷走神経作用性の変化を伴ったバビンスキー徴候がある場合である（バリュック）。**皮膚反射**は一般に影響されない。しかし，しばしばいくつかの変化が注目された（クネマイヤー，1915；G・ビショウスキー，1932）。J・ヘネル（1928）は膝蓋反射やアキレス腱反射の変化に注目した。同様に，機械的な筋肉の収縮性の変化もいくつか観察された（シュタイナーとシュトラウス，1932）－特に，クボステーク徴候－あるいは運動神経のガルヴァーニ電流興奮性（オスターメイヤー）である。何よりも**感覚障害**は疼痛と体感異常からなり解釈が非常に難しい。数年前に，**自律神経の緊張と交感神経 - 副交感神経**の関係が研究された（クロード，ティネルとサントノワーズ，1921から1928；J・マニャンの**博士論文**，1928；精神病医学会のサントノワーズの報告，1938；W・ナゲル，1942）。同化作用と異化作用の活力のバランスの矛盾した変化，また同様に，様々な薬力学的，迷走神経作用性，交感神経作用性の要因の矛盾した反応などが最もよく認められているが，はっきりした結論を引き出すことができていないようである（ナゲル）。おそらく，これらすべての植物性機能障害や深部反射障害は，生体機能のうちで主に間脳の統合

機能系が担っている神経-ホルモンの病理に組み込まれていると考えられる。たとえば，F・マッケンジー・シャトック（1950）の研究の方向がそれである。

神経系の侵害は，また臨床的にはある種の発作性症状を示す。以前に（カールバウム，クレペリン，マルシャン，P・パスカル嬢），てんかん様，ヒステリー様，テタニー様の発作が論じられたが，近年，しばしば，緊張性，間代性，多動性，カタレプシー性の発作，などが記述されるようになった。しかしそれはまれな症状であり，もっぱら緊張型に見られるにすぎない。これについては，私たちはかってのL・モラヴィッツのモノグラフィー（チューリッヒ，1900）とバリュックの研究を指摘しよう。バリュックは，ヒステリー発作，緊張病とてんかんの間のきわめて興味深い漸進的推移を指摘した。早発性痴呆にてんかん発作が存在することは，多少とも昔の研究者によって認められているが，とりわけ，発病初期であったり，逆に，長い進行の末であったりする。こういうわけで，クレペリンが，1910年に，彼の早発性痴呆患者の18％にてんかん発作を認めたのであった。グイズは，1914年に，この対象者の8.6％の比率を指摘した（参照：この主題に関しては，1925年のH・ホヴェンの研究，1928年のE・クラプフの研究，1941年のS・フォランの博士論文）。この数年では，むしろ統合失調症（スキゾフレニー）の進行とてんかん発作の間に一種の拮抗作用があることが確立された（Fr・ミンコフスカ，1937；メドゥナ，1939）。しかしこの問題は解決からは程遠い（P・ホッホ，1943，J・ヘーニッヒとリーバーマン1953）。こういう次第で，B・キーン（1940）は，統合失調症（スキゾフレニー）の経過でてんかん発作があるのは議論の余地がないとしている；彼によれば同様に，臨床的かつ遺伝子型の観点から，早発性痴呆，筋萎縮症，フリードライヒ病，舞踏病，モンゴリズム，などの間にある程度の類似性があることを忘れない方がいいという。何人かの研究者も同様に，ピック型の脳萎縮と統合失調症（スキゾフレニー）とを同じ家族的枠で結びつけ得る関係があることを指摘した。

脳波研究では，統合失調症（スキゾフレニー）の臨床的症状学と中枢神経の電気活動との間の関係を示す試みがなされた。L・E・トラヴィスとW・マラムド（1937）のような，幾人かの研究者は，正常者と統合失調症（スキゾフレニー）患者の電気活動に大きな差異はないと判断している。F・ルメル（1938）はアルファリズムの軽度の低下しか認めていない。逆に，S・A・デイヴィス（1942）はアルファ活動の増大を認めた。現在まで，大部分の研究者は，K・H・フィンリーとC・L・キャムベル（1941）の結論に与しているようである：この研究では，500名の統合失調症（スキゾフレニー）患者と2,215名の健常者を検査し，これらの患者，特に破瓜-緊張病患者では異常脳波があるか，あるいはこれらの患者の方がわずかに高い正常境界の値を示している。何人かの研究者は統合失調症（スキゾフレニー）の脳波とてんかんの「パターン」の類似性を指摘した（ジャスパー，1940；ギッブス，1940；デニス・ヒル，1952）。その他のグループの研究はすべて，いくつかの刺激や薬力学的影響による脳の電気的変化を明らかにするために行われた。たとえば，M・A・ルビン（1942）は，過呼吸試験の間の統合失調症（スキゾフレニー）患者の挙動を研究した。そのために，M・A・ルビン，I・H・コーエン，H・ホーグランド（1937）は甲状腺エキスを使用した。M・A・ルビン，W・マラムド，J・M・ホープ（1942）は，コカインやメスカリンなどの注射後のアルファ波の変化を検討した。R・R・グリンケとH・H・セロタ（1941）は，皮質-視

床下部電極を用いて，特に冷却刺激によるある程度の「視床下部 - 機能衰弱」を明らかにした。これらの研究のすべてについて，特異的な「パターン」を得られないとしても，脳の機能障害は明らかにされたと言えるだろう。

早発性痴呆の**脳脊髄液**の研究では（トーエ，1935），この問題に専心した多くの研究者がはっきりした結果を見出したとは考えられない。こうして，ある何例かにわずかながら髄液タンパク過剰症が指摘された（ロドリゲス - アリアスら，1933；C・リーベリング，1939；W・L・ブロイチュら，1942）。逆に，リンパ球増加が非常にまれに指摘されているようであるが，常にきわめてわずかである（レルミットとカミュ）。しかしクルトワ（1929）は重要なリンパ球反応を伴う早発性痴呆の症例を報告した。ミュイル（1937）は90名の統合失調症患者を検討し，髄液タンパクの観点からも，塩化物の比率やグロブリン・テストあるいは膠質反応の比率からも有意差はないと結論した。その他の研究グループでは，様々な研究者（E・ガムパーとA・クラル，1937；A・ルグランとP・アネー，1938）が，統合失調症患者，主として緊張型のグループから採取した，**髄液の毒性，正確に言うと，脳脊髄液のカタトニー誘発物質**の方向へと進んだ。彼らは髄液の有毒性という結果を得たが，これに対してソグリアニ（1938）とレイター（1938）は異議を唱えた。

参考までに，ドイツのレーマン - ファチウスが1937から1941年まで行った研究を挙げよう。これは，早発性痴呆の髄液の特異的な凝集反応を発見しようとしたものであったが，しかし，その結果については，A・ヤコビ（1938-1942）とF・レーダー（1939-1942）が厳密な実験的批判を行い，その方法による特異性はほとんどないことを証明した。ベネデク - テュルゾ試験（1929）も同様で，W・ナゲル（1939）は研究の結果診断的価値がないことを明らかにした。それゆえ当時まだ，様々な研究者が早発性痴呆の髄液の特異的変化を発見しようという希望を抱いていたが，幻想であることが明らかになった。

注 解

 1. 患者は，心理検査者の前に来て「質問表」を渡されると次のように答えた。「お嬢さん，私には人間の価値がひき肉であればキロで測れますし，ソーセージであればメートルで測れます…」。この被験者を「他の側面から」考えると，この答を痴呆的と考える事はできない…
 2. 「妄想 Wahn」あるいは「妄想 Delusion」
 3. 自閉症のこの分析はすべて，私たちの精神医学研究*の第Ⅳ巻に発表されることになる典型的臨床例（リュシアンヌ・L．の症例）－この症例は15年間に渡って観察された－を参考にして書かれた。
 4. この論文は，私たちの知る限りでは，「統合失調症患者の瞳孔障害」についての最も新しい非のうちどころのない研究である。「統合失調症患者の瞳孔障害」：*Rivista di Neurologia*, avr. 1936, p. 133-162（308 cas）．

---

*序論で述べたように，この「精神医学研究」第Ⅳ巻は出版されなかったので，この論文集ではその内容を復元しようと試みている。リュシアンヌ・L．の症例を中心とする「統合失調症」の精神医学研究第31番の草稿は，内外科学百科事典の概論の発刊の頃には，すでにかなり進行しているはずである。なぜなら，アンリ・エーは，統合失調症的存在のイメージを示すために選んだ3つの絵画のうち2つに説明文として2つの未完の精神医学研究の抜粋を付しているからである。
　私たちは，この2つの作品を技術的な理由から，ここにカラーで再録することができなかった（訳注：本書では，ジャン・ギャラベ先生のご厚意により，アンリ・エー財団協会の許可を得て，内外科学百科事典に掲載されている3点の作品を掲載した）。その作品は：
　― オーギュスト・クロッツ（1864 - ?）の水彩画「ミミズの穴」。アンリ・エーは，コピーを指示通りに作らせて，サン・タンヌの図書室に飾った。サン・タンヌの図書室は現在エーの名前がついている。私たちはそこで彼の教育を受けたのだった。
　―「音楽家の地獄」― 部分 ― ジェローム・ボッシュ（1453-1513）の「悦楽の園」の絵の中心的部分をなす3枚続きの絵画で，それと同じ1枚の複製が今日でも，1977年に死去するまで思索を続けた，バニュルス・デル・ザスプルスの書斎-図書室に飾ってある。（l' E. の注）。
　精神医学研究，第31番の抜粋がここにある。

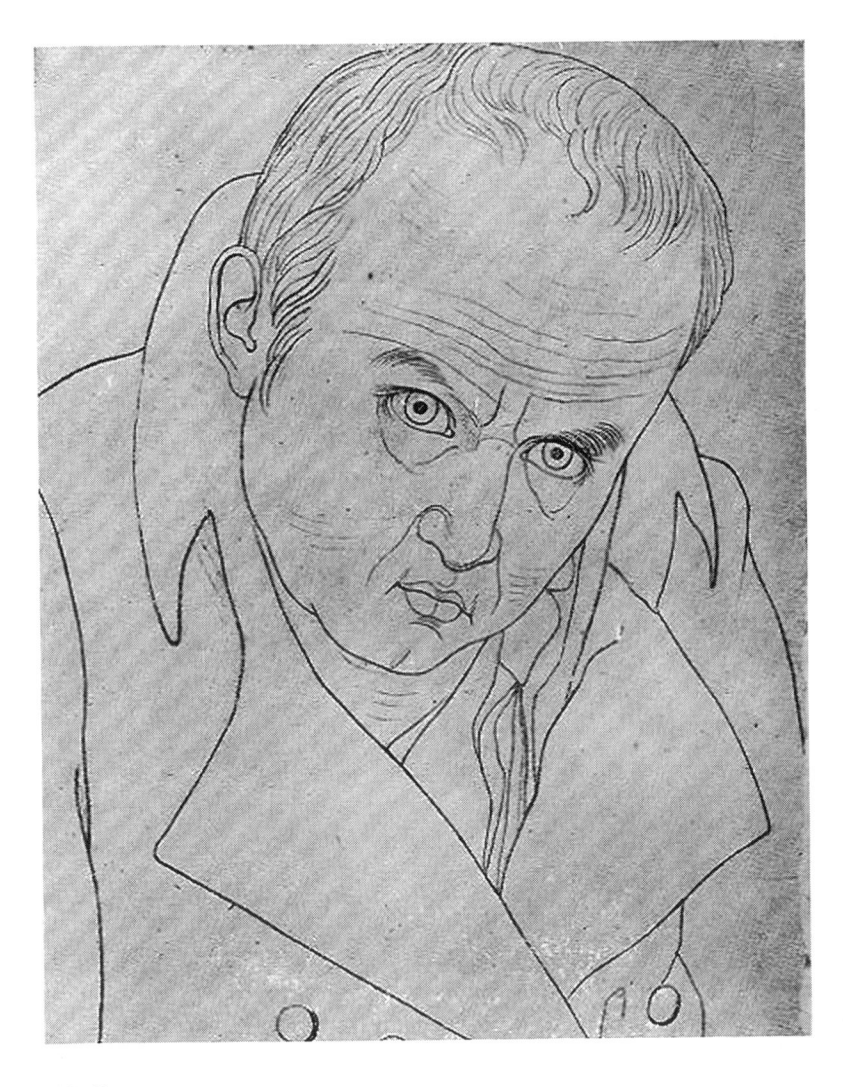

図1　形態学

　「容貌」の異様さは顔と眼差しだけではなく,存在そのものの形態から理解するべきである。統合失調症の臨床像の特徴として描かれるのは,「統合失調症的世界内存在」のはるかを見つめる夢見るような自閉的態度である。この奇妙さ,この「疎外（狂気）」を表すこのデッサンは統合失調症の臨床的「形態学」を表している。

　（このデッサンは,1813年にC・F・M・ガブリエル Gabriel (1775-1836) が描いた（ブーショ Bouchot による）一組の有名なデッサン「狂気の人の顔」の中から選んだ。これらはエスキロールの「精神病概論」の挿絵で挿入されるはずであったが未刊に終わった（国立図書館,版画室）。

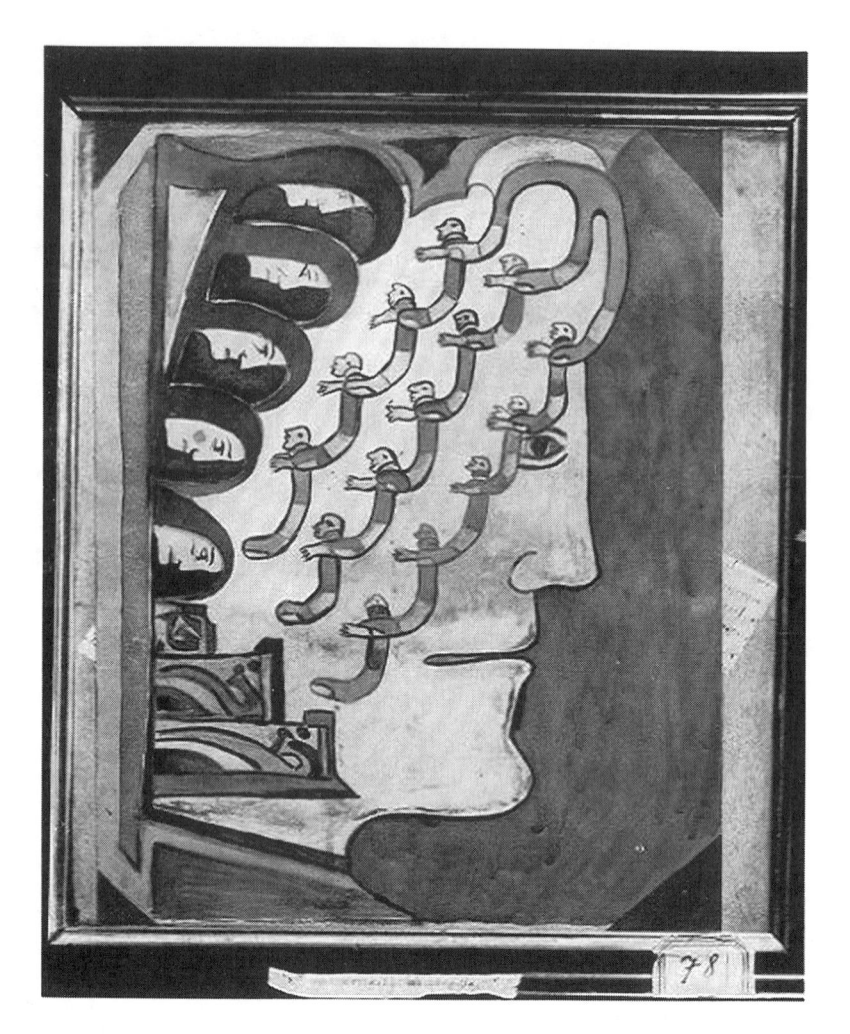

図2 体験

　統合失調症患者の頭を開いてみると，妄想体験と幻覚体験が閉じられた空間の反復として密封され閉じ込められている。分断された精神と身体の機械的解剖学的多様性は，彼自身の中で孤立し分断された肺胞構造である。壊れた鏡の面に反射する全存在の分裂，そこには自己のイマージュが分散している：このようにして，臨床家が多様な面を認める統合失調症-存在が明らかになる。そして時に－この絵のように－奇妙な体験をした本人が造形的に図を描いて，統合失調症のイメージそのものを示す…
　（刊行予定のアンリ・エー「精神医学研究第Ⅳ巻」の「統合失調症」研究第31番より抜粋）。
　この絵は統合失調症患者が描いたものである。原画はハイデルベルクのクリニックにある（参照：H・プルンツホルンの有名な症例36，第110図。コピーはサン・タンヌの図書館が所蔵）。

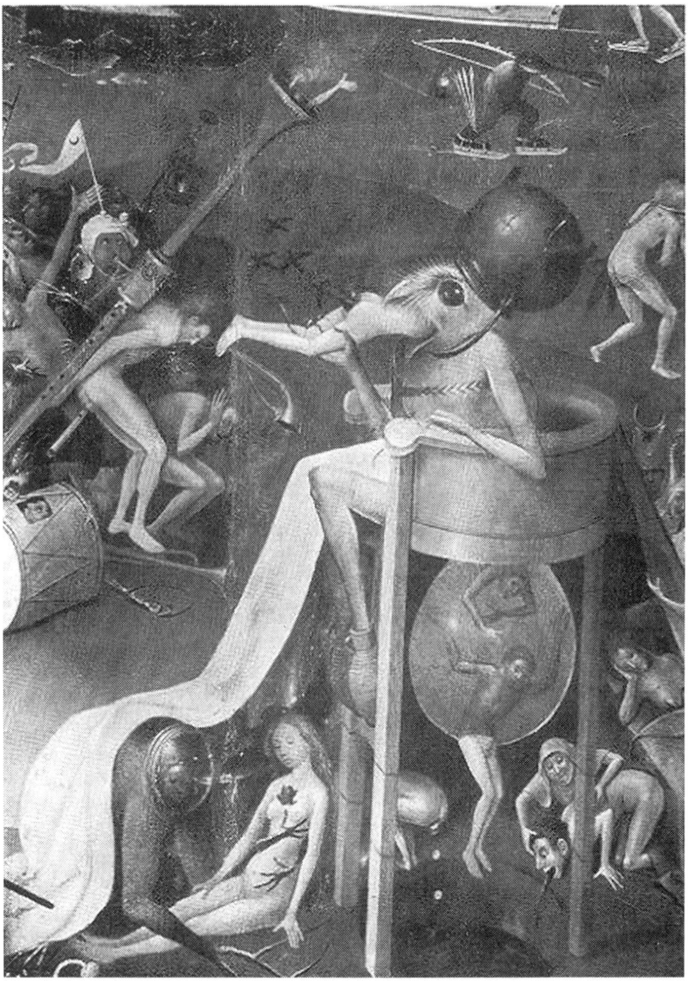

図3　幻想の世界への退行

　統合失調症の世界は「イマーゴ（元型的イメージ）」の世界であり，現実的には胎生期の形態，「幻想」への回帰であるが，これをヒエロニムス・ボッシュは－精神分析より四世紀も前に－ジグムント・フロイトが発見した象徴そのものを絵画として描いた。フロイトの発見は，人間は夢の中に落ち込むということ，あるいは芸術作品の中で夢をみるということ，あるいは，人間は統合失調症になれば，ボッシュの幻想的怪物に似るということである。すなわち被造物としての最初の芽生えへと回帰する存在の驚くべき腐敗である。人を脅かす「悪い対象」（M・クライン）で満ち溢れたサド・肛門期世界の幻影において－同じく「現実」の法則との不一致および同じく存在の一種の絶対的「糞便性」の中の自己放棄において－統合失調症と「便器にまたがる子供」は同じである。
　（刊行予定のアンリ・エー「精神医学研究第Ⅳ巻」の「統合失調症」研究第31番より抜粋）。
　（ヒエロニムス・ボッシュ「逸楽の園」部分。マドリッド，プラド美術館）。

XIII
1955年
臨床型および疾病学的問題

　早発性痴呆の概念は種々の臨床像の集合から作られたものであり，常に，これらの「部分」と全体との関係が実際的問題となる。
　I. -**パラノイド型は統合失調症(スキゾフレニー)の典型である**。— 私たちは，すでに多くのフランスの学者とともに，崩壊に至ることのない経過を特徴とする**慢性妄想病**の一群という大枠を取り外したことから，私たちにとっては，統合失調症(スキゾフレニー)グループは不調和症候群，一次性妄想体験，人格崩壊に至る傾向と定義されることになる。すなわち統合失調症の典型例はクレペリン以来，「**パラノイド型**」と呼ばれるもので構成される。これは，正確にいうと，広い意味（外国で言われているように崩壊のない慢性妄想病のすべてを含めるとき）でも，狭い意味（統合失調症(スキゾフレニー)が本質的に不調和，妄想，自閉症による崩壊と規定されるとき）でも，このパラノイド型が統合失調症の中心となる。これですべて非常にすっきりするはずである：統合失調症(スキゾフレニー)グループに入る妄想ないしパラノイド精神病がその中心部分すなわち典型例を形成するということである[1]。したがって他の大きな臨床型を叙述する前に（ここでは概略だけ），クレペリンがパラノイド痴呆と呼んだこの「パラノイド型」について最近の臨床家や研究者の発言，およびブロイラーの精神分裂病(スキゾフレニー)の核に相当するものについて概観しよう。
　フランスでは，当然であるが，以前は「ヴェザニー性痴呆」（ドニーとカミュ，1904，テュイリエ - ランドリーの博士論文，1920）と呼ばれていた型を，「早発性痴呆のパラノイドのグループ」に入れていた。すなわち幻覚を伴った慢性妄想病で人格崩壊に終る型である（ネイラックの博士論文，1924，Ch・-H・ノデの博士論文，1937，S・ジュアネの博士論文，1940）。しかも「慢性妄想病 maladies délirantes chroniques」の一部が，統合失調症(スキゾフレニー)の早発性痴呆のかなり重要な領域を占めると考えたとしても不思議ではない。それゆえ，パラノイド統合失調症(スキゾフレニー)型を規定するものは崩壊であり，一生涯にわたる障害である。それは解釈的，幻覚的などの体系妄想と，多かれ少なかれ，対立する（学者や学派に従って）ことは明らかである。
　外国では，慢性妄想病全部が多岐にわたる統合失調症(スキゾフレニー)のグループを肥大させているように，いわゆるパラノイド型は多くかつ，多様である。事実，すべてが統合失調症(スキゾフレニー)の中に統合されているが，だからといって構造的に異質的であることに変りはない。
　フランス学派がこのグループから外した諸型の多様性を，クライスト学派が統合失調症(スキゾフレニー)の中に取り戻すことになったのは奇妙である。G・マイヤー，K・レオンハルト，Cl・ファウスト，H・シュワーブやE・ニール（1941-1947）と同様に，彼らは**パラノイド統合失調症(スキゾフレニー)性疾患**を分類しようとした。すなわち，中核となる統合失調症(スキゾフレニー)の型で，

これがまたこの学派にとって典型的統合失調症(スキゾフレニー)でもある（彼らによれば，進行性欠陥を特徴とする統合失調症(スキゾフレニー)）。これら諸々のパラノイド型は（クライストの有名な解剖 - 臨床系統学によれば）身体的，社会的，宗教的自我の変化を表わす。彼らは五型に分けている。

1)「空想精神病 *phantasiophrénie*」は不条理思考，偽の認知，誇大念慮，幻覚，思考障害，奇妙な身体感覚を特徴とする。

2)「作話型 *forme confabulante*」（あるいは「進行性作話症」）は空想的あるいは理路整然とした作話；誇大念慮と恍惚状態がよく見られる（この型は，前の型と同様にフランスの学者の想像妄想病に一致する）。

3)「進行性幻覚症 *hallucinose progressive*」（私たちが「慢性幻覚精神病」と呼んでいるもの）の特徴は言語性幻覚（音声幻聴）で，「音素」型とも言う。この型ではしばしば視覚性幻覚表象があるが，体感幻覚は皆無である。

4)「進行性身体精神病 *Somatopsychose progressive*」あるいは心気症で，身体幻覚と音響言語幻覚の混合が特徴である。

5)「自己精神病 *Autopsychoses*」（ウェルニッケの古い用語による）これは**影響妄想と関係妄想**を含む（関係妄想は，解釈妄想と混同されているようである）。

フランスの臨床家にとって，この種のすべての妄想もまた，「パラノイド性欠陥」の枠に入れることができないことは明らかである。なぜなら，これらは完全な「欠陥」を来たすわけではないからである。

それに反して，私たちは，前述した典型的統合失調症(スキゾフレニー)の構造を示す妄想は統合失調症(スキゾフレニー)の真のパラノイド型を構成している，あるいはそれどころか，統合失調症(スキゾフレニー)の中核を構成していると考えている。

II. 統合失調症(スキゾフレニー)の大臨床型あるいは臨床的サブグループとは何か？　この問題が常に議論の的となっているのは，諸々の統合失調症(スキゾフレニー)性精神病の単一性の問題でもあるからである。C・パスカル（1911）が早発性痴呆の単一性を擁護するために独立した諸型を見分けられないことを理由に挙げる時，彼女はこの問題の争点を痛感していたのである。これがブロイラーとその学派の立場そのものであることは理解される。そこで種々な試みにもかかわらず，研究者はすべて必ずクレペリン時代の大古典型に立ち戻っている。クレペリンは，このグループにある程度の多様性があることの証人であると同時に，その臨床的単一性の保証人でもある。したがって，第一回世界精神医学会議（パリ，1950）では，ラングフェルト，ビニ，オーブレ・ルイスらの報告に対する討論は急に話題を変えてしまった。

それゆえ，私たちは，臨床と伝統に従って，最初にこの群の中核を構成するとされた**破瓜型**，また同様に**破瓜 - 緊張型**について述べる。しかし，この2つの大臨床型に，マイナー型をつけ加えなければならないだろう：一つはブロイラーが「**単純型精神分裂病(スキゾフレニー)**」と呼んだもの，もう一方は，フランス学派によってよく研究され（クロード），最近ではアングロサクソン学派（サリヴァン，P・ホッホ，など）によって研究された，**シゾニューローシス型**である。

Ⅰ. 破瓜型

　いくつかの概念と臨床像をからみ合わせて，統合失調症(スキゾフレニー)のすべてを記述しようとする場合には，まず初めに，この「早発性痴呆」の型を参照しなくてはならない。というのは統合失調症(スキゾフレニー)過程は若い人に発病すると，特に進行が早いことである。したがって「若い人の早発性痴呆(スキゾフレニー)」（モレル，ヘッカー，クリスチャン）は，**統合失調症**(スキゾフレニー)の最初の素描（クレペリン）を含めた最初の概念であった。その上，破瓜病という名の下に多少なりとも分離された臨床像は，比較的単純な欠陥状態を含んでいる。破瓜病の中に妄想や幻覚や緊張病症状のある患者を入れるかどうかの問題については，ブロイラーの言うように，一般に破瓜病は随伴症状を欠く型であると，広く理解されている。

　しかし，この型は統計学的数値で評価するのは難しい。なぜなら，当然のことではあるが，統合失調症(スキゾフレニー)群のうちで破瓜型が占める割合は，破瓜病を O・ディエム（1903）の言う**単純性痴呆** dementia simplex とするか，それともクロンフェルト（1928）の**マイナー型統合失調症**(スキゾフレニー) schizophrenia mitis に近いものとするかによって大きく異なるからである。これは重要な事実のグループ分けには必ずついてまわることである。私たちが独自に，病後歴的観点から検討した 128 例の統計では（H・エーとボナフー，1938）*，5 歳から 40 歳までの患者で規定通りの重症型を数えたところ，この型は 18 例で約 15％であった。しかし他の学者はもっと多い数字をあげている。W・サドラーは，彼の「現代精神医学」（1945）でマサチューセッツの 3,184 例を検討し，破瓜型は 52％としている。この群の発病の平均年齢は私たちの資料では，23 歳前後である。発病は思春期または産褥期によく起こる。大抵の場合，精神病は一挙に無気力になり，行動の進行性障害を示す（激しい恐怖，衝動，閉じこもり，奇異症，無感情，増大する興味喪失）。最も注目されるのは，急速な痴呆の進行である：ほとんどの場合，2 年か，3 年か，4 年の間に患者は多かれ少なかれ完全な痴呆に陥る。しかし痴呆の状態は，統合失調症(スキゾフレニー)状態の場合のほとんどが，痴呆性虚脱に最も近いようである。

　クライスト，レオンハルト，ファウストら（1950-1951）の研究では，24 例の破瓜病のグループを記載している。彼らはこのグループを 4 つの純粋なタイプに分類している：児戯型（「läppisch」），抑うつ型，無気力型，自閉症型である。

　最初の型の特徴は小児様のいたずら，愚行，陽気な悪ふざけなどの傾向である。第二の型は，本質的にヒポコンデリーを伴った抑うつで，被害妄想観念のエピソードがある。第三の型は，重度の無力症があるが，妄想観念または幻覚を伴う興奮発作，または抑うつの発作によって無力症が中断されることが多い。最後に，第四の型は，いわゆる，パラノイド型のように，現実への激しい拒絶を示すような妄想観念，幻覚，衝動で始まるので，「自閉症型」と呼ぶ学者もいる。この 4 型は統合失調症(スキゾフレニー)の他の症状と結びつくこともあるが，クライストの目には，いくつかの基本的特徴がある：その中でも特に，経過型が本質的に進行性であることに注目しなければならない。このグループの患者のうちただの 1 例だけが不完全ながら，寛解を示した。クライストら

---
*重要点　Ⅵ（1938）p.91.

によると，破瓜病者は，すべての統合失調症(スキゾフレニー)患者のうちで寛解を示すことが最も少ないという。

私たちからすると，この破瓜型の構造上の本質的特徴を図式にして，次の4点を強調したい。

1) ここでは不調和症候群が基本である。これがほとんど例外なく臨床像を構成している。精神病が急速に進行するにつれ，解離はすみやかに痴呆状態に近づく（ドイツの学者のいう荒廃 Verblödung）。

2) 妄想と幻覚体験は間欠性または軽微で，一般には認められない。

3) 自閉症は軽く，つまらない喜びや児戯性や夢想などのぎこちない行動によってわかる程度である。

4) 統合失調症(スキゾフレニー)性退廃を示すこの型は，若年期に現われるにせよ，成人期の初めに発病するにせよ，少なくとも発病初期には，思春期と成人に固有の特徴を示す。

2つの臨床的変種に特に注意する必要がある：一つは抑うつ的神経衰弱的心気症型であり，無為が主症状で，しばしば緊張病症状を伴っている — もう一つは，激しい反応のある衝動型で，時にてんかんと鑑別がつかないことがある。

最後に，クライストやその弟子の言うように，次のことを強調する必要がある。しばしば破瓜病群は知能レベルが低く，就業能力がほとんどなく，体型が細長 - 闘士型，または形成不完全 - 細長型がよくみられるということである。

II. 破瓜 - 緊張型

この型は主としてカールバウム（1874）の記述によって以前からで知られており，臨床像として重要なものは，強い緊張病性精神 - 運動症候群である。実際，「緊張病」という言葉は，最も典型的な型として，運動意欲喪失，ある程度の筋緊張増加，パラキネジー現象，一般に昏迷，拒絶症などが優勢な精神障害をひとまとめにして表している。当然，すべての統合失調症(スキゾフレニー)グループは，いわば，行動面での不調和にいわば満たされているが，中でも緊張症候群はその極端な型である。しかし，症例によっては（私たち自身の統計によると12％，1938；W・サドラー，の統計では10％，1945），明らかに緊張病性行動が優勢な型もある。

「緊張病」

臨床的記述

ここで私たちは奇異症，衝動，衒奇症，緊張病性無動やおかしな多動の継起を伴う緊張病性行動の不調和症状について再び詳述しようとは思わない。ただ，典型的緊張病症候群の主要症状を想起するだけにとどめておこう。

1) 精神 - 運動性拒絶症。すべての行動に拒絶，固定，対立，全体的硬直が現われる。

無言症，こわばり，閉眼，毛布を頭からかぶる，拒食などが主要症状である；

2) **精神 - 運動性無為**。特徴は，受動的態度と自動症であり，ときどき一種の奇妙な被暗示性に至る。したがって，命令に対する受動的服従は人を面くらわせることがある（命令自動症 Befehlsautomatismus）。反響表情，反響動作，反響言語は，保続，単調，反復，精神 - 運動的態度の固着への深い傾倒が考えられる；

3) **常同症**。常同症状はつねに臨床家の注目を惹いてきた（X・アベリ，1916，クレージ，1921，フロム - ライヒマン，1942，など）。反復を特徴とする運動または行為である。これらは，運動の常同症（引っかくこと，破ること，四肢や頭や体幹の律動的運動，たえず繰り返される身振り，など），姿勢の常同症（立ったまま，古代エジプトの立像のような姿勢，心的枕，など），言語の常同症（同じ単語や言葉の反復，同語反復，書字反復，語唱），それから，行為の常同症（木のまわりをいつもぐるぐる回る，掃く，意味不明のおかしな運動，など）に区別される。このような常同症は次第に初めの意味を失うが，ブロイラーとクレージ以後，すべての研究者は，常同症が象徴的な実現への単調な絶え間のない要求を表わしていることを突き止めている。

4) **表情錯誤と衒奇症**。しかめ顔，口とがらし，奇妙な抑揚，爆笑，空笑，空咳，チック様の軽い癖などが，最もよく見られる臨床像である。しかし，これらの**精神 - 運動性**の症状や表現は，いわば，さらに全体的で，さらに根本的な態度である**衒奇症**の結果である。私たちは，この症状についてすでに，最もよく知られた研究に照らして検討を加えた。（ドロマール，1909，ルブール - ラショー，1921，ホムブルガー，1922，ボストレーム，1928，R・バック，1943，ミンコフスキー，1948，バリゾン，1953，など）。事実，全体の調子は気取った芝居がかりで，あらゆる行動，特に身振りや表情にわざとらしい過剰な「やり方」が目立つ。この衒奇症は，一種の儀式的役割の意味の方向に進んだり，発作性の形で，強烈な劇的表現型を取ったりする（カールバウムの「悲壮性 Patheticismus」）。

5) **衝動性**。突然の精神 - 運動発作で，最も典型的な特徴は心理的因果関係が秘密に包まれていることである。それは冷静かつ謎めいた衝動であり，突拍子のなさと暴力には驚かされる。しばしば攻撃的で破壊的性格を帯びて，殺人まで犯しかねないが，多くの場合，突然の逃走，混乱した興奮，突然の怒りの発作的興奮である。同様に言語面では，汚言症的であったり，くどくどと述べ立てたり，怒鳴り声をあげたりする。また時には，正真正銘の短絡的行為が本人の身体に及ぶこともある（自分を打つ，傷つける，引っかく，など）。緊張病の「解剖示説」型を定義するのは，この行為である（レオンハルトとクライスト）。これらの衝動行動に，運動錯誤的で多動的な自動症が突然強制された運動のように加わる。したがって，S・ルッセ（1935）は，衝動的運動観念のあらゆる表現が，緊張症候群の構成要素であるとした。

6) **カタレプシーと運動機能障害**。カールバウム以来，姿勢の可塑性，硬直，固着が明らかにされた。四肢は，観察者のなすがままに，受動的に動かされ，筋肉塊は，指で触ると，柔らかいろうのように感じられる（**ろう屈症**）。ちょっと触っただけで，様々な姿勢をとり，いったんその姿勢をとると，ずっと持続する。したがって，カタレプシー現象，すなわち能動的あるいは受動的な姿勢の保続症が最も特徴的で，学者によっては，「**カタトニー**」に疾病特徴的であるという。患者の手は差し出された手

を握り続ける（緊張病の手）。腕はとらされた位置を保ち（ラゼーグ徴候），膝蓋腱を叩くと，下肢は伸展した位置に留まる（メイヤール徴候）。バリュックは，1927年から1938年にかけて，筋肉の可塑性の特徴を詳細に分析した。とりわけ，筋肉塊の硬さ，被動時に感じられる能動的抵抗，それから受動的に変る抵抗について強調した。これらすべての症状は，連続性においても，局在分布においても変わりやすく，矛盾しているという。実際，緊張病者では，平衡と静止の機能と機構はおかされないことは注目すべきである。たとえば，押され現象や姿勢探りは陰性である。臨床家には，筋肉の機械的特性の筋不安定性障害ではなくて，むしろ，精神的変化によって働く，一種の筋肉の過度の迎合性があるように見える。さらに，これらの臨床的事実は，エルゴグラフ検査，筋電図検査と一致しているので，これらの現象の可変性，精神的要因から受ける影響を示しているようである。しかし，緊張病性カタレプシーは強い拘縮状態を来たし，クロナキシー障害（バリュックとブルギニョン）あるいは錐体外路性拘縮の状態に近い（ギロー，ボストレーム，クライスト，シャルテンブラント）諸症状（眼瞼けいれん，ミオクロニー，近位筋の拘縮）を証明できることがある。

7) **緊張病性栄養障害**。ここで，想起されるのは，統合失調症（スキゾフレニー）の栄養障害と血管障害として前述したすべての事柄である。なぜならば，緊張症候群の中で最も頻繁に見られるのは，栄養障害であるからである。緊張病性仮性浮腫，腱退縮，末梢性血管収縮現象の重要性を思い出すだけでよい。

緊張病者の精神状態。緊張病の精神構造

しかし，緊張病者の謎めいた行動から推察されるのは，その無為，単調な運動，奇行，衒奇症，不動，こわばりの下に，患者はドラマを体験しているということである。それが緊張病の形で表れるのである。このことは，次の3つの型がみられることから立証される。1) まず，この患者の理屈に合わない反応，すなわち，多少ともカタレプシーの「昏蒙」からしばしば突然抜け出して理屈に合わない興味や感情を示すこと。2) ある**薬力学的要因**の影響による精神現象の研究。この目的で，エーテル，ヒオシン，アミタール・ソーダ，コカイン，スコポクロラローズ，精神刺激アミンなどが使用された（ベルガー，1921，クロードとロバン，1924，ブレックウェン，1929，ローレンツ，1930，A・デシャン，1932，バリュック，1936，M・W・ソーナー，1938，ダヴィドフ，1941，ドレー，コレ・イ・シルヴァとピショー，1946，など）。実際，この「抑圧解除」の間，患者は，しばしば，不安，感情コンプレックス，妄想観念を表現する。3) **寛解時の緊張病者の話**［たとえばヤスパースが報告している，クロンフェルトの観察，H・エレンベルガーの博士論文の第六例，1933，H・エーの症例，1936*，バリュックの精神医学の「緊張病の心理学的研究」の章における観察，1938，およびM・A・セシュエーの「統合失調症（スキゾフレニー）の少女の日記」の自己観察，1950，など］。これらの自己観察はすべて類似しており，緊張病の体験に一致する，夢幻性妄想（バリュック）に近い，「緊張病性妄想」を理解させてくれる。命令的幻覚，影響や支配

---
* 重要点　V（1936）pp.69-90.

を受ける感じ，罪業妄想観念，屈辱感，半死半生感，切迫する死の恐怖，魔術的防御に従う義務，性的象徴の行為と主題など，以上が緊張病性昏迷と興奮状態にもっとも多い内容である。これらによって，沈黙，拒絶症と奇異症，精神 - 運動性の硬い殻に隠れて，時には生き生きとした感情や心の底を流れるきわめて豊かな観念が，緊張病の墓に「生き埋め」になっていることが理解できるのである。

無動への避難，現実を前にしての逃避，太古的な行動への回帰，自己の身体に埋没して子宮内に回帰したい欲望など，これらの顕著な傾向は，自体愛や外界の対象への攻撃性の証しであり，いわば，必然的にイメージの世界や無意識の本能 - 感情のイメージや層の世界として知られているものに当てはまることに気づかされるし，当然フロイトの精神力動的説明を思い起こさせる。この種の自己愛の奇怪さ，最も初期の段階への退行，小児的行為，この生存の不可能性の前に存在することの苦悩，見せかけの死の中で生の最初の殻のようなものを見出したいという欲望については，ユング（1906），ナンバーク（1908），ブロイラー（1911），アブラハム（1920），タウスク（1919），フロイト（1924），P・シルダー（1928 と 1939）が感嘆すべき研究を行なった。この後で緊張病の「奇形学的」型について述べるが，しばしば，臨床ではこの自己への内向がはっきりした形で見られることがある（図5参照）。

破瓜 - 緊張型の中の緊張病のさまざまな型

統合失調症(スキゾフレニー)の破瓜 - 緊張型の特徴は，前述したように，緊張病性現象が頻回に，しかも強く現われることである。しかし，これらの現象を集めて経過を見ると，破瓜 - 緊張型がすべて同じ型に当てはまるわけではなく，以下にのべるように，臨床的にさまざまである。クライスト（1943）は真性の緊張病に入るものに少なくとも次の8つの型があると述べた：①**無動性緊張病**，その特徴は硬直，不動，ろう屈症，幻覚や妄想観念を伴う苦悩または，恍惚状態である；②**運動錯誤性緊張病**，特徴としては奇怪な行為と興奮；③**衒奇症性と常同症性緊張病**，特徴は反復的，衒奇的行動，情動性欠如，運動の貧困，言語障害；④**反復性緊張病**，特徴は運動，言語の律動性反復；⑤**拒絶症性緊張病**；⑥解剖示説的緊張病，特徴は重篤な「短絡的」行動と衝動；⑦**緊張病性無言症**；⑧「的はずれな話言葉」を特徴とする緊張病。

私たちは，この緊張症候群の臨床分析（クライストの精神機能の原子論的・系統的概念にとくに一致する分析）が興味深いものとは思えない。それに対して，4つの臨床型の輪郭を描く方がよさそうである。

1) **緊張病性昏迷**状態　時に数週または数ヵ月続く急性期のような形で現れたり，あるいはさらに頻繁に永続的な形として現われる。緊張病性昏迷はその拒絶的性格と系統的な態度が特徴的である。あらゆる精神 - 運動表現の途絶の中に，ある種の明晰さとはっきりした強情さが見え隠れする。無為と対立と意志途絶を背景として，不調和で矛盾した特質が現われる（衝動，奇矯な行為，臨床像の突然の変化，など）。この型では精神 - 運動性無為，カタレプシー，常同的態度が優勢である。

2) **緊張病性興奮**　精神科臨床で認められる最も激しい興奮の一つである。これに匹敵するのはてんかん性激怒だけである。語唱，雷のような大声の常同的な言葉のサ

ラダ, 物品破壊的な暴力, 演劇的表現 (「*Patheticismus* 悲壮性」) などが主症状である。頻繁に, 支離滅裂な言語と妄想観念が行動と重なって, 特に了解不能の近づき難い性格を帯びる。このような興奮を示す患者との接触はほとんど不可能である。

　3) **緊張病型**　緊張病の臨床的変種の中でも最もよくみられるものである。緊張病症状は統合失調症(スキゾフレニー)症状と深く関わっているようであり, 精神 - 運動症状の面では, 統合失調症(スキゾフレニー)症状をいわば反復し戯画的に濃縮したように現れる。このように緊張病性行動は偶然のように現れても, 基本症状としてはっきり現れる (衒奇症, 拒絶症, 衝動性, 表情の障害)。緊張病の症状がそろってマイナー型で現われるのは次のような場合で, 臨床家は**緊張病の小症状**と記した：握手の拒否, しかめ顔, 空笑, 閉眼, 舌の症状 (患者に舌を出させると, 舌はたれ下がったままで, 針を刺しても反応はない), 古代エジプトの彫像のようにすわり, 服装や書字描画の衒奇症, 態度の急激な変化, ひそかな突然の笑いなどである。それゆえ, 軽度の緊張病性行為には, 行動面でみられる, 一般に統合失調症(スキゾフレニー)に特徴的な深い不調和の中核症状がみられる。破瓜 - 緊張病の平均的な型の最もはっきりした臨床像は, これらのすべての障害の増大である。

　4) **大緊張病**　ほとんどの私的療養所やあらゆる精神病院には, 重症の緊張病の見本のような患者の一人や二人はいる。まさにこれは緊張病性ミイラで, いうならば解読不能な謎の表れである。沈黙し, ろう人形のような顔で, しばしば体は縮こまってそり返り, 毛布をかぶり, 不思議なくらいまったく動かない。閉眼し, 頑固な反抗でこわばり, 原始的な格好で丸くなっている (図参照, p.210)。「胎児のように」過屈曲位をとり, まったく化け物じみた体位である。いかなる刺激にも反応せず, どんな言葉にも耳の聞こえない人のようであり, 他者との交流はまったくない。しばしば, この状態は何年も続くことがあり, 存在の一種の胎児化を起こして物質化し, 生ける屍のような, ミイラ化による自殺であり, この絶対的孤立を打ち破るのはきわめて難しい。

　以上の奇型的異様さにさらなる矛盾が加わるのは, しばしばこういう患者が正気の行動をとったり, ひとを面喰らわせるようなやり方で茶目っ気を発揮したりすることである。その例は (A・ボレルの例), 何年も前から昏蒙であった緊張病者が, ある朝, 両親のアパートに行きたくなり, 両親に挨拶し, それから再び横になり, 緊張病の「涅槃」に入っていったという例がある。

破瓜 - 緊張型の経過

　「緊張症候群」をここで述べた破瓜 - 緊張型であると理解している限り, 精神科の臨床で緊張病性現象が現れるという悪評は十分に正しいことになる。私たちの統計 (1938) がもし信頼に値するものとすれば — 128例の統合失調症(スキゾフレニー)の経過のうち19例が — 数ヵ月またはせいぜい1－2年のうちにだんだんと緊張病性行動が強くなり, 次第に外界から孤立し, 大抵の場合不治の衰退状態に陥ったことを強調しなければならない。同様な観察は, クライスト一門, シュワーブとレオンハルト (1938と1940) によってもなされている。1921年から1926年の間に緊張病と診断された104名中, 47

例が重篤な欠陥状態を示し，14名が中等度の欠陥，48名が一度も自宅に戻ることなく死亡した。これらの患者がすべて，全経過にわたって精神 - 運動障害を伴っていたことは注目すべきことである。クライスト一派は，104名中66名に進行性の経過を見た。寛解を示した他の38例も，病気の悪化から逃れられなかった。実際，寛解が多少とも持続するのは発病初期であった。このことは破瓜 - 緊張型の一般的予後判定の上で非常に重要であると考えられる。実際，後に言及するように，重要なことはこの緊張病を他の病気の症状である緊張症候群と混同しないことである。この緊張病は統合失調症(スキゾフレニー)の典型的な形，不調和の核そのものをなす崩壊に組み込まれるときにのみ「真性」の名に価するのである（J・ヴィエ 1938）。

緊張症候群の病因と発病に関する臨床的，実験的研究

緊張病性現象の**本質**と局在を明らかにするために多くの研究が行われた。まず，神経疾患の症状性緊張症候群を検討しよう；二番目に，緊張病を動物，あるいは人間自体に再現するための実験的研究；三番目に，これらの事象をもたらす脳の局在性の問題；四番目に，緊張症候群と統合失調症(スキゾフレニー)の破瓜 - 緊張病型との関係の問題である。

1. 症状性緊張症候群

ギャランの博士論文（1930）で詳細をきわめた調査による観察の報告は，ほとんどが「偽 - 緊張病」あるいは「緊張症候群」という名称によってである。外因性緊張反応が現れる主たる疾患は次のとおりである：**チフス感染症**（ベルンハイム，1896；デュフール，1900；シャリエとE・マルタン，1934；クレミューとアリエ，1936；バリュック，ポモー - デリユ，シカール，1933），**マラリア**（ギャラン），二次性**梅毒**（カプグラとモレル，1913；ポロ，1920），**急性関節リウマチ**（バリュック，1938；ダスクロウ，1941），**結核性疾患**（クロードとローズ，1908；ディドとダンジャン，1921；バリュック，ヴィデルマンとアルバン 1932；ギカールら，1950）；**大腸菌感染症**（バリュック，1933，1934；ポッピ，1936）。中毒の経過中にしばしばみられるのは，**一酸化炭素中毒**（F・カント，1926），**アルコール中毒**（バリュック，1938），**ノヴアルセノベンゾリック** novarsénobenzolique **中毒**（オバン，1936）の場合である。同様に，脳に影響を及ぼすいくつかの器質性疾患にも類似の現象が認められる：**中毒，肝臓 - 腸**（バリュック，コルニュ，1934），**尿毒症**（ビリソとラミー，1893；バウアー，1903），**糖尿病**（カッツ，1934）である。しかし，当然のことであるが，緊張症状の最も多くみられるのは，脳固有の疾患においてである。この場合，特に，**脳腫瘍**（シュレーダー，1923；プフェルスドルフ，1930；S・ルッセ，1936；ヘフスト，1932；クライスト，1934；ディエゴ・フルタド，フライタス，1946 など），**頭部外傷**（ベルガー，1915；フォースター，1919；フォフトヴァグナー，1923；プファイファー，1930；グルジャン，1931），あらゆる前頭部外傷（カプグラ，1918 は，後頭部の打撲症の一例も報告した），**脳動脈硬化症**（クライスト，クロードとキュエル，1927；

クロード，レルミット，バリュック，1932；シュトラウス）である。

　しかし，あらゆる症状性緊張病に対する関心以上に，1918年の流行病以来，多くの**脳性**緊張症候群の観察例が発表された。まず，「感染性昏迷」（ヴェルガーとエスナール）という名称によるもの，あるいは脳炎急性期における緊張病（ブランドとルオイエ，1920；トリュエルとプティ，1922，など）である。これらの症例は，脳炎後パーキンソン症候群が定着するにつれて，はっきりした；同語反復や衝動などを伴う昏迷状態にみられる「緊張病性」症状は非常に多くの臨床家（ギロー，1924）に強い印象を残すことになり，後で検討するように，錘体外路症候群と緊張症候群との関係についてはいまだに議論が続いている。この点に関する初期の研究を比較すると，この論争を貫いている問題がわかるだろう（シュタイナー，1922；ベルナドゥの**博士論文**，1923；パデアノの研究 1923；ド・ボルシュトレム，1924）特にJ・マレの**博士論文**（1947）である。とはいうものの，最近，いくつかの観察例が発表されている（ボワテッル，1949）。

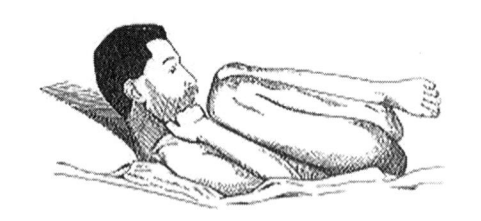

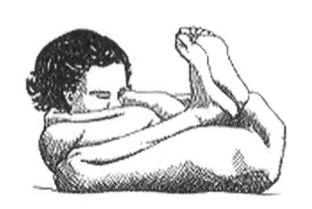

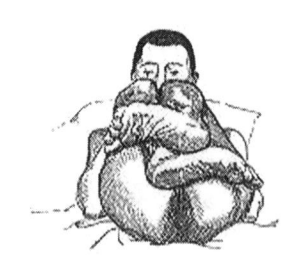

レヴィ-ビアンチニによる緊張病患者の写真をデッサンで復元したもの。
Archivio di Neurogia, 1930, XI, 60.

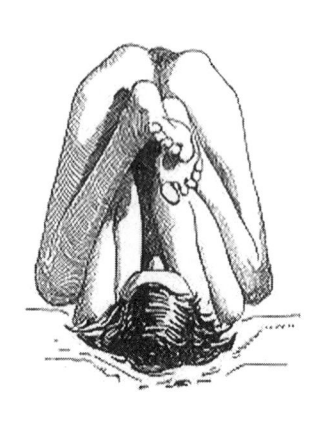

クルボンとフォイエによる緊張病患者の写真をデッサンで復元したもの。
Ann.Méd.Psychol. 1936, II, 822.

同じ問題が小児の緊張病発作についても提起された。これについては，乳児の**生理的緊張病**の問題があったことを想起されたい（ラガズ，ジュリアンとM・ピッカー，1939）。しかしこれらの症例はかなり議論の余地がある（バリュック，1937）。それに反して，レーデンベック（1953）の近年の報告のように，はっきり特徴のある緊張症候群がしばしば認められる。正確に言えば，この研究者は，線条体，小脳，前頭葉を侵す神経疾患によって起こることがあるとしている。

これはまた，**老年期と初老期痴呆**に認められる緊張症候群は，脳障害の病理と関係する問題でもある。ずっと以前より**遅発性緊張病**が知られている（ゾマー，1910，ウルシュタイン，1913）。これに関しては，ディヴリーとモロー（1929）の観察したようないくつかの症例，S・ルッセ（1936）の博士論文の観察，ギローとキャロン（1931）の症例，また特徴が非定型であるが，クロード，レルミット，バリュック（1932）らのものがこの観点で興味深い。

最後に，**進行性麻痺**の経過で認められる緊張症候群を挙げよう（トレネル，1894；セグラ，1895と1907；アンテオムとトレプサト，1920；W・ハフナー，1921；ガルヴィック，1927；フラカッシとクァランタ，1935）。

当然，この症状性緊張病のグループに，臨床的特徴と特異的な進行を示す他の2つの型の緊張病を付け加えるべきだろう。この2つは，一次性あるいは二次性に神経系に至る器質的過程によって決定される緊張症候群とみなさなければならない。すなわち，**悪性の経過をたどる急性緊張症候群と周期性緊張病**である。

致死性緊張病の症例がいくつか報告された（ギローとエー，1926；ジョンとグレイヴィング，1931；バリュックとポモ‐デリュ 1934；ガウプ，1940；ビリングとフリーマン，1944；ジェラーとマップ，1952）。これは，多少とも急性妄想に属する型であるか，あるいは一種の「緊張重積状態」をもたらすものである。これらすべての症例で，何例かについて病理組織学的検査で示されたように，中心灰白質核を中心とする病巣とともに特に神経上皮を主とする中枢神経の損傷がある。——**周期性緊張症候群**は近年最も重要な研究対象となった。バリュックは，この型に強い関心を持ち，「周期性に進行する緊張病」（間欠性緊張病の概念とはまったく重ならない概念）を見事に記述したカールバウムにならって，ある時点から，ためらうことなく「真正緊張病」と名づけた。いずれにせよ，その弟子のジダヴィの博士論文には（1931），周期性躁‐うつ精神病との関係からいくつかの問題を提起した2つの観察例がある。しかし1939年以来，ジェッシングは，この周期性緊張病の基礎に，自律神経系の変化と甲状腺分泌不全を加えるという，まったく新しいやり方でこの問題を方向付けた。近年（1953），この病因論が再検討されて，マル（1952）など数人の研究者を加えて，適切な治療法が提唱されることになった。H・B・ロス（1952）は，これらの症例を副腎皮質の活動機能から研究し，フェラリ（1953）は現在の問題の観点から優れた検討を行った。

2．実験緊張病

この25年，非常に多くの研究が，緊張病誘起性 catatonigènes 薬力学的薬剤について行われてきた。すなわち，様々な種類の動物に注射して，一般に，カタレプシー，昏迷，奇異運動症状と定義される緊張病性現象を誘起する物質に関してである。私た

ちは，まずブルボカプニンを使用した研究を紹介し，続いて，様々な実験研究者によって使用されたきわめて数多くの緊張病誘起毒について簡潔に解説しよう。

　a）ブルボカプニン緊張病。— ブルボカプニンは，**コリダレス・カヴァ** *Corydales cava*，あるいは**ブルボカプヌス・カヴゥス** *Bulbocapnusu cavus* 誘導アルカロイドである。一般に，ブルボカプニン塩の形で使用されている。1904年に，F・ピータースが，イヌやネコに，カタレプシーに似た不動を惹起することを報告した。1920年，フレーリッヒとマイヤーは，ブルボカプニンによる催眠カタレプシーとサルのカタレプシーで，最初の筋電図の研究を行った。1921年には，H・ド・ジョングがネコの筋電図で硬直けいれん性の振動を明らかにした。シャルテンブラントも，1924年に，その事実を確認した。しかし，その後，バリュックとH・ド・ジョングの幸運な出会いがあり，彼らは敢然と，ブルボカプニン緊張病を人間の緊張病に関連づける方向で研究を進めることができたのである。すなわち「本質的に精神運動障害を特徴とする緊張病」（バリュック）である。この臨床と臨床生理学との緊密な結合により，彼らの有名な研究が誕生した（彼らの専門研究：「ブルボカプニンによる**実験緊張病**」，1930を参照のこと）。

　一群の動物に緊張病を誘発させる可能性に関して，確立された主たる事実は次の通りである：魚では，ブルボカプニンは単に運動症状を引き起こすに過ぎない：麻痺，平衡障害，多動である。バラホナ・フェルナンデスとフェレイラは高等な動物についてもブルボカプニンの影響を同様に認めている。両棲類と爬虫類では，ある程度の昏蒙，硬直性けいれんを認めるが，バリュックとド・ジョングによれば，カタレプシーが誘発された例は皆無である。G・ヘンリー（1932）は，カメ，トカゲ，サンショウウオで同じ症状を認めた。トリでは，たとえば，メンドリやハトで，10～40ミリグラムの変化量で，動物が目を開けて立ったまま動かない病的睡眠やカタレプシーの状態が現れることが認められている。G・ヘンリー（1930）はカナリヤとインコでも同じ効果を得た。リベイロ・ド・ヴァレもまた，トリの「拒絶症」のない自発運動の欠如を報告した。ド・ジョング（1921）は，最初の研究で，哺乳類，特にネコで，きわめて特徴のある緊張症候群を観察している：不動，受動性，拒絶症（おそらくすべての特徴において，ネコが動物のうちで最も「統合失調症(スキゾフレニー)」的な点で人間に似ている動物であるだけに驚くにあたらないだろう！）。バリュックとド・ジョングによれば，**マウス**では，1から2ミリグラムで，数分後にある種の興奮が起こり，それからマウスは「体を丸め」そして完全に動かなくなる；目を開いて脚で立ったままで，維持するのが難しい姿勢にさせても，マウスはそれを維持する。さらに増量すると昏迷状態が起こる。最後に，多動（跳躍，走る，「宙返り」）を認めることもある。最近では，ワグナーとウッズ（1950）が，ネズミのブルボカプニン緊張病が強い電気刺激で中断されることを報告した。サルでは，1928年にド・ジョングが，観察したところによると，カタレプシーと振せんに加えて，いわゆる，興奮状態で，跳躍，「熱情的姿勢」，十字架刑のように脚を伸ばした姿が認められたという。これは，カールバウムの「悲壮性 Patheticismus」と似ていないこともないと，ド・ジョングは述べている。アムステルダムで行われた共同研究で，ド・ジョングとバリュックは，少量では睡眠を引き起こし，「ロダンの考える人を想起させる弯曲した姿勢，および自閉症」を観察した。

中等度の量では,「拒絶症を伴う見事な緊張病」を引き起こす。もっと大量では,悲壮な身振りと衒奇症的運動を伴う常同的興奮状態を生じる。**マカクス・シノマルグス** *Macacus cynomalgus* では,カタレプシーの姿勢,すなわち,手を挙げたままの最終的に与えられた姿勢を維持することを確認した。1939年に,ド・ジョングは2匹のチンパンジーで同じ症状を認めた。最後に,ギヨタ（1930）が,25名の緊張病患者でブルボカプニンの作用を検討し,12名の多動性の患者では症状が強くなり,一方では,ブルボカプニンによって混迷状態が改善したという報告を付け加えておこう。スパニオリ（1931）は,てんかんとパーキンソン病患者で,静脈投与あるいは脊髄内投与までも行い,傾眠と昏迷が出現することを認めた。

実験緊張病と人間の緊張病の類似性の問題は議論が多く,いまだに議論が続いていることがわかる。バリュックは,これらの詳細な観察事実から,ブルボカプニンは,精神運動の面から見て,器質的病理が人間の緊張病を引き起こすのと同じ効果を及ぼすと考えている。反対に,ディヴリー（1928）とポッピ（1936）は,この解釈に反対を唱えている。

ブルボカプニン緊張病の生理学的,病理学的機序については,ド・ジョングとバリュック,次いでG・W・ヘンリーが一連の動物実験から得た理論的根拠に基づいて,実験緊張病は皮質のある動物にしか存在しないことを明確にした。シャルテンブラントは,実験緊張病は皮質が無傷な動物でしか起こらないと考えた。しかし,彼は,1929年に,スタンリー・コッブと共同で最初の実験の追試をおこない,除皮質の何ヵ月も後に,カタレプシー現象が現れることを認めた。1931年,クラウスとド・ジョングは,サルとネコの運動皮質領域を片側性に摘除したが,当初は損傷側にはカタレプシーを認めなかった。ところが,3ヵ月後に,2つの片側の身体とも同じようにカタレプシーを起こしていた。フェラロとベレラ（1932）は,同じく,除皮質したネコとサルにもまた実験カタレプシーを起こすことができることを認めている。さらに,実験カタレプシーは,「**線条体**」を除去した場合,中脳を切断した場合,小脳切除や半側切断の後でも起こる。バレヴェルドとコルク（1937）は,除皮質された**イヌ**にブルボカプニン性緊張病を誘発し,正常な動物ではごく少量でも誘発することができた。

これらのすべての実験から結論を得るのはきわめて難しいと思われるが,バリュックは,彼の「概論」で,特に,ピュシュと行った実験を引用し（脳の皮質と基盤の中毒状態）,「ブルボカプニンは皮質に強く作用することで大脳全体に重大な作用を及ぼす」と結論した。

b) **その他の実験緊張病**。— 次頁の表を参照のこと。

実験緊張病[2]
(ブルボカプニンを除く)

実験に使用した薬剤	主要な研究	主たる生理学的影響
ウレタン (25%溶液： ネコ, 0.5から1 cm^3)	Schmielberg, 1876 De Giacomo, 1934 Mondio, 1935 Nobile, 1939	カエル，トリ，イヌのカタレプシー。 ヒトにおいても，de Giacomoは16 cm^{3}で，S.H.のカタレプシー状態を得た。
クマリン	Riberio do Valle, 1933 et 1935	トリと哺乳類：運動の自発性の消失，続いて後半軀の麻痺。
ソムニフェン	Panker et Bulmann, 1930	
	Buscaino et de Giacomo, 1930	ヒト
アミン類（2）	メスカリン（Baruk et de Jong） アドレナリン（de Jong） メテドリン（Delay, Collet et Roumageon） アセチルコリン（Baruk, David, Racine et Vallacien）	緊張病症状の強化。運動低下。
	Diéthylamine de l'acide lysergique (De Giacomo, 1951)	ヒトでは，300から500グラムでカタレプシー現象を生じる。
ニコチン (0.002から0.004mp, イヌ)	Beluff (Max), 1952	
ヒト胆汁 ハトに注射	Baruke et Camus, 1934	
「緊張病」 （「精神病患者」の尿のリポイド性ベンゾールを含む抽出液）	de Jong, 1933 Tinel et Eck, 1933	
A.C.T.H.（25 mg.）	R. Baruk, Rougerie, Racine et Vallancien, 1952	サル：カタレプシー，拒絶症，脳浮腫。
窒息（窒素 CO$_2$）	de Jong, 1931 Dessoille, 1932	

3．緊張病の脳の局在性の問題

　かなり以前から，研究者は緊張病と関係する大脳の病変について指摘してきた（ツィーエン，セグラ，K・シュミット，など。その他の研究は，*Rivista sperimentale di Frenatria*，1925にベルトラーニの論文に引用されている）。中脳 - 間脳の局在論が1868年以来レーマンによって主張されてきたが，1921年のディドとギロー，その後ベルナドゥ（1922），パデアノ（1923）が緊張病状態をパーキンソン症候群と同列とみなすようになったのは，特に1920年の脳炎後錐体外路症候群の出現以来のことで

ある。ギロー（*Encéphale*, 1921, および *Paris médical*, 1927）とブスケイノ（1924）は，自動症の筋緊張，運動錯誤，植物性神経障害の状態を詳細に検討して，この２つの症候群を同一視しようとした。しかしほとんどの研究者（クロード，バリュック，デルマ-マルサレ，バラホナ・フェルナンデスを始めとして，ある意味では，クライストもそうである）は緊張病を精神的活動が深く関与する精神運動症候群と定義したがる傾向が強まるにつれて，そのような類推に抵抗があったものの，最近になって再び，P・パパラルド（1951）はそのような類推を認めている。この研究者は，人間の実験緊張病について，姿勢反射の変化との関連で平衡状態の変更と身体軸の位置修正を強調している。S・ランドストローム（1950）は，イングラム，バリス，ランドソム（1936）の実験を再び取り上げ，ネコの実験で，後部視床下部の電気分解によって実験緊張病を引き起こした。

皮質理論は，バリュックによって，近年華々しく支持されてきたし，私たちは，彼の実験や研究が明らかになるにつれてその理論がどんなものであるかを理解した。R・メッシミー（1939）は，サルの前頭葉を切除して，カタレプシーの状態を引き起こすことができた。そこで自発的運動の中断と姿勢の維持が筋肉の高度な可塑性と結合していることがわかった。

そもそも，この２つの理論の対立は明晰さを欠いている。なぜならば，これらの研究者は，緊張病の皮質説または皮質下説を唱えるに際して，それが陽性症状か陰性の障害かを神経系のこれこれの部分に対して位置づけたいと考えているのかどうかを明言していないからである（H・エー，精神医学研究，第Ⅱ巻，p. 148 - 150）。実際には，緊張病は，ザゲールとシャルテンブラント（1940）が述べたように，多かれ少なかれ根本的に運動機能の層を侵す退行であるという事実については，全員が一致するだろう。したがって，緊張病が，本質的に脳全体の解体である（バリュック）とすれば，またヘスの表現を借りて，遠隔運動領域のまさしく精神運動面に最も典型的な形で表れるとすれば，もっぱら運動の足場となる神経学的固有面をもまた特別に侵す可能性もある。これは，20年以上前にステックが主張したのと類似した考え方である。

注　解

1. すでに述べたように，「パラノイドの」という形容語が，不調和，妄想，自閉的という統合失調症構造と同義語でないとすれば，これを用いることを断念せざるを得ない。
2. 実験緊張病に関するすべての文献に関することは以下に示されている：
-de Jong et Baruk の著書：«La catatonie expérimentale par la bulbocapnine », *Masson*, édit., Paris, 1930 ;
-H. de Jong :« Catatonie expérimentale », *Williams et Wilkins, édit.*, Baltimore, 1945 ;
-Buscaino が，1921, 1926, 1929, 1932 の *Rivista di Patologia nervosa* および 1932, 1937 の « *Neuropsiquiatria* » で発表した文献；
-Henri Ey の著書：*Études psychiatriques*, T.- Ⅱ. Étude n° 10：« La catatonie »，p. 125 à 138；
-Rizzati の文献で，1920 から 1935 のイタリアの雑誌 «*Schizophrenia* », tome V, p.357 à 397 の論文。
3. V. de Jong: *Ann. méd. Psychol.*, 1933, 1er par., p.150 à 154. そこではエチラミンのグループの処方が詳しく述べられている。

文　献

緊張病の問題[3]については，特に，Claus, Congrès des Aliénistes de Bruxelles (1903) の報告を参照するとよい；Guiraud の論文 (Encéphale, 1924)；Bumke の概論 (1928, tome Ⅱ) における Bostroem の項目；同じく Bumke の概論における Homburger の項目 (1932)；Divry の報告，Congrès des Aliénistes, Bruxelles, 1928；H. de Jong と H. Baruk の著作：«La catatonie expérimentale par la bulbocapnine», Paris, 1930；Ellenberger の博士論文 («Le syndrome psychologique de la catatonie», Paris, 1934；H. de Jongの著作：«Catatonie expérimentale», Baltimore, 1945；Kleist, Driest, Schwab et Leonhard の一連の論文，la *Zschr. Neur. Psych.*, 1937, 1938 et 1940；H. Ey の l'étude n°10 (Catatonie) des Études Psychiatriques (1950) および F. M. Shattock の研究 -*J. of ment. Science*, 1950, 115-120；

緊張病についての最近の研究は以下の通りである：

1950

S. Randström. Catatonie expérimentale, *Acta Psyhiatrica*, 1950, 25, 95-104.

H. Wanger et J. Woods. Interruption de la catalepsie chez les rats par une excitation externe, *Arch .of Neurol. Psychiat.*, 1950, 64, 720-725.

1951

H. De Giacomo. La catatonie toxique expérimentale, *Acta neurologica* (de Naples), 1951, 5-10.

C. Gutierrez-Noriega. La catatonie expérimentale, *Revista de Neuro-Psiquiat.*, 1951, 339-348.

W. Geller et C. Maspe. Sur la catatonie mortelle, *Arch. f. Psychiat.*, 1951, 189, 147-161.

M. Marzi-Fabro. A propos de la diminution de fréquence de quelques aspects cliniques de la catatonie, *Rassegua di Studi Psich.*, 1951, 40, 748-750.

P. Pappalardo. Manifestations supra-vestibulaires dans l'intoxication à la bulbocapnine. Rapports entre la catatonie humaine et le parkinsonisme post-encéphalique, *Acta Neurol.* (de Naples), 1951, 257-271.

1952

H. Baruk, M. Racine, Rougerie et Vallancien. Œdème cérébral expérimental et catatonie expérimentale par l' A.C.T.H. chez le singe, *Rev. neurol.*, 1952, 86, 259.

M. Beluffi. La catatonie expérimentale nicotinique, Rivista Sper. di Freniatria, 1952, 76, 83-122.

M. Beluffi. Catatonie et épilepsie, Rivista Sper. di Freniatria, 1952, 76, 361-380.

W. R. Ashby. Fonction cortico-surrénale et réponse à la thérapeutique convulsivante dans un cas de catatonie périodique, *J. Ment. Sc.*, janv. 1952, 98, n° 410, 81-99.

P. Guilmot. Contribution expérimentale préliminaire à l'étude pathogénique de la catatonie humaine, *Acta neurol. psych. belg.*, fév. 1952, 52, n° 2, 81-101.

G. Mall. Catatonie périodique et thyroïde, *Arch. f. Psych.*, 1952, 187, 381-403.

1953

E. Ferrari. Contribution à l'étude de la catatonie expérimentale, *Acta neurol.* (Naples), 1953, 3, 379-408.

R. Gjessing. Contribution à la somatologie de la catatonie périodique, *Arch. f. Psych.*, 1953, 191, n° 3-4, 191-326.

Gornall Eglits, Miller, Stocker et Dewan. Étude clinique à long terme et observation du métabolisme dans la catatonie périodique, *Amer. J. Psychiat.*, 1953, 109, 584.

S. P. Roedenbeck. Trois cas de catatonie dans l'enfance, *Revista de Neuro-Psiqu.*, 1953, 16, 93-116.

1954

R. Launchia et E. Meregalli. Le traitement conditionnel selon la technique de Pavlov chez les catatoniques, *Rivista di Patologia nervosa ement.* 1954, 75, 218.

Knoll. Considération cliniques et généalogiques sur les catatonies malignes, *Arch. f. Psych.*, 1954, 192, 1-33.

Ⅲ．「統合失調症」のマイナー型

　古典的な著者（クレペリン，ブロイラー，マッセロン，など）はすべて，早発性痴呆のグループあるいは統合失調症のグループには基本的経過の穏やかなものや，いわば「未熟型」の症例が高い比率で含まれていることに気づいていた。これらの症例は早発性痴呆あるいは統合失調症のグループの周辺，辺縁を明らかに占拠している。それらは診断学的な見地から問題となり，特に微妙な問題となるのである。しかし，ブロイラーによると，とりわけこれらの症例では次のことが認められる。すなわち，統合失調症構造はそれほど目立たないと同時にあまりに「純粋な」であるので，彼らの見解によれば，**単純型統合失調症** schizophrénie simple（一種の潜在性統合失調症）と**潜伏型統合失調症** schizophrénie latenteは，2つの概念が一つとなって統合失調症の本質そのものを形成する。

　この問題の根底にあるものについては，すべては取扱う臨床例によるということである。私たちは次のように区別するべきであると考える：1）いわゆる「単純」型，というのは「単に痴呆性」にすぎず，時おり顕著に痴呆化することがあるからである。これはディエムの「**単純型痴呆** démence simple」であり，すでに破瓜病のところで触れた；2）緩和あるいはマイナー統合失調症型（クロンフェルトの**マイナー型統合失調症** schizophrenia mitis）。

　ここで述べたいのは，「マイナー型統合失調症」，「**軽症型統合失調症** schizophrénie légère」，または「**緩和型統合失調症** schizophrénie atténuée」についてである。これは数限りない論争となる研究や議論の対象となっている（類破瓜病，シゾイド，神経症と統合失調症の関係，心因性統合失調症性反応などをめぐって）。アドルフ・マイヤーやクレッチマー（ベルツェ，ブムケ）の考え方に関する議論，H・クロードの記述はこの問題をめぐるものである。ロシア，ポーランドの学派も特にこの問題に興味を示した（ローゼンシュタイン，E・カミノヴァ，ウィゼル，ブーネフ，P・ジノヴィエフ，ネルケン，など）：次の論文を参照。L・M・ローゼンシュタイン，*Zschr. Neur. Psych.*, 1933, 144およびE・カミノヴァ，*Ann. méd. -psychol.*, 1935。私たちとしては，「**マイナー型統合失調症**」の型のグループの全体を2つの亜型，すなわち**性格型**と**神経症型**（シゾニューローシス schizonévroses）に分ける必要があると考える。

1．諸々の型の特徴

　取り急ぎ申し述べたいことは，一般にこれらが統合失調症群に属するかについての議論が最も多いということである（H・カプラン，1952）。そこで参考までに臨床的展望としてすべての側面を列挙するに止めておきたい。

a) **類破瓜病** *héboïdophrénie* ── 1885 年（カールバウム）以来,「エボイド *héboïdes*」が記載されるようになった（ウェルニッケ, 1906, ヘス, 1906, リンダークネヒト, 1920, アルバースタット, 1924 と 1925, A・エムマ 1936 など）。すなわち正確には, これらの「精神病質」の人々が示す本能や衝動性異常について, 性格障害, 高揚, 興奮期（リンダークネヒト）のある変質 - 異常者が, 統合失調症患者であるかどうかが絶えず議論の的となってきた。実際, これらの若者が緊張病性昏迷状態あるいは進行性崩壊に陥った場合, 時折統合失調症を考えさせることもある。しかし実を言うと, それは非常にまれな事態である。にもかかわらず, この問題は解決されておらず, 特に, 統合失調症性人格の精神構造については解決されていない（マッケンゼン夫人の博士論文, パリ, 1950 を参照のこと）。

P. ホッホは統合失調症の経過をとることが多いことを強調した。彼は「**仮性精神病質性統合失調症** *schizophrènes pseudopsychopathiques*」の 3 型を記載した。「半錯乱者的 *mattoïde*」攻撃型と, 依存感情を特徴とする受動的攻撃型と, 奇異症, 孤立, アルコール中毒症の傾向を特徴とする型の 3 型である。

b) **進行性シゾイド** *schizoïdie évolutive* ── おそらくほとんどすべての研究者は, シゾイドは統合失調症ではないと言っているベルツェやブムケと同意見であろう。しかし, シゾイド的特徴が非常に強く, 経過中に重篤化の傾向がみられるので, この経過の可能性によりまさに統合失調症の緩和型であるという考え方もできる。孤立傾向, 奇異症, あいまいなイデオロギー的考え方, 感情生活の障害（同情の欠如, 愛情生活の不能）, 現実の存在に対する興味喪失, 抽象への逃避など, あらゆる特徴が蓄積され, 外界への出口はますます閉じ, **マイナー型統合失調症**の一様態を現わし, 単なる「通院統合失調症」（ジルボーグ, 1941）を呈する可能性がある。これは「**非精神病性統合失調症** *schizophrénie apsychotique*」（ニールセン, 1948）とも呼ばれた。F・マルコ・メランシアノ（1945）は, これらの臨床型をしっかり分析し, 3 つの型を記している：「メランコリー」型は, 不安な当惑や明晰さや苦悩に満ちた内省を背景とする「言葉なき恋歌」部類；「心気」型は性的気がかりの主題に関するもの；「抑うつ」型は強い衰弱と貧血から構成されるもの。

2. クロードのシゾニューローシス型 formes schizonévrotiques

クロードが「**スキゾーズ** *schizoses*」のグループ（1928）に関連付けたのは, 正確には単純型統合失調症 *schizophrénie simple*, または特に, シゾイド性格型である。ミンコフスキー（1924-1926）の概念に強い影響を受けた, クロード学派の研究はあまり受け入れられなかった。なぜなら, 疾病学的な形式で,「早発性痴呆」と「統合失調症」を対立させるという「二元論的」試みをしているからである。それらが真の臨床的重要性をもつとすれば, スキゾーズは統合失調症グループ全体の中では, 破瓜 - 緊張病型に対立するものであると考えた方が, 私たちの師の考え方によりかなっている思う。この点に関して, おそらく, 統合失調症グループの臨床的記述でサン・タンヌの臨床の重要な貢献（1924-1930）を認めるべきときであろう。確かに（彼らがつくり出した誤解を晴らすために繰り返そう）, クロードとその弟子は, スキゾ

ーズの記述をモレルの「早発性痴呆」と対立させて，統合失調症(スキゾフレニー)の一般グループ群をあまりにも人為的に2つの領域に分けてしまった（一つは破瓜病性痴呆であり，もう一つはシゾイド ─ 統合失調症(スキゾフレニー)である）。そしてこの二元論は，彼らの研究の普及と威信を傷つけてしまった。しかしこの議論の余地ある疾病学的観点を除外すれば，G・ロバン，A・ボレル，ルベノヴィッチ，H・コデ，R・ラフォルグらの臨床的記述の豊かさと分析の深さは誰も気づかないだろう。なぜならば，最終的には，クロード学派の立場は，それ以後多くの学者が取り入れた立場でもある（ウィゼル，*Ann. méd.-psychol.*, 1926；クロンフェルト，Allg. Zschr. Psychiat., 1929 と Mschr. Psych., 1929；H・S・サリヴァン，1940；W・ダラーク，J. Ment. Sc., 1940；バルビー，*Ann.méd.-psychol.*, 1949；P・ホッホ，1949；D・デイヴィス，J. Ment. Sc., 1950 など）。神経症や特にヒステリーに統合失調症(スキゾフレニー)の移行型を認めるにしろ，「感情統合失調症(スキゾフレニー)」（「Affectschizophrenia」）（カザーニン），神経症性「偽-統合失調症(スキゾフレニー)」または統合失調症(スキゾフレニー)性偽-神経症 pseudo-névroses schizophréniques（P・ポラタンと P・ホッホ，1949）を記述するにしろ，結局，神経症と統合失調症(スキゾフレニー)のグループを近づける（接頭辞「偽 pseudo」は近いということ）ことになる。クロードは，感情生活を選択的に変える精神解離状態を表わしている「スキゾーズ」という一般的な用語を提唱した。当然，アングロサクソン学派の研究はすべてアドルフ・マイヤー（統合失調症(スキゾフレニー)過程を本質的に「反応性」と「葛藤性」精神力動モデルに基づいて考察することになる）の精神生物学的考え方と精神分析学派のあらゆる研究，すなわち自己愛神経症と考えられる統合失調症(スキゾフレニー)において，神経症状態に見出される投射，退行，防衛，分離，象徴化などの機構を明らかにしようとしている。これらは，「自己愛神経症」，「感情統合失調症(スキゾフレニー) schizophrénies affectives」などの精神病理学に関する最近の膨大な研究（サリヴァン，1924-1927，フロム-ライヒマン，シュルツ-ヘンケ，などがある）に触発されている。これらのアングロサクソン学派の研究はクロードやその学派が主張する見地を確認した。

　統合失調症(スキゾフレニー)，スキゾマニー，スキゾーズなどの精神力動的解釈に関するクロード学派の主な研究は次のように構成されている：1）*l'Encéphale*, *Annales médico-psychologiques*, *Journal de Psychologie*（1924-1927）および「**精神医学の進歩**」（1925-1927）の第一期の雑誌に掲載された一連の論文；2）G・ロバンと A・ボレルの本：「**目覚めた夢想家**」, *Nouvelle Rev. Franç.*, 1925；3）P・ルベノヴィッチの博士論文「単純性スキゾマニー」，1926 および F・ウェストファルのシゾイドとスキゾマニーに関する博士論文，1924；4）フランス語圏精神神経学会でのクロードの発表（ジュネーブ-ローザンヌ，1926）；5）メディコ-プシコロジック学会でのクロードの発表「ヒステリーと統合失調症(スキゾフレニー)の関係」, *Ann.med.-psychol.*, 1937，第二部，1 – 14。これらの著作に基づいて臨床的記述をたどることにしよう。

クロードとその学派の考え方

　性格のシゾイド的組織は発作的な偶発事ないしスキゾティック schizotique な上部構造が形成される背景である。一般に繊細，臆病，過敏な主体に関係する。彼らの小

児期と思春期は感性を傷つける感情的外傷の小さなドラマの連続である（両親との葛藤，小児期の嫉妬，性的不安，など）。そこで彼らは，同程度に特徴的な2つの型で反応する一つは現実に立ち入ることを拒否し，代償的夢想に逃避し，孤独や空想的遊びを好む：これは**夢想家**である；もう一つは，より深いところで満たされない，裏切られ不安にさいなまれる者で，外界に対し敵意と攻撃傾向を示し，身を守るためのように自らを外界から引き離し，一種の陰気な気難しさで腹いせをする：これは**仏頂面**をするタイプである。ここまではクロード，ロバン，ボレルらの記述のニュアンスは，同時代のクレッチマーやミンコフスキーの考えとほとんど差がない。しかし，その記述はシゾイド性格の双極性（クロードとラフォルグ，1928），すなわち，リビドー発達のあらゆる二律背反的コンプレックスが見出される（男性－女性，受動性－攻撃性，愛と憎悪，など）本質的に葛藤的な双極性を強調している。したがって，シゾイドはクレッチマーのいう意味での体質を表わすのではなくて，小児期の一種の神経症的組織，すなわち「**スキゾニア schizonoïa**」（コデとラフォルグ，1925）を表わす。その本質的機構は欲望対象の内化，すなわち愛する能力の一種の倒錯であって，発達の各段階や外傷をもたらす環境で，主体を他者や対象世界から遠ざける。したがって，この状態の臨床的基礎として，感情発達の詳細な分析や可能な限り完全な生活史を調べ上げる必要がある。事実，現実との発作的断絶は，この感性と情動の入り組んだ背景に基づいている。

　スキゾマニー schizomanie 発作 ── 事実，夢想でうまく代償された葛藤あるいは代償されない不満の葛藤を背景にして，挿話的な病勢増悪により時間の長短はあるとしても，クロードの言う「**スキゾマニー発作**」が引き起されることになる。これら発作の特徴は，現実の自閉症的締め出し，内向的態度の強化である。ある時には多幸症，恍惚を伴う**夢想**の形をとったり...空想的意識内容による内的魅了を伴ったりする。そこではリビドー傾向が満たされるのは当然である（妖精物語，すばらしい冒険，恋愛の交流，心地のよい霊感，補償的作話）。またある時は「スキゾマニー的拒絶症」を伴った「**偽－緊張病**」であったりする。患者は熱狂と激怒の状態にあって，人間関係を徹底的に拒絶する（無言症，暴力衝動，拒食，など）。しかしこれらの状態の臨床は，患者が常に強い情動を体験していることを示している；意識面では興奮，嫉妬，激怒，羞恥などを表現し，欲求不満，罪業，去勢などのコンプレックスの潜在する感情層が現れる。実際，この学派のすべての心理学的記述が性器期における意識下の葛藤をすっかり明らかにしたことは注目すべきことである。臨床的特徴の重要性はここにある。なぜならば，統合失調症（スキゾフレニー）のこの型における，退行はより太古的というよりも，結局，神経症的機構に近いと言えるからである。

　それでは，ここでクロードとその弟子の記述のうちで最も興味のある面の一つに触れることとしよう。彼らの検討した統合失調症（スキゾフレニー）の型には，2つの基本的な特徴がある：障害の間欠性と神経症的構造である。

　「**クロードの統合失調症**（スキゾフレニー）」は発作によって進行する統合失調症（スキゾフレニー）である。発作の発現の条件は心因性が強い：確かに，ほとんど常に事件，社会的とりわけ家族的関係の緊張，失望，愛情破綻，近親の死，などがある。このように発作は，臨床像全体の底にある心理的動機の意味に沿っている。したがって，薬理学的研究（エーテル，コカイ

ンなど）によりスキゾマニーの体験に迫ることができる。

　しかし発作発現の経過で最も重要な特徴は，絶えず神経症的存在の型として進展することである。つまりこの型の統合失調症(スキゾフレニー)は決して現実の意味を見失わないといっても過言ではない。他者との感情的接触が断たれたとしても，思考の現実構造はほとんど正常にとどまる。つまり，解離症候群または不調和症候群はここではほとんど表われない。同様に，妄想と幻覚体験の面では，妄想は一種の虚構のようにより想像的でより空話的な形で体験され，患者はその虚構の補償的でまさしく想像的な性格を理解している。患者は一種の幻想的模造品（夢想）または「舞台の場面」（仏頂面）に入り込むので，実際，私たちにはヒステリーの構造そのもののように見える。同様に，不安が激しく身を切るような時は，恐怖症の様相を示すかあるいは強迫観念として認められる。すなわち，ここでもまた私たちは神経症の症状，患者が「意識」している防衛的な態度に立ち戻る。

　もちろん，私たちは統合失調症(スキゾフレニー)をこの図式に当てはめようというわけではない。しかし，この，統合失調症(スキゾフレニー)性人格の，いわば，より「表面的な」描写は，まさに統合失調症(スキゾフレニー)のより「軽症の」型にあてはまる。「シゾニューローシス」という言葉は，より挿話的で重くない不調和の型を特徴づけるにはぴったりである：これらの素質とこれらの錯乱発作は，観念-感情性の動機が十分明らかであるという意味で，「一次性」よりも「二次性」であるし，この「自閉症」は，患者が意識している病的な態度である点で，強迫観念やヒステリー性空想の呪術的思考により近い。

　シゾイド性格にしっかり根ざしたこの「シゾニューローシス」型は，一般に奇妙な行動（スキゾプラキシー），孤立的態度，一種の敵意をもった気難しい行動様式，社会から身を守る存在の態様（極端な奇行，系統的な反抗，空想的作業，常軌を逸した計画）にまで達する。時には，あらゆる行為，道徳，世界についての考え方が妄想の色合いを帯びたものとなる（魔術信仰，交霊術，輪廻，恋愛妄想など）。また真の痴呆性あるいは準痴呆性欠陥はこれらの例では比較的まれである。換言すれば，この型は解離の危険に関しては非常に良性である。しかし，これらの症例が統合失調症(スキゾフレニー)の一般的グループに入るとすれば，当然自然経過は「衰退」の意味を生じ，本質的に両価性，奇異症，不可解さ，無関心を特徴として，それらが漸次強まって人間存在を完全に枯渇させるに至るのである。

　この型の統合失調症(スキゾフレニー)は，特に，E・ミンコフスキー，L・ビンスワンガー，バザグリアなどが研究した型のように思われる。ミンコフスキーの研究は，現実との生ける接触の喪失や合理主義と幾何学主義，また懐疑的態度，「自閉症的探索」，抽象的で非実用的で不毛な常同症，など，この枠組にぴったり当てはまるものである（これは，クロード学派が初めて記述した時から，ブロイラーよりもむしろ彼らの独特な概念を反映していたのだった）。ビンスワンガーが深く分析した実存的構造，特にエレン・ウェスト（1944），ユルク・ツュント（1946），ローラ・ヴォス（1948）の例も同じくこの枠組みにぴったり当てはまる。存在の「衰弱」，世界へのすべての投企やすべての投映の放棄は，シゾイド気質の増強と考えられる。結局，それは，次第に自閉症的存在の形に定着する統合失調症(スキゾフレニー)であるといえるが，その人格は非現実の中に完全に落ち込むわけではないし，また他者や外界から自己を完全に閉ざしてしまうわけでもな

い。その点で，特にこの臨床型は，ときどき神経症の2つの大きな側面：**精神衰弱に基づく強迫神経症**および特に**精神解離に基づくヒステリー性神経症**に類似していることがある。

　統合失調症(スキゾフレニー)と神経症の関係は常に臨床家にとって難問であるが，この精神病の感情構造が明らかになり，ほとんど神経症と同じである（フェニケル）とみられるようになってからは，なおさら難問となっている。臨床的見地からすると，感情面と性格面の選択的障害があり，実際には現実的人格の顕著な変化がないのに，現実環境に対する反応の選択的障害があることは明白である。それは葛藤による不安による場合もあるし，無意識的産物による充足，無力化ないし防衛症状（これが神経症的側面である）の場合もあるし，これらがますます本人を孤立させ，単なる現実とのきずな（これが統合失調症(スキゾフレニー)的側面である）とはいかないまでも，社会的現実とのきずなを断ち切るのである。この種の観察は臨床的にも文献的にも豊富で（たとえば，ド・メンドンサ-ウーチョア，1940とH・ルリエ，1949），精神生物学的見地からみるとA・マイヤーの考えに合致しており（W・R・ミラー，1940；A・C・ヴァシュバンとE・R・ホジソン，1941），一種の全面的神経症の実現とでもいえそうな生体の社会心理的な力動的構成因子の複雑性を明らかにした（N・C・メイス，S・A・コフ，I・シャイネックとS・L・ガーフィールド，1949）。しかしこれらはまた，ビルンバウムの多次元精神病理学の形で示されている。たとえば，H・ヘフナーとウィーザー（1953）である。彼らは，クレッチマー学派（ヤスパース，グルーレ，K・シュナイダーの考えには反対である。しかしおそらくP・マトゥセック，1948に近く，理論的な立場では，さらにニュアンスがある）の信奉者であり，精神的外傷は，人間的に「了解可能な」経験としていくつかの統合失調症(スキゾフレニー)性人格の「神経症的」構造の，いわば一部をなしていることを認めている。実際，厳密な臨床的見地からは，これらの事例に関して，障害の「心因」という基本問題を問う根拠にはなると思われる。ここではN・メイスとその共同研究者が言うように，いずれにせよ，この統合失調症(スキゾフレニー)の神経症型は，後述するように，この種の臨床的辺縁型を示す「初期相」の安定化したものであることが，実際にはきわめて多いと述べるだけで十分であろう。

　大部分の古い研究は，一般にヒステリーと早発性痴呆との関係に当てられてきた（クレペリン，セリュー，1902，ニッスル，1902，ドニー，1908，アルバースタット，1910，クロイザー，1913）。その上さらに近年，この問題はクロード（1937），ルッス（ガルーチキン研究所業績集，モスクワ，1936），アングロサクソン学派（D・ノーブル，1951）により再びとり上げられた。実際，統合失調症(スキゾフレニー)のいくつかの面は必ずといってよいほどヒステリーの臨床像を思わせる（G・オッジョーニ，1944）。ドニーが1908年に次のように言っていることを想起すべきである。「最近25年間に，多少ともヒステリー性狂気の気まぐれ者と診断されてサルペトリエールへ送られた患者はすべて，その後，最終的に早発性痴呆に分類された」。今日，こんなことを言う人がいないのは，当時のヒステリー患者の大部分が今日の統合失調症(スキゾフレニー)になったからである。しかしこのことはこの2つの「精神病」の類似性を考えるのに有効である。まず，**緊張症候群**（バリュック）は精神運動障害の出現期，生理病理学，精神構造において

ヒステリーときわめて類似している。両方の「疾患」に認められる有名な「ガンゼル症候群」を伴ったもうろう状態についても同様である（参照：クレペリン；J・ヘイの著作，ベルリン，1904；リーゼとルケ，1937，ダルジェニオ，1950）。あるいは有名な催眠の第二状態についても同様である：演劇症，滑稽さ，奇行，などを伴っている**神経症性発作，健忘，遁走**あるいは**夢遊病**の異常は，観念‐感情コンプレックスを中心として強力に展開され，記憶をかきたてたり，抑圧したりする無意識の行動欲求に支配されているようである；神話じみた虚言症と抑制できない想像への転落との間に宙づりとなっている**見せかけ**と**道化芝居**；二重人格を伴った**霊媒憑依妄想**など。事実，双方の「状態」を一つ一つ比較すると，混同されるだろうが，次のことが注目されることは確かである。統合失調症（スキゾフレニー）は，すべての行動がいくつかの観念‐感情的，運動性の結晶化に集中する場合にのみ，すなわち「解離」がある場合にのみ，真のヒステリー型なのである。しかしそれが表面的なものであると，外的影響（暗示，情動，など）に対して可逆性があり特に影響を受けやすい。その時，解離は芝居がかった，常同的な，戯画的な表現として現われる。しかし，このような障害は自然に永続的かつ進行性となる傾向があるので，この「ヒステロイド型」は数年を経てより典型的な崩壊に陥る場合は珍しいことではない。

しばしば統合失調症（スキゾフレニー）グループに入れられることのある**精神衰弱症**や**強迫神経症**についてもほぼ同様で，臨床観察からすると，また私たちの研究課題とするのには十分な数がある。実際，精神病の初期の強迫症状はかなり多い。今世紀の初めに，この問題について多くの研究が行われた。早発性痴呆が「精神衰弱症性痴呆でありうる」というまでに至ったP・ジャネの古典的研究の他に，デュピュイトウの博士論文（ボルドー，1914），K・シュナイダー（1918），シュヴァルツ（1915），ピルツ（1922），K・シュナイダー（1925），W・ヤールライス（1926），アルバースタット（1928），クロードとミクー（1940）らの研究を挙げなければならない。G・ロ・カシオとG・ガスタルディ（1954）の2つのすぐれた報告は，この問題を完璧に説明している。

一般に研究者たちは，統合失調症（スキゾフレニー）前患者préschizophrèneや強迫観念にとりつかれた統合失調症（スキゾフレニー）患者では，強迫観念が情動を欠如すること（ラヴィアールとネイラック，1923），強迫的現象がさらにはっきりした幻覚妄想的性質を有すること，臨床像の全体構造が現実を崩壊させる自閉症的世界を明らかにすることについて強調している。一方強迫神経症では，現実の中核は変わらず，ただ感情的かつ精神感覚的関係が根本的に障害されているだけである。これは明らかに診断上のきわめて微妙な問題であって，多くの注釈が加えられるところである。これをもっとよく納得するには，クロードとヴィダールとロンゲが出版した見事な自己観察の記録を読むといい（「あるシゾイドの日記」，*Encéphale*，1940）。

クロードは，単純な強迫症状とジャネの精神衰弱症候群と統合失調症（スキゾフレニー）との間には，臨床的かつ病因論的な連続性があると考えている。すなわち，統合失調症（スキゾフレニー）の強迫症状型が存在すると考えている。D・I・ディミトリエヴィックは最近（1952年），それを「スキザステニー schizasthénie」と呼ぶことを提唱した（この問題については，初発型のところで論じよう）。

Ⅳ. 特殊型

1.「小児統合失調症」

「最早発性痴呆 démence précocissime」の症例を見るであろうか？ 今世紀初頭の研究者がまず取り組んだのはこの問題である（サンクト・ド・サンクティス, 1906, ヘラー, 1908）。緊張病性興奮を伴ったサンクト・ド・サンクティス型（「*Dementia précocissima*」）に対して, 3－4歳頃に始まり, 言語障害, 幻覚などを来たすケラー型（「*Dementia infantilis*」）が対比された。しかし, これらはすべてまったく人為的なことである（G・ロバン）。実際,「小児性痴呆」の概念はかなり長い間漠然としたままである。なぜなら, 早発性で重篤な痴呆状態がそのように記述されたからである。この状態は, 小児の脳症による多少とも遅発性の発達停止との鑑別, 診断が難しいことによる。すなわち, 早発性痴呆の問題は, 小児の場合, 精神遅滞あるいは「発育不良」の奥にある接枝統合失調症によるものからうまく区別することが難しいということである。（参照：たとえば, 1954年1月の, ルボヴィシ, ダノン-ボワローらのメディコ・プシコロジック学会での報告）。

成人の統合失調症を想起させる臨床型から見た小児統合失調症の諸型の可能性は久しく議論され, ルッツ（1937）は世界の文献で発表されたのは60例にしかすぎないと報告した。この問題に関して, マイヤー-グロス（1932）は診断には慎重さを要すると述べている。なぜなら,「統合失調症」の診断を受けた症例のうちのあるものが, その後, 後遺症もなく治癒したからであった。またゼーラク（1936）によれば, 診断された36例中, 十分な観察期間の後4例だけしか残らなかった。このためヨーロッパの研究者は非常にためらうこととなった。さらにまたラングフェルト（1937）は, 4つの観察例を分析し, 統合失調症過程というよりむしろ「類統合失調症 schizophrénoïdes」状態であったことを示し, またローゼンフェルト（1936）は, 剖検で, 統合失調症の「最早発性痴呆」と診断された症例が脳の血栓血管炎であったことを確認したなど... 1940年にビュルガー-プリンツの意見にはこれらの留保が結晶していることがよくわかる；小児には真の統合失調症はない...

しかし, アングロサクソン学派の精神分析や精神科医からみると, 20年前から, 問題は大きく変った（W・ポッター, 1939, Ch・ブラッドレー, 1941）。小児期と青年期の精神発達と統合失調症の症状との関係が関心を引いた。RおよびW・L・フォン・ブリュンら（1952）は, 12名の統合失調症の小児の11家族を検討し, 精神的, 形態的, 精神運動性の幼稚症が広がっていることを示した。しかし, 特に注目を引いたのは感情発達の条件である。L・デスペール（1940-1941）, ルボヴィシ（1949）, ロレッタ・ベンダー（1953）, C・シュタイン（1954）は特にこの問題に専念した。実際, 統合失調症患者の幼年期は, 最初の幼年期の対象関係の歴史に深く刻み込まれている感情生活の重大な障害を証明しているように見える。したがってこれらの研究はR・スピッツの研究や, さらに一般的には, 小児の情況と葛藤の分析をする精神分析学派（アンナ・フロイト, メラニー・クライン）の重要な貢献にも通じている。ジェゼル

の遺伝学的展望はこの種の研究に最も普通に用いられる図式である。特に注目されるのは，自己のイメージ，すなわち身体図式の精神力動的モデルは，いわば，かき乱された感情関係の雰囲気の最初の経験の中に織り込まれ，これこそが小児統合失調症でより選択的に損なわれる可能性があることである（L・ベンダー，ルボヴィシ）。他方，小児統合失調症の概念は多少とも小児期と青年期の神経症と一致する（Ph・ポラタン，P・ホッホ，1947，N・C・メイス，S・A・コフ，I・チェルネックおよびS・L・ガーフィールド，1949）。小児統合失調症の問題点は，成人の場合に比べてはるかに，精神病と神経症が相互に支え合う関係と密接に関連していることである。したがって，小児自閉症の概念（K・カナー，1949）の拡大は不当である可能性があり，時には信用できないこともあることが理解される。

　いずれにせよ，ここでこれらの研究から臨床的に明らかになったことを述べよう。まず，思春期以前に発症する症例は確かに存在する。4歳の小児にみられる早発性統合失調症の徴候さえ記載されている（S・L・ガラツカイア，1938，H・R・ブランク，O・C・スミスとM・ブルック，1944）。シンシナティの「チャイルド・ガイダンス Child Guidance」の小児では，L・A・ルリア，ティーツェとヘルツマン（1936）は症例の1.3％に統合失調症を認めた。E・I・ファルシュタイン（1939）は1,000名の小児中20名に統合失調症を認めた。それはしばしば，緊張病性障害が優勢な型である（ラングフェルト，カナー）。経過に2つの型があり，一つは発作と興奮のエピソードを特徴とし，もう一つは，特に行動面に緩徐で潜在性に進行する障害が特徴である（ブラッドレーとボーエン，1941）。幻覚妄想のあるパラノイド型はまれである（ラングフェルト）。しかし，ユイヤー，ルボヴィシとワッセフ（1951）は，妄想と幻覚を伴うかなりの幻想形成を特徴とする型を記載している（この型はサンクト・ド・サンクティス型に対応すると思われる）。予後は必ずしも致命的ではないが，一般にかなり悪い。同じく，R・レイ（1938）はこのような前思春期の症例の18％だけが軽快したと報告した。

　これらの症例の診断や予後は特に難しいので，いかなる場合でも，慎重すぎるということはあり得ない（エーデルソン，1949）ことを繰り返しておこう。また，思春期の危機や青年期の奇行の時期では（ベッシェール，1944），時おり診断を誤る可能性がある。これはドイツ人が「Flegelsjahresymptomen」（生意気盛り症状）と呼んでいるものであり，臨床家の彗眼と慎重さが不可欠である。

　この点については次を参照していただきたい。ルッツ（*Schweiz. Arch. Neurol. Psychi.*,1937，1939，1940），ルボヴィシの論文（*Evol.psychiat.*,1949），L・ベラックの「早発性痴呆」の第18章（1948），A・ハスラーのモノグラフィー（*Thèse de Zürich*，1949），J・シュルマンスの論文（*Acta neurologica et psychiatrica belgica*, 1952，435-460）。

2．精神遅滞児の統合失調症

　「接枝統合失調症」（「Pfropfschizophrenie」）

　精神遅滞者（軽愚と痴愚）がまったく偶発的に統合失調症に罹患することがある（メドウ，1920によると44％）。W・ストロマイヤー（1925）では6－7％に下がり，ク

レペリンとリッタースハウス（1927）によると，受け入れられる割合のようである。当然，最早発性痴呆で見たように，これらの痴呆によるものと最初の幼年期の精神遅滞の状態によるものとを臨床的に区別することは非常に難しい。しかし，ノイシュタットによると[4]，精神遅滞と統合失調症(スキゾフレニー)は一般に両立しないと考えられるので，精神遅滞の基盤の上に進行する統合失調症(スキゾフレニー)が「接枝」され，組み合わさって，臨床症状の基本を構成するのである。接枝統合失調症(スキゾフレニー)は，急性または緩徐に始まる可能性がある。感情生活の変化はほんのわずかで，知的不調和の障害がなく（メドウ），そのため進行性の欠陥は「一挙」には生じないことが強調された。同様に，一方では道化，冗談型の緊張病性行動，他方では，心気症的泣きごと，神経症性発作などが頻繁に認められる。

　グラウス（1937）によれば，思春期または青年期の精神遅滞者にみられる多少とも間欠性の統合失調症(スキゾフレニー)症例と，30 － 40 歳頃の精神薄弱者にみられる遅発性の統合失調症(スキゾフレニー)から区別すべき理由がある。真の「接枝統合失調症(スキゾフレニー)」は前者で，本質的に症状に乏しいことが特徴である。この種類の症例はフランスではタルゴーラとドーシ（1928）により，「**進行性精神薄弱 débilité évolutive**」の名前で研究された。最近，ユイヤーとルボヴィシ（1954）は改めてメディコ・プシコロジック学会でこの問題を提起した。

3．遅発型

　遅発性緊張型（「Spätkatatonie」）については，M・ウルシュタイン（1913）の大著の対象になってすでに久しい。パラノイド型は，「退行性精神病」のグループ（クライスト，ボーマン，ヤコビ）とある種の脳動脈硬化型に関して難しい問題を生ずる。これについてはアルバースタット（*Encéphale*，1934，Vol. 2，p.630，722）の論文が参考になるだろう。ともかく，この種の症例は時折報告されている（クールタスとストリンガリ，1938；ユイヤーとルオー・ド・ラ・ヴィーニュ，1944）。L・マレッツとケント（1941）は，45 歳以上で発病した統合失調症(スキゾフレニー)性疾患の100 症例を集めた：この年齢層で罹患するのは女性の方が多く，ほとんどの症例がシゾイド性格を示していた。病型の構成は，緊張型 24％とパラノイド型 66％であった。私たちの統計（H・エーと H・ボナフー，1938）*では，128 例中 9 例が 35 － 40 歳に発病し，典型的で重篤な統合失調症(スキゾフレニー)症候群を呈した。この進んだ年齢に最も多いパラノイド型は，G・ド・クレランボーの**年齢と重篤性の法則**に合致している。

＊
＊　＊

　ここの臨床型の多様性は，統合失調症(スキゾフレニー)グループがはたして単一疾患かどうかという疑問を生む。しかし，この問題がたとえ未解決のままではあっても，あらゆる議論をつくした後で，クレペリンの概念とブロイラーの概念に戻ってしかるべきである：あ

---

*重要点　Ⅵ（1938）pp.91-100.

る程度の異種性を認めた上での単一疾患の概念。

　単一性は，前述の統合失調症症状の中核である「基本症候群」に表されている。しかし，これからさらに説明するように，統合失調症群の定義には欠落部分がある：それは経過という基準である。

　統合失調症の核心そのものを貫く，この横断的検討をした後，これから**発展的力動**を明らかにする縦断面を検討しよう。

（各「統合失調症」にはスキゾフレニーのルビ）

注　解

4. 特にノイシュタットの論文（*Archiv für Psychiatrie*, 1927, 82）およびA・グラウスの論文（*Schweiz. Arch. Neurol. Psych.*, 1936）を参照のこと。

# XIV
1955年

統合失調症の発病条件と発病型
初期統合失調症診断の臨床的問題

　これまで述べてきた基本症候群やそれらの症候群に見られる種々の臨床型が一度に現われることはきわめてまれであり，統合失調症の「熟成」には一般に，数カ月ないし数年間を要する。したがって，**発病型**または統合失調症への**入り口**とも呼ばれるものは，統合失調症の**診断**上の問題でもある。その診断は，精神病形成の初期相でははっきりせず難しい。それはこれから述べるように，**初期統合失調症**はすべての精神病の進展期に見られる特異性をほとんど欠いていることが，まさにその臨床像の一つである。基本症候群の**組織化**とその**進展症状**だけが障害全体の特徴であり，それらの予測にあたっては知識よりも臨床経験が必要である。私たちは，これらの初期形態の研究から，多少とも「病因論的」な社会・心理・生理学的条件を切り離すつもりはない。それらは障害発症の引き金となり，先行し，随伴したりするものである。

Ⅰ - 発病条件および発病の外因と内因

　次の通り順を追って検討していこう。a) 統合失調症の**体型学**；b) **性格と精神病前人格**，および環境と生活情況；c) 統合失調症症状の**年齢**および**性**との関係；d) 社会 - 心理的および生理的増悪因子。

1．体型学

　ここでは統合失調症患者の病前素質と体格の関係を，クレッチマーの体系に従って検討するにとどめよう。クレッチマー（1921）は最初の研究から，175名の統合失調症患者を検討し，男女とも無力型が優勢で（81名）純然たる肥満型はまったく例外的（2名）にすぎぬことを指摘した。1925年にフォン・ローデンもこれらの事実を詳しく調べて確認した；彼の調査では，3,662例中66％が細長型と闘士型，11％が形成不全型，肥満型は13％にすぎなかった（調査した人口全体では肥満型は20％であった）。シュミット（1929）やプラットナー（1932）もこれらの事実を確認し，H・ルクセンブルガー（1940）も，およそ，細長型は約50％に達することを認めた。その後，クレッチマー（1951）はこれらの事実を多くの国々の約6万人について確認し

たと述べるに至った。それゆえ, 最も重要な相関が2つあり, 一方は統合失調症(スキゾフレニー)が無力-やせ型群に親和性があり, 他方は形成不全型および闘士型がかなりの比率を占めるということである。当然, 他の体型研究の学派は, 多かれ少なかれ彼ら独自の形態的モデル分類に組み込まれているこれらの事実を認めた。コーマンは, 特に顔の構造が「細面型」で, 幅よりも長さが大きく大脳帯と感情呼吸帯の優勢があることを強調した。シェルドン法によって, クラインとテネイ (1951) が, ついでクラインとオッペンハイム (1952) が, 中胚葉型とパラノイド統合失調症(スキゾフレニー)との間にある種の相関を明らかにした。最近では, フェリエ, ロンドピール, シャローイングとイヴェール (1954) が未成熟者の形態に注目し, バージュロンとブノア (1954) は長期経過症例に特に異常形態の徴候が非常に多いことを認めた。同様に, これらの観察された型はパヴロフが分離した神経活動性の型と結び付けられた (ティンマー, 1931)。

しかし, クレッチマーの体系に付随して興味深いことは体型を精神型に結びつけたことである。こうして**シゾチーム**の概念が明らかになった。クレッチマーの性格学では, シゾチームの特徴は知覚過敏と無感覚の両極を交互に動揺する気分の精神感覚性の割合であり, 感覚様式と思考様式の間を動揺する精神の「テンポ」であり, 精神運動性の点では途絶と硬さの要素が優位である。したがって, シゾチームは, 本質的に奇妙で, ゆがんで系統的な性格の特色すべてを一緒に寄せ集めていると考えなければならない。シゾチームの内向性はいわばその結果である。C・G・ユング (1907) はすでに内向的傾向を認めているし, それに続いて, A・ロッホ (1910) も「閉じこもり」について語っている。ブロイラーも同時期に, はじめ彼が「潜伏性精神分裂病(スキゾフレニー)」と呼んだものが実はこの「シゾチームな素質」と同じであったと述べている。その時以来, これに関する研究は数えきれない。特に, 統合失調症(スキゾフレニー)の家族に一種の性格の類似性を明らかにしようとした人々がいたことに注意すべきである (ホフマン, 1922-1923, A・シュナイダー, 1923, など)。これらの家系研究から, 統合失調症(スキゾフレニー)家族の性格上の特質として次のことが浮上してくる；偏屈さと風変わりなことが典型的統合失調症(スキゾフレニー)型家族のメンバーの性格 (系統的, 観念的な傾向のある抽象的精神) と欠陥 (不適応, 冷たさ, 衝動性) の特徴である。

シゾイド schizoïdie という語は, すでに自閉症の意味でしっかり組織化された性格構造であると理解すべきである。実際, シゾイドの臨床像はシゾチームの性格 (冷たさ, 矛盾した心, 社会的接触や共感の欠如, 頑固で孤独で抽象を好むなど) の特徴を超えて, 行動面, 特に社会的行動面で重篤な障害を併発してくる。事実「シゾイドは統合失調症(スキゾフレニー)の素質にすぎないのか, それともすでに統合失調症(スキゾフレニー)の第一段階であるのか」が絶えず問われてきた。ある人々 (クレッチマー, ブロイラー ── 多少控え目ではあるが ── ホフマン, マウツら) は, 「シゾチーム」, 「シゾイド」, 「統合失調症(スキゾフレニー)」の語を同じ一つの性格傾向の諸段階であるとした。その他の人々は (ブムケ, K・シュナイダー, ルクセンブルガー), 逆に, シゾイドから統合失調症(スキゾフレニー)になるには他の因子が介入する必要があるとした。遺伝的研究そのものの面でも, 統合失調症(スキゾフレニー)の劣性遺伝子をシゾイドの優性遺伝子から分けるところまで行った (カーン, 1923)。この問題について, シゾイド体質と統合失調症(スキゾフレニー)過程の関係を研究したスカルワイト (1934) は,

統合失調症過程がシゾチームを崩壊させることがあると考えられるので，両者は同じ一つの素質であるわけがないという。R・ベッシェールとJ・フスウェルク（1954）は最近同じ問題をとり上げて，テストと再テスト＊の間に，単なる性格傾向とは両立しない構造上の大きな変動があることを示した。しかし，この論争の興味はさておいて，統合失調症の候補者は家族や自分の身体や性格から一種の「素質」を引き出しているのであり，その素質は恒常的なものではないにせよ，明らかな臨床的価値を有している。後述するように，それは予後の判断に重要である。

2．精神病前人格：家族的および社会的環境条件

病前人格について確認された事実は，大抵の場合，統合失調症性性格あるいはシゾイドについて述べたことに帰着する。したがって，多くの学者は，行動特徴（孤立，夢想，奇異症，衒奇症傾向），いくつかの感情傾向（不安，家族間葛藤，など），妄想傾向（不安定，嫉妬，被害感情，特に心気念慮），あるいは学業の障害，社会との基本的関係の障害（規律の無視，怠惰，共感欠如）を強調している。この観点から病前性格を検討した多くの学者（キャメロン，1939，J・M・コールドウエル，1941，M・P・ウィットマンとD・L・スタインベルク，1944）は，これらの性格特徴はすでに病気に侵された諸症状の可能性があると述べている。将来統合失調症になる者の知能水準の問題については，まだ確かな結論は得られていない。多くの臨床家や心理学者（ケンディッヒとリッチモンド，1940，ウィットマンとスタインベルク，1944，クライスト，レオンハルトとファウスト，1951）は，病前生活時期には，学業でも職業水準でも成績がかなり低いか，または平均以下であると考えていたようである。しかしここで，非常に才知のある青年が勉学の過程で統合失調症になったというはっきりした事実を付け加えることを忘れてはならない（ユイヤーとバドネルの早発性痴呆の発病初期を扱った論文（1929）は，早発性痴呆の理工科学校学生型の特徴を述べている：観察第16）。しかしこの場合は例外的特徴であり，敏感な学者は一般に統合失調症前の能力は平均的であるとしている。この「平均」というのは厳密に言って知的能力とは別の条件に由来するので，一般に知能よりも感情生活や性格の異常によるものと考えられる傾向がある。この点に関する最も重要な研究の一つはM・P・ウィットマンとD・L・スタインベルク（1944）のものである。

ところが，これらの病前特徴のうちでおそらく最も重要なものは，**性生活の異常**によるものである。この点について，特にコールドウエルは1940年に発表し，日常臨床で容易に確認できたという。とりわけ，パラノイド型ではこの異常を頻繁に認める（58％）。しばしば認められる「**性的行動不能**」症状の根底にあるのは一般に，自体愛の症状，同性愛の傾向，不能，冷感症に関するものである。

したがって当然，精神科医や特に精神分析家は統合失調症患者の小児期の感情的環境や家族グループとの初期関係を研究することになった（J・カザーニン，1934；K・M・ボウマン，1934；C・ブラッドレー，1941；ルイーズ・デスペール，1942；G・ビショウスキー，1947；ティーツェ，1949；G・W・ウァール，1954；A・ハーリン

＊この研究はロールシャッハ・テストにより行なわれた（エーの注）。

グスヘッドと F・レドリッヒ，1954；シュタイン，1954）。離婚や死亡などによる両親との離別は最もよく研究された因子である（ウァールによると 43%）。家族数の重要性，兄弟姉妹のうちで何番目か（「順番」は，パターソンとツァイグラー，1942，ウァール，1954 によると重要な価値はない）は，最もよく研究された家族の形態面である。

C・ニールセン（1954）によると，統合失調症(スキゾフレニー)グループと対照群を比較しても，この点に関してははっきりした前歴は何も認められないだろうという。

職業や社会生活などでの文化経済面の生態学に関して，マルツベルク（1940）は統合失調症(スキゾフレニー)は田舎よりも都市部に多く（1.8：1），独身者や離婚者に最も多いということに注目した。またここで付け加えなくてはならないことは，一般に移動，追放，環境の変化などが患者の前歴のうちでは高率を占めるように見えることである（クルボンの「心的場慣れ障害 anatopisme」）。このような人口統計学の例を 2 つだけあげると，アメリカに住む中国人についてのポロックの研究（マイヤー - グロスにより引用されている）とアメリカの黒人についてのマルツベルクの研究であり，いずれも統合失調症(スキゾフレニー)はアメリカの白人よりもそれぞれ 3 倍と 2 倍多いという。

これらの事実のすべてが見方によっては，一貫性がなく推測の域を出ないにしても，統合失調症(スキゾフレニー)前の人格が社会的人間関係，特に家族員との感情関係が早くから深く障害されていることを明らかにしている。この点に関する**精神分析家**の研究は，**初期対象関係の「逸脱」**からくる感情的空虚さによるものであることを示そうと試みたのであった。それは，囚われであるにしろ，怖れである（ティーツ，1949；G・シュウィング）にしろ，母親あるいは父親に（ウァール，1954）対する**極度の依存**ないし**極度の欲求不満**が初期の愛情関係に好ましからざる形を作ることを示そうとしたということである。しかし，一般に研究者は一致して，父親からにせよ母親からにせよ，追放という形での**愛情の欠乏**を強調している。多少ともこれらの初期の関係の分析を追ってみることで，それに結びつく挫折感や防衛手段を見出すことができたり，あるいは対象世界と愛される対象世界を同時に構成する性器以前の相の時期の人間関係の基本的脆弱性を見出すことができたりする。したがって深さに多少の違いはあっても，すべての観察者が，統合失調症(スキゾフレニー)前の人間の存在のそれ自体に，深い裂け目があると見ることでは一致している。

3．年齢，性，人種，社会構造との相互関係

まず平均罹病率に立ち返ろう。シェグレンでは 0.6%，フォン・フェルシュアーでは 0.85%，ミュンヘン学派では 0.6～0.85% である。長い間ブロイラーなどのように，女性は男性より多いとされてきた（ブロイラーによると比率は 1：1.13；ブラウン，1921 では 1：1.33；ウィルシュ，1936 では 1：2）。しかし，クレペリンは男性が多いと述べた（57.4%：42.6%）。アングロサクソン学派でも一般に男性の比率が高いという。同様に，ポロックは（ブムケの便覧に引用），ニューヨーク市民病院に 1915～1925 年の間に入院した平均患者数は男女ともにほぼ同じであったのに，統合失調症(スキゾフレニー)は男性 113 に対して女性 100 で，男性に多いことを認めた。マルツベルクもまたニューヨークで 1930～1932 年の間に男性 55.2% に対して女性 44.8% という数値を挙げてい

る。ドイツの遺伝学派もまた男性が多い証拠を挙げているようである（リューディン）：いずれにせよ，ドイツ遺伝学派は両性間の相関関係はほとんど意味がないものとした。なぜならば1935年におけるライヒの全精神病院の患者数は男性6,000名，女性7,300名であって，いずれにせよどちらの性にもはっきりした親和性があるとは確定できなかった（ルクセンブルガー）。ある統計で女性が多いのは，多分女性のほうが容易に「統合失調症様急性精神病」（ウィルシュ，1936）— 結局は統合失調症ではないのであるが — にかかりやすいからであろう…

発病年齢についてみると，クレペリンによれば，15歳前後が6％，20歳前後32.5％，25歳前後24.5％，30歳前後19％，35歳以上24％である。ブロイラーによれば，15歳以下4％，15〜20歳18％，20〜25歳22％，25〜30歳20％，30〜50歳32％，50歳以上4％である。Ch・ルップとE・K・フレッチャー（1940）によれば，15〜25歳190例，25〜35歳226例，35〜45歳146例，45歳以上46例である（参照：前述の小児型と遅発型）。

人種の影響については，文化的条件と統合失調症の出現との関係が研究されていることを前に指摘した。人種と社会環境に由来するものとを分けて考えることは難しい。キーン（ギュットの遺伝概論，1940）によると統合失調症はあらゆる人種，特に時代遅れの社会に認められる。

アメリカ学派（R・E・I・ファリス，1934，B・J・F・ルンブシャー，1937，S・A・クイーン，1940，G・デヴルー，1939，N・J・デメラート，1942など）によると，統合失調症の生態学はまだ明確ではないようである。デヴルーが主張するように，「未開」民族により多くの統合失調症がいるかどうかの問題が論じられている。一方この問題の経験的な側面として，「革新主義的」社会ではマルクス主義による階級闘争の終結と組織化された社会生活の充足によって統合失調症は消滅したか，あるいは将来消滅するかという問題である。（ソ連，中国，など）。いずれにせよ，社会環境の影響は確かに人種因子とまったく同様に一役をかっている。しかし，この問題はさておいて，統合失調症の社会的親和要因についての論文をあげねばならない。すでに1909年，M・ジョヘルは，ユダヤ人は統合失調症が非ユダヤ人の16.6％に対して28％みられると述べた。ショットキー（1937）によると，1930年には，7つの精神病院でユダヤ人統合失調症患者は非ユダヤ人統合失調症患者の57.4％であった。同時期にベッカーは，ポーランドでは，統合失調症がその他の人口と較べてユダヤ人に多いことを認めた。マルツベルクは，統合失調症は10万人の黒人では51.1％，10万人の白人では27.7％であることを認めた。しかし，ポロックと同じくマルツベルクは，環境因子が確かにこの不平等の大きな原因となっていることに注意を促しているということを繰り返しておこう。シャルテンブラントが1931年に中国人について調査をし，破瓜病が優勢で，緊張型とパラノイド型がまれであることを見出しているのも同じことを考えさせる。

4．増悪因子

精神病発病の原因となる出来事，精神身体的因子，器質的原因は常に注意を要する問題である（M・デスピノアの**博士論文**，1948）。決定因よりも偶然因のように見え

ることの方がはるかに多い。しかもいずれの病因学説でも，思春期，産褥期，授乳期のホルモン変化，あるいは家族内葛藤，失恋，死別，情動的条件，社会的条件などが特に主張される。

　ほとんどの場合，多かれ少なかれ困難で外傷的情況は真の原因というよりは結果であるというべきであろう。それはさておき，患者自身や家族の話には（頭の上に何かが落ちたとか，風呂に入った後で月経がとまったとかというような），両親の離婚，恋愛関係の破綻，受験の失敗，流産，強姦など，「注目させるような」統合失調症性経過は，実際に数えきれないほどある（A・ホッヘ，1914）。この点に関する論文が無数にあるというのは，まさに，精神病の症状発現に関係する最近あるいは過去の克服できなかった現実の困難な状況が無数にみられるということである。たとえば，感情的ショックに関する古い観察例（C・パスカル，1935，ルロアとミゴー，1929，ミリシ，1939など），また「統合失調症性反応」の形成にみられる大事件の体験や存在条件の役割に関してはタタレンコ（1940），O・カント（1942），W・マラムドとL・マラムド（1943），シヴァドン，フォラン（1949）の論文がある。しかし社会的，心理的な様々な条件から見た障害の反応の特徴はまったくわからない。マイヤー‐グロス，スレーターとルース（1954）はこのことを強調して次のように書いている。「諸々の心理学的要因による影響はきわめて広く信じられているけれども，必ずしも統合失調症発作や統合失調症を引き起こすわけではなく，また心因によって一過性に生じる統合失調症症状を示唆する『統合失調症性反応』という言葉も実際には根拠がなく，避けるべきであろう」。しかしこれは，統合失調症過程が出現する生物学的，心理学的条件を注意深く研究しなくてもよいということではない。なぜならば，この逸話的な面がたとえ二次的にすぎないことが明らかであっても，これらの情況が明らかに発病に一役演ずることがよくあるからだ。外的環境面が精神病の「条件づけ」の一面に過ぎないことは言うまでもない。そして病前人格について述べたように，内的心理的条件，多かれ少なかれ無意識の葛藤，深い欲求不満，心理的外傷，うまく克服されなかった感情状態などは，病歴に含まれる病因を構成する（クロード一派，1924－26，R・メイヤー，1938，ベック，1938，C・ブレンナー，1939，ミリシ，1943，セシュエー，1954など）。

II‐発病の諸形態

　すでに述べたように，これらの「発病の経路」は多様で，絶対的に特異的なものはない。確かに，私たちが「基本症候群」の名の下に研究した心的生活の統合失調症的組織化は，時には前駆症状や初発症状としてただちに見分けられることはあるにしても，しかし一見して見破れることはきわめてまれである。そこで統合失調症の**診断と予後判定**が極度に難しいのは，私たちが考える通り，統合失調症が本質的に進行型であり，人格の構造的組織化と力動であるということによる。また「**初期統合失調症** *schizophrénie incipiens*」の診断がきわめて重要で緊急を要し，かつ困難であるので，

大部分の統合失調症(スキゾフレニー)の臨床研究は，長期にわたる進展からその侵攻，前駆症状，初発症状にまで及んでいる。ユイヤー，M・バドネルとブウィスウ（1929）は「発病の経路」を５つのカテゴリーに分類した：1) 障害が身体的または精神的欠陥のある人々に突発する場合（先天性または後天性精神変質の型）；2) 感染性中毒を思わせる意識錯乱発作後に現れる場合；3) 道徳的倒錯症状と家族，社会生活に従うことができなくなってから進行する場合；4) 精神病が幻覚や思考化声を伴う精神自動症候群の出現によって生ずる場合；5) 優秀な人に発病する場合。しかし，一般には，もっと簡単な規格的でない分類が必要であり，ほとんどの学者は統合失調症(スキゾフレニー)の初発の型を２つに分けている：1) 潜伏進行型；2) 急性型である。

1. 潜伏進行型

　この場合，診断上の大問題は，「**初期統合失調症(スキゾフレニー) schizophrénie incipiens**」の病的性質を見つけること，すなわち少し「内向的な」青年，あるいは「少しおかしな」娘が示す，疲労，放心，興味喪失，奇妙な趣味，常軌を逸した考え，奇矯な行為，暴力，奇異な感情などである。バリュックとローラン（1933）は，身体的症状学（頭痛，めまい，動悸，呼吸困難，やせ，など）をきわめて詳細に示し，これが時に無視できない発病を伴っていたり，前駆症であったりするという。私たちは症状的様相から最も重要なものを整理することができる。これらは「**統合失調症(スキゾフレニー)の前ぶれ**」として最も重要で，突発するか根づくもので，統合失調症(スキゾフレニー)の「**最初の徴候**」をなすものである（X・アベリ，1926）。こうして，このカテゴリーの主な障害を次のように分類することになる：a) **活動性の消失**；b) **情動障害と性格障害**；c) **妄想観念**；d) **奇妙な衝動性行為**；e) **シゾニューローシスの症状**。統合失調症(スキゾフレニー)進行の一般的法則を作るには，これらの障害のすべてを進行に対応して挙げるだけで十分である：発病形態は先に述べたマイナー型と混同される。いいかえると，私たちが記述したマイナー型は統合失調症(スキゾフレニー)経過の不全型である。

　a) **活動性消失**。── まず例外なく学校生活の面に最もはっきり現れる。疲労，学習困難，創造性の低下，試験の失敗などは最も頻繁に認められる症状である。しかしまた，怠慢，無頓着（身づくろい，礼儀，服装などの無頓着，長時間の徘徊，不潔，など）を伴った**初期無感情症候群**の場合もある。職業のある人では，仕事を転々として，気まぐれで，仕事をやめたり，完全に拒否することもある。一般にこれらの症状は疲労感や違和感，しばしば当惑感も伴っている。しかし自分自身の退廃には無頓着な場合がほとんどである。この行動様式の低下，「機敏さの喪失」は急速に進むことがあるが，一般には漸進性で，数ヵ月すると無為が亢じて一種の完全な鎮静状態に至る。この侵襲型が進行しない場合は，前述の鈍麻した軽症の単純で穏やかな型とぴったり一致する（クレペリン，マッセロン，ブロイラー，クロンフェルト，ローゼンシュタイン，など）。

　b) **情動性と性格の障害**。── 当然，上述の不活発，無為，両価性を伴った知的鈍麻は，**興味喪失，情動的無関心，無感動症**（ディドとギロー）を特徴とする他の発病型からはっきり区別することはできない。実際，これらの場合，実際に目立つ症状は，興味と刺激の価値に次第に無関心となることである。情動は衰え，情動反応は貧困となり，

周囲の者は，患者がもはや笑わず，読書や遊びの趣味を失っていることに気づいて驚くのである。患者は難しいことや家庭の喜びに無関心となり，元気がなく，友達と出かけたりバカンスに行ったりする喜びを示さない，などの症状がある。

さて，この全体的な情動性欠如の他に，感情の領域での初発症状で多いのは，**本能欲動の奇異な表現**，あるいは質的にも「量的にも」人を面くらわせるような感情を見せることである。まず，**感情**は障害が重いと，何か系統的で狂信的で場にそぐわない固着や反感を示す可能性がある。「気分変動」，「一目ぼれ」，「移り気」，突発的に凝集した情熱，絶え間のない緊張状態などの感情は，その対象となるか目撃した人を怖がらせるほど激しいものである。特に最も頻繁なのは**家族への憎悪…**，父親や母親（時に両親に対する），兄弟に対する御しがたい憎悪である。一般に両価的感情で，ある時は反感の陰性面が勝り，ある時は，リビドー固着の陽性の基盤を現わす。たとえば，父親を殺したいと思い，そばにも座ることを拒む青年が，父親が何も言わないで事務所へ出かけたと言っておいおい泣く。あるいはまた，母親と一体化するほどまとわりついて離れない子どもが，病気の父親と寝たいと要求するなど。実際，あらゆる暴力，反抗，そこから派生するもの（男根崇拝的母親との同一化，父親への恐れ，去勢恐怖，対象選択の性的倒錯など）に現われているものは「エディプス・コンプレックス」である。これらのリビドー発達の性器段階の幻想的神話像はほとんどこの時期に認められる。時おり反対に，患者は，深い前性器期の（自己愛的）投射のために，鏡の像，自体愛的行為，肛門，口唇に引きつけられ，すべての感情的能力が吸収され，多かれ少なかれ欲求は象徴的に満足される（過食，火への愛，薬物嗜癖，など）。時には，**性行為の異常**が，感情-本能の力動の深い混乱を表わすこともある。ある娘は売春に身をまかせ，年寄りの女性の愛人に恋着し，激しくマスターベーションをして，完全な愛の行為なしに部分的に太古的欲動を満足させる行為を引き起こす。若者は行きずりにあるいは娼婦と性的関係を結び，そのほとんどが，マスターベーション，同性愛，近親相姦にふけるのである。大部分の**性的実際行動不能**は，前述したように，彼らの定めである。なぜならばほとんどの場合，性的不能または不感症，抑制のために，愛の冒険ができなくなるからである。「倒錯した」，いわゆる小児リビドーの遊戯に固着した秘密の性の冒険は，夢の中のマスターベーション，長時間留まっている便所，寝室，あるいは鏡つきタンスの前で行われる。

これらすべての感情や本能の障害は，「**性格障害**」と呼ばれているものとして認められる。事実，性格素質，精神状態の恒常的特徴は，奇行や，甚だしい不機嫌や仏頂面の方向に現れたり，夢想や奇異性の方向に強まったりする。時に怒りっぽく，孤独を好み，しばしば興奮し，暴力を振るうこともある。それまでは「性格にすぎなかった」ものが，誇大な行為となるので，周囲は心配する。このようにして，時には，性格が正反対となるまで変身することもある：陰気だった者が非常に積極的で興奮しやすくなるとか，臆病者が破廉恥でみだらになるとか，出不精の者が政界やボヘミアンなどの「進歩的」な社会に出入りするなどである。

c) **妄想観念，幻覚，常軌を逸した観念形態** ── 精神病の早期の徴候として，妄想の主題がきわめて頻繁に存在を示す（パウライコフ，1954）。最も普通に認められる妄想観念を多い順にあげよう：**心気**念慮，**影響**念慮，**神秘**念慮，**被毒**念慮，**被害**念慮，

自責念慮，誇大念慮である。

心気症的主題と影響的主題は，離人体験として深く体験され，統合失調症(スキゾフレニー)の初めに最も多い一次性妄想体験である。本人は体感障害，自己身体の変容，精神 - 身体状態の根本的変化（「他の人に変った感じ」；「身体と心が一体でない」；「奇妙な分裂した変容感」，など）を訴える。身体的であると同時に精神的な人間の感覚的体験に基づく関係妄想や解釈妄想が，進行性に始まることが多いが，しばしば突然に「考えと身体がまったく変った」感じ，支配感，奇妙さ，動物あるいは悪魔つき，妊娠妄想，性愛的共存妄想など，主題の多様性がこれらの妄想の最も重要な点である。

自責念慮は時に突然の恐怖感や被害感のうちに認められるが，ほとんど原発性自責妄想の形で気づかない間に徐々に現われる（ミショー，ガロとクールシェ，1947）。最後に，誇大念慮は大方が神秘的で（また，しばしば恋愛妄想的誇大妄想型である），一般にこの段階では目立たず，後述するように，突拍子もない大げさな行為の中に現れるだけである。

精神自動性幻覚症候群もまた，しばしば精神病進行のきわめて初期または最初に現われる。患者は声を聞き，思考吹入を感じる；考えを繰り返す声が聞こえ，考えが奪われる（思考奪取あるいは抜き取りというこの症状は，前述のようにハイデルベルク学派にとっては，統合失調症(スキゾフレニー)の疾病特徴的徴候である）。これらの幻覚と意識と人格の統一を乱す侵襲はいわば空想的世界への入口である。統合失調症(スキゾフレニー)患者は，これらの幻覚体験や二重人格に応じて行動し，あたかも自分の中に住む他者の力とか，超人間世界の行為とか，物質の物理法則の一種の超論理的思考とかに従って，生き，考え，感じているかのようである。これらの客体化の段階について，ウィルシュ（1936）の急性統合失調症(スキゾフレニー)状態に関する研究の中で詳細に検討されている。最も典型的な症例では，不安は速やかにかき消されてなくなることもあり，統合失調症(スキゾフレニー)患者は，自らが作りつつある「別世界」と交感するかのようにこの世界に「冷静に」慣れるのである。しかし，この時期に，患者は声が聞こえると訴え，気を狂わせられたと訴え，また身体や脳に恐ろしい作用が加えられていると訴えることもある。また，これらの幻覚と妄想観念は，すでに自閉症的世界と無意識の幻想の噴出を告げる性的心気症的コンプレックスにほとんど完全に囚われているということに注意しよう。まさにそこから異常が生じ，患者の耳に声が響き（感覚幻覚），頭に響き（古い研究者の「精神性」幻覚または「精神 - 運動性」幻覚），周りの人の目にもその異常さが映る。内に秘められた，用心深い，怒りっぽい，時折夢見るような患者の態度はそれだけでも特徴的である；視線は合わせない，そして辛らつで敵意に満ちた皮肉が他者の好奇心から，特に医師の無遠慮からその幻覚の世界を守る。最後に，統合失調症(スキゾフレニー)の前駆症状の最も特徴的な面の簡単な記述を終えるに当たって，次のことを確認しよう。すなわち，幻覚活動を表わしていたり，それと直接緊密に結びついたりする言語表現には，時々観念 - 言語的空想が刻み込まれているということである（謎めいた決まり文句や言語新作，など）。

私たちはこの発病の妄想・幻覚病型と同様に重要なこの精神病の他の発病型の様相を比較対照しなければならない。それは**イデオロギー型** *forme idéologique* である。事実，これは押し寄せる妄想観念と，多かれ少なかれ直接結びついていることがわか

る。その特徴は，「科学的 - 形而上学的」な型の常軌を逸した思考の開花である。このいわば抽象化の流れは，すでに見てきたように健康時でもしばしば見られるものである。実際，生活，職業の選択，読書の選択，社会関係に不意に現れ，（周知のように）神学のサークル，交霊術研究会，オカルト宗派，さらに哲学的科学，数学，芸術 - 文学の「大学の」専門分野に合流する。高級な抽象，形而上学的思弁，神話学，宗教，神学，心霊学などに対して，初期統合失調症(スキゾフレニー)患者が抱く愛着は疾病特徴的であると言えよう。したがって臨床家もしばしば，常軌を逸した発明（トラーマー，1945），わきあがってくる思想，無秩序な山をなす社会改造や映画監督の計画，えせ科学の学説，法典解釈や流体力学や紋章学の領域のセンセーショナルな新発見のために，診察を乞われるのである。

　d）**異様な衝動行動** ― どこにいても爆笑発作が起こる，閉じこもり，食事のときの暴力，異様な服装，徘徊発作，恍惚とした祈り，雑多な品物の蒐集，コップで飲まない，何日もぶっ続けで本を読む，鉛筆を山ほど買う，鏡の前に長時間坐る，「私的な日記」の草稿の山，など。これら奇行や奇妙な行為のすべてが，R・デュシェーヌ(1930) の博士論文によく記載されている。デスピノア (1948) は，特に，泣き笑い，鏡徴候，怠惰，自殺，暴行，遁走が最もよく見られる前ぶれの徴候としている。医師は，このようなありとあらゆる奇妙で滑稽で突飛な行為のためによく相談を受ける。そんな時患者は，頑固で，疑い深く，敵意を示し，肩をそびやかし，わかりもしないで狂人扱いにした... などと言って家族を責めることが多い。

　特に重要な行動上の3つの様態をあげると，**遁走，自殺，殺人**である。

　遁走（デュコステ，1906；ジョフロアとデュプイ，1909；パランの報告，1909；ブノンとフロアッサール，1909；アスマジャンの**博士論文**，パリ，1927；チボー，1930；バージュロンとバンスーサン，1950；ビンスワンガー，1950，など）が常に注意を喚起するのは，実際に行動の不調和を示す特徴的な初発症状であるからである。しかし，遁走は小児や思春期では，小児性，若年性「反応」の最もありふれた行動の特色の一つであるので，統合失調症(スキゾフレニー)性の遁走の診断はきわめて微妙である。統合失調症(スキゾフレニー)性の遁走は突然で，かなり長期にわたり繰り返されることが多く，意識障害はなく，したがって記憶喪失も続かない。「動機がなく」，したがって，周囲の人にとっても遁走者自身にとっても動機はよくわからない。その点では，しばしば遁走について奇妙な説明がなされる。（「いとこが大きくなったかどうか，見に行きたかった...」，「鳥を見たかった...」，「婚約者に会えればいいなと思った...」，「靴をはいてみたかった...」，「海を見たかった...」，など）。また，しばしば説明や注釈の対象にもならないことがある（「わからない...」，「思いついた...」，「散歩したかった...」）。結局，統合失調症(スキゾフレニー)性の遁走は，彷徨と放浪癖に一連の常軌を逸した珍妙な行為が加わって多少とも妄想的夢想の雰囲気のあることから，明らかになることが多い。（遁走の期間，ずっと地下鉄の中で過ごす；家具市に行ってミシンの数を数える，など）。まれには，遁走にはコンプレックスや妄想的意味があるらしく，家出して売春や自殺を試みたり，神秘な秘密や謎めいた冒険を求めたりしてさまようことから統合失調症(スキゾフレニー)が始まる患者がいる。

　自殺傾向は，あたかも病気で苦しむ意識と結びついているかのように，病気の初期

に最も多く出現する。発病初期には，不安がいわば統合失調症(スキゾフレニー)前の雰囲気の中心にあることを後述しよう。したがって，統合失調症(スキゾフレニー)患者の多くの病歴を見ると，自殺や未遂行為の衝動的で動機不明の傾向は妄想幻覚による不安状態のただ中で認められるのである。H・ヤンツ（1951）は，統合失調症(スキゾフレニー)患者が未遂行為の後に「淡々と」話すことを強調した。恐らくこのことは，自殺が「冷静に」行われたことを意味していると言えよう。しかし，患者は，侵入してくる統合失調症(スキゾフレニー)の破局的妄想不安の中にある場合，秘密に踏み込まれることに対して激しく徹底的に抵抗する。

「動機なき犯罪」はもちろん，初期統合失調症(スキゾフレニー)のあらゆる衝動性行為からすると，一種の例外的であると同時に原型的な症状を構成する。事実，人を面くらわせるこれらの突然の犯罪衝動ほど怖いものはないが，一般にその張本人すら面くらっているのである。動機なき殺人は，統合失調症(スキゾフレニー)に絶対的に疾病特徴的というわけではないにしても，症候学的に最も異常な一局面である。初期相の「法医学期」（アンテオムとミニョー，1907）において，犯罪行為，特に殺人によって早発性痴呆が判明することがあり得るということは，ずっと以前から知られていた。ブロイラー以後，彼の意見に従って，統合失調症(スキゾフレニー)の犯罪面の頻度を誇張する理由はないことは当然である。しかし，時々次のことを思い起こす必要がある。ピギニ（トリノの学会，1905）は，「発病初期の」早発性痴呆の症候学的様相を最初に研究した人である。学生ロックの症例は，今世紀初めドイツの学者らに深い印象を与えた（ウィルマンスのこと：*Zschr. Gest. Neur. Psych.*, 1942）（―その理由は理解できる）：ロックは槍で父親と姉妹の一人を殺し，他の二人の姉妹をピストルで射った。同時代に，この問題についていくつかの研究が行われた（コルプリン，1908，サルトリウス，1908，L・リベール，1913など）。以後フランスでは，G・アルバースタット（*Encéphale*, 1924，および*Ann. méd.- psych.*, 1927），P・アベリ（*Ann. méd.-psych.*, 1929），A・シザレとバスティー（*Bull. Soc. Méd. mentale*, 1929），P・ギローとカユー（*Ann. méd-psychol.*, 1928），P・ギロー（*Évol. psychiat.*, 1931），ジゼル・クラインの博士論文（パリ，1935）の研究をあげねばならない；イタリアではS・オットレンギ（*Arch. Antropol.*, 1916），ディ・トゥーリオ（*Zacchia*, 1925）；南米ではA・ウィテーカー（1938），A・ルーデとR・チアファルデイ（1938），ダルシ・ド・メンドンサ‐ウーチョアとL・ピント（1944）；カナダではA・バルボーとP・ルカヴァリエ（1939）；フィンランドではM・カイラ（1940）；ドイツではクレケラー（*Allg. Zschr. Psych.*, 1936）の研究と，特にK・ウィルマンス（*Zschr. f. ges. Neur. Psychiat.*, 1940と1942）の研究をあげねばならない。25症例についての重要な研究で，ウィルマンスはこれらの殺人の演劇的性格を強調した。実際，詐病との鑑別は微妙であると言われる（G・クライン）。これに関して，2つの点を説明しなければならない。まず，最大の臨床的興味は「動機なき殺人」にある。これについてはギローとカユー（1928），ついでギロー（1931）の感嘆すべき研究がある。これは，一般に，突然見知らぬ人であるとか愛する人を殺す「激しい爆発」のことである。普通，この殺人は，劇的な情況で時にはぞっとする不意打ちとして行われることがある；犯罪が説明できないという意味で，あるいはあらゆる心理的動機の筋道がわからない自閉症的価値の世界にすでにひきこもっているという意味で，「動機がない」のである。第二の強調点（最近K・ウィルマンスとビ

ュルガー‐プリンツの論争の主題となった，1941-1942）は，これら多くの犯罪は，統合失調症(スキゾフレニー)の初期型ではなくて，類破瓜病の名前ですでに検討したマイナー型(スキゾ)による事件であるということであるが，解決に至ってはいない。いずれにせよ，「真の統合失調症(フレニー)」が関わっているのかという議論である。ビュルガー‐プリンツは関わって「いない」と言い，ウィルマンスは「いる」と言う…

e) **初期の神経症症状** ── シゾニューローシスのマイナー型のところですでに述べたように，この人格の組織解体の型は，時に統合失調症(スキゾフレニー)過程の進行しない時期に現れることもあるが，逆に，進行性崩壊や典型化への「入口」であることがある（ハーロウズ，1931）。かくして，あらゆる研究者は，特に興味ある可能性として**ヒステリー型の症状**による発病について検討した。とりとめのない精神形成，奇行，無意識の防衛機制と関係する転換現象，ヒステリー様けいれん発作などは，特に若い人で見られる（アルバースタット，1910）；その精神‐運動症状は，芝居がかった誇張や暗示的要素を伴うカタレプシーなどの状態を想起させる。これらについてはH・バリュックが十分に検討している（「**医学的精神医学**」，p.288-404）；ヒステリー発作と緊張病発作の類似点は，「演劇や『詐病』のような『わざとらしい』様子にある；違いは身体的徴候の強さにある（緊張病の内臓障害，前庭神経障害，内臓‐迷走神経障害）。また同時に『真の』緊張病では，人格が文字通り抵抗しがたい，抑制のきかない，ある種の自動症のような自発的運動機制によってゆさぶられるような圧倒的力に侵されるが，一方，ヒステリーでは，精神の統一性は全体として保たれている…そこから患者は自分の障害に無関心のように見えながら，すべて意識しているというあの奇妙な外観が生じる」（バリュック，p.401）。きわめて多くの場合，ヒステリー様症状（遁走，記憶を系統的に抑圧する健忘，遊戯行動，虚言症的空想，率直さを欠いた姿，など）は，この障害の妄想型，時には幻覚型の形をとるので，一連の緊張病の徴候（衒奇症，常同症，など）は診断の貴重な助けとなる。しかし特にその診断は，特にこれらの障害の深い核：統合失調症(スキゾフレニー)の自閉症的解離の証明にねらいを定めるべきである。

しばしば統合失調症(スキゾフレニー)の進行の初期を示すことのある「**強迫観念**」では妄想観念が優勢であることが最も多く，威圧的であると同時に命令的な性質を帯びた奇妙な確信の形をとる（「アメリカへ行かねばならない…」，「色が行動させる…」，「セーヌの右岸に沿って行けといわれているように感じる…」）。さらに，強制的観念や強制的行為は精神幻覚を伴う影響症候群に結びつくことが最も多く，「統合失調症(スキゾフレニー)のにおい」のする臨床像である（クルボンとビュヴァ‐ポション夫人の報告した症例に関する，Ch・ブロンデルの言葉，1938）。また場合によっては，精神衰弱的要素が支配的である（奇妙な感じ，ためらい，無為など）。また完全癖（ユイヤーら，1946），果てしのない内省的分析（クロードとミクー，1939-1940），離人症につきまとわれる感情（デルマ‐マルサレら，1942）などである。「強迫観念」について，特に強調しなければならないのは，心につきまとう考え，多かれ少なかれ「強迫的」現象，強迫神経症よりもはるかに直接的で「意識的」な性的関心などである。最後に，最近，諸々のテストを使って強迫神経症と統合失調症(スキゾフレニー)前の強迫症候群を鑑別しようとした研究者がいることを想起しよう。たとえば，G・ガスタルディ（1954）は，ロールシャッハ，ウェクスラー，T・A・T，ローゼンツヴァイク，「麻酔テスト」などを含む一連の検査

を使用して精神診断を試みたが，今のところ，はっきりした結果は得られていない。G・パドヴァニ（1954）も，生物学的診断テスト（遺伝 - 生物学的因子，脳の組織化学，脳波，など）について自分の立場から明らかにしようと試みて，発育障害とある程度の「間脳由来の」無力を特徴とする，体液に共通した生物学的根拠があるように見えると結論づけている。

2．急性型

さて，ウィルシュ（1937）が単行本で主張し，A・アシェントル（1947）が博士論文「統合失調症性結晶作用」で強調しているように，たとえ亜急性や急性の進行の最初の興奮「発作」の出現の前に，常に一種の瞑想状態，心的生活の激変があるにしても（ウィルシュによれば，劇の真の第一幕は幕の背後で進んでいる），精神病のそれら「急性」初発症状はきわめてよく起こる。M・ブロイラー（1946）によれば，彼の検討した439例の発病型は75％が急性症状で始まっている。私たちの統計*（H・エーとH・ボナフー，1938）の128例（5～30年間追跡または再調査）では，破瓜病と単純性痴呆のグループにおける急性型が50％，急速に障害の進むパラノイド型で30％，進行の遅い不全型の障害のある妄想型ではただの20％であった。その初期相からみた予後については後述する。

当然，「急性精神病」の範囲は広く，「非定型」躁病あるいは、うつ病の発作，精神錯乱，急性錯乱などの発作型がある。

a)「非定型」躁状態 ― なかでも緊張病性興奮を想起させる精神 - 運動障害を特徴とする状態が最も多い。臨床像は典型的な躁病と比べて明快でなく，理解が難しい。すなわち，典型像とは異なるもの：観念 - 演技 - 高揚 - 外向性，典型像に入るもの：観念的 - 拒絶症的 - 攻撃的支離滅裂。実際はこの躁病性興奮の記載から外れる臨床像を「躁病性」と呼ばないわけにはいかない。しかし，言語と思考の障害，的外れの返事，内向，常同症，奇妙な体験，妄想幻覚の活動，衝動性などがこの「躁状態」に加わる統合失調症的色彩である（M・ボルンスタイン，1911；ルアールの博士論文，1935；ブムケの便覧のマイヤー - グロスの論文，IX，p. 334-357；J・M・レヴィ，1950，などを参照のこと）。

b)「非定型うつ状態」― 古典的研究者は，早発性痴呆で最も多くみられる初発症状は抑うつ的なメランコリー状態または不安状態であり，周期性精神病との鑑別には難しい問題があるという。ウルシュタイン（1909），A・ファッスウ（1910），オッシポフ（1924），クロードとレヴィ - ヴァランシ（1931），Ach・デルマ（1934），J・ルアール（1935），もっと最近ではC・コエン・ジョルダナ（1951）やC・モドネシ（1952）は，これらの臨床問題のすべてを挙げている。モドネシによると，被害念慮，自殺企図，自傷行為，幻覚を特徴とする第一うつ状態のグループ（17～25歳）を見分けるべきである；これは第二グループの統合失調症群の初発症状として実際にみられるうつ病型であり，シゾイド基盤がはっきりしている場合には，体感異常障害を伴った心気症傾向だけが認められる。大部分の臨床家の注意が集中するのはこの**不安**で

---

* 重要点　VI（1938）pp.91-100。

ある。デュプイとピシャール（1931）はこれらの症状を詳細に分析し，特に思考の破局的変形感情を伴う不安症状（怒り，衝動，常同症，児戯性）を分析した。同様に，H・A・パスキンドとH・ブラウン（1940）が抑うつ反応と不安反応を同一視したのも，このパニックを破局的情況と同列に見たことと同じである。P・ディンハム・セイツ（1951）は明らかなメランコリーとともに特に被害念慮を予後因子として強調した。電気ショックの作用基準によって，うつ病と診断されることもあった（L・ヘルペルン，1941 による）。しかし診断上の最大の特徴は，何よりも，無為，放心，不安と「絶えざる倦怠感」の絶望的かつ常同的単調さ，空虚感，離人症，拒絶的無言症，などである。時には，診断がきわめて微妙なこともある。とりわけ，非定型メランコリーに錯乱の要素が混じる時で，それはP・シュレーダーが（「錯乱性メランコリー verwirrte Melancholie」）として記載しているものである（A・グラウス，1945）。

c）**錯乱 - 昏迷状態** ─ 躁病とうつ病の一過性異常について今述べたことは，錯乱状態（もっとも，これは躁病性興奮状態またはうつ状態と完全に分けることはきわめて難しい）にも言うことができる。評価する上で最も便利な診断的特徴は，緊張病症状，拒絶症，常同症などであるが，しかしきわめて確実というわけでもない（このことは知っておく必要がある）。ここでまた，最も役立つのは，おそらく滅裂言語の分析である。統合失調症性錯乱は，錯乱夢幻状態よりも観念 - 言語性支離滅裂や行動の不調和に近い。この定式は多くの真実を有していることは確かである。ただし，鵜呑みにしてはいけないという条件が付く。なぜならば，統合失調症に至る道には，間違いなく，いわゆる「外因性」錯乱夢幻状態が存在するからである（J・ハーメル，1913）。「**言語錯乱**」型（「錯乱性統合失調症患者 Verworrenen Schizophrenen」）は，特にK・クライストとH・シュワーブ（1950）が研究しているが，私たちがここで急性錯乱型と呼ぶものと全面的に同一視はできないだろう。なぜなら，これらの研究者の研究の第三のカテゴリーだけがそれに近いと考えられるからである（間歇性の経過をとる非定形型）。反対にフランスでは，レジスとその学派が急性錯乱から慢性錯乱へと進行する，「早発性痴呆」に相当すると考えられる型をしっかり研究したことが想起される（ローレの**博士論文**，ボルドー，1907）。場合によっては，流行性脳炎（クロードとエー，1933；ランクール 1937）とかマラリア（ドレー，ジェンドロとディゴ，1946）などの場合のように，原因のはっきりしている夢幻 - 錯乱状態のこともある。

d）**急性錯乱と急性幻覚精神病** ─ 結局，私たちはこの研究の最後まで，統合失調症性精神病の診断と予後に関する理論と実際で最も難しい統合失調症の初期型の結論を保留したのであった。

「急性統合失調症の初期型」のすべての臨床で（ずっと前から）特に目立っていた事実は**急性または亜急性妄想幻覚状態**の頻度がとびぬけて多いことである。この状態は，時代や学説によって「急性錯乱」，「急性パラノイア」，「急性幻覚状態」，「精神自動症の急性症候群」，「夢幻様せん妄状態」，「一次性妄想体験」，などと呼ばれていた。これほど様々な名称で呼ばれるほど幻覚妄想症候群は現実に頻発していたということである（ブムケの便覧，Ⅸ，p.356 － 368 のマイヤー - グロスの論文を参照のこと）。フランス学派では「急性錯乱」の概念（参照：内外科学大事典の「急性錯乱精神病」と私たち**精神医学研究**，研究第 23 番，1954）が，きわめて根強く残っているのは，

議論の余地のない事実のカテゴリーに収まっているというだけのことである。さらに研究者たちが — ごく稀ではあっても — 初期統合失調症に幻覚状態と急性せん妄の視点を取り入れたのは，どちらかというとこの考え方によっている。臨床上でこの問題を提起する観察例は多いのに — 診断・予後判定の極度の難しさはこの頻度の多さによるが — それでもなおこの方向で発表された論文は稀である。(R・ルロア, *Ann. méd.-psychol.*, 1912；ユイヤーとデュブリノー, *Progrès médical*, 1935 など)。ドイツ学派は，マイヤー-グロス（1923）の論文にしろ，あるいはクライスト（1941と 1942）の研究にしろ，はたして夢幻様せん妄状態または非定型妄想幻覚型は無条件に「急性統合失調症」(ベリンガーとマイヤー-グロス, 1925) と考えてよいかどうか，という診断上の問題を提起した。

急性統合失調症の問題

急性錯乱から統合失調症に進行する可能性を考慮しなかったフランスの古典学派にしろ，「急性錯乱」が統合失調症でない可能性を考慮しなかった外国の学派にしろ，この精神医学の臨床上の**根本的**な面に全然関心がなかったのではないかと考えられる。そこに精神医学研究における大きな欠陥がある。私たちにしてもこの点について，体系的かつ統計的な研究を何一つ知らない：急性妄想幻覚精神病はいかなる比率で，またいかなる条件で，統合失調症の経過をとるのか。もしこの問題に答えるための研究がなされていないとしたら，それはとりもなおさず，疾病論的観点に立った論理的「定義」によって**先験的**にそれに答えようとしていたからである。

おそらく，この問題について注目すべきものはJ・ウィルシュの研究以外にないだろう。彼の著作「急性統合失調症状態」(バールとライプチッヒで刊行, 1937) の大部分はこの問題に割かれている。彼は200例の「急性統合失調症」を取り上げている。つまり (詳しくは) これらの症例はすべて確認される限り，完全に治癒したか一時的に治癒した症例である。(このような症例では「周期的」に再発する症例が多いことに注意しよう)。最初にウィルシュは躁-うつ病群に入らないすべての発作と一過性異常 accès を「急性統合失調症」とした。しかしそれは妄想幻覚緊張症状があらゆる型・あらゆる経過型の統合失調症と完全に一致する場合に限っている。200例は4つのカテゴリーに分けられている。第一群 (34 例, 17%) は無気力な患者で，発作的興奮 accès はしばしば再発性で，妄想幻覚念慮，興奮などを特徴とし，**すべての体験された障害は身体疾患のように始まり過ぎ去った**。第二群は (76 例, 38%)，突発性の短期間の発作で，本人には内外からの行為の被害者のように感じられる。第三群では (53 例, 26.5%)，発作は短期間で，患者は非常に漠然とした病識を伴った内面的精神破綻としてそれを体験する。第四群は (29 例, 14.5%)，一般に30歳以上で，まったく病識のない障害があり，すべての障害は外界の中で「対象化」される。しかしウィルシュの述べている症例のカテゴリーは次のように理解すれば十分である。すなわち，二, 三群に相当するもので，一般に，「急性錯乱または急性幻覚精神病」と呼ばれているもので，明らかな統合失調症には発展しないが，それに対して，一, 四群は，形成されつつあるかすでに定まっている統合失調症の発病型 (ここに述べた) または進行性病勢増悪 (次章で述べる) を示す。言い換えれば，ウィルシュの研究は，急性

妄想幻覚精神病が，無条件に，急性統合失調症(スキゾフレニー)であるとは限らないことを示している。つまりそのうちの一部だけが将来統合失調症(スキゾフレニー)に進行するからである。さらに言い換えれば，統合失調症(スキゾフレニー)は単に「構造的な」診断基準（疾患特徴的とみなされる徴候）だけで規定されるのではなく，力動‐発展的な診断基準によって定義されるものであり，これは，ウィルシュ自身が最近，統合失調症(スキゾフレニー)人格の組織化について分析研究したことである（1949）*。

したがって，私たちの立場をできるだけ明確に説明するために，次のように言おう。私たちが考えているように，しばしば，いやきわめて頻繁に人格の統合失調症(スキゾフレニー)的組織化を示す急性妄想幻覚精神病が存在するとしても，すべての急性妄想幻覚精神病を「急性統合失調症(スキゾフレニー)」と呼ぶのは言葉の乱用にすぎないのであって，診断の明晰さを損なうとともに予後判断を誤らせるものである。

初めは統合失調症(スキゾフレニー)性組織と妄想幻覚体験型は，結局，統合失調症(スキゾフレニー)へ移行しないものとほとんど同じ型であると私たちは断言する。この点では，診断や予後に差異を見せそうな徴候は役に立たないも同然である。急性妄想精神病がすでに述べたようなものなので，統合失調症(スキゾフレニー)への発展を予測させるようなものは何もないか，あるいはほとんどない。確かに臨床像として，妄想性空想，影響や二重人格，思考化声を伴う精神自動症候群，心気的身体妄想，奇妙な言語表現，揺るがない独断主義，意識清明，他の不調和の症状などを列挙できる。このことは正しいに違いないが，しかし見せかけのこともあり得る。しかも，不確実性から抜け出せるのは，この突然襲ってくるものが過ぎ去って人格変化や自閉症的世界の構築作業を詳細に検討する時だけにすぎない。それまでは，性急に診断を下したり，予後を適当に判断したりしないことである。この疑惑を治療行為に役立ててもよいなどとは思わないだろう。

*
* *

統合失調症(スキゾフレニー)過程を初期型から確実に診断することほど難しいものはないことを述べてきたが，臨床家には慎重さが要求されるし，避けるのに最も苦労するような誤り一つにしても警戒を怠ることはできないだろう：待つことを知るということ。理論面ではこの保留こそまさに統合失調症(スキゾフレニー)性精神病から引き出されるはずの正確な概念に応えることに他ならない。繰り返すが，統合失調症(スキゾフレニー)性精神病は経過の初期からすでにある過程，人間の中に存在したり侵入する一種の疾病単位ではなくて，**力動的で発展的な過程**としてしか描写したり識別したり扱ったりすることのできない，心的生活の組織形態である。さらに，その経過は種々の方向をとり得ること，停止したり，決定的な形をとる前に回復したり，また回復不能でもなく致命的でもないことを検討しよう。

---

* 重要点　Ⅸ（1951）pp.115-122。

XV
1955年

進行型・寛解・終末型
統合失調症の予後の問題

　統合失調症の過程は，すでに基本症状の研究で明らかにしたように，ひとたび形成されると固定化する以前でも，多種多様に変化する可能性がある。ここでは，統合失調症患者の病歴と実存の「変化する」さま，すなわち，精神病の「縦断面」について考察しよう。

Ⅰ - 進行型

　時折，マウツ（1931）が「スキゾカリー（電撃性統合失調症）*schizocarie*」と呼んだ，真の「統合失調症性破局」に遭遇することがある。その場合には，数ヵ月ですでに統合失調症末期の臨床像を呈して支離滅裂となる。そこでは，緊張病性行動，興奮相と混沌とした進行性の自閉症の症状で中断される混迷が併存する。なお自閉症は急速にその内容が空虚となる。
　さらに多くの場合，「**進行性統合失調症の病勢増悪**」をみる。すなわち一種の症状悪化であり，不調和の特徴を強め，一次性妄想体験を活性化し，現実との関係を阻害して自閉症的生活を強化する。一般に，統合失調症過程の「一次性徴候」（形式的または陰性構造）はそのとき一種の増悪をみることは，古典的研究者（ブロイラー，ベルツェら）と一致している。ベルツェが経過の「活動相」と言ったのはこの意味である（参照：フランス語ではM・エンゲルソンの単行本，1934）。思考障害，緊張現象，妄想，幻覚は，昏蒙（*Benommenheit*）を特徴とする意識の構造解体（ベルツェによると意識の緊張低下）に一致する。この経過中に見られる病勢増悪あるいは活動性病勢増悪は，患者の当惑，内的不安，自動症と両立傾向の増強，しばしば狼狽と切迫した危機感を伴う不安，身体と精神の急激な変化と奇異な感じとして現われる。この興奮期には，行動と思考が大量に生み出され，患者が昏迷状態のように見えようとも，拒絶症と精神運動症状がごくまれであっても，いずれにしてもそれらは内的体験の混乱をはっきりと暴露しており，統合失調症患者の中心的挿話として体験される「精神的震撼」を示している。特に，G・ビショウスキー（1932）はこれらの「昏迷」型の経過期について研究し，この「進行性病勢増悪」に伴う身体障害（筋緊張障害，睡眠

障害, 植物性機能障害, など) を明らかにしようと試みた。実際, ギロー, クライスト, ブスケイノらの神経-生物学的仮説, あるいは統合失調症(スキゾフレニー)の代謝, ホルモン, 血液についての研究が最も実り多い幸運に恵まれるのはこれらの症例に関してである。すなわち, 心理的条件も同様に, 疾患の急性または亜急性増悪の強力な決定因子であることを当然忘れてはならない。

周期型, 循環型あるいは偶発型は特に注目すべきである。事実, 発病型のところで検討したように, 統合失調症(スキゾフレニー)の過程は, 最も典型的な形で完璧な軌道を描く持続性漸進性経過 (統合失調症(スキゾフレニー)が実際にたどる進行型で正当な規定に対応する型) からはずれて, 急性の間欠型をとることは良く知られている。おそらく (参照：すでに「急性統合失調症(スキゾフレニー)」で述べたこと), 私たちが統合失調症(スキゾフレニー)を論ずる権利があるのは, それらの一過性異常 accès が多少とも人格の進行性変化と関係があるときに限られているが, ある種の統合失調症(スキゾフレニー)は議論の余地もなく循環性, 周期性または間歇性に進行する。

とりわけ, 緊張型は古くから周期的に現れることが最も多いと記載されてきた。(参照：ブムケの便覧, 9章, p.541-547のマイヤー-グロスの図)。しかしここ数年来, 統合失調症(スキゾフレニー)のグループ全体がとる周期性の経過にいっそう関心が持たれるようになってきた。C・シュナイダーは, 944例の統合失調症(スキゾフレニー)の経過について, 331例の間歇型を書き留めた (マイヤー-グロスによる)。この点についての信頼できる臨床統計的研究はM・ブロイラー (1941と1946) によるものである：彼は, 439例の経過について, 周期性進行の方が連続性の進行より多く, また周期型の予後はより良好であると記している (25%が治癒, 50%が比較的軽い欠陥状態)。彼は内分泌-体質的因子が重要な役割を演じると考えている。

当然, 特に目立った統合失調症性欠陥がなく治癒する症例も多く含まれる周期型は, 躁-うつ病の周期型との鑑別が難しい (参照：マイヤー-グロスの夢幻様せん妄精神病に関する論文, 1923；ルアールの不調和精神病の辺縁型に関する論文, 1934；最近ではロンドピールとコロムの論文, 1944)。ここで「混合精神病」あるいは「併存精神病」という古くからの問題が関係してくる。これらの病名は「疾病学的単位」での意味しかない。なぜならば, 私たちには「進行性」統合失調症(スキゾフレニー)と「周期性精神病」の間に明確な境界をもうけることはできないことがはっきりしているからである。いずれにせよ, 臨床的に長期間診断がつかない症例がある。それは一般に予後も十分良好で, 統合失調症(スキゾフレニー)の組織化があまりはっきりせず特異的でもない症例である。このような症例が多いので, その分だけ統合失調症(スキゾフレニー)の自然経過の予後を軽くしていることがわかる。

II - 寛 解

この問題の全体像が最近バレスとラブカリエによって明らかにされた (*Évolution psychiatrique*, 1953, p.241-279)。以下は統合失調症(スキゾフレニー)過程の自然寛解に関する多くの新旧の統計から明らかになったと考えられる主なものである。

a) 経過の最初の1年で, 寛解をみる例は30〜40%である。発病後1年を超えな

い者は，多くの学者のいう「早期型」である（フォン・ブラウンミュール）。R・C・フント（1938）によると，約6ヵ月以内ならば寛解率はきわめて良好で35.4％であり，軽快19.2％を示す。4,630例について検討したB・A・レンギエル（1941）の研究でも，最初の数ヵ月以内なら寛解率が良い。T・A・レニー（1941）やS・ステンバーグ（1948）もR・C・フントとほぼ同じ寛解率の数字を挙げており，しかも上回ってすらいる（75％まで）。B・ドゥコール（1939）は，ブラウン，ブムケ，デュシック，ブリナーなどの統計をまとめ，最初の1年間では社会的寛解60％，完全寛解20％と算定した。E・グットマン，W・マイヤー-グロス，E・スレーター（1939）によると，良好な社会的寛解は，1年目では，35％である。ノイマンとフィンケンブリンク（1939）は，1910年から1930年まで4,524例の経過を検討し，新鮮例で50％の寛解率を確認した。それゆえ，マックス・ミュラー（1953）の認めるように，新鮮例で50〜60％の軽快率であり，そのうち実際に治癒するのは30％である。そこでこの30％について2つの疑問が生じる：それは統合失調症患者であったか。その後の経過はどうであるか。

b）**最初の病勢増悪から寛解した患者のうち，少なくとも30〜40％は再発し，60％は様々な期間を経て慢性に移行する。**すなわち2回か3回の病勢増悪を繰り返した後で最初の1年間に60％は小康状態を得るが，またその60％が慢性化するのである。その結果慢性患者の70〜75％が3年目以後の患者群を構成する。このことは，19の統計を集めて1,741名の患者を総計した，ベラックの「予後」の章の第6表（p.385）で確認されている。ミュラーはクレペリンの研究（127例）を引用している。すなわち，当初に治癒した患者の25％だけが5年後にも寛解状態にあり，**13年から14年後にはたったの3％しか寛解状態にないことを示した**［しかしフントは（225例を3年から10年間観察），軽快した患者の50％が再発しなかったことに注目した］。しかし，多数の統合失調症患者を追跡調査したステンバーグによれば（1948），10年後には15〜20％が良好な寛解状態にあった；12％が再発し，67％が慢性となった（この率もまた私たちが今示した例と一致する）。

c）**慢性に移行した患者のうち，50％が多少とも長期間の中断がみられた。**この率はマイヤー-グロス（1932），C・シュナイダーとM・ブロイラー（1946）の周期型の50％の率に一致する。

d）**慢性患者のうち，症例の15％に遅発性の寛解がある。**2年以上統合失調症が続くと，C・ルップとE・フレッチャー（1941）によれば16％，J・R・ロスとB・マルツベルク（1939と1941）によれば16.5％が寛解，回復または治癒を示す。L・A・フィニエフ（1948）によれば，5年以上続いた後でもまた14％の寛解が認められる。ザフィロプロスとバリュック（1939）は時には発病後15年から17年たって，遅い治癒の可能性があることを強調した（参照：アイエ，1952の博士論文も同様）。

これ以上，退屈な統計をつけ加えるのは無益であろう。次のことが明らかになっただけで十分である：
1) 統合失調症は慢性化傾向（すなわち，このグループに入る患者の大多数がこの特徴を示す）を示すこと。
2) 発病が最近であればあるほど頻繁な寛解によって慢性化への進行はしばしば中

断されること。

　3) 慢性でも寛解を認めることがあること。

　これまで述べてきた数字で次のことが心に残れば十分である。すなわち，疑わしい例がいわば統合失調症(スキゾフレニー)の周辺のグループ（急性型，偶発型，周期型）を表し，統合失調症(スキゾフレニー)の中核グループは統合失調症の慢性状態を構成する人格の自閉症的組織化型により表わされる。

Ⅲ - 終末型

　統合失調症(スキゾフレニー)の進行はどのような終末を迎えるのだろうか。ここで私たちの歴史的出発点に立ち返ろう：この精神病グループの「痴呆」，または「準痴呆的」性格（荒廃 Verblödung）の問題である。ここではまた，いかなる古典的最終型が統合失調症性(スキゾフレニー)衰退に至らしめるかについても検討しなければならないだろう。

1. 統合失調症の終末と痴呆の問題

　これまで見てきたように，クレペリン以後，痴呆の程度と実体そのものについての議論が絶えない。多くの学者は，痴呆性進展が，統合失調症(スキゾフレニー)の慢性状態の真の型を表すという考えにとらわれている（最近30年の研究から何人か挙げただけでも，ユイヤー，J・V・メイ，ハンフマンとカザーニン，クライスト，ラングフェルト，ド・ジアコモ，S・アリエティ，など）。これらすべての学者は，実際，経過の途中で，寛解と寛解の間やしばしば末期に，ある程度の痴呆が存在することを認めた。ただ，この問題を追及しようとすると（参照：統合失調症性(スキゾフレニー)思考障害の項），この「不調和」な患者の矛盾にいささか当惑するのである。A・ロディエはメディコ・プシコロジック学会で，高等数学の問題をやっていた患者の一人がトイレに行く前に頭を洗面器につけていたのは痴呆なのだろうか，と問いかけた。実際，「痴呆性の精神機能の減弱」は足し算と引き算（臨床テストまたは評価）の助けを借りることでしか定量的には評価できないように思われるが，これらは粗雑な評価法であって，痴呆はこの統計的方法では解決されない。実際，「痴呆」の場合，人間存在の知的問題の解決に当たっての根本的かつ不可逆的な無能力を証明する**質的分析**も含まれるからである。この意味では，統合失調症(スキゾフレニー)患者の大部分は痴呆でもないし，痴呆にはならないといえる。しかし，「**痴呆性衰弱**」（「荒廃 Verblödung」），欠陥（「Defekt」）という場合，一般に痴呆状態があるということではなく，心的存在全体の一種の進行性衰退があるということであり，知能と感情能力全体がある種の「退行」一種の衰弱をこうむっていることであると考えられる。この意味で，統合失調症(スキゾフレニー)患者は「退行」し「悪化」する傾向，進行性「精神衰弱状態」を示す傾向があるいうことは，ほとんどの学者で一致していると思われる。

　M・ブロイラーの統計はこの点に関して，精神分裂病(スキゾフレニー)の経過の大要を規定するのに役立っている。彼の439例は7つのグループに分けられている。

1) 急性発病で，進行性に痴呆に至るもの：5〜15％。
2) 進行性経過で，痴呆に至るもの：10〜20％。
3) 急性発病で，単なる欠陥に至るもの：5％。
4) 進行性経過で，単なる欠陥に至るもの：5〜20％。
5) 周期性経過で，痴呆に至るもの：5％以下。
6) 周期性経過で，欠陥状態に至るもの：30〜40％。
7) 周期性経過で，永続性の治癒に至るもの：25〜35％。

ここで重要なことは，統合失調症(スキゾフレニー)の70％は単純な欠陥，または痴呆状態に至る（約20％の痴呆と50％の欠陥）ということである。進行性の発病型が最も痴呆になりやすく，急性の発病型または周期性の経過をとるものが最も良好である（ルンゲ，*Nervenarzt*, 1942の表により補完する）。私たちの128例の不調和精神病の統計では(1938)，67例が痴呆状態に至り，61例が欠陥状態に至った（私たちの統計は特に重症例によるものである）。したがって，統合失調症(スキゾフレニー)の「末期状態」は，大体において痴呆（慢性例の20％）と最もよく混同されるし，またそれ以上に最も一般的かつ最も典型的な残遺・欠陥状態を構成する「精神崩壊」状態（40〜50％）と混同されているようである。

この「統合失調症性(スキゾフレニー)欠陥」をテストで定義する試みがなされた。こうして，統合失調症性(スキゾフレニー)「パターン」と統合失調症性(スキゾフレニー)精神機能減弱の「パターン」が大きな話題になった（ウェクスラー）。しかしオルヒヤやレヴィンの研究によると（参照：M・ラクロの博士論文，パリ，1954），識別できるパターンはほとんどないようである。逆に，多くの研究者は，言語性テストと動作性テスト間の「分散」法によって患者にある種の欠陥があることを示すことができた。しかし繰り返しになるが，テストではその質とかましてやその非可逆性を評価することなどできない。臨床的には，典型的残遺状態の記載は末期統合失調症(スキゾフレニー)の臨床型の研究と混同される。しかし，一般に統合失調症(スキゾフレニー)末期の臨床像を占めるのは，それぞれの症例の最も特徴的な症状を構成していると思われる定型的症状（拒絶症，妄想観念，幻覚，滅裂言語，衝動，奇異症，自体愛，など）である。末期状態は，臨床像に進行性の適応不能を刻み込む一種の枯渇状態であり，最も不変の臨床的特徴へと集中していく一種の退行である。しかも臨床的特徴そのものは初めの意味を次第に失っていくのである。最も特徴ある統合失調症(スキゾフレニー)の末期状態で実存分析の対象となるのは，生命関係を失った心的生活の衰弱，世界に対する閉鎖，不透明さ，そして不可解性である。

J・ヴィエとP・ケロン（1935）の研究に，残遺欠陥状態の見事な分析がある（テストの分散，努力しても長続きしない，不活発，実際行動不能，食欲不振，時と場所については最近の最低限の見当識，人格喪失，過去への無関心）。必然的に，この精神の硬化症が痴呆状態と見なされるのは，これらの統合失調症(スキゾフレニー)患者がはっきりと痴呆状態であるとされるある時点に達したとき，あるいは精神科医にとって知ることは不可能であっても，痴呆と見なしても何ら問題がないという場合である。つまりこのように痴呆と見なしても問題がないということが，この「特殊な痴呆」，この特徴ある「準痴呆的欠陥」という事実そのものを構成するのである。

2．末期の臨床型

　古典的な諸々の臨床型を提示することが，結局は末期の型を列挙することである。なぜなら「定義によれば」，パラノイド痴呆は観念‐言語の支離滅裂に至り，破瓜病は単純痴呆に至り，破瓜‐緊張病は精神‐運動の常同症に行き着くからである。逆に，古典的な見方からすると統合失調症(スキゾフレニー)の末期状態を提示することは，それぞれの経過の終わりに現れる共通な基盤を説明することである。この「静的」考え方の2方向からすると，末期型の問題は，結局，すでに初期にあった症状が末期にも存在するのか，あるいは末期に現れる症状がすでに初期にも存在するのかという問題である。それゆえ，この臨床的問題は，大部分の学者の，教条主義的な関心事と重なっていることがわかる（クレペリン，ブロイラー，マウツ，クライスト，レオンハルト，など）。

　20年来ずっと，この問題にのみ関わってきたのがレオンハルトの研究である。したがって，ここではまずそれについて述べる。すでにフランクフルト学派（クライスト）の他の仕事について喚起を促したように，ドイツ学者のいう統合失調症(スキゾフレニー)グループには，私たちがここで統合失調症(スキゾフレニー)として述べてきたすべてのものが含まれること，もっと後で「進行性慢性妄想病」として述べるもののすべてが含まれていることを忘れてはならない。そのことを念頭において，ここでは，K・レオンハルトがその有名な著作（1936）で述べていることを紹介しよう。

　レオンハルトは精神病院の患者530名を2群に分けて分類整理している。第一群（445例）に分類されている症例は，クライストの考え方に従って，紛れもなく典型的な疾患を構成していると考えられ，そのそれぞれが一連の等しく系統的な典型的な型を含んでいると思われるものである。第二群（約90例）は第一群には対応しない非典型例であった。

　A・典型的な統合失調症(スキゾフレニー)（445例）の中で，パラノイド187例，破瓜型73例，緊張型185例である。レオンハルトによれば，この典型的統合失調症(スキゾフレニー)の3つのグループは，統合失調症(スキゾフレニー)性欠陥の14の臨床型に適合する。

　a）パラノイド・グループの中には（187例）実際次のようなものが認められる：

　1）「空想精神病 phantasiophrénique」型。これは実際には，私たちの言う想像妄想病に類似しており，統合失調症(スキゾフレニー)グループとは別のものとして検討の予定であるパラフレニーに入ると考えられる…彼の統計では38例あり，特徴は身体幻覚，記憶の錯覚，そして特に誇大な作話および非論理性思考である。

　2）心気症型，27例がこれにあたり，異常な身体感覚が目立つ。

　3）幻聴型（29例），つまり言語聴覚活動が優勢である。

　4）誇大 expansive 型（22例），観念の生産性は前の3つの基本的サブグループよりも低い。

　5）支離滅裂型（29例），「幻覚性興奮」を伴い，患者が妄想観念にとらわれていない時には，一種の茫然自失の状態にある。

　6）「自閉」型（32例），外的現実の積極的拒絶が特徴である。

　b）破瓜型のグループの中には（73例）次のようなものがある：

　1）児戯型（「läppische」），24例にみられ，多幸症と子どもっぽい行動が特徴で

ある。
　2)「混乱」型(「ひねくれ verschroben」), 49例があり, 言語の混乱が特徴である。
　c) 緊張型グループの中には (185例) レオンハルトは次のようなものがある:
　　1) 緩慢言語 (27例) が特徴で, ただ幻聴と関係した興奮期は除く。
　　2) 即答型, 見当外れのことを言う (30例)。
　　3) 拒絶型 (36例), 両価性と衝動性を伴う。
　　4)「解剖示説 *prosectique*」型 (32例), 衝動的興奮発作と, 一種の「語唱性」のつぶやきが特徴である。(訳注:「*prosectique*」と関連する「prosecteur」という単語は, 解剖学の授業で解剖する医師のことである。緊張病の衝動的興奮発作は, 語られる言葉の部分的変化から詳細に分析され区分される。この場合は堂々巡りをする「語唱性」のつぶやきのある型である。クライストの用語。)
　　5) 筋緊張亢進型 (25例), 筋硬直, 無動, 運動錯誤を伴う。
　　6) 道化型 (「Faxenhafter」), この型は35例の患者である。
　B・非定型 (90例), 上述の14種の分類のいずれにも入らないもの。レオンハルトは, これらの症例こそまさしくより重度で急速に痴呆化の経過をたどるものであることを指摘している。
　クライスト学派以外では, このような原子論的分類を取り上げた研究 (エーデルマンとクナウフ) はほんのわずかであった (ただしバルセロヌ, R・サロ, オシャナハン・ブラボ, 1950の臨床的業績がある)。このような細部にこだわった研究から, 私たち自身の臨床経験に適合する教訓を得るとすれば, おそらくこの詳細な分析研究はもっと単純に表現できるはずである。すなわち: 統合失調症性欠陥は重度の痴呆 (レオンハルトの非定型) でない場合には, 3つの大きな末期型に分けることができる:
― 小児性退行型 (パラノイド・グループの中項目5と6, 緊張型グループの中の項目3, 4, 5);― 最後は, 観念-言語の支離滅裂型 (パラノイド・グループの項目1, 2, 3, 4, すなわち統合失調症であってパラフレニーではない。それと緊張型グループの1と2の項目である)。
　実際, 私たちからすると, 統合失調症の末期型は, リンネの真の「種」の, 系統性変種の臨床的発現ではない。末期型はこの病気の初まりから推定されないし最後までわからない。それは, 統合失調症性破局における人間存在の組織化の形態であり, 精神的破綻の処理の形態なのであって, その過程の特異性によるというよりもその精神力動の急転による。ここではこの観点から, 3つの基本的欠陥の型を述べるべきである:
　末期の小児性退行 ― 統合失調症のこの末期型には2つの基本的な面がある。ある時は, 統合失調症患者 (特に緊張型) は一種の胎生期の不動状態に戻り, 無言, 無感情, 純粋な植物生活への復帰がそれに相当する。ある時は, 子供らしい世界の遊びと幻想を再び見出し, 幻影, いたずら, 遊び, 冗談, 幻想的「行動様式」, 気まぐれな愛想のよい態度を伴っている。しかしこれらは, 常同的で凍りついた存在様式の戯画であり「不自然」である。この型には滑稽な言動と虚ろな道化の終末型が相当し, 統合失調症患者は孤独な遊び, 作者も役者も観客もいない劇, 幻想の空ろな世界の中に落ち込んで行くのである...

末期の拒絶症 —— この型は多数の症例があり，クレペリンのいう「早発性痴呆」もブロイラーのいう「精神分裂病(スキゾフレニー)」も同じ現実破壊を来たすことでは一致する。したがって，この場合もまた，自動症，常同行為，内向が容姿を幽霊のような外観に解体させてしまうのである。拒絶症は，積極的で攻撃的であろうと，敗北による運命の甘受であろうと，ますます自らの世界と運命から存在を引き離し，爆発的または無気力な塊に変え，もはや人間というよりも動物的な容貌を呈するに至る。

　末期の観念-言語の支離滅裂 —— 訳のわからない話，言葉のサラダ，語唱，見当外れの話し方，奇妙な話，言葉とか音節の遊び，片言や「赤ん坊」のような話し方，低い声の独語，おおげさな言辞，電文様の言い回し，暗号様の解釈不能な言葉など，これらの基本症状の最も特徴的な面である「**言語崇拝** *logolatrie*」の形はすべて，単調で幻覚的な活動から生まれた唯一のまったく価値のない産物である。身振り，言葉，談話，書き物がせめぎ合って，純粋に機械的というわけでもない，一種のまったく意味のない言語世界を形成するが，しかしこれはこの統合失調症(スキゾフレニー)という自殺から生まれた最後の代表作のようなものである。

　——「**分裂言語症** *schizophasie*」の名前で，滅裂言語の臨床型が盛んに研究された。純粋な臨床的研究（前世紀末，または今世紀初めのマルチニ，セグラ，クレペリン，シャラン，ついでケルシー，1922，G・トゥーリエ，1927，C・シュナイダー，1927，E・C・ブライアン，1933，ボーボン，1952）は，「言語空想」の諸型を記述しようとして，言語新作，統辞論，幻聴から支離滅裂な独語にいたるまでの発展段階，および支離滅裂と錯論理性思考との関係を研究した。

　その他の研究（ナイサー，1898，クライスト，1913，プフェルスドルフ，1927-1941，A・シュナイダー，1927，ステンゲル，1937，など）は，統合失調症(スキゾフレニー)の滅裂言語と失語との比較対照を試みた。というのは少なくとも，ピックとヘッドの図式に適った滅裂言語の分析を提唱した（デイモンド，1935）。

　最後に，その他の研究者は患者の暗号じみた言葉の**象徴体系**に特別な興味を抱いた。夢の思考と言語の象徴体系（クレペリン）を通じて，実際，深層心理学（フロイトとユング）では，言語記号の明らかな支離滅裂の陰にある現実の潜在的意味の謎を解くことが可能となった（ユング，1906，ブロイラー，1911，K・チュツェック，1921，M・A・ブラーン，1928，W・ジャーソン，1928，H・K・シェルドラップ，1931，以後はもちろん，膨大な精神分析の文献がある）。

　私たちは，当然「**分裂言語症候群**」を分割すべきであると考える。なぜなら，これではあまりに漠然とした概念であるからである。統合失調症(スキゾフレニー)と慢性進行性妄想病という大きなグループに包含されている言語性障害は大きく3つの型に分離すべきである。

　1）言語不調和型。私たちが，統合失調症(スキゾフレニー)の基本症候群の中で**言語系のゆがみ症候群**として記述したもので，次第に奇妙で常同的となる行為や観念-言語表現全体の中に据えられていくのがわかる。

　2）**末期の観念-言語性支離滅裂型**は，今みたように次のような特徴がある：1）幻覚性対話から独語への漸進的な悪化；2）自閉症的世界の抽象的複雑性と結びついた言語形成；3）すべての観念-言語体系の進行性混乱；4）末期には，言語による関係

が断たれたり混乱したりするため有効なコミュニケーションを確立できないこと（無言症や半無言症，的外れの返事，聞き取れない言葉や特に不明瞭な言葉）。

3) 舌がたりと舌語を伴う**空想的分裂言語**は当然パラフレニー型の空想言語に入る。この型の「分裂言語」の特徴は，素早い出まかせの奇妙きてれつな「言葉使い」，言葉使いの異様な巧みさであり，「ある場合には」正常な会話をすることも可能であり，自動言語の美学の法則そのものに則った「シュールレアリスム型」の虚構の中で神話と詩が結合したような言語世界を創造することである。言語空想のこのパラフレニー型が，最も精緻に構築された場合には，言語の創造か舌がたりにいたる（参照：この点に関するきわめて興味深い研究としてメーダーの「火星」語の話が有名である。 *Arch. de Psychol.* スイス，1910, O・プフィスター，*Jahrbuch. Psycho-anal.*, 1912, フルルノワの本，*Alcan*, 1900と論文 *Arch. suisses de Psychol.*, 1910, トゥーリエの博士論文，ボルドー，1927，M・セナックの博士論文，パリ，1935，J・ボーボンの近年の本，「精神病理学における言語新作と舌がたりの研究についての歴史入門」，1952，先に引用した重要な文献のほとんどが掲載されている）。

以上，統合失調症の末期型がパラフレニー型に移行する可能性を示した。そしてクレペリン以来これら2つの型の精神病の関係はこの可能性の観点から考えられている。私たちとしては，そこでは変容と転換が問題であると考えている。したがって，私たちはこの移行の可能性を強調しながらも，後述するように，パラフレニーを統合失調症の単純型として考えることはできない。

これらの末期型がいかに多くの謎，要するに，秘密に満ちているかを示して統合失調症の臨床的研究を閉じるとしても，ここで締めくくるに当たって強調したいことは，**統合失調症の過程の力動的進展は純粋かつ単純な一種の破壊に帰着させるには程遠い**という視点を失ってはいけないということである。実際，統合失調症は破局に抵抗して，何らかの存在形式になおも適応しようとする試みなのである。その試みは，混乱を組織化するための，あるいは現実拒絶（望んだり，恐れたり）が暗示する破滅的な消耗を延期するための絶望的努力を表現している。しかし，結局これらのことをよく理解するにはさらに治療と予後の問題について述べなければならない。

3. 治　癒

ここまでは，ある衰退へと向かう統合失調症の自然の「傾向」について検討してきた。繰り返すが，この破壊傾向は統合失調症の経過の要そのものなのである。しかしそれは宿命的というわけではなく，むしろ精神科医の抽象化によって，「**純粋な**」統合失調症を記述したにすぎず，一種の「**決定的な**」過ちを犯したのであった。実際，精神病の器質‐力動的作用の予期せぬ急展開をたどったり，発病型の足ぶみ，経過中の停止や増悪，末期型の差異などを観察すると，統合失調症は個人に宿命的に住みつくものでもなければ，運命的な遺伝法則のようなものでもなく，頑強なウイルスのようなものでもないし，また回復不能の損傷のようなものでもない；むしろ統合失調症は，個々の人間における身体的かつ心的存在のあらゆる力と弱さを危険にさらす「**反応型**」なのである。

したがって，病的過程が停止したり患者がそれを克服したりすると，「**寛解**」と呼ぶ。

ところで私たちは，寛解例は多く，また時にはずっと後になって寛解することもあることを確認した。「寛解」が多少とも長く続き，多少とも完全であると「治癒」となる。その人が再発の可能性のある「地帯」を無事通り抜けて十分長く生活する場合には，「真の治癒」はかなりまれではあっても，時おり治癒の可能性があるし，また私たちは遅れて見事に治癒したという例の経験があることも確かである。

しかし，あまり知られていないが，統合失調症(スキゾフレニー)で非常に多く認められるのは**軽快へと向かう緩やかな動き**である。実際，末期は必ずしも前述したようなものではなく，経過は時にはより良好で（私は，言われているよりもはるかに多いと信じている），病気が後退することも認められる。もちろんほとんどすべての場合，統合失調症(スキゾフレニー)の「しるし」を思わせる痕跡は残っている（独語傾向，幻覚性の態度，ある種の頑固さ，ある種の奇妙さ，気まぐれ，風変わりな趣味など）。しかし，長いトンネルの出口にいるように，患者は再び日の光や他者との共存やある種の活動様式にもなじんでくる。ただし，新たに社会復帰する環境が患者の脆弱性に配慮して十分な思いやりで包むことが前提である。これが統合失調症(スキゾフレニー)の最も多い「治癒」の形態であり，常に医師の希望と治療的配慮の対象となるべき「末期型」の一つである。

Ⅳ - 予後の因子

もちろん，統合失調症(スキゾフレニー)に関する重要な著作のすべてがこの問題を扱っているが，この問題は30年来最も激しい論議を呼んだ。なぜなら昔の研究者にとって，予後とは，いわば，定義の問題であったということである（ブムケの便覧の9巻では，どの章も予後の因子に触れていないことが注目される...）。特にマウツ（1930）の本，G・ラングフェルト（1937）のモノグラフィー，W・ゲルロフ（1937），T・A・レニー（1939），L・S・チェイスとS・シルヴァーマン（1941と1943）の研究，L・ベラックの著作の第15章，マックス・ミュラー（1935と1953）の研究を参照することができる。予後因子目録の作成が試みられ，そのために，相次いで検討がなされた：**遺伝，体型，心理学的人格，年齢，環境，症候学的側面，発病と経過の様態，疾患の症状性特徴**である。しかし，これらのすべての因子を検討した後に，特に，予後の2つの基本的心理学的側面を検討しなければならない：拘禁の影響と経過の精神力動学的構造である。

1．遺　伝

レムケは予後の悪さは遺伝的欠陥によるとしたが，大部分の研究者は，家族内に異常な割合で統合失調症(スキゾフレニー)患者が見出されても予後の悪い因子にはならないとしている（G・ラングフェルト，1937，S・スタインベルク，1948）。レオンハルトによればまさしく，非定型，すなわちより「遺伝子型」でない型が進行の強さに最も大きく関与しているようである（一方，ラングフェルトは反対している）。

2．体　型

　マウツ以来，予後の因子として体型が非常に重要とされている。一般に無力 - やせ型，闘士型，形成不全型は予後が悪いとみなされており（B・S・ゴットリーブ，1940，マックス・ミュラーなど），特にこれは「スキゾカリック」型（電撃性統合失調症）について言えることである。反対に，肥満型は予後の良い要素として作用する（マウツ）。この観点に多くの真実があることは確かである。この問題にシェルドンの体型学を応用したN・S・クラインとA・M・テネイ（1950）は，中胚葉型が予後の良い条件となるとしている。

3．年齢と性

　G・ド・クレランボーの年齢と重篤性の法則は絶対的ではない。確かに，大雑把に言って若い年齢の発病は経過が速く重度の痴呆となり，遅発型はよりはっきりした「パラノイド」で間欠型である（ブロイラー，ミュラー）。しかし，ルップとフレッチャー（1940）は年齢因子は無視できるとしている；彼らには，寛解した症例が15～21歳発病の症例よりも15歳以下で発病した症例に多いように見えた。レニー（1939）は女性では予後は良好であると考えている。

4．病前性格

　精神病発病前の小児期が精神病の重要な発病因子であることはすでに検討した。明らかに，性格と人格の奇形そして特に感情生活の異常に対する精神 - 社会的条件はすべて予後の評価で考慮の対象とすべきである（カザーニン，1934；C・ブラッドレー，1941；C・W・ミラー，1942；L・ダンフェール，1942；T・ティーツェ，1949；シュタイン，1954，など）。当然，マウツ（1930）は，クレッチマー学派とともに，予後に影響すると思われる性格上の特徴を強調した。マウツによると，実際的で開放的で活動的な性格，積極的で変化に富んだしなやかな人格は統合失調症的傾向を抑制する。それに反して，頑固さ，融通の利かない系統的な願望などは予後を悪いものにしがちである。シゾイド傾向と細長型体格が合併すると，特に予後が悪いようである（ラングフェルト）。

　知能指数の研究（K・ゴールドシュタイン，1939；M・P・ウィットマン，1941）では，結果にばらつきが多いので，知能指数はまず予後判定の基礎にはならない。

　O・カントの研究は最も関心を引くものの一つである（1944）。彼は精神病前の精神状態が決定的な役割を果たすと見なしている。催眠分析は，この点で，非常に有効と考えており，J・S・ゴットリーブとJ・M・ホープ（1941），R・ベッシェールとフスウェルク（1950）の意見もまたこれを支持している。

5．環　境

　生活条件，家族環境のまとまり，「生活様式」，社会的および職業的な集団の構造，居住様式，文化的あるいは経済的な「生態学的」因子が決定的役割を果たすとは考えられない（マイヤー - グロス，スレーター，ロス，1954）。おそらく，私たちが強調

したように，それらは「増悪因子」として影響することは確実であるが，生活条件に「不適応」であったり，不幸あるいは惨めだったり，葛藤状況にあったりしている人々はあまりにも頻繁に認められる。したがって大多数の人々にとって生活条件が「理想的」とは言えない社会の中で統合失調症患者がただ1％にすぎないということは説明できない。この点について，「反応性」要因が優勢なシゾニューローシス型は，障害の持続性においても進行性においても同じく，より良性に経過する傾向があるようである（コリンズ，1943）。

6．臨床型の予後判定上の価値

私たちが強調したように，シゾニューローシス型は精神諸機能の減弱の傾向がより小さく，「精神分裂病性反応」の断続する傾向がより大きい。

それに反して，「単純型」または破瓜型は予後が悪い。この点に関するクライスト学派の研究は先に説明した。緊張型は，一方では，周期性で間欠性であり，また他方では，速やかに痴呆となる。ゲルロフとクッチ（1936）によると，1926～1929年の間に入院した緊張病患者348例では，60％が経過が悪く，良好な寛解を得たのは30％にすぎなかった。パラノイド型については，私たちの検討した最も典型的なものでは，「痴呆」に陥ることはまれであるが，特に前述したような特徴的な欠陥状態に陥ることが多い。またこの型は病勢増悪によって進行することが多い。

7．発病の型と初期の進行性傾向

20年来，実地面で重要と思われる2つの重要な事実が確認され，それらは特にM・ブロイラーに負っている。**発病が急性であるほど，また発病1年目が進行性間歇性病勢増悪で経過するほど，予後は良好である**。したがって，ブロイラーによれば，急性発症の3分の1は治癒に向かい，痴呆に終わるのは20％にすぎない。レニーはこのような場合は76％が治癒することを認めた。また，さらに古くには（1921），グリンがトウルスクの病院でこの事実を指摘していた。周期性の経過に関しては，**第3回目のエピソードは致命的であることが最も多い**（マウツ，ミュラー）。

8．「外因性」要因

ラングフェルトは重要な研究を行なった（1939）。彼は100例の確実な統合失調症と100例の「統合失調症様」状態（中毒‐感染性因子などによる）を6年から12年間追跡調査した（統合失調症様状態のグループでは急性発病が多かった）。観察の結果は次のようであった：

第一グループ （確実な統合失調症）	第二グループ （統合失調症様状態）
治　癒……………16％	32％
軽　快……………13％	25％
慢性化……………66％	43％

もし統合失調症様状態が本当に「症状性」であるとすれば，大方の研究者の目から見れば，偽の統合失調症を表しているということになる！それでもなお，意識の重い障害（錯乱），昏迷状態，興奮，夢幻状態などがある時には予後が良いというのは興味深いことである。とにかく，メドゥナとマック・カロッチが「**夢幻性精神病** *onéirophrénie*」という言葉を提唱した（1950）のはこのような意味であって，予後がきわめて良好なこれらの型を夢幻性妄想と同じく，統合失調症圏外のものとすべきであると考えたのである。

*
*　　*

　しかし，私たちはなおも統合失調症様精神病の予後にとって同様に重要な2つの面を検討してみる必要がある。

　まず，慢性化と末期の「痴呆」に及ぼす**癲狂院の環境的影響**である。ブロイラー以来，古い「早発性痴呆」者の痴呆状態についてはかなり疑いの目で見られているので，末期の痴呆型は，患者の監禁による人工産物ではないかと考えられるに至った。この場合，痴呆は疾患よりもむしろ監禁によるものかもしれない。この意見の根底には多くの真実があることは確かであり，すでにそれは疾病学的頸木と癲狂院の「拘束から脱する」ための最初の試みでブロイラーを支持していたヘルマン・ジーモンに影響を与えたのだった（参照：この概論の全体的序文）。しかし私たちは，「病気の症状の治療法」による有害な影響を避けるために，このことを勇気を持って実践すべき自明の理として認めなければならないとしても，だからといって，統合失調症過程の奥深い研究が示したもの，すなわち本質的にそれが欠陥性の「**陰性構造**」を構成している，精神病の一つの型を代表しているという知見を無視するわけにはいかないだろう。

　しかし今考察すべきことは，とりわけ「**精神病の陽性症状**」である。予後（すなわち崩壊に対する人間の抵抗力の力動面）の研究を終えるにあたって，実際，統合失調症の経過の**精神力動的構造**，すなわち統合失調症患者が体験する病気の**意味**そのものについて考察しなければならない。

　統合失調症の病理のこの基本面は，クレージとマックス・ミュラー（1930）が自己治癒の機構，すなわち罹患した疾患に対する統合失調症患者の人間的「反応」の重要性を強調して以来，よく知られるようになった。心的有機体の抵抗力と人格の下部構造との結合を可能にしたのは，もちろんフロイトの無意識の研究である。したがって統合失調症患者の無意識について知り得るすべてによって，この病気とどう取り組めばよいかを知ることができる（ヒンリクセン，1917；J・ウィルシュ，1937；P・ルービ，1948；O・ブリューエル，1954）。しかもこの取り組み方が病気を重くしたり軽くしたりする。なぜなら，この取り組み方は病気の臨床症状，身体-精神全体に含まれるからである。この「ライトモチーフ」は，統合失調症の力動的構造に関する現代のあらゆる文献に見出される（H・ナンバークからH・S・サリヴァンまで，L・ビンスワンガーからP・フェダーンまで，E・ミンコフスキーからJ・ウィルシュまで，シュルツ-ヘンケからローゼン，F・フロム-ライヒマンまで，など）。しかし，こ

257

の基本テーマは次のことを念頭に置かないとよく理解できない。すなわち，この精神病全体にその志向性を強いる落ち込み，あきらめ，絶望感の高まりは，危機に瀕し，すでに十分解体している心的存在の破局の表れにすぎない，ということである。もしこの**精神の組織解体**と精神力動機構についての理解によって，**精神療法**が統合失調症（スキゾフレニー）の治療全体の中心に正しく位置づけられないとしたら，これらすべては何の意味もないし — 結局同じことだが — 空論にすぎなくなるだろう。なぜなら，その存在が病んでいる統合失調症（スキゾフレニー）患者はこの荒廃の対象であるとともに主体でもあるからである。

XVI
1955年

統合失調症性過程の
精神病理学的問題と一般的考え方

　これまで述べてきた臨床的記述から，カールバウム，クレペリン，ブロイラーの時代からL・ビンスワンガー，H・S・サリヴァン，シュルツ-ヘンケの研究に至るまでの，「早発性痴呆－統合失調症（スキゾフレニー）」に関して，たえず提起されてきた精神病理学的問題を今や理解するのは容易であろう。これらの問題は臨床をよく知らない人にすれば無益で不可解のように見えるが，真の臨床家には臨床のイロハであることも明らかである。ここではこの基本的主題に関する多くの研究の詳細を述べるつもりはない。このテーマについて最もよく知られた議論や意見を比較するだけで十分であろう。

　かくも奇異で千変万化な患者に直面して，示される臨床症状の雑多な性質に直面して，疾患のたどる多様な経過に直面して，要するに観察者にとって臨床像を決定づけるのに不可欠である心理的要因と神経生理学的要因のかくも複雑な錯綜に直面して，3つの大きな問題が生じてくることがわかる：疾患を規定できる「**基本障害**」とは何か。**統合失調症性（スキゾフレニー）人格と世界の深層構造**とは何か。疾患の心因的および器質因的二重の側面の理解を可能にする心理学的分析とは何か。

　この3つの問題こそ，統合失調症（スキゾフレニー）患者の思考と人格の迷路の中へ踏む込み，かくも奇妙な臨床像の形成について思い描く研究熱心な臨床家の心につきまとって離れないものである。

Ⅰ -「基本障害」の機能的分析

　これは臨床像から統合失調症（スキゾフレニー）の性質と断定できる特異的障害を確定するのが目的である。前述の通り，それはまず「一次性痴呆」で，次にこの疾患の若年者に特有と考えられるその緩和型（「荒廃 Verblödung」）である。統合失調症性（スキゾフレニー）過程を基本的に知的障害とする最初の試みで最近の研究に結びつくものとして，ベルルッキ（1933），ゴールドシュタイン（1943），ハンフマン（1939），J・S・カザーニン（1944）のものがあり，前述したように，基本的に概念思考の障害と考えられたのだった。もちろん，大多数の研究者，J・ケンディッヒとリッチモンド（1940），E・キャメロン（1941）らは，この診断規準を認めなかった。精神諸機能の減弱の統合失調症性（スキゾフレニー）パターン（ウ

ェクスラー，ブレッヒャー）の問題は，もはや精神測定家（オルヒ，L・S・レヴィン，1949）の注意を惹くことはなかった（参照：ラクロの博士論文，1954）。このように統合失調症(スキゾフレニー)に特異的な性格を記述できないにしても，「統合失調症(スキゾフレニー)性欠陥」は臨床的に通用することに変わりはない。このことは私たちが大多数の研究者のために指摘してきたことである。なぜなら，実際にそれはぜひ必要であるからである。しかしそれはただ質的臨床分析によってのみ，また私たちがここで検討した研究の大部分が明らかに見落としている経過の視点に立ってのみ有用である。

　しかし，シュトランスキーやシャランやブロイラーらによれば，これは手短で，必要不可欠と考えられる「解離と不調和」の概念であるとしても，単独の機能障害としてしまうのはそもそも困難な概念であった。したがって長い間，隠喩で甘んじてきた：指揮者のいないオーケストラ（クレペリン，1896），精神内界失調（シュトランスキー，1912），燃料のない機械（シャラン，1921），頁のバラバラになった本（アングラーデ），などである。同様に漠然とした一連の概念が当時提唱された：意識弱体化（フロイスバーグ，1896 とシューレ，1898），意識エネルギーの不足（G・レーマン，1898），意識の収縮（R・フォークト，1902），連想解放を伴う意識廃棄（O・グロ，1904），情性精神と知性精神の解離（シュトランスキー），注意力不全（クライスト，1913），連合活動不全（チッヒ，1886，マッセロン，1902，ウェイガント，1904，ツィーエン，アシャッフェンブルク，シュトランスキー），**離断性痴呆** *dementia dissecans*（ツヴァイク，1908），連合弛緩（ブロイラー，1911，ベルツェ，1914），心的緊張の低下（P・ジャネ，1926），などである。最近では，マイヤー-グロス（1930）が正常な統合力による調和保持機能の散乱と呼び，クリシュ（1932）が意識の緊張低下と呼び，またツット（1931）が自我と行為の関係の解離と呼ぶときに，これらの表現のいずれも基礎となる臨床分析がなければ ― ただし多くの場合豊かすぎる ― 価値のないことは明らかである。

　これらの無数の研究のうちで，かなり反響があったという意味で特に 4 つの研究が注目される：ベルツェ，グルーレ，C・シュナイダー，ツッカーの研究である。

　J・ベルツェ（1929）は，統合失調症(スキゾフレニー)に特異的な症状は急性期に現れることが多いと考え，統合失調症(スキゾフレニー)の「一次性徴候」（この概念については後述する），すなわち「**基底気分** *Grundstimmung*」は**意識の動揺**であり，現実の人格を低下させる意識の緊張低下であると考えた。しかしベルツェ自身の分析からでさえも，基本的な統合失調症(スキゾフレニー)性障害は静的な障害ではなくて，むしろ統合失調症(スキゾフレニー)患者の人格の組織化の様式と病状の危険な時期と時期との関連面に由来するのである。そこから活動型と残遺型という古典的な区別が生じた。

　W・グルーレ（1929）は基本的な 5 つの一次性障害をあげている：幻覚，気分の障害，衝動，思考障害，妄想である。彼にとっては，これらのきら星のごとくある障害は特異的で，障害の基礎にあるものは積極性喪失，精神活動エネルギーの障害である。（この意味でグルーレの考え方は，フランスで**無感動症**を基本障害として明らかにしたディドとギローの学説に近い）。

　1930 年，カール・シュナイダーは統合失調症(スキゾフレニー)患者の心理について有名な著作を出版した。ここで用いられた方法は，現象学的分析にきわめて類似している。私たちは

前述の臨床的説明の中にこれらの明確な思考の分析の多くを加えたのであった。彼の著作はすべて思考障害，知覚障害，言語障害に関する非常に豊富かつ詳細なリストがあげられているが，これらの障害は，この著者によると，入眠期に似た意識野の変化によるという。睡眠時と同様に，現実的思考が操作的遂行（Vollzug）を十分に行えないのである。この著作は，「統合失調症性意識」を最も深く掘り下げた古典的著作の一つと考えられるのだが，その後，カール・シュナイダーはもう1冊，「統合失調症症状の家族」（1942）についての重要な著作を出版したのであった。ここで私たちは当時のドイツの臨床精神医学の奇妙な方向転換に出会うのである。結局，それはいずれにせよ，症状の原子論的分析に戻るか戻ろうとしている（クライスト流に，またフランスではギローやド・クレランボー流に）。いずれにせよ，C・シュナイダーにとっては，根本となる症状群（「Symptomverbände」）を引き出すことが問題なのである。彼は半睡状態における思考の3つの本質的障害を分離し，これらの障害の3グループと正常な思考の3つの様相とが対応すると考えた：関連付け（「Gliederung」）―実行における恒常性（「Konstanz」）―展開する実体験の感知できる安定性（「Stetigkeit」）。3種類の基本症状は，現象学的かつ生物学的根幹をもつ思考の3つのものと対応する。症状の第一グループは，「**思考奪取**」（思考を抜き取ること，「Gedankenentzug」）の主症状にまとめられる。これは当然ながら暗示体験，思考化声に近いものである（フランスでは**精神自動症候群**と呼んでいるもの）。彼はこの群の予後は比較的良いと考えている（少し意外であるが...）。― 第二グループは，知覚的把握体験の安定性の中断をめぐってまとめられている。すなわち，体験の間歇性と非連続性（Spinghaftigkeit）である：特に破瓜病に認められる場合は非常に悪い徴候のことがある。― 第三グループは支離滅裂の現象（Faseln），すなわち，思考の首尾一貫性と構成の欠如（奇矯な考え，寄生観念，不適切な反応）を中心としたもので，予後は悪く緊張型と親和性が強い。ベルツェ（1942）は，これらの分析は心的生活の全体的構造をあまりにも無視しているときびしく批難した。

K・ツッカー（1939）の研究はゲシュタルト心理学から着想を得たもので，後述するが，おかしなことに一種の症状のモザイクにまで至っている。彼は統合失調症患者の思考を実験的内省法（「条件づけられた」代表的活動を明らかにするために説明による連続刺激-反応）を使って研究した。彼は主要な症状を次のように一続きに並べている：疎遠現象，思考奪取，解釈（意味の直観 Bedeutungserleben），幻覚，困惑，的はずれの話し方，などである。これらの症状はすべて形態の構造解体を示している。すなわち，背景を無視した図の強調，要するに，軽症例にみられる思考形成活動の「題材」をなしている「一次性」素質の変化によるにせよ，あるいは特に重症例でみられる同定に関わる二次性機能の障害によるにせよ，すべてが形態の構造解体を示しているのである。それゆえ統合失調症の基本障害は本質的に思考の基本活動の変化，特に表象能力と知覚能力の変化によって作られるものであろう。このことは，統合失調症障害はより高いレベルで起こるという意見（臨床面では重要である）とは必ずしも一致しないように見える。

ここで私たちがドイツのすべての研究を振り返ったのは，分析作業がきわめて論証的であるからである。この分析作業は，ハイデルベルグ学派が行ったと同じく，フラ

ンスではG・ド・クレランボー学派が試みることになる。ハイデルベルク学派はK・ウィルマンスに率いられ，マイヤー-グロス，グルーレ，シュタイナー，ベリンガー，ホムブルガーらが集まった。ブムケの便覧の第九巻（1932）を構成する統合失調症の臨床と精神病理学に不朽の業績を残したのも，このハイデルベルク学派である。クルト・シュナイダーは結局，中心思想を次のように書いた：「私たちにとって，統合失調症の診断は本質的に臨床像，すなわち症状学的現症に基づいているのであって，経過に基づいているのではない」。このことは，「統合失調症」そのものとして発病から全経過を通じてそこに存在するだろうという，基本症候群の「静的」なあるいは，そう言ってもよければ，建築的構成の疾病特徴的障害を前提とする大胆な企てである。それはまたこのような展望から，基本症状すなわち「疾病特徴的痕跡」を明らかにしようとしたのであった。臨床医の精神は診断に到達するために「疾病特徴的痕跡」を追跡できなければならない。こうして，K・シュナイダーによって，幻覚，特に思考奪取，思考化声，身体変容体験，離人体験（特にこれについてはG・E・ストーリング，1939，ド・ヘリクセンの研究，1926と1937を参照のこと），そしてさらに一般的には，「一次性妄想」（グルーレ，マイヤー-グロス，K・シュナイダー）から生じるすべての症状が，統合失調症過程の特異的症状とされたのである。もしフランスでも同じ仕事がなされたとすると，疑いもなく，ハイデルベルク派と同じく「精神自動症候群 syndrome d'automatisme mental」が統合失調症に疾病特徴的であるということになっただろう。E・ミンコフスキーはこの形に近いものを描いている（生きられた時間，238-254，邦訳：II，100-123，みすず書房）。実際，統合失調症患者の時間的体験の現象学的研究は（フィッシャー，1930-1934；E・ミンコフスキー；1933，W・ベッツェンダール，1937），統合失調症体験の時間的組織化の根源的分裂，持続体験の幾何学的配置を明らかにすることによって，統合失調症に固有で特異的な心的生活の構造を明らかにしようとしたのであった。

しかし，これらの分析はすべて，統合失調症が構造の激変，経過の痕跡を刻印する存在様式であることを示すことが重要な関心事であるにもかかわらず，統合失調症の人格と世界の存在の手前に止まっている。それらの着想や応用は機能的心理学の原子論的分析と酷似しており，あまりにも静的で形式的な見方の結果，結局は一種の不毛に至るものと考えられる。

II - 統合失調症性構造の実存分析

これに対して，力動的，かつ人間学的見方が支配的な仕事としては，一方ではフッサール，ヤスパース，ハイデッガーの現象学の影響を受けた一連のもの，他方ではフロイトの精神力動的な考え方によるものがある。彼らは統合失調症患者の「**現存在 Dasein**」の意味，すなわち，統合失調症の人格と世界の成り立ちに入り込もうとした。私たちの臨床的研究では，それが病的過程の深みの中での現実的側面であることを明らかにした（1954）。フランスではE・ミンコフスキーが — 著書の新版で述べている

ように，現実との生ける接触という概念は統合失調症(スキゾフレニー)構造の一つの**要素**にすぎず，**出発点ではないこと**をよく理解した上で — この新しい次元（最近，彼はFr・ミンコフスカと共同して研究した）を臨床分析に導入した。すなわち人工的に過ぎる要素はできるだけあらかじめ取り去ったロールシャッハ・テストが示すような，形態の世界の次元を導入したのである。

最も豊かな研究分野の一つは，Ch・ブロンデル（**病的意識**，1913）以後，統合失調症(スキゾフレニー)患者への思考の太古的な面に関して試みられた徹底的な検討である（A・シュトルヒ，1922；P・シルダー，1927；R・L・オズボーン，1940，など）。未開人の心的表象と単に類似しているというだけではさして興味もないが，呪術的思考方法を細かく研究すると，人間の意識の根源には合理的な形相に先立つ妄想と神秘があって，統合失調症(スキゾフレニー)患者の生活には同じ源から発した力動が働いていることがわかるのである。小児の思考と類似していることも同じ意味がある（ピアジェ，J・S・カザーニン，1945）。

夢の思考の力動も，もちろん実存分析にとって必要なもう一つの面である。クレペリン，特にブロイラーは，この観点が精神分裂病(スキゾフレニー)の世界に近づく「王道」であることを示している。M・ボス（1938）は，統合失調症(スキゾフレニー)患者の620の夢を正常者や神経症患者の3,000の夢と比較した。統合失調症(スキゾフレニー)患者の方が夢をみることが少なく，実際に統合失調症(スキゾフレニー)患者の日中の生活では幻想機能が働いているかのようで，まさに「夢を見ているよう」である。O・カント（1942）もまた，覚醒時の現実体系に夢が入り込むことに注目した。D・ノーブル（1951）によると，夢がより複雑で豊富で頻回であると，予後はより良いようである（しかし，1953年，B・カープマンは，一人の破瓜病患者で夢がしっかり検閲されていることを発見した）。ともかく，夢と検閲の思考の力動的関係は，自閉症的世界の構成の意味そのものの理解にきわめて重要であることは確かである（著者の精神医学研究，第8番を参照のこと）。

L・ビンスワンガーほど，統合失調症(スキゾフレニー)患者の世界-内-存在について，深い豊かな実存分析を行なった者はいない。エレン・ウェスト（1944-1945），イルゼ（1945），ユルク・ツュント（1946），ローラ・ヴォス（1949），シュザンヌ・ウルバン（1952）の症例の長期にわたる分析は，この種の現象学的洞察の比類のないモデルである。生きることに疲れ果てるという単純な根源的体験をして以来（エレン・ウェストの症例），性萎縮（ユルク・ツュントの症例）が，死の前兆のように，永遠の「故郷Heimat」にある避難所のように，枯渇した存在の骸骨のように現われる。「さいが投げられて」妄想体験が構成されるのも（症例ローラ・ヴォス），統合失調症(スキゾフレニー)患者が「世界における投企」を放棄し，不吉（「unheimlich」）で恐ろしい（「fürchterlich」）世界に閉じ込もるのも，妄想的風土が恐怖の世界に生じるのもこのような雰囲気の中であり（シュザンヌ・ウルバン），それはカフカの小説の中に，より図式的かつ悲劇的に表現されているような人間の条件なのである（症例シュザンヌ・ウルバン）。これだけの短い言葉ではL・ビンスワンガーの分析的研究を説明することはできない；「人間学的」に統合失調症(スキゾフレニー)性存在の問題がどんな方向に向けられているかを示すだけで十分である。

さらに直接的に精神分析から着想を得たH・S・サリヴァン（1912-1947）の著作

の中にも同様なものがある。彼は統合失調症(スキゾフレニー)患者が症状の甲らの下でどんなドラマを生きているのか，罪業の恐怖のただ中でどんな問題を解決しようとしているのかを見事に示したのであった。患者にとって精神病は途方もない努力であり，ひき裂くような内的葛藤に彩られた闘いである。

J・ウィルシュ (1949) の著作は，統合失調症(スキゾフレニー)患者の人格と世界は作られてゆくものであることをはっきり正確に強調している；ある現実の芽ばえから始まり，妄想経験を「起こ」させ，非論理的で非現実的な価値体系を伴う自閉症的な「固有世界 Eigenwelt」を確立するまでに至る*。

以上から，実存分析は前述の機能的分析とは厳密に逆のものを表わしていることがはっきりわかる。この観点からすると，統合失調症(スキゾフレニー)は一つの所有物，一つの状態，初めから存在する一つの症状学的「パターン」ではない；それは組織化の一形態であり，実存を縮小させることで，つきまとう実存的問題の解決を追ってやまない人間の存在論なのである。それはある意味で，「実存的」危機である（デュス，1948）。

Ⅲ - 統合失調症の臨床像の一次性および二次性構造の問題

ここで，E・ブロイラーが40年来の豊かな経験と分析を通じて得た最初の全体的直観をふり返ってみれば，さらにその深い意味と，これまでに述べてきた問題の解決を見出せるはずだと言っても過言ではないだろう。

統合失調症(スキゾフレニー)過程は破壊性のものである：心的生活に不利な条件と欠陥の進行を刻みつける：主体を変えるのは無力そのものである。これが統合失調症(スキゾフレニー)の機能的分析から出た結論である。

統合失調症(スキゾフレニー)患者の人格と世界は，徹底的に感覚を自閉症的妄想に委ねる人間存在の条件を作り出す。このこと自体に，統合失調症(スキゾフレニー)患者の第一の問題がある。統合失調症(スキゾフレニー)の世界の組織化は一つの「解決」なのである。

ブロイラーが，精神分裂病の精神病理を考え，また精神分裂病性欠陥の一次性の身体的因果関係を自閉症の最終的かつ二次性の因果関係で補完する理論を提唱したのもまさにこのような観点によっている。

確かに周知の通り，ブルクヘルツリの師の独創性は，まさに精神症状の無意識の志向性を精神病の器質的過程に関連付けたところにあった。ブロイラーが一次性徴候と二次性症状とを大きく区別した意味がここにある（1911年の著作の第10部, p.284-380）。一次性徴候は経過の影響を直接受けるものである。二次性徴候は疾患の間接的ないし遠隔的影響によるものである。バールのスイス-ドイツ医学会（1929年10月）の有名な報告で，ブロイラーはこの二次性症状学を視力障害や眼球運動障害後の光斑機能活動の移動にたとえている。ブロイラーの一般病理の分野を参考にしたこのような直観は常にその著作に現れる。これは一般に病気の，特に精神病の力動

---

* 重要点 Ⅸ (1951) p.117。

的考え方の表れに他ならない。したがってこの考え方が今なお基本的と思われる。

　しかし，続いて「一次性」徴候と「二次性」徴候を洗い出そうとすると — 私たちははたと迷ってしまう — 多分 E・ブロイラー自身もそうであったろう。これは，多少とも人工的に分けた多くの症状を数え上げ，分類することが重要なことではないということである（事実，常に当てにはならない）。重要なことは，臨床像は二重に連携しあっているという明確な考え方である。しかも，ヒューリングス・ジャクソンの原理とブロイラーの精神病理学を関連づけることが可能とすれば（参照：この観点については，1946年のジュネーブ・ローザンヌ学会における私の発表），ブロイラーの学説はゆるぎのないものとすることができる。繰り返すが，ブロイラーの学説は結局，精神医学の器質力動論者の見解を統合失調症(スキゾフレニー)に固有かつ中心的部分へ応用しただけのものである。

　この観点からすると，事実，一次性障害は，精神生理学的機能分析の対象である経過でみられる障害である。この精神病に原初的な欠陥構造をもたらしているのは**陰性の障害**によるものである。二次性障害は新しい存在形式に対する反応作用の間接的表現であって，自閉症的世界の陽性の組織化を意味している。陰性の一次性障害は器質性過程による。陽性の二次性障害は人間存在の深淵に起源がある；それは統合失調症(スキゾフレニー)の人間の防衛力のすべてを動員するがゆえに，本質的に力動的である。さらにブロイラーの言う，**精神分裂病(スキゾフレニー)の陽性構造は陰性構造よりも比較にならぬほど豊富である**ということを付け加えなくてはならない。したがって，この二項対立が成立する論争では精神病の心因論と身体因論の問題が再現されることになる。ところが，ブロイラー学説はまさしくこの不毛な論争をのり越えるためのものであることがわからないと，勝手な論争を生み出す。**精神科医**の大部分は — 30年前は P・ギローと同様私たちもこの意見であった（参照：この点に関する私たちの研究 *Ann. médico-psychol.*, 1926, I, 355）* — ほとんどすべての症状学に一次性障害の考え方を広げたのだった。いずれにせよこの意味で，ハイデルベルグ学派はその区別を放棄するに至った（マイヤー-グロス，1939）。なぜならその区別は，基本障害がすべてであり，彼らの目から見て（妄想そのものにそれらがすべて含まれているとして）「一次性」であるとした時からもはや意味を失ったのである。逆に，**精神分析学派**では，すべての症状学は心因性であり反応性であることから，基本的一次性症状について区別する理由はまったくない。これが E・ブロイラーの原理を放棄したはなはだ独断的な理由であり，この拒絶によって精神病理学的問題はすべて曖昧になってしまった。病因論的問題もこの器質力動説を認めなかったために，同じく解決不能になったことについて次に検討しよう。

---

*重要点　I（1926）p.27-34。

Ⅳ - 一般的病因論

これらの問題はもっと後で論ずることとして、ここではそれらの立場の一般的意味を示し、統合失調症性精神病の発症を説明するために出された主要な理論的な考え方の主なものを明らかにしよう。

1．経過の外因的または内因的性質

統合失調症の器質性経過は遺伝 - 体質的なものであるのか、それとも後天的外因的過程であるのか。

まず人々は、クレペリンと同じく、「早発性痴呆」が腺疾患と関係して現れる器質性疾患であるという考えに取り付かれていることは疑いない。事実、長い間、この疾患に関してホルモンの代謝異常または生物学的な病因のほうに傾いていた。しかも、この意見は放棄されてしまったわけではない。なぜならば、多くの研究者（ブスケイノ、バリュック、ヘムフィル、レイス、ホーグランド、ギエッシング、リングイェルデ、ヤーンとグレイヴィング、P・アベリ、など）は、統合失調症の栄養性萎縮過程を特定しようと研究を続けているからである。

さて、その過程の器質性がひとたび認められると、それを認める研究者たちは内因的に解釈したり、外因説を唱えたりするようになった。

「内因性」の考え方と純粋な統合失調症を疾病単位とする概念

ブロイラーは1911年に（p.377）、精神分裂病を「卵子の病的素質によって」説明するあらゆる説を非難したのは、それは、異常な素質と考えられるものはすでに病気そのものである可能性があると考えられるからである。ところがその後、彼は精神分裂病とシゾチームの間に「内因性の」遺伝関係を確立するという方向に引きずりこまれていく。ともかく、クレッチマーの学説（1921）はこのようなものである。この理論は、すでに述べたように、多くの統計に基づいている（フォン・ローデン、エンケン、マウツ）。それらの統計は、統合失調症の経過と無力やせ型、闘士型、形成不全型との間の特徴的な親和性があるが、肥満型とは親和性はないことを示している。しかし、当然、ホフマン、ルクセンブルガー、カールマンらの遺伝 - 家系的研究は、はっきりした遺伝子型形式の関係を確立できなかったので、統合失調症の機構とシゾイドあるいはシゾチームの体質を分けている隔たりの問題については未解決であり、またこの特徴のある型と統合失調症過程の関係の問題についても未解決である。ある研究者（クレッチマー、ミンコフスキーなど）は体型 - 性格的素質と精神病との間に一種の量的連続性を認めてはいるが、大部分の研究者は、このように統合失調症過程を体質の身体 - 精神的素質に結びつけることができるという動態的関係の概念に異議を唱えている（K・シュナイダー、クロンフェルト、1912、E・カーン、1923、スカルワイト、1935、エッセン - メーラー、1946、ノマレロ、1953、など）。

シゾイドまたはある種の体質型（クレッチマー，シェルドン，など）はこの型の精神病に対して親和性があるように見え，異議を唱えるのは難しい（これらの「素質」が疾患の前駆症にすぎないのかどうかを調べる問題さえも解決されてはいない）。したがって，統合失調症(スキゾフレニー)と性格型の間にある種の関連があるという事実が，この疾患の生物遺伝学的考え方の重要な論拠となっている。

　まずドイツでは，1920年から1940年にかけてリューディン，ホフマン，ルクセンブルガーらが，その他の国々ではアメリカのE・J・カールマン1938，イギリスではE・スレーターとフレイザー・ロバーツが世代の相違による症例の分布の統計であるとか，一卵性双生児の調査（数年前にはルクセンブルガー，最近ではE・スレーター，1953）によって，遺伝性であることが次のような理由によって確立された：1)「発端患者」の両親，傍系親族，子孫の統合失調症(スキゾフレニー)の比率は一般母集団の平均と比較して比較にならぬほど高い（約10倍）；2) 一卵性双生児の一致率は64.7％（カールマンによると**最低**に見積もっても）である（E・スレーターによると68.3％）。

　遺伝子型の分布形式については，大部分の研究者はこの疾患を「**劣性**」と考えているが，まだ証明されたとは言えない（参照：ギュット双書の第二巻，1940，ルクセンブルガーが完全明快にこの未解決の問題を述べている）。

　この領域では「拡大解釈」はきわめて容易で，多くの研究者（特に1920〜1940年のドイツ学派）は「統合失調症(スキゾフレニー)」を一種の「純粋な」疾病単位と考えたのだった。すなわち，もし症状が現在の病因的要因や環境状況と関係していることによって遺伝的素質の枠を外れて現れるとすれば，症状は「非-統合失調症(スキゾフレニー)性」とされるべきであり，「遺伝子」の浸透と発現条件の単なる「周辺要因的」影響とされるべきである。したがって，多少のもくろみと思弁をもってすれば，**遺伝子型疾病単位学説は常に証明される**のである。このような統合失調症(スキゾフレニー)性過程の**絶対的内因性体質**という概念はあまりに行きすぎてしまった。これらの学派の大多数の学者にすれば，純粋に内因的，遺伝体質的因子だけで起こるとは思われない精神病は統合失調症(スキゾフレニー)とは考えられないのである。それにもかかわらず，M・ブロイラーは，精神分裂病の遺伝的病理は，それ自体遺伝性の器質性障害である精神病に依存していることを除外できないことを，はっきり示したのであった（1938）。そもそもルクセンブルガー（1940）が，統合失調症(スキゾフレニー)の遺伝過程においては，「特殊な身体疾患」の伝播があることは確からしいが，「統合失調症(スキゾフレニー)疾病単位」の存在は考えられないと書いたのも（p.235），この意味においてであるのだが...

器質的過程の外因性性質と症状性統合失調症の概念

　この疾患の身体症状についてはすでに述べた。統合失調症(スキゾフレニー)様の経過が検討されたのは，特に脳の侵襲の症候群としてである（脳炎，神経系の変性疾患，感染または悪液質障害による二次性脳症，など）。脳外傷，脳腫瘍，家族性脳萎縮，流行性脳炎には，確かに当惑させられることがある（「病因」の章を参照のこと）。研究者によっては（フランスではレルミット，クロード，ギロー，マルシャン，バリュック，外国ではブムケ，クライスト，ブスケイノ，ゴールドシュタイン，など），統合失調症(スキゾフレニー)は脳の器質

性過程に基づくと考えがちであるが（E・ブロイラー，彼の考え方はよく曲解されるのでくり返す），多くの精神科医はこの概念をしりぞける。またここでドイツ学派が詭弁に近い曖昧な立場をとっているということは，十分注目に値する。もしある患者が流行性脳炎にかかって（このことはけっしてまれでない）精神障害を現わすとして，その精神障害全体が「統合失調症の臨床症状」を示した場合，統合失調症に侵されたのではなくて「統合失調症様状態」を示していると言う。これは，ドイツ学派にとって統合失調症は「症状性」ではあり得ないということである。確かに，統合失調症はたいていの場合「症状性」ではないようである。しかし統合失調症が症状性であることもある。そのことは驚くほどのことではない。ただ統合失調症性精神病が抽象的な「純粋な精神病」として示されることが驚きなのである...この定義の問題がどうあろうと，「統合失調症様反応」がしばしば統合失調症ではないことは確かである。すでに私たちがちょうど引用した，ラングフェルト（1939）の著作は，この点ではきわめて興味深い。しかし，誤診を犯すことになるという理由で症状性統合失調症が存在しないというのでは不十分である。このような考え方の痕跡はまた，メドゥナとマック　カロッチ（1950）が真性統合失調症と「夢幻性精神病 onéirophrénies」と命名した症状性統合失調症（結局彼らにとっては「仮性統合失調症」である）を対立させたいと考えたところに見ることができる。たとえば，数年前ステック（*Archives suisses de Neurologie*, 1927）が，多少とも「夢幻性」ないし「夢幻様せん妄性」脳炎後の妄想は「統合失調症」の枠から外すべきである，たとえ理論的にしか外せないというにしても，と表現したのもまた同じ意味である。

　メスカリン，その他の同種アミンの有毒作用（モルセリ，H・オズモンド，J・スミーシー，1952，M・ラインケル，M・I・デション，R・W・ハイド，H・C・ソロモン，1952，など），H・バリュック（1928-1954）の実験的研究，病理解剖の報告（この内外科大事典双書の病理解剖の章を参照のこと），症状性統合失調症状態の観察例，あるいはもし，多少とも明らかに身体-神経の疾患などで引き起こされるように見える「統合失調症様」状態（ブムケの意味での外因性統合失調症性反応），などを思い起こすならば，おそらく，「統合失調症」は純粋な疾病単位で決して症状性のものではないという考えに留めておきたいというのでは不注意にすぎよう。

　私たちは，これまで統合失調症の臨床と病理について述べてきたが，素朴な解釈や大ざっぱすぎる考え方は避けてきた。この観点をとる私たちの態度は恐らく許されるはずである。統合失調症の病理は，メスカリンの注射や脳腫瘍や脳膿瘍が統合失調症の経過に及ぼす影響を確認してもまったくわからないだろう。しかし統合失調症性精神病の症状学と病因学的知識のすべてを検討すると，生命機能と神経機能の破壊過程は，私たちが知れば知るほど，心的存在の統合失調症性組織解体の決定因子とは考えられないだろうか。

2．心因と器質因の問題。一般的病因論学説

　いかにして主な病因論が生まれたか，またその真の意味は何かをよく理解するためには，ここで，私たちの臨床的記述を思い出すだけで十分である。おそらく，一般的

には（精神病の因果関係とまではいかなくても伝統的な一般的図式に従って）臨床像のすべてを，反応や偶然の現象（身体因）とか，多かれ少なかれ自覚的理由あるいは動機（心因）によるものとする考えに甘んじている。したがって，この２つの学説のうち，どちらが納得できるかの問題である。

「機械論」の考え方は，症状をその全体の意味から切り離して，脳機能の局在に基づいた機械的原因によるものであるとする。この種の説明を支持する基となっているのは，特に妄想，幻覚体験である。

反対に，「心因論」の考え方は統合失調症（スキゾフレニー）の自閉症的構造を重視するもので，「統合失調症性引きこもり（スキゾフレニー）」のはっきりした意図的性格を強調している。

まずこの２つの型の因果関係の適用を検討しよう。ついで，この２つの学説は，まったく満足のゆくものではないので，いずれも受け入れがたい。そのために第三の型として別な理論を検討しなければならない。

機械的因果関係

今世紀の初めに流行した説明様式である。当時も，さらに最近でさえも，このような説明の例は枚挙に暇もないほどである。例えば，観念連合障害はニューロンの結合の破綻，統合失調症（スキゾフレニー）患者の爆笑は間脳中枢の刺激，影響妄想は求心性固有受容器の離断，幻視はイメージ中枢の刺激，両価性は大脳皮質中枢の相互抑制障害，反抗と拒絶症は皮質抑制体の脱同期現象，などである。ここで，これらの無数の研究，名前，多くの「学説」を引用しても無益だろう。その基本的な直観事実を強調すれば十分であろう：これらは，本質的には純粋に機械的原因に関係する現象を抽象し分離したものである。

したがってこの種の説明は，症状を雑多なモザイクの形で並置することと同じことである。G・ド・クレランボーの考え方も，ある面ではC・シュナイダー，K・シュナイダーの理論の視点も（精神的「経験」，状態ないし基本的仕組みを「疾病特徴的」として孤立させる），ものの見方がきわめて特徴的であり，ウェルニッケの考え方にたどり着く。そこでこの理論を華々しいものにするのが，発表者の名前はさておいて，ウェルニッケ，K・クライストの思想の最も権威ある後継者の一人が，「症状的体系 systèmes symptomatiques」の理論として，この説をおそらく最も徹底した形で実践してみせた研究者である。フランスではP・ギローが，緊張症候群（*Encéphale*, 1924）あるいは妄想のある面を分析し，当然統合失調症へあてはめ（*Encéphale*, 1925），20年前に，このようなものの見方の第一人者となったのであった。同様に，統合失調症（スキゾフレニー）性体験を身体図式の障害によるとしたり（ギュルヴィッチ，1933，L・フォン・アンギャルとA・フォン・アンギャル，1935-1936，ベネデック，1939，など），あるいは分裂言語症を失語症と同一視したりする（クライスト，プフェルスドルフ，ステンゲル，など）などは，同じように理論的な考えに由来している。最後に，同様に，機械論的立場の典型として，**反射学的学派の理論的解釈**とか**脳波学の拡大解釈**を生むような大脳皮質の生理的病理学の応用は，統合失調症（スキゾフレニー）の根底にある部分的障害を取り出して（きわめて力動的であるのに部分的障害とされる），単純な図式に還元する恐れ

が大いにあることを指摘したい。

このことから理解されるように，このような統合失調症(スキゾフレニー)の「純粋に神経学的」考え方は統合失調症(スキゾフレニー)からその意味をとり去り，統合失調症(スキゾフレニー)を単なる偶然の症状の寄せ集めでしかないものにしてしまう。

心因論

この観点は逆になる：統合失調症(スキゾフレニー)は表現行為や志向性の意味があり，ある情況に対する**表現反応**が関わったり，無意識的志向性の**象徴的表現**であったりする。

確かに，精神医学の特殊領域に心因論のあらゆる適用がみられるので，ここでは，**社会-心因反応説**と**無意識的精神力動説**に分けることにする。

「**病因情況的**」社会-心因説は，出来事や情況の展開が第一の病因となるという説である。特にアングロサクソンの国々では，A・マイヤーの影響によって（*Am. J. of Psych.*, 1910, 1922 に掲載の2編の論文および *Encéphale*, 1926 のフルルノワの論文を参照のこと），社会-文化的な心理学的因子全体が「適応障害」，「不適応」をひきおこし，個人の発達を阻止し，停止させ，退行させる可能性のある真の「**体質構造 constitutional make up**」を形成するとされた（たとえば R・L・ジェンキン，1950）。この主題は当然，精神分析学派の社会-心理学的貢献によって一新され組織された（ミリシとフォン・ザルツェン，1938；ニールセンとトムソン，1948）。このようにして，統合失調症(スキゾフレニー)患者の小児期（シュタイン，1954），家族群（C・ウァール，1954），社会-文化的環境（W・マラムドとI・マラムド，1943；G・デヴルー，1945；A・ホリングヘッドとR・レドリック，1954），「基本的人格」（カルディナー）を構成する最初の感情的関係などについて多くの文献が発表された。最も重要で最も掘り下げた理論の一つは，H・S・サリヴァンのものである（彼の著作がついに刊行された，1953）。おそらく彼こそが，人格の破局すなわちこの「**底知れぬ不安 abysmal insecurity**」における反応，葛藤，症状の象徴的表現と快楽追求 hédonique の能力とを結びつける力動的関係を最もよく研究したのである。しかしこの種の構想は，アングロサクソン学派に固有のものではなくて，精神医学や精神分析の雑誌はすべてこのタイプの分析に満ちている（たとえば，1つだけ深い研究を引用すると，H・ヘフナーとウィーザー（1953）の，精神的「外傷」に始まる統合失調症(スキゾフレニー)形成の多元的原因に関する研究である）。

無意識的病因の精神力動説。── この説は，実のところ，当時の統合失調症(スキゾフレニー)概念そのものからつくられた時代の産物である。なぜならば，ブロイラーが著作を出版したのは，まさに当時の精神分析の盛んな状況の中であったからである（フロイト，ユング，メーダー）。事実，統合失調症(スキゾフレニー)の症状を理解するために，深層心理学，特に防衛の「**象徴機能**」にすぐに興味を抱いたのは，ブロイラーとユングである。

実際，初期の段階で人々は，統合失調症(スキゾフレニー)の産物（妄想観念，常同症，幻覚，などの性的象徴主義）である**無意識の象徴性**を明らかにしようと専念した。すでに述べたように，無意識がこれらの患者にとっていわば「裏返されて」，存在の表面にさえ現れてくるのであるから，それだけに臨床家を驚かしたに違いない。

フロイトによるシュレーバー控訴院議長の自伝の解釈は新しい次元を導入した。その時から問題は，妄想世界に入り込んでそのイメージまたは観念の謎を解くことではなくて（タウスク，1919），精神病全体がどのようなリビドーの退行を表わしているかを理解することとなった。こうして間もなく，あらゆる研究者（ナンバーク，1920，P・シルダー，1928）は，統合失調症に存在の初期段階に回帰したいという抑えがたい欲求を認めたのであった。母の子宮への回帰，自体愛，自己愛，最も原始的な対象関係の破壊，最も太古的な身体的体験のリビドー備給，言語や知覚や思考のエロス化など，前述したように，すべてこれらの臨床的特徴がこれらの学説の経験的基礎となっている（フレンチとカザーニン，1944）。その概念的な側面について，ただ単純に系統的意見を述べることは非常に難しい。なぜなら，この領域では完全に合理的な論述はそれ自体意味がなくなるからである。たとえばO・フェニケル（Ⅱ，18章），E・グローヴァーの著作のこの問題に関する12章の一節（**精神分析，第二版，1949**），アジュージム（1940），ピション - リヴィエール（1949）の研究，またはアレキサンダー（1952）の**力動精神医学**の中のH・W・ブロージンやJ・C・ホワイトホーンの論文などを見ると，これらの患者の症状形成の細かい機構や行動と思考の象徴的側面の記述がなされ，自我の矛盾した限定や膨張，現実との葛藤，対象関係のリビドー備給の還流が常に強調され，さらに一般的には，現実から外れた太古的な退行の概念や復元の機構（フェニケル）などが述べられているが，私たちの知る限りどこにも「分析的」見地からの「総合的」報告はない。これは多分，この学説を「合理的」に説明しようとすると学説そのものが自壊するからであろう。

それゆえ，精神分析学的見地が豊かさと洞察をもたらしたことを理解するには，症例報告やたとえば「**統合失調症の少女の日記**」（M・A・セシュエー，1950）を参照すべきである。しかし，シュルツ - ヘンケ（1952）が最近の著書で主張しているように，これらの研究から純然たる統合失調症の心因性仮説をたてることはまずできないという印象を受ける。

結局，もっと興味深いことは精神分析を治療に応用しようとする努力であり，後述するように，フリーダ・フロム - ライヒマン，J・N・ローゼン，メニンジャーの研究は，フロイト派の研究の理論面というより，実践面の興味を証明している。

P・フェダーン（1953）の考え方は，特に精神病の**自我エネルギー不全**とその境界を明らかにし，精神分析理論の最も興味ある一面を表わしているように思われる。そもそも，自我の脆弱性はあらゆる精神分析学派のライトモチーフである；実際，統合失調症が本質的に自我の病理であることを考えると，このことは何ら驚くに価しないだろう。しかし，自我が崩れ，心的存在の幻想的深層が豊かに現れてくると，心因論では解決できない問題が生じてくる。確かに，あらゆる精神分析的研究は潜在的内容の異常な表出—エディプス・コンプレックス，去勢コンプレックス，時代錯誤の欲求不満，同性愛的固着，さらに深層では肛門期あるいは口唇期のサド・マゾヒズム的攻撃欲動，自己愛，自体愛，誕生不安，初期対象に対する「抑うつ態勢」あるいは「パラノイド態勢」（メラニー・クライン），など—実際あまりにも安易に証明されているので，この理論の説明的価値を高めるどころかむしろ低めている。この表現の安直さ（無意識の外向という言葉で前に示した）は問題にはなってもまったく解決

にならない。なぜなら，フロイトもはっきり述べたように，真の退行理論は純粋に心理学的なものではあり得ないから…

統合失調症性退行の器質力動論の必要性，意義，素描

　機械論者の理論も心因論者の理論も（純粋な身体因説に頼るのも心因論に頼るのも），設定されている次のような目標にたどり着くことは不可能である。すなわち統合失調症には何の「意味」もないのか，あるいは統合失調症はある「意味」の表現でしかないのかを説明することである。

　この報告の結論に際して，統合失調症の経過，組織化，人格，世界の基本症候群について臨床的記述で述べたことを想起する必要がある。事実，もしかくも変化に富んだ統合失調症構成の多様性を説明する広がりのある理論を示す何らかの機会を得たいとすれば，統合失調症の臨床全体を把握しなければならない：器質論も精神力動論も等しく非常に重要である。

　このためには，E・ブロイラーの最初の説，すなわち，神経疾患のジャクソンの考え方の原理そのものに立ち返らなくてはならない（H・エー，J・ルアール *Encéphale*, 1936；H・エー，ジュネーヴ-ローザンヌの精神医学会，1946 を参照のこと）。なぜならそれは**器質力動論者の学説**とも深く関係する。

　確かに，この領域の研究はH・ジャクソンの考え方をよりどころにしていたことは明らかである。たとえばクリシュ，E・ジェリフの研究，*Psychoanalytic Review*, 1923；モナコウとムルグ，1930；トリアンタフィロス，*Encéphale*, 1931；H・F・ホフマン，**精神階層理論**，ストゥットガルト，1935；マックス・レウィン，*J. of Mental Sciences*, 1936；バラホナ・フェルナンデスの単行本，リスボン，1938，など；他の著作ははっきりとH・ジャクソンの名前を引用してはいないが，やはりジャクソンの精神に沿ったものである（P・ジャネ，クレッチマー）；多くの精神分析学者（フロイトも含めた以後）も，統合失調症的退行の問題を精神-生物学的なあるいは器質力動論的視野から考察しようとしている限りでは同様である。彼らも，統合失調症過程は存在の組織解体（陰性構造）であると同時に組織再構成（陽性構造）であるという予想を前提とせざるを得ないのである。しかしこの展望からは精神病の退行的な面と建設的な面を関連づける首尾一貫した統合失調症の学説はまだ生まれていない。

　a）**統合失調症の陰性構造** ─ これは器質過程による一次性直接的結果である（E・ブロイラー，p.284）。臨床的には，明確な思考の欠陥障害，妄想や幻覚体験の原初的状態（E・ブロイラー，p.285），心的生活の縮小や退行のことである。病因論的には，この陰性構造は意識を変化させ人間の疎外を条件づける破壊過程の直接の結果である。これらすべての障害は，ベルツェ（1929）が明らかにしているように，精神病の過程の活動期に増強される。

　しかし，この点で，この陰性構造は急性精神病の構造とはまったく異なる。なぜなら，この陰性構造は私たちを現在の思考野の病理へと立ち返らせるばかりではなく，人格を変化させ，最も典型的な欠陥障害である人格の分裂をもたらすからである。これらの障害は自我の崩壊，無力，空虚を体験する中で病気の経過とともに進行する。

言い換えれば，この陰性構造は静的な観点から検討されるべきではない。なぜならそれは，意識の病理と人格の病理が構成と経過の上で複雑に絡み合っていると考えられるからである。確かに，統合失調症(スキゾフレニー)患者で組織解体されるのは経験的現実（意識）だけではなく，またゆがめられる存在の価値体系（人格）のすべてである。しかし，これは意識の構造と人格の組織化の掘り下げた研究によって始めて明らかになることである。

b）**陽性構造** ― これは臨床像に含まれ，陰性構造（多くの観察者には隠されている）から絶えずあふれ出してくる（時には陰性構造を隠してしまうほどの）心的生活の志向性を見せる。この陽性構造は，H・ジャクソンの言葉では，体験としての，存続する心的生活の内容や連続体としての妄想と幻覚そのものであり，さらに一般的には，病気の進行段階にもかかわらずひとつの世界を創造しようとして絶望的な努力を試みる自閉症的な体験である。

実際，それぞれの症状（これまで述べたところを読んでいただければ十分である）は，目的に動かされているかのような自閉症を映す一種の志向性の暈なのである。ここでそれは，病的過程の破壊作用と患者の精神的反応との間の**器質‐臨床的乖離**（H・エーとJ・ルアール，1936）が顕著であるということであり，ブロイラーがいみじくも述べたように，統合失調症(スキゾフレニー)のほとんどすべての症状学は「二次」（陽性）症状なのである。彼は思わず「三次」構造と言ってしまった（バールの学会，1929）。この表現は，ブロイラーの考えでは当然なこととして，臨床像は一つの平面に並べるように作られるものではなくて，多次元的構造的な運動であることを強調していることである。実際，ここでは，陽性障害は一種の過剰補償によってその原因となっている欠陥に「破局」を加えるのであり，それは象徴とイメージの世界でしか体験され得ない。この破局は誇大妄想へと逆転するか，あるいは世界から遠ざかり続ける鏡の像のまたその像のように，象徴主義的な抽象的徴候の中に限りなく堕落していく可能性がある。転落から転落へ，もつれにもつれて，自閉症的人格は，人格とその世界の病的過程の無制限のフィードバックとして，現実の絶対的逆転として，病気の進行に従って形成される。そして統合失調症(スキゾフレニー)‐人間の打ち砕かれた運命を構成しているのは，非存在，生ける屍という新しい形態なのである。

脊髄を切断された髄節の解放に関するジャクソンの言葉のように，疾患の陽性面と呼ばれるものは，ここでは限りない高みにある（要するに差異がある）のであって，たえず現実の**コントロール**を逃がれる充足されない欲望，自己固有の世界を他者の世界から**解放**しようとする欲望の表われなのである。

そこで統合失調症(スキゾフレニー)の研究を終えるに当たって述べておきたいことは，研究に当たっては観察と分析の方法が必要なこと―さらに後で明らかになろう―2つの組合せを考慮した治療（陰性と陽性，生物学的と人間学的）が必要であるということである。この組合せから人格の「ヴェザニー性」組織解体の典型的な形が記述されるのである。

文 献

全般的著作

ここでは1874年以降に刊行された早発性痴呆と統合失調症に関する主たる著作の書誌学的目録を提示する。これらの著作すべてが重要な文献であり，私たち自身のテキストの参考文献を補って完全にするであろう。

L. Bellak. Dementia praecox, *Grüne et Stratton*, édit., New York, 1948, 456 pages.

J. Berze et H.W. Gruhle. Psychologie der Schizophrenie, Monogr. Gesamtgeb. Neur. Psychiat., *J. Springer*, édit., Berlin, 1929, n⁰ 55, 168 pages.

L. Bini et T. Bazzi. La Schizofrenia, *G. Albruzzini*, édit., Rome, 1949, 104 pages.

L. Binswanger. Cf. à la fin de cette liste la bibliographie de ses travaux.

E. Bleuler. Dementia praecox oder Gruppe der Schizophrenien, Traité d'Aschaffenburg, Leipzig et Vienne, 1911.

E. Bleuler. La schizophrénie, Rapport au XXXe Congrès des Médecins alién. neurol. France et pays de langue franç., Genève-Lausanne, 1926, *Masson*, édit., Paris.

H. Bumke. Handbuch der Geisteskrankheiten. Die Schizophrenie (K. Beringer, H. Bürger-Prinz, H.W. Grühle, A. Homburger, W. Mayer-Gross, G. Steiner, A. Strauss et A. Wetzel), *J. Springer*, édit., Berlin, 1932, **9**, 788 pages.

Ph. Chaslin. Éléments de séméiologie et clinique mentales, Paris, 1912.

H. Claude. Série d'articles écrits de 1924 à 1940 (*V. supra* la bibliographie paragraphe sur les « formes schizo-névrotiques »).

Deny et Roy. La démence précoce, *Baillière*, édit., Paris, 1903.

F. Hanfmann et J.S. Kasanin. Conceptual thinking in Schizophrenia, *Nervous and Mental Disease monographs*, édit., New York, 1942, n⁰ 67.

E. Hecker. Die Hebephrenie, *Virchows Arch.*, 1871, **52**.

R.G. Hoskins. The biology of Schizophrenia, *W.W. Norton*, édit., New York, 1946.

K. Jaspers. Strindberg und Van Gogh, Leipzig, 1922 : trad. franç., *Éditions de Minuit*, Paris, 1953.

C.G. Jung. Ueber die Psychologie des Dementia Praecox, Halle, 1907.

K. Kahlbaum. Die Gruppierung der psychischen Krankheiten und die Einteilung der Seelenstörungen, *Kafeman*, édit, Dantzig, 1863.

K. Kahlbaum. Die Katatonie oder das Spannungsirresein, *Hirschwald*, édit., Berlin, 1874.

E. Kahn. Schizoid und Schizophrenie im Erbgang. Beitrag zu den erblichen Beziehungen der Schizophrenie und der Schizoides mit Gesonderer Berücksichtigung der Nachkammenschaft Schizophrener Ehepaare, *J. Springer*, édit., Berlin, 1923.

F.J. Kallmann. The genetics of Schizophrenia, *J.J. Augustin*, édit., New York, 1938.

J.S. Kasanin. Language and thought in Schizophrenia, *University of California Press*, édit., Berkeley 4, Californie.

K. Kleist. Série d'articles écrits de 1944 à 1952 dont les références se trouvent à la fin de cette liste d'ouvrages généraux.

B. Kihn et H. Luxenburger. « Die Schizophrenie », « Handbuch der Erbkrankheiten », par A. Gütt, *Thieme*, édit., Leipzig, 1940, **2**, 336 pages.

E. Kræpelin. Lehrbuch der Psychiatrie, *Joh. Ambros. Barth.*, édit., Leipzig, 1re éd., 1883 : 2e éd., 1887 ; 3e éd., 1891 ; 4e éd., 1893 ; 5e éd., 1896 ; 6e éd., 1899 ; 7e éd., 1904 ; 8e éd., 1915 ; 9e éd. (Kræpelin et Lange), 1927.

S. Kretschmer. Körperbau und Charakter, *Payot*, édit., Paris, 1930 (trad. franç.).

G. Langfeld. « The Prognosis in Schizophrenia and the factors influencing the course of the Disease », *Oxford Univ. Press*, édit., Londres, 1937.

G. Langfeld. The Schizophreniform States, *Munksgaard*, édit., Copenhague, 1939, 134 pages.

K. Leonhard. Die defektschizophrenen Krankheitsbilder, *Thieme*, édit., Leipzig, 1936, 134 pages.

R. Masselon. Psychologie des déments précoces, *Thèse*, Paris, 1902, 265 pages.

R. Masselon. La démence précoce, *Joanin*, édit., Paris, 1904, 202 pages.

W. Mayer-Gross. « Die Schizophrénie », « Lehrbuch der Geisteskrankheiten » (en coll. avec Beringer, Bürger-Prinz, Gruhle, Homburger, Steiner, Strauss et Wetzel), *J. Springer*, édit., Berlin, 1932, 9, 788 pages.

E. Minkowski. La schizophrenie, *Payot*, édit., Paris, 1927, 1re éd., 1. - *Desclée de Brouwer*, édit., Paris, 1954, 2e éd.

M. Müller. Ueber Heilungsmechanismen in der Schizophrenie, Berlin, 1930.

C. Pascal. La démence précoce, *Alcan*, édit., Paris, 1911, 302 pages.

G. Robin et A. Borel. Les rêveurs éveillés, *Gallimard*, édit., Paris. 1925.

C. Schneider. Die Psychologie der Schizophrenen und ihre Bedeutung für die Klinik der Schizophrenie, *Thieme*, édit., Leipzig, 1930, 301 pages.

C. Schneider. « Die schizophrenen Symptomverbände », Monogr. n° 71 Gesamtgeb. Neur. Psychiat., *J. Springer*, édit., Berlin, 1942.

H. Schultz-Hencke. « Das Problem der Schizophrenie : Analytische Psychotherapie und Psychose », *Thieme*, édit., Stuttgart, 1952.

A. Storch. Das archaisch primitive Erleben und Denken der Schizophrenen, *J. Springer*, édit., Berlin, 1922.

H.S. Sullivan. Série d'articles écrits de 1924 à 1949 dont les références se trouvent à la fin de cette liste des ouvrages généraux.

M. Urstein. Die Dementia Praecox und ihre Stellung zum manischdepressiven Irresein, *Urban et Schwarzenberg*, édit., Vienne, 1909, 650 pages.

J. Wyrsch. « Ueber akute Schizophrene Zustände, ihren psychopathologischen Aufbau und ihre praktische Bedeutung », « Neurologie, Psychiatrie und ihren Grenzgebieten », *Karger*, édit., Bâle, 1937, n° 82, 79 pages.

J. Wyrsch. Die Person des Schizophrenen, *Houpt*, édit., Berne, 1949, 1, 183 pages.

K・クライストの研究。

クライストとその学派は一連の論文を刊行したが，一巻の本にはまとめなかった：

1) 緊張型。

K. Kleist et W. Driest. La catatonie étudiée d'après les recherches catamnestiques : psychoses de dégénérescence, de faiblesse d'esprit et psychoses symptomatiques prises à tort pour de la catatonie, *Zschr. ges. Neur. Psych.*, 1937, **157**, 479-556.

H. Schwab. La catatonie étudiée d'après les recherches catamnestiques : l'hérédité de la catatonie proprement dite, *Zschr. ges. Neur. Psych.*, 1938, **163**, 441-506.

2) 破瓜病。

K. Kleist, K. Leonhard et E. Faust. Les hébéphrénies étudiées d'après les recherches catamnestiques, *Arch. f. Psychiat.* 1950, **183**, 773-798, et 1951, **186**, 1-12.

3) パラノイド型。

C. Faust. Les schizophrénies paranoïdes étudiées d'après les recherches catamnestiques : l'hallucinose progressive, *Zschr. ges. Neur. Psych.*, 1941, **172**, 316-393.

K. Kleist. Les schizophrénies paranoïdes étudiées d'après les recherches catamnestiques : introduction, *Zschr. ges. Neur. Psych.*, 1941, **172**, 308-316.

K. Kleist. Les schizophrénies paranoïdes, *Nervenarzt*, 1947, 481-493 et 544-551. Cet article a été traduit en espagnol et publié dans les *Actas luso-españ. Neurol. Psiquiat.*, av. 1951, **10**, nº 2, 113-130, et juin 1951, **10**, nº 3, 192-204. (Bibliogr.)

K. Kleist et M. Schwab. *Zschr. ges. Neur. Psych.*, 1941, **173**, 38-108.

K. Kleist, G. Meyer et K. Leonhard. *Zschr. ges. Neur. Psych.*, 1944, **177**, 114-172.

E. Neele et K. Kleist. Les schizophrénies paranoïdes étudiées d'après les recherches catamnestiques: la psychose de relation progressive, *Zschr. ges. Neur. Psych.*, 1942, **175**, 4.

H・S・サリヴァンの研究。

H・S・サリヴァンは完全に一連となった論文を刊行し，その文献目録は次の雑誌にある。« *Psychiatry* », 1947, 231-233.

ほとんどの論文は次のものに掲載されている：*l'Am. J. Psychiat.*, 1924, 1925, 1927, 1928, 1929, 1930, 1931 (*cf.* spécialement) : « Conceptions of modern Psychiatry », 1st William Alonson White Memorial Lectures, *Psychiatry*, 1940, **3**, 1-117, et « The interpersonal theory of Psychiatry », *Norton*, édit., New York, 1953, 393 pages.

L・ビンスワンガーの研究。

L・ビンスワンガーは1944年以来，5つの臨床例についてなされた一連の実存分析を刊行した：

- le cas Ellen West, *Schweiz. Arch. Neurol. Psych.*, 1944, **53**, et 1945, **54** ;
- le cas Ilse, publié dans *Mschr. Psych. Neurol.*, 1945, **110** ;
- le cas Jüng Zünd, *Schweiz. Arch. Neurol. Psych.*, 1946, **56**, 190-220 ; 1946, **58**, 1-43 ; et 1947, **59**, 21-36 ;
- le cas Lola Voss, *Schweiz. Arch. Neurol. Psych.*, 1949, **63**, 29-97 ;
- le cas Susan Urban, *Schweiz. Arch. Neurol. Psych.*, 1952, **69**, 36-77 ; **70**, 1-32.

参照した主たる論文，学位論文，モノグラフィーの目録。

X. Abély. Les stéréotypies, *Thèse*, Toulouse, 1916.

P. Abély et X. Abély. L'affectivité dans la démence précoce, *Ann. méd.-psychol.*, 1932, 465 et 511.

Albane. Tuberculose et démence précoce, *Thèse*, Paris, 1934.

P. Balvet. Le sentiment de dépersonnalisation dans les délires de structure paranoïde, *Thèse*, Paris, 1936.

F. Barison. L'abstraction formelle de la pensée au cours de la schizophrénie, *Osp. psichiat.*, 1934.

H. Baruk. Psychiatrie médicale (chap. consacré à la pensée schizophrénique) et chapitre sur les troubles physiopathologiques de la catatonie et de la schizophrénie, *Masson*, édit., Paris, 1948.

S.F. Beck. Structure de la personnalité dans la schizophrénie, Monogr. Neurol. and Mental Dis., 1938.

S.J. Beck. Les six schizophrénies. Types de réaction chez les enfants et les adultes, *G.E. Gardner*, édit., New York, 1954, 238 pages.

K. Beringer. Contribution à l'analyse du trouble de la pensée schizophrénique, *Zschr. Neurol.*, 1924, **93**.

K. Beringer. Troubles de la pensée et du langage chez les schizophrènes, *Zschr. Neurol.*, 1926, **103**.

K. Beringer et W. Mayer-Gross. Le cas Hahnenfuss. Contribution à la psychopathologie de la poussée schizophrénique aiguë, *Zschr. Neurol.*, 1925, **96**.

C. Berlucchi. La psychologie du schizophrène et la formation du délire chronique, *Riv. Neurol.*, déc. 1933, 643-694.

Bessières et Fusswerk. L'hypno-analyse, *Masson*, édit., Paris, 1950.

W. Betzendahl. Orientation dans le temps et l'espace dans l'analyse structurelle des psychoses, *Mschr. Psych. Neurol.*, fév. 1937, **95**, 1-27.

W. Betzendahl. Reproduction compulsive de l'expérience et contact avec la réalité : processus schizophrénique ou épisode de dégénérescence? *Allg. Zschr. Psychiat.*, 1937, **106**, 165-201.

E. Bleuler. Le problème de la schizoïdie et de la syntonie, *Zschr. Neurol.*, 1922, **78**, 373.

E. Bleuler. Symptômes primaires et secondaires de la schizophrénie, *Zschr. Neurol.*, 1930, **124**, 607-646.

J. Bobon. Introduction historique à l'étude des néologismes et des glossolalies en psychopathologie, *Masson*, édit., Paris, 1952, 342 pages.

L. Bordes. Les conceptions nosologiques actuelles de la démence précoce, *Thèse*, Bordeaux, 1926.

M. Boss. Psychopathologie des rêves chez les schizophrènes et les « organiques », *Zschr. ges. Neur. Psych.*, 1938, **162**, 451-494.

J. Boutonnier. L'ambivalence, *Thèse*, Paris, 1938.

E.L. Beyan. Les troubles du langage. Étude de 40 cas de néologismes, *Am. J. Psychiat.*, 1933, **13**, 579.

M. Burkhardt. Le « parler à côté » schizophrénique, *Zschr. Neurol.*, 1933, **145**, 99-111.

G. Byschowski. Des états de stupeur schizophrénique, *Zschr. Neurol.*, 1932, **140**, 30-50.

M. Cabaleiro Goas. Problèmes actuels des psychoses schizophréniques, *Paz Montalvo*, éd. Madrid, 1953, 340 pages.

H. Claude. A propos de la schizoïde et de schizophrénie, *Ann. méd.-psychol.*, mars 1926-84.

H. Claude, A. Borel et Gilbert-Robin. Démence précoce, schizomanie et schizophrénie, *Encéphale*, mars-oct. 1924, **19**.

H. Claude, E. Minkowski et Tison. Contribution à l'étude des mécanismes schizophréniques, *Encéphale*, 1925, **20**.

Claude et Laforgue. La schizophrénie et la constitution bi-polaire du caractère schizoïde, *Evol. psychiat.*, 1925, **1**, 27.

H. Codet et R. Laforgue. L'arriération affective dans les états de dissociation psychique : la schizonoïa, *Évol. psychiat.*, 1923, **1**, 102.

H. Delgado. Psychopathologie et délimitation clinique de la schizophrénie. Journées neur. psych. du Pacifique, Santiago-du-Chili, janv. 1937.

J. Delmont. La schizophasie, *Thèse*, Paris, 1935.

A. Deschamps (Mlle). Exploration pharmacodynamique et démence précoce, *Thèse*, Paris, 1932.

M. Dide. De l'athymhormie à la discordance, *Ann. méd.-psychol.*, 1939, **1**, 198.

O. Diem. La forme simple de démence précoce « dementia simplex », *Arch. f. Psychiatr.*, 1903, **37**.

E. von Domarus. Sur la pensée prélogique dans la schizophrénie, *Zschr. Neurol.*, 1923, 87 ainsi que plusieurs articles sur la pensée schizophrénique dans la *Zschr. ges. Neur. Psych.*, 1924, **90**, 620 ; 1927, **108**, 703, et un article dans les *Arch. f. Psychiat.*, 1925, **74**, 641.

R. Duchêne. Réactions étranges des démences précoces, *Thèse*, Nancy, 1930.

H. Ellenberger. Essai sur le syndrome psychologique de la catatonie, *Thèse*, Paris, 1933, 130 pages, *Soc. franç. Imprimerie*, éd. Poitiers.

M. Engelson. Évolution et structure de la schizophrénie, *Frankfurter*, édit., Lausanne, 1934 et *Baillière*, édit., Paris, 1934.

M. Engelson. Un cas typique de schizophrénie, *Ann. méd.-psychol.*, 1934, **1**, 509.

E. Essen-Möller. Le concept de la schizoïdie, *Mschr. Psych. Neurol.*, 1946, **112**, 258-271.

A.K. Evrard. Sur la pathopsychologie du comportement négativiste, *Thèse*, Leydey 1953.

H. Ey. Position actuelle du problème de la démence précoce et des états schizophréniques, *Évol. psychiat.*, 1934, **3**, 3.

H. Ey. Quelques aspects de la pensée paranoïde et catatonique, *Évol. psychiat.*, 1936, **4**, 27.

H. Ey. Études psychiatriques, 2 (étude n° 10 sur la catatonie, 69-162), *Desclée de Brouwer*, édit., Paris, 1950.

H. Ey et H. Bonnafous-Sérieux. Études cliniques sur la démence précoce (128 observations), *Ann. méd.-psychol.*, 1938, **2**, 151 et 360.

F. Fischer. Structure temporelle et schizophrénie : deux articles dans la *Zschr. Neurol.*, l'un en 1929, **121** ; l'autre en 1930, **124** ; un article dans les *Schweiz. Arch. Neurol. Psych.*, 1930, **26** ; et dans le *Nervenarzt*, 1934, **84**.

H. Flournoy. Le point de vue d'Adolf Meyer sur la démence précoce, *Encéphale*, 1926, **21**, 1180.

S. Follin. Épilepsie et psychoses discordantes, *Thèse*, Paris, 1941.

S. Freud. Remarques psychanalytiques sur l'autobiographie d'un cas de paranoïa-dementia paranoïde. Analyse du cas Schreber (trad. franç.), *Rev. franç. Psychanal.*, 1932.

J. Frostig. La pensée schizophrénique. Études phénoménologiques des phrases incohérentes, Leipzig, 1929.

O. Garand. Le syndrome catatonique G en rapport avec quelques maladies infectieuses, *Thèse*, Paris, 1930.

R. Gjessing. Pathophysiologie des états d'agitation catatoniques. Retour périodique des états d'excitation, *Arch. f. Psychiat.*, 1935, **10**, 355-416.

M. Greenblatt et H.C. Solomon. Les lobes frontaux et la schizophrénie, *Springer*, éd., New York, 1953.

H.W. Gruhle. La schizophrénie de Bleuler et la démence précoce de Kræpelin, *Zbl. Nev. Orig.*, 1913, **17**.

P. Guiraud. Analyse du symptôme stéréotypie, *Encéphale*, 1936, 229-270.

P. Guiraud et H. Ey. Remarques critiques sur schizophrénie de Bleuler, *Ann. méd.-psychol.*, 1926, **84**, I, 355.

P. Guyot. Les états affectifs supérieurs chez les schizophrènes, *Thèse*, Paris, 1938.

Halberstadt. La démence paranoïde. Étude psychologique, *Ann. méd.-psychol.*, 1924, **2**, 29.

Harrowes. Les réactions névrotiques comme signe précurseur de schizophrénie, *J. Ment. S.*, 1931, **77**, 375.

A. Hesnard. Les théories psychologiques et méta-psychiatriques de la démence précoce, *J. Psychol.*, 1914, **11**.

A. Hesnard et R. Laforgue. Contribution à psychologie des états dits schizophréniques, *Encéphale*, 1924, **19**.

G. Heuyer, Badonnel et Bouyssou. Les voies d'entrée dans la démence précoce, *Ann. méd.-psychol.*, 1922, **87**, 30, 117 et 129.

G. Heuyer et L. Le Guillant. L'affaiblissement intellectuel fondamental dans la démence précoce, *Ann. méd.-psychol.*, 1932, **1**, 71 et 250.

O. Hinrichsen. La démence des déments précoces, *Grenzfrag. Nerv. Seelenleb.*, 1911, cahier 80.

O. Hinrichsen. La conscience de la maladie et la reconnaissance de la maladie dans la démence précoce, *Zschr. f. Neurol.*, 1917, **35**, 1.

Hinrichsen. Les phases réactives dans la démence précoce, *Schweiz. Arch. Neur. Psychiat.*, 1922, **11**.

A. Homburger. Développement de la motricité humaine et ses relations avec les troubles de la motricité des schizophrènes, *Zschr. Neurol.*, 1922, **78**.

F. Jelliffe. Pré-démence précoce : caractères se rattachant à l'hérédité et à la constitution de la démence précoce en formation, *J. Nerv. Ment. Dis.*, 1913, 38.

S. Jouannais. Étude critique des états paranoïdes, *Thèse*, Paris, 1940.

C.G. Kung. Critique sur E. Bleuler. Vers une théorie du négativisme schizophrénique, *Psychiat. Neur. Wschr.*, **12**, n° 18-21 ; *J. Psychoanal. u. psychopath. Fors.*, 1912, **3**.

E. Kahn. La question des types de réactions schizophréniques, *Zschr. Neur.*, 1921, **66**.

O. Kant. Pour comprendre le sentiment d'influence schizophrénique, *Zschr. f. Neurol.*, 1927, 111.

O. Kant. « Rire immotivé » et « niaiserie » dans la schizophrénie, *J. abnorm. Soc. Psychol.*, juil. 1942, **37**, 398-402.

J. Kendig et W.V. Richmond. Étude psychologique sur la démence précoce, *Edwards Bros*, Ann Arbor, édit., 1940, 211 pages.

J. Klaesi. Le sens et la genèse des stéréotypies, *Karyer*, édit., Berlin, 1922.

G. Klein. Étude médico-légale des déments précoces, *Thèse*, Paris, 1935.

E. Kræpelin. Le langage dans le rêve, Psychologische Arbeiten, 1910.

E. Kræpelin. Sur les affections paranoïdes, *Zschr. Neurol.*, 1912.

E. Kris. Le rire comme processus mimique, contribution à la psychanalyse de la mimique. XIVe Congrès internat. Psychanal., Marienbad, 1936.

E. Küppers. L'unicité psychologique de la schizophrénie, *Schweiz. Arch. Psychiat.*, 1930, 26.

R. Laforgue. Schizophrénie et schizonoïa, *Rev. franç. Psychanal.*, 1927, 1.

Langfeld. Les glandes endocrines et le système nerveux végétatif dans la démence précoce, Bergen, 1926.

Lapeyre. La pression artérielle moyenne, l'indice oscillométrique et l'angiospasme orthostatique dans la démence précoce, *Thèse*, Paris, 1931.

J. Lautier. Le démembrement de la démence précoce, *Ann. méd.-psychol.*, 1924, 1, 299.

P. Legallais. Les méconnaissances systématiques chez les schizophrènes, *Thèse*, Paris, 1953.

Letrésor. Les troubles vasculaires des membres inférieurs dans la catatonie, *Thèse*, Paris, 1931.

I. Mackensen. Schizophrénie et conscience morale, *Thèse*, Paris, 1950.

W. Malamud et I. Malamud. Socio-psychiatrie de la schizophrénie dans l'armée, *Psychosomat. Méd.*, 1943, **5**, 364.

W. Mayer-Gross. Symptômes primaires et secondaires dans la schizophrénie, *Zschr. Neur.*, 1930, 124, 647-672.

A. Meyer. Conception fondamentale de la démence précoce, *Brit. Med. J.*, 1906, **2**, 757.

A. Meyer. Interprétation dynamique de la démence précoce, *Am. J. Psychol.*, 1910, 21, 385.

A. Meyer. La nature et la conception de la démence précoce, *J. abnorm. Psychol.*, 1910, 5.

A. Meyer. La nature et le concept de démence précoce, *J. abnorm. Psychol.*, 1910, **52**, 74.

A. Meyer. Formulation constructive de la schizophrénie, *Am. J. Psychiat.*, 1922, **78**, 355.

R. Mignot. Les troubles phonétiques dans la démence précoce, *Ann. méd.-psychol.*, 1907.

F. Minkowska. Troubles essentiels de la schizophrénie, Évol. psychiat., *Payot*, édit., Paris, 1925.

E. Minkowski. La schizoïdie et la syntonie de M. Bleuler ; la méthode de Rorschach, etc., *Ann. méd.-psychol.*, 1923, 1.

E. Minkowski. La genèse de la notion de schizophrénie et ses caractères essentiels, *Évol. psychiat.*, 1, 193-236, *Payot*, édit., Paris, 1925.

E. Minkowski. Le temps vécu, *D'Artrais*, édit., Paris, 1932.

Monakov (von) et R. Mourgue. Introduction à la Neurobiologie, 1930.

J. de Mondragon. Le développement de la notion de schizophrénie, *Thèse*, Paris, 1952.

G.E. Morselli. Contribution à la psychopathologie de l'intoxication par la mescaline. Le problème d'une schizophrénie expérimentale, *J. Psychol. norm. path.*, 15 mai-15 juin 1936, **33**, 368-392.

G. de Morsier et F. Morel. Critique de la notion de schizophrénie, *Ann. méd.-psychol.*, 1929, **87**, 2.

M. Müller. Sur les mécanismes de guérison dans la schizophrénie, Berlin, 1930.

A.V. Muralt. La conception psychanalytique de la schizophrénie, *Schweiz. Arch. Neurol. Psych.*, 1924, **14**, 216.

P. Nayrac. La démence paranoïde, *Thèse*, Lille, 1924.

C. Neisser. Sur le symptôme de la verbigération, *Allgem. Zschr. Psych.*, 1890, **46**, 168.

D.E. Nolan. Mécanismes dans certains cas de schizophrénie prolongée, *Am. J. Psychiat.*, 1929, **9**.

H. Nunberg. L'évolution du conflit libidinal dans un cas de schizophrénie, *Intern. Zschr. Psychoanal.*, 1921, **7**.

C. Pascal et Nadal. Le sourire et le rire dans la démence précoce, *J. Psychiat.*, 1910.

Pauker. Les épreuves pharmacodynamiques dans la catatonie, *Thèse*, Paris, 1929.

C.R. Pereyra. Schizophrénie, démence précoce, *El Ateneo*, édit., Buenos Aires, 1943, 150 pages.

C. Pfersdorff. Le groupement des associations verbales, *Mschr. Psychiat.*, 1912, **31**.

Pfersdorff. La schizoplasie, les catégories du langage. Travaux de la clinique psychiatrique de Strasbourg, 1927, **5**, 37.

C. Pfersdorff. Les catégories du langage aphasique et la dissociation schizophrénique, *Ann. méd.-psychol.*, 1935, **2**, 1.

C. Pfersdorff. La dissociation schizophrénique du langage. Travaux de la clinique psychiatrique de Strasbourg, 1936, **11**, 43.

C. Pottier. Les troubles du langage dans les psychoses paranoïdes, *Thèse*, Paris, 1930.

Reboul-Lachaux. Le maniérisme, *Thèse Marseille*, 1922.

W. Rieze et A. Recquet. L'état crépusculaire hystérique (syndrome de Ganser), *Encéphale*, av. 1937, **1**, 209-226.

J. Rogues de Fursac. Les dessins et les écrits des malades mentaux, *Masson*, édit., Paris, 1905.

J. Rouart. Psychose maniaque dépressive et folies discordantes, *Thèse Paris*, 1935.

S. Rousset. Le syndrome moteur catatonique, *Thèse Strasbourg*, 1936.

P. Rubenovitch. Contribution à l'étude de la schizomanie, *Thèse Paris*, 1926.

D. Santenoise. Les troubles neuro-végétatifs dans les maladies mentales, Congrès alién. langue franç., 1938.

P. Schilder. Psychologie de la schizophrénie envisagée d'un point de vue psychanalytique, *Zschr. Neur.*, 1928, 112.

P. Schilder. Introduction à la psychiatrie psychanalytique, *Monogr. Nerv. Ment. Dis.*, 1928, n° 50.

P. Schilder. Psychologie de la schizophrénie, *Psychoanal. Rev.*, juil. 1939, **26**, 380-398.

P. Schilder et N. Sugar. Ce que nous apprennent les troubles schizophréniques du langage, *Zschr. Neur.*, 1926, **104**, 687.

C. Schneider. Contribution à l'étude de la schizophrénie, *Arch. f. Psychiat.*, 1925, **73**, 47 ; *Zschr. Neur.*, 1925, **95**, 623 ; *Mschr. Psych. Neurol.*, 1925, 58.

K. Schneider. La nature et la compréhension du schizophrène, *Zschr. Neur.*, 1925, 99.

M.A. Sechehaye. Journal d'une schizophrène, *Presses univ. France*, édit., Paris, 1950, 140 pages.

MA. Sechehaye. Introduction à une psychothérapie des schizophrènes, *Presses univ. France*, édit., Paris, 1954, 1.

Séglas. Les troubles du langage chez les aliénés, *Ruef*, édit., Paris, 1892.

Séglas. La démence paranoïde, *Ann. méd.-psychol.*, 1900.

P. Sérieux. La démence précoce, *Rev. Psychol.*, juin 1904.

D. Shakow. La nature et la détérioration dans l'état schizophrénique, *Nerv. Ment. Dis. Monograph.*, édit., New York, 1946.

F.M. Shattock. Les manifestations somatiques de la schizophrénie. Étude clinique de leur signification, *J. Ment. Sc.*, janv. 1950, **96**, 32-142.

W. Skalweit. Constitution et processus dans la schizophrénie, *Thieme*, édit., Leipzig, 1934, 58 pages.

W. Skalweit. Revue générale sur la schizophrénie, *Fortschr. Neurol.*, 1937, **9**, 325-353.

A. Storch. Sur la structure psychobiologique de la schizophrénie, *Zschr. Neur.*, 1926, 101.

A. Storch. La question du Dasein du schizophrène, *Schweiz. Arch. Neurol. Psychol.*, 1947, **59**, 330-385.

E. Stransky. Pour la compréhension de la démence précoce, *Zbl. Nervenh.*, 1904, 27.

E. Stransky. La schizophrénie et l'ataxie intrapsychique, *Jb. Psychiat.*, 1914, 36.

H.S. Sullivan. La schizophrénie : ses aspects conservateurs et ses aspects graves, *Am. J. Psychiat.*, 1924, 4, et autres articles de 1925 à 1931 dans la même revue.

Tausk. Sur la genèse des « appareils d'influence » dans la schizophrénie, *Zschr. Psychoanal.*, 1929, **5**, n° 1.

Timmer. Le tempérament schizothyme et cyclothyme de Kretschmer à la lumière des théories des réflexes conditionnels de Pavlov, *Zschr. ges. Neur. Psych.*, 1931, 133.

Toye. Recherches biochimiques sur le LCR des déments précoces, Montpellier, 1935.

K. Tuczek. Analyse du langage d'un catatonique, *Zschr. Neur.*, 1921, 72.

J. Vié. Catatonie-discordance. Noyau fondamental de la démence précoce, *Ann. méd.-psychol.*, déc. 1938, **96**, 789-793.

J. Vié. La discordance, catatonie appliquée, *Ann. méd.-psychol.*, déc. 1938, **96**, 793-802.

J. Vié et P. Rueron. La vieillesse de quelques déments précoces, *Ann. méd.-psychol.*, 1935, **2**, 190-207.

F. Westphal. La notion de schizoïdie et de schizomanie dans ses rapports avec la démence précoce, *Thèse Paris*, 1024, *Vigne*, édit.

W.L. Woods. Études du langage dans la schizophrénie, *J. Nerv. Ment. Dis.*, mars 1938, **87**, 290-316.

J. Wirsch. Sur le contact affectif avec les schizophrènes, *Schweiz. Arch. Neurol. Psych.*, 1936, **37**, 139-148.

K. Zucker. Analyse fonctionnelle de la schizophrénie. (Absence de pensées, sentiment d'importance, hallucinations, sentiment qu'on se rend étranger à son entourage, parler à côté), *Arch. f. Psychiat.*, 1939, **110**, 465-569.

1940年から1954年の最近の研究

P. Abély et C. Feuillet. Les idées délirantes de jalousie dans la démence précoce, *Ann. méd.-psychol.*, 1941, **2**, 79.

X. Abély et B. Lainé. Rétractions tendineuses chez un schizophrène, *Ann. méd.-psychol.*, 1948, **2**, 606-608.

A. Achaintre. La cristallisation schizophrénique, *Thèse Lyon*, 1947.

H. Alexandre. Un cas de perplexité schizophrénique, *J. brasil. Psiquiat.*, 1949, **1**, 87-92.

J. Alliez et J. Cain. Psychasthénies préschizophréniques, *Hygiène ment.*, 1948, 94-99.

E. Altea. Considérations critiques sur l'application du test Tsedek chez les schizophrènes, *Rass. Studi Psich.*, 1952, **41**, 22-27.

A. Angyal. Le processus psychodynamique de la maladie et de la guérison dans un cas de schizophrénie catatonique, *Psychiatry*, mai 1950, **13**, 149-165.

D'Argenio. Sur le syndrome de Ganser, *Rass. Studi Psich.*, 1950, 39, 13-21.

E. Arrunda. Quelques aspects psychopathologiques de la pensée schizophrénique, *Rev. Lat. Amer. Psiq.*, 1952, 3, 33-43.

A. Aschewburmer. Contribution à la question de la réaction schizophrénique, *Zschr. ges. Neur. Psych.*, 1944, 178, 52-63.

R. Bak. Interprétation des symptômes dans un cas de schizophrénie avec maniérisme parakinétique, *Arch. Suisse Neurol. Psychiat.*, 1939, 43, 1-7.

R.C. Bak. Dissolution du moi, maniérisme et délire de grandeur, *J. Nerv. Ment. Dis.*, nov. 1943, 98, 457-463.

E.R. Balken. Recherches psychologiques sur le langage et la pensée des schizophrènes, *J. Psychol.*, oct. 1943, 16, 153-176.

E.R. Balken. Le langage et la pensée schizophréniques d'après les dessins du test d'imagination, *J. psychol.*, oct. 1943, 16, 239-271.

F. Barison. Le problème psychologique de la schizophrénie, *Arch. Psicol. Neurol. Psichiat.*, 1952, 5, 474-487.

F. Barison. Le maniérisme schizophrénique, *Évol. psychiat.*, 1953, 1, 1.

F. Barison. La discordance schizophrénique dans le Rorschach, *Riv. sper. Freniatria*, déc. 1954, 117.

H. Baruk. Psychiatrie médicale (chap. consacré à la pensée schizophrénique et chap. sur les troubles physiologiques de la catatonie et de la schizophrénie), *Masson*, édit., Paris, 1948.

H. Baruk. Précis de psychiatrie : clinique, psychophysiologie, thérapeutique, Collection « Précis médicaux », *Masson*, édit., Paris, 1950, 499 pages.

F. Basaglia. Le monde de l'incompréhensible schizo à travers la Daseinsanalyse, *Giorn. Psich. Neurol.*, 1953, 3.

C.S. Beck. Les six formes de schizophrénie. Modes de réaction chez les enfants et les adultes, *Gardner G.E.*, édit. New York, 1954, 238 pages.

J. Belbey. Démence précoce et schizophrénie : leur séparation, *Ann. méd.-psychol.*, juil. 1949, 107, n° 2, 168-183.

L. Bender. Schizophrénie infantile, *Psychiat. Quart.*, 1953, 27, 663-681.

J. Berze. Un peu d'historique et de critique en contribution à la théorie de la schizophrénie, *Zschr. ges. Neur. Psych.*, 1942, 175, 256.

R. Bessière et J. Fusswerk. L'hypno-analyse dans les états schizophréniques et l'automatisme mental, *Masson*, édit., Paris, 1950.

M. Bigelow. Considérations sur le diagnostic différentiel de la schizophrénie, *Psychiat. Quart.*, 1953, 27, 382-389.

H.R. Blank, O.C. Smith et H. Bruch. Schizophrénie chez un enfant de 4 ans, *Am.J. Psychiat.*, mai 1944, 100, 805-810.

M. Bleuler. Les travaux et les conceptions sur la schizophrénie de 1941 à 1951, *Fortschr. Neurol.*, 1951, 385.

J. Bobon. Introduction historique à l'étude des néologismes et des glossalalies et psychopathologie, *Masson*, édit., Paris, 1952.

J. Bobon. Nouvelles observations de schizoparalexie et schizoparagraphie, *Acta neurol. Psych. belg.*, 1952, 52, 286.

J. Bobon. Une curieuse modalité de discordance verbale. La schizoparalexie et la schizoparagraphie. Les composantes pseudo-ludiques du langage, *Acta neurol. psych. belg.*, 1952, 52, 296.

A. T. Boisen. Le début de la schizophrénie aiguë, *Psychiatry*, mai 1947, 10, 159-166.

G. Böszörmenyi et F. Merei. Problème de la constitution du processus dans la schizophrénie fondé sur le test de Roschach, *Schweiz. Arch. Neurol. Psych.*, 1940, 45, 276-295.

C. Bradley. Le schizophrène dans l'enfance, *Mac Millan*, édit., New York, 1941.

R.W.L. Brunn (von). Stigmates schizophréniques infantiles, *Arch. f. Psychiat.*, 1952, 189,

324-390.

F.N. Bullock, I.W. Clancey et H.H. Fleischhacker. Études sur la schizophrénie, *J. Ment. Sc.*, janv. 1951, **97**, 197-208.

H. Bürger-Prinz. Contribution à la question de la démence précoce infantile, *Nervenarzt*, juil. 1940, **13**, 301-307.

J. Burstin. L'élaboration perceptive dans les états de désagrégation mentale, *Ann. méd.-psychol.*, 1949, **1**, 238.

J. Burstin. La pensée dans les états schizophréniques. I. Le processus, *Ann. méd.-psychol.*, 1951, **2**, 129-165.

Buscaino. Étude des différences biologico-humorales dans les diverses variétés cliniques de la schizophrénie, *Arch. Neurol. Psych.*, 1953, 475-508.

G. Bychowski. Le moi préschizophrénique, *Psychoanal. Quart.*, av. 1947, **16**, 225-233.

M. Cabaleiro Goas. Problèmes actuels des psychoses schizophréniques, *Paz Montulvo*, édit., Madrid, 1953.

J.M. Caldwell. Psychoses schizophréniques. Rapport sur 100 cas dans l'armée des U.S.A., *Am. J. Psychiat.*, mars 1941, **97**, n$^\circ$ 2, 1061-1072.

B. Callieri et A. Semerari. Quelques aspects critiques de l'expérience schizophrénique de fin du monde, *Rass. Studi Psich.*, 1954, **43**, 55-57.

L.S. Chase et S. Silverman. Critères pronostiques de la schizophrénie ; revue critique de la littérature, *Am. J. Psychiatr.*, nov. 1941, **98**, 360-368.

L.S. Chase et S. Silverman. Le pronostic de la schizophrénie ; analyse des critères pronostiques portant sur 150 cas de schizophrénie traités par le métrazol ou l'insuline, *J. Nerv. Ment. Dis.*, nov. 1943, **98**, 464-473.

V. Cima et M. Mericci. La vision des couleurs chez le shizophrène, *Rev. otoneuro-oftalm. Cir. neurol. sud-am.*, 1953.

C. Coen Giordana. Les états dépressifs dans la période initiale de la schizophrénie, *Rass. di Neuropsich.*, 1951, **5**, 175-187.

R.A. Cohen. Traitement de l'anxiété dans un cas de schizophrénie paranoïde, *Psychiatry*, mai 1947, **10**, 143-157.

M. Cohen. Rapport préliminaire sur l'examen oculaire de 323 schizophrène, *Psychiat. Quart.*, 1949, **23**, n$^\circ$ 4, 667-671.

B. Cohen et B.H. Flower. Essai de description systématique des faits cliniques observés dans la « démence précoce » (schizophrénie), *Am. J. Psychiat.*, sept. 1940, **97**, 319-331.

W. Corwin et H. Barry. Pauses respiratoires dans « le rêve éveillé » et dans la schizophrénie, *Am. J. Psychiat*, sept. 1940, **97**, 308-318.

M. Cossio. Quelques cas de schizophrénie périodique, *Rass. Studi psich.*, 1953, **42**, n$^\circ$ 4, 597-619.

L.W. Darrah. Devons-nous faire une différence entre la schizophrénie et la démence précoce ? *J. Nerv. Ment. Dis.*, mars 1940, **91**, 323-328.

D. Davis. Un cas de schizose avec dédoublement de la personnalité, *J. Ment. Sc.*, 1950, **96**, 1008-1014.

J. Delay, J.A. Gendrot et R. Digo. Schizophrénie apparue à la suite d'accès confuso-oniriques périodiques d'origine paludéenne, *Ann. méd.-psychol.*, 1946, **1**, 258.

J. Delay, P. Pichot, I. Roubieff et B. Romanet. Le choc amphétaminique dans la schizophrénie, exploration par le test de Rorschach, *Ann. méd.-psychol.*, 1947, **2**, 575.

J. Delay, P. Pichot, I. Roubieff et B. Romanet. Le test de Rorschach après choc amphétaminique dans le diagnostic des schizophrénies, *Encéphale*, 1948, **37**, 73-98.

J. Delay, P. Deniker et A. Grasset. Métamorphopsie dans un syndrome schizophrénique, *Ann. méd.-psychol.*, oct. 1953, **111**, 2e partie, n$^\circ$3. 343-345.

P. Delmas-Marsalet, Lafon et Faure. Sur les formes pseudo-schizophréniques de la psychasthénie. *Encéphale*, 1942, **1**, 1-12.

N.J. Demerath. La schizophrénie chez les primitifs. États actuel des recherches sociologiques, *Am. J. Phychiat.*, mars 1942, **98**, 703-707.

J. Dequeker. Monographie d'un psychopathe dessinateur. Étude du style, *Thèse*, Toulouse, 1948.

M. Despinoy. Circonstances et signes de début de la schizophrénie, *Thèse*, Lyon, 1948.

H. Deutsch. Formes du trouble émotionnel et des inter-relations avec la schizophrénie, *Psycho-anal. Quart.*, juil. 1942, **11**, 301-321.

D.L. Dmitrijevic. La notion de schizosthénie et son aspect clinique, *Ann. méd.-psychol.*, 1952, **1**, 273-298.

H. Dörries. Epilepsie et schizophrénie, *Nervenarzt*, août 1951, **22**, 290-298.

J. Dublineau et S. Follin. Réflexes conditionnels chez un schizophrène, *Ann. méd.-psychol.*, 1946, **2**, 370.

M.A. Durea. Comparaison de la schizophrénie et de la psychose maniacodépressives du point de vue de la maturité émotionnelle, *J. Nerv. Ment. Dis.*, déc. 1942, **96**, 663-667.

P. Durham Seitz. Corrélations entre un facteur dynamique et le pronostic dans la schizophrénie paranoïde, *Arch. Neurol. Psych.*, 1951, **65**, 604-606.

L. Duss. Critique psychiatrique de l'existentialisme. Expérience existentialiste chez un schizophrène, *Ann. méd.-psychol.*, 1948, **2**, 553.

H. Edelston. Diagnostic différentiel de quelques désordres émotionnels de l'adolescence (en particulier des schizophrénies débutantes), *J. Ment. Sc.*, oct. 1949, **95**, 960-967.

H. Ey. Études psychiatriques, tome II (étude n° 10 sur la catatonie), *Desclée de Brouwer*, édit., Paris, 1950, 69-162.

P. Faergeman. Diagnostic différentiel précoce entre psychoses psychogènes et schizophrénie, *Acta psych. neurol.*, 1946, **21**, 275-279.

C. Faust. Étude catamnétique des schizophrénies paranoïdes. I. Les hallucinoses progressives, *Zschr. ges. Neur. Psych.*, 1941, **172**, 308-394.

G. Ferdière. Les dessins schizophréniques : leurs stéréotypies (vraies ou fausses), *Ann. méd.-psychol.*, 1947, **1**, 95.

G. Ferdière. Le dessinateur schizophrène, *Évol. psychiat.*, 1951, 215-230.

S. Follin. Epilepsie et psychoses discordantes. *Thèse*, Paris, 1941.

F. Fromm-Reichmann. Signification émotionnelle des stéréotypies chez les schizophrènes, *Bull. Forest. San.*, av. 1942, **1**, 17-21.

J. Gabel. Un exemple clinique de rationalisme morbide (le cas François Klein), *Actas luso-españ, Neurol. Psiquiat.*, av. 1949, **8**, 112-119.

G. Gastaldi. Rapports entre la psychasthénie et la schizophrénie. Rapport à la Société italienne de Psychiatrie, mai 1954, in *Lavoro neuropsichiat.*, 1954, 229-358.

W. Gerstocker. Le trouble schizophrénique de la pensée au cours de la sismothérapie, *Arch. f. Psychiat.*, 1949, **183**, 423-468.

U. Giacomo (de). Nosographie de la schizophrénie en rapport avec les thérapeutiques ; insulino-thérapie, acétylcholinothérapie, hyperpyrétothérapie par vaccins, leucotomie préfrontale, *Acta neurol.*, nov.-déc. 1948, **3**, n° 6, 673-706.

D.L. Girard et L.G. Houston. La composition familiale et l'écologie sociale chez les schizophrènes, *Psychiat. Quart.*, 1953, 90-101.

A. Glaus. Mélancolie confuse de Schröder ou schizophrénie, *Schweiz. Arch. Neurol. Psych.*, 1945, **56**, 46.

K. Godstein. La signification des recherches psychologiques dans la schizophrénie, *J. Nerv. Ment. Dis.*, mars 1943, **97**, 261-279.

B.S. Gottlieb. Critères pronostiques dans l'hébéphrénie. L'importance de l'âge, du sexe, de la constitution et de l'état conjugal, *Am. J. Psychiat.*, sept. 1940, **97**, 332-341.

J.S. Gottlieb et J.M. Hope. Valeur pronostique de l'injection intraveineuse de sodium amytal dans les cas de schizophrénie, *Arch. Neurol. Psych.*, juil. 1941, **46**, 86-100.

J.S. Gottlieb, H. Grouse et A.W. Freidinger. Étude psychopsychologique de la schizophrénie et des dépressions. Étude comparative de la tolérance à l'amytal sodium et au sulfate d'amphémaine, *Arch. Neurol. Psych.*, nov.-déc. 1945, **54**, 372-377.

L.N. Gould. Hallucinations auditives et parole muette. Étude objective dans un cas de schizophrénie, *J. Nerv. Ment. Dis.*, mai 1949, **109**, 418-427.

M. Greenblatt et H.C. Solomon. Les lobes frontaux et la schizophrénie, *Springer*, édit., New-York, 1953.

P. Guiraud et E. Wolff. Psychose de conflit ou hébéphrénie ? *Ann. méd.-psychol.*, 1949, **107**, n° 1, 37-41.

L. Hadju-Gimes. L'étiologie de la schizophrénie, *Psychoanalyt. Rev.*, 1940, **27**, 421.

C. Haffter. Psychopathologie de la schizophrénie, *Schweiz. Arch. Neurol. Psych.*, 1945, **56**, 54.

C. Haffter. Obésité dysplasique chez les schizophrènes, *Schweiz. Arch. Neurol. Psych.*, 1945, **55**, 255.

H. Hafner et S. Wieser. Étude analytique des facteurs déterminant la genèse formelle des types spécifiques de schizophrénie, *Arch. f. Psychiat.*, 1953, **190**, n° 5, 394-428.

K. Hall et I. Crookes. Étude sur l'affaiblissement de l'aptitude à apprendre chez les schizophrènes et dans les psychoses organiques, *J. Ment. Sc.*, 1951, **97**, 725-737.

L. Halpern. L'électrochoc, auxiliaire du diagnostic de la schizophrénie, *Mschr. Psych. Neurol.*, 1949, **118**, 61-64.

R.E. Hemphill et E. Stengel. Au sujet d'une réaction psychotique spécifique des schizophrènes à une maladie physique, *J. Ment. Sc.*, sept. 1940, **86**, 790-798.

Heuyer et Rouault de la Vigne. Démence précoce à manifestation tardive, *Ann. méd.-spcychol.*, 1944, **1**, 264.

G. Heuyer, R. Leroy, S. Lebovici et R. Diatkine. Le désir de perfection au début de la démence précoce, *Ann. méd.-psychol.*, 1946, **2**, 158.

P.H. Hoch. Interrelations cliniques et biologiques entre la schizophrénie et l'épilepsie, *Am. J. Psychiat.*, janv. 1943, **99**, 507-512.

A. Hoffer, H. Osmond et J. Smythies. La schizophrénie : nouvelles recherches. II. Résultat d'une année de recherches, *J. Ment. Sc.*, 1954, **100**, 29-45.

A. Hollingshead et G. Redlich. Schizophrénie et structure sociale, *Am. J. Psychiat.*, 1954, **120**, 695-701.

P. Huston et D. Shakow. Les possibilités d'acquisition chez les schizophrènes, *Am. J. Psychiat.*, 1949, **105**, 881.

G. Ishida. Le signe du miroir, *Fol. Psychiat. Neurol.* Japon, 1954, **8**, 1-6.

H. Jantz. Schizophrénie et suicide, *Nervenarzt*, 1951, **126**.

R.L. Jenskins. Nature du processus schizophrénique, *Arch. Neurol. Psych.*, 1950, **64**, n° 2, 243-262.

S. Jouannais. Forme hébéphréno-catatonique. Adaptation au milieu osilaire, *Ann. méd.-psychol.*, 1943, **2**, 112.

L. Kanner. Problèmes nosologiques et psychodynamiques de l'autisme infantile précoce, *Am. J. Orthopsychiat.*, juil. 1949, **19**, 416-426.

O. Kant. Les rêves des schizophrènes, *J. Nerv. Ment. Dis.*, mars 1942, **95**, 335-347.

O. Kant. « Rire immotivé » et « niaiserie » dans la schizophrénie, *J. abnorm. Soc. Psychol.*, juil. 1942, **37**, 398-402.

O. Kant. L'évaluation du critère pronostique dans la schizophrénie, *J. Nerv. Ment. Dis.*, déc. 1944, **100**, 598-605.

O. Kant. Le problème de la précipitation psychogénique dans la schizophrénie, *Psychiat. Quart.*, 1942, **16**, 341.

R. Kantov, J. Wallner et C. Winder. Processus et réaction schizophréniques, *J. Consult. Psychol.*, 1953, 157-162.

H. Kaplan. La réaction schizophrénique et ses traits psychopathiques. Caractéristiques cliniques et réponse au traitement, *Arch. Neurol. Psych.*, 1952, **68**, 258-265.

B. Karpman. Fantasmes hébéphréniques ; leurs relations avec deux tendances criminelles fondamentales : l'inceste et le parricide, *J. Nerv. Ment. Dis.*, nov. 1944, **100**, 480-506.

B. Karpman. Vie onirique dans un cas d'hébéphrénie, *Psychiat. Quart.*, 1953, 262-316.

J.S. Kasanin. Racines évolutives de la schizophrénie, *Am. J. Psychiat.*, mai 1945, **101**, 770-776.

L. Kerschbaumer. La poésie dans la schizophrénie et dans d'autres psychoses, *J. Nerv. Ment. Dis.*, 1940, **91**, 141-156.

L. Kerschbaumer. Malformations chez les schizophrènes et les schizoïdes, *J. Nerv. Ment. Dis.*, av. 1943, **97**, 421-422.

L. Kerschbaumer. Un schizophrène vu par lui-même, *J. Nerv. Ment. Dis.*, janv. 1945, **101**, 65-66.

W. Klages. La somatognosie chez les malades atteints de lésions thalamiques et chez les schizophrènes (étude comparée psychopathologique), *Arch. f. Psychiat.*, 1954, **192**, n°2, 130-142 (Bibliogr.).

N. Kline et A. Tenney. Facteurs constitutionnels dans le pronostic de la schizophrénie, *Am. J. Psychiat.*, 1950, **107**, 434-441.

G. Kloos. Le sens de l'humour chez le schizophrène : étude psychologique et psychopathologique, *Zschr. ges. Neur. Psych.*, 1941, **172**, 536-577.

H. Kühn. Sur les troubles des sentiments de sympathie chez les schizophrènes, *Zschr. ges. Neur. Psych.*, 1942, **174**, 418.

Laignel-Lavastine, Minkowska, Bouvet et Neveu. Le test de Rorschach et la psychopathologie de la schizophrénie. XLIIIe Congrès des Médecins aliénistes et neurologistes de France et des pays de langue française, Montpellier, 1942.

Laignel-Lavastine, Mignot et Talairach. Conduite paranoïaque et début d'une schizophrénie chez un encéphalitique, *Ann. méd.-psychol.*, 1942, **2**, 280.

S. Lamponi. La vision stéréoscopique chez les schizophrènes, *Acta neurol.* (Naples), 1949, **4**, 523-526.

G. Langfeldt. Le diagnostic de schizophrénie, *Am. J. Psychiat.*, 1951, **108**, 123-125.

S. Lebovici. Contribution à l'étude nosologique et psychopathologique de la schizophrénie infantile, *Évol. psychiat.*, 1949, 329-352.

P. Le Gallais. Les méconnaissances systématiques chez les schizophrènes, *Thèse*, Paris, 1953.

H. Leulier. A propos d'un comportement névrotique d'allure schizophrénique, *Évol. psychiat.*, 1949, 365-382.

L.S. Levine. Le Wechsler dans le diagnostic de la schizophrénie, *Am. Psychol.*, 1948, **3**, 345 et *J. Consult. Psychol.*, 1949, **13**, 28-31.

J.M. Levy. Contribution à l'étude des psychoses schizophréniques atypiques avec manifestations maniaques, *Arq. Neuro. Psiq.*, 1950, 65-72.

R. Lidz et I. Lidz. L'environnement familial des schizophrènes, *Am. J. Psychiat.*, 1949, **106**, 322-345.

G. Lo Cascio. Les rapports de la psychasthénie et de la schizophrénie. Rapport à la Société italienne de Psychiatrie, mai 1954, *Lavoro neuropsichiat.*, 1954, 191-298.

J. Lutz. La schizophrénie dans l'enfance, *Schweiz. Arch. Neurol. Psych.*, 1937, **39**, 335 et 340, 141.

N. Mace, S. Koff, J. Chelnek et S. Garfield. Problèmes diagnostiques au cours des schizophrénies débutantes, *J. Nerv. Ment. Dis.*, 1949, **110**, 336-346.

I. Mackensen. Schizophrénie et conscience morale, *Thèse*, Paris, 1950.

D. Mc Kinney. Problèmes du Soi à la lumière de la psychopathologie de la schizophrénie, *Psychiatry*, 1951, **14**, 331-340.

A. Magaret et M. Simpson. Comparaison de deux mesures de détérioration chez les psychotiques, *Am. Psychol.*, 1947 et *J. Consult. psychol.*, 1948.

L. Marchand, S. Follin et J. Ajuriaguerra (de). Epilepsie et d émence paranoïde, *Ann. méd.-psychol.*, 1945, 1, 30.

J.V. May. Le problème de la démence précoce. Schizophrénie, *Am. J. Psychiat.*, 1931, 88, 400-446.

P.R.A. May. Les anomalies pupillaires chez les schizophrènes et durant l'effort musculaire. *J. Ment. Sc.*, janv. 1948, 94, 89-98.

W. Mayer-Gross et N.P. Moore. Nouvelles acquisitions dans le domaine de la psychiatrie; schizophrénie, *J. Ment. Sc.*, janv. 1944, 90, 231-255.

A.L.N. Melo (de). Phénoménologie de la schizophrénie (contribution à la classification des symptômes), *J. brasil. Psiq.*, 1951, 1, 74-92.

Mendonça-Uchôa (Darey de). Névroses préschizophrénique (2 cas), *Arquiv. Servicio Psiquopath. Sao Paulo*, 1940, 77, 96.

G. Meyer, K. Leonhard et Kleist. Étude catamnétique des schizophrénies paranoïdes. IV. La démence paranoïde, *Zschr. ges. Neur. Psych.*, 1944, 177, 114.

A. Meyerson. Scrutation, anxiété sociale et trouble intérieur dans les relations interhumaines des schizophrénies, *Am. J. Psychiat.*, 1948, 105, 401.

L. Michaux, H.M. Gallot et A. Courchet. Délire primitif d'auto-accusation à évolution schizophrénique, *Ann. méd.-psychol.*, 1947, 1, 305.

W.R. Miller. Les relations entre la schizophrénie débutante et les névroses, *Am. J. Psychiat.*, 1940, 96, 889.

C.W. Miller. Facteurs affectant le pronostic des désordres paranoïdes, *J.Nerv. Ment. Dis.*, mai 1942, 95, 580-588.

E. Minkowski. Rationalisme morbide et schéma corporel, *Ann. méd.-psychol.*, 1949, 2, 216.

E. Minkowski. A propos de la schizophrénie infantile, *Ann. méd.-psychol.*, 1949, 2, 61.

C. Modonesi. Les formes schizophréniques avec manifestations dépressives, *Rass. Studi Psich.*, 1952, 873.

J. (de) Mondragon. Le développement de la section de schizophrénie, *Thèse*, Paris, 1952.

C. Müller. Le passage de la névrose obsessionnelle à la schizophrénie à la lumière de la catamnèse, *Schweiz. Arch. Neurol. Psych.*, 1953, 72, 218-225.

A. Myerson. La névrose d'angoisse sociale : ses relations possibles avec la schizophrénie, *Am. J. Psychiat.*, sept. 1944, 101, 149-156.

J. Naumarello. La schizoïdie, *J. Nerv. Ment. Dis.*, 1953, 118, 237-249.

J.M. Nielsen. La pathologie fondamentale de la schizophrénie, *J. Nerv. Ment. Dis.*, 1948, 107, n° 4, 340-357.

J.M. Nielsen et G. Thompson. Les syndromes schizophréniques, réactions de frustration, *Am. J. Psychiat.*, 1948, 104, 771.

C. Nielsen. L'enfance des schizophrènes, *Acta neurol. psych. scand.*, 1954, 281-290.

S. Nobile et M. Agata. Analyse du langage dans un cas de schizophrénie, *Riv. sper. Freniatria*, 1950, 74, 393-414.

D. Nolle. Manifestations hystériques dans la schizophrénie, *Psychiatry*, 1951, 14, 153-161.

J.P. Norman. Mise en évidence et valeur clinique de l'homosexualité dans 100 cas non analysés de démence précoce, *J. Nerv. Ment. Dis.*, mai 1948, 107, n° 5, 484-489.

G. Oggioni. La ressemblance clinique de l'hystérie et de la schizophrénie, *Riv. sper. di freniat.*, 1944, 68, 62-69.

R.L. Osborne. Paléophrénie : réévaluation du concept de schizophrénie, *J. Ment. Sc.*, 1940, 1078-1085.

H. Osmond et J. Smythies. Nouvelle approche de la schizophrénie, *J. Ment. Sc.*, 1952, 98, 309-315.

G. Padovani. Rapports de la schizophrénie et de la psychasthénie. Aspects biologiques.

Rapport à la Société italienne de Psychiatrie, mai 1954, in *Lavoro Neuropsichiat.*, 1954, 359-410.

Pages et Sivadon. A propos d'un cas de pseudo-schizophasie, *Ann. méd.-psychol.*, 1942, **2**, 323.

P. Paladini. Équivalents autistiques dans la schizophrénie, *Acta neurol.* (Naples), 1949, 39-43.

P. Parin. Les anomalies de l'état nutritionnel chez les schizophrènes, *Schweiz. Arch. Neurol. Psych.*, 1953, **72**, 231-243.

H.A. Paskind et M. Brown. Psychoses schizophréniformes survenant à l'occasion d'un choc émotionnel et se terminant par la guérison, *Am. J. Psychiat.*, 1940, **96**, n° 2, 1379-1388.

R.M. Patterson et T.W. Zeigler. Rang dans la fratrie et schizophrénie, *Am. J. Psychiat.*, nov. 1941, **98**, 455-458.

Pauleikhoff. Statistique sur la fréquence et les thèmes de l'invasion délirante chez les schizophrènes, *Arch. Psych. Zschr. Neur.*, 1954, **191**, 341-350.

C.R. Pereyra. La schizophrénie, démence précoce, *El Ateneo*, édit., Buenos Aires, 1943, 150 pages.

P. Polatin et P. Hoch. Évaluation diagnostique du début de la schizophrénie, *J. Nerv. Ment. Dis.*, mars 1947, **105**, 221-230.

C. Poli. Schizophrénie et démence précoce, *Lavoro neuro-psich.*, 1947, 3-22.

O. Pötzl. Sur les problèmes des idées délirantes du métabolisme sexuel chez les schizophrènes, *Zschr. Psychotherap. Med. Psychol.*, 1951, 221-227.

M. Raclot. La détérioration mentale dans les psychoses, *Thèse*, Paris, 1954.

T. Raphaël et L.E. Himler. Psychoses schizophréniques et paranoïdes parmi les étudiants des collèges, *Am. J. Psychiat.*, janv. 1944, **100**, 443-451.

P. Riese. Les processus de guérison dans la schizophrénie, *J. Nerv. Ment. Dis.*, 1948, **108**, 304.

M. Rinkel, H.J. de Shon, R.W. Hyde et H.C. Salomon. Symptômes schizophréniformes expérimentaux, *Am. J. Psychiat.*, fév. 1952, **108**, 572-578.

H.S. Ripley et S. Wolf. Étude à long terme des réactions schizophréniques. Rapport préliminaire, *Am. J. Psychiat.*, 1951, **108**, 409-416.

A.C. Ripola. La démence infantile de Heller, *Riv. sper. di Freniat.*, 1952, **76**, 211-217.

C.E. Roberti. L'évolution du concept de schizophrénie, *Riv. patol. nerv. ment.*, 1946, **67**, 23-27.

E.H. Rodnick et D. Shakow. Classification des schizophrènes établie d'après l'index composite du temps de réaction, *Am. J. Psychiat.*, juil. 1940, **97**, n° 1, 214-225.

M. Rost. Le test de Wartegg-Zeichen chez les schizophrènes, *Arch. f. Psychiat.*, 1952, **189**, 251-278.

H. Runge. Contribution à l'étude du pronostic de la schizophrénie, *Nervenarzt*, 1942, 151.

C. Rupp et E.K. Fletcher. Étude sur cinq à dix ans d'évolution de 641 cas de schizophrénie, *Am. J. Psychiat.*, janv. 1940, **96**, n° 2, 877-888.

W.S. Saddler. Psychiatrie moderne, *Mosby*, édit. Washington, 1945, 896 pages.

J.M. Schneck. La pycnolepsie, incident fréquent dans la schizophrénie, *J. Nerv. Ment. Dis.*, sept. 1945, **102**, 276-279.

F.M. Shattock. Les manifestations somatiques de la schizophrénie. Étude clinique de leur signification, *J. Ment. Sc.*, janv. 1950, **96**, 32-142.

H. Schultze-Hencke. Le problème de la schizophrénie, *Thieme*, édit., Stuttgart, 1952.

J. Schurmans. A propos de la schizophrénie chez l'enfant, *Acta neurol. psych. belg.*, août 1952, **52**, 435-460.

M. Sechehaye. Le journal d'une schizophrène, *Presses univ. France*, édit., Paris, 1950, **1**, 138 pages.

M. Sechehaye. Introduction à une psychothérapie des schizophrènes, *Presses univ. France*, édit., Paris, 1954, 1.

D. Shakow. Nature des détériorations dans l'état de schizophrénie, *Nerv. Ment. Dis. Monographs,* édit., New-York, 1946.

L.R. Sillman. La dynamique de la schizophrénie, *J. Nerv. Ment. Dis.,* fév. 1947, **105**, 61-72.

P. Sivadon et J.L. Beaudouin. Le dogmatisme alimentaire hébéphrénique, *Ann. méd.-psychol.,* 1945, **1**, 332.

P. Sivadon, S. Follin et R. Angelergues. Schizophrénie et arriération affective: intrication des facteurs pathologiques, *Ann. méd. -psychol.* 1949, **2**, 191-194.

P. Sivadon, S. Follin et B. Ridoux. Schizophrénie et arriération affective : rôle des événements vécus, *Ann. méd.-psychol.,* 1949, **1**, 364-366.

J.R. Smythies. La « ligne de base » de la schizophrénie. I. Les troubles visuels, *Am. J. Psychiat.,* 1953, **110**, 200-204.

C. Stein. Les débuts de la schizophrénie (données de la clinique infantile), *Évol. psychiat.,* 1954, n° 4.

E. Stengel. Étude de quelques aspects cliniques des relations entre la névrose obsessionnelle et des types de réactions psychotiques, *J. Ment. Sc.,* av. 1945, **91**, 166-167.

A. Storch. La question du « Dasein » des schizophrènes, *Schweiz. Arch. Neurol. Psych.,* 1947, **59**, 330-385.

R. Thiele. Psychose symptomatique de caractère « schizoforme », consécutive à une urémie, *Nervenarzt,* juil. 1947, **18**, 313-318.

I. Tietze. Étude sur les mères des schizophrènes, *Psychiatry,* 1949, **12**, 55-60.

M. Tramer. Catamnèses de quelques inventeurs schizophrènes, *Schweiz. Arch. Neurol. Psych.,* 1945, **55**, n°1, 175-184.

P. Vela (de la). Considérations sur les complexes symptomatiques schizophréniques en psychiatrie, *Actas luso-españ. Neurol. Psiquiat.,* av. 1949, **8**, 98-111.

L.S. Vigotsky. La pensée dans la schizophrénie, *Arch. Neurol. Psych.,* 1934, **31**, 1062-1077.

V. Vujic et K. Levi. Les images consécutives et les troubles optiques dans la schizophrénie, *Ann. méd.-psychol.,* fév. 1940, **98**, 1re partie, 140-145.

C. Wahl. Les antécédents dans l'histoire familiale de 392 schizophrènes, *Am. J. Psychiat.,* 1954, **110**, 668-676.

U. Mankel et H. Lewrenz. Sur le phénomène des séries comme trouble de la pensée schizophrénique. *Arch. f. Psychiat.,* 1952, **189**, 181-191.

A.C. Washburne et E.R. Hodgson. Nevroses de régression et schizophrénie, *Am. J. Psychiat.,* 1941, **97**, n° 2, 1072-1085.

G.G. Wendt et W. Zell. Schizophrénie et empreintes digitales, *Arch. f. Psychiat.,* 1951, **186**, 456-463.

J.C. Whitehorn et G.K. Zipf. Le langage schizophrénique, *Arch. Neurol. Psych.,* 1943, **49**, 8-31.

K. Wilmanns. Sur les meurtres dans la phase prodromique de la schizophrénie, *Zschr. ges. Neurol. Psych.,* 1940, **170**, 583-661.

K. Wilmanns. Prise de position au sujet des critiques de mon article « Sur le meurtre à la période prodromique de la schizophrénie », *Zschr. ges. Neur. Psych.,* 1942, **174**, 460.

W. Winkler. Sur la notion d'anachorèse du moi dans l'expérience schizophrénique, *Arch. Psychiat. Zschr. Neur.,* 1954, **192**, 234-240.

W.L. Woods. Études sur le langage dans la schizophrénie, *J. Nerv. Ment. Dis.,* mars 1938, **87**, 290-316.

J. Wyrsch. Les états schizophréniques aigus, leur organisation psychopathologique et leur importance pratique, *In* « Neurologie, Psychiatrie, Psychologie und ihre Grenzgebiete », *Karger,* édit., Bâle, 1937, 79 pages.

XVII
1955年

統合失調症グループと慢性妄想病グループとの構造的関係に関する結論

　さて，精神病の臨床と病因論の中心部分に目を向けるときがきた。
　私たちは，「統合失調症」と「慢性妄想病」という2つの種を，1つの属（「人格のヴェザニー性組織化」の属）を構成するものとして同じ項目に位置づけたことを思い起こしていただきたい。この属に所属していることによって，これらの違った病型の類似性と相違性が明らかにされるはずである。
　この属は妄想性ヴェザニーである「妄想性疾患」のグループを形成する。このことは，これまで解説する以前には議論の余地があるように見えたが，今やはっきりしたはずである：それは，この属の公分母となるのが妄想組織であるということである。事実，「統合失調症」が妄想的でないということはあり得ない。正確にいって，それを規定するものが「自閉症的不調和」であるとすれば，統合失調症患者はすべて，多かれ少なかれ妄想的である。
　一方，この2つの種を区別する（フランス学派）か，または混同する（外国の学派）従来の2つの立場もまた，私たちには容認できないように思われる。人間の疎外（私たちは今やこれをよりよく理解できる）が起こるのは，様々な道をたどって，発生過程の複雑性そのものと人間の複雑性そのものとに同時に由来する様々な構造形態が作用することによる。
　それゆえここでは，人格のヴェザニー性ないしは妄想性組織化を結びつけ多様化する病因論的関係をどのように理解すればよいのか考察しよう。
　私たちの精神病に対する一般的概念の基本原則に従って，「妄想性疾患」はジャクソンとブロイラーに共通している2つの同じ原理に沿ってとらえられるべきである。さらにそれはブロイラーの精神分裂病の種に見事に適応された原理でもある。あらゆる慢性妄想病は器質的過程に二次的に発生するものであり，心的生活の進化と構造を変化させる。人格のヴェザニー性組織はすべて人格を疎外し妄想的にする病的存在形態である。
　器質的過程，身体性（妄想を遺伝 - 体質的奇形または神経 - 生命維持機能の後天性の組織解体に根付かせること）は自明である。なぜなら妄想の現象学的分析によって，妄想は人間関係の特異的な病理学的疾患として，心理学的相互作用の「溝から外れた」

ものであることが明らかにされているからである。
　この観点を裏づける事実には３つのグループがある：
　a）妄想性疾患の３つの種の遺伝‐家族的相互関係とそれ以外の形の精神病の遺伝‐家族相互関係の重要性，これが決定的に後天的なものと考え得る事実である（参照：**精神医学における遺伝**，H・エー，H・デュシェーヌ共著，ボンヌヴァル研究会のC・R，1950年，およびフォン・エコノモ（1915年および1922年），H・ホフマン（1922年），ケーラーとクレッチマー（1924年），コッレ（1927年），O・ホフマン（1940年）などによる特別研究）。
　b）これらの妄想性およびヴェザニー性疾患グループと，特に周期性躁‐うつ病などのような経過をたどる特定の精神病との類似性（グリージンガー，アングラーデ，ラランヌ，シュペフト，クライスト，ベッシェール，エワルド，G・プティ，カプグラ，など）。
　c）特に統合失調症(スキゾフレニー)という種を規定する欠陥性傾向は，妄想過程の現象において様々な程度，様々な形で認められる。これは，次に述べるように，人格の陰性構造と陽性反応の結合の様々な様式であり，他の様々な慢性妄想性疾患の種との関係から一つのものとしてまとめることができる。
　今ここで強調したいことは，確かに，器質的過程と患者ごとの固有な反応の様式は，それらの「構造」の相互作用によって成立し，意識の構造解体，人格の変形，妄想作用による反応様式による影響が混合しているということである。その結果，この人格の組織解体を示すヴェザニー性精神病の属においては，統合失調症(スキゾフレニー)も慢性妄想病も構造上次のような特徴があると考えられる：
　1）統合失調症(スキゾフレニー)のグループは，人格の不調和と分裂という**陰性構造**優位の型を示す。このグループでは**陽性構造**として，一次性妄想体験および侵入不可能な自閉症的世界の構築がみられる。一般に，多少とも顕著な欠陥型へと進行し，徐々に外界に対して心を閉ざす。これは本質的には崩壊の構造と関係する。
　2）慢性妄想病のグループの特徴は崩壊の欠如，陰性構造からの顕著な隔たり，退行傾向，陽性構造を有し，これらは進行する傾向（J.-P.ファルレが指摘したように，妄想が妄想を呼ぶ妄想作用）がある。陽性構造は実際には次の２つの精神病型を決定する：
　a）空想妄想（パラフレニー）のサブ・グループの特徴は，人格と妄想世界に支えられているシステムに神話が入り混って，膨大な量の空想の形を生むことである。
　b）体系妄想（パラノイア）のサブ・グループの特徴は，系統的虚構を生み，それが患者の人格や妄想世界に残存するシステムと一体をなすということである。
　私たちの考えでは,以上が症状や推測機構あるいは人工的な機構ではなくて，「妄想」という**意味**そのものに基づいた分類の最も深い意味である。妄想は，自分自身に閉じこもる存在の自己愛的根源に遡る（統合失調症(スキゾフレニー)）か，その存在が自分の「超現実」を構成する神話として花開く（パラフレニー）か，誤った現実を作り上げるために理性という形を借用する（パラノイア）かに従っている，一つの想像的実存形態なのであって,存在と現実と「他者の世界での在り方」の**組織解体**による。その点で統合失調症(スキゾフレニー)や慢性妄想病という名のもとに，私たちが考察してきたこうした多様な「ヴェザニー性人格」の型は，まさしく**精神疎外**の中心にある。

XVIII
1956年

クレペリン生誕百周年を迎えてドイツ学派における「内因性精神病」の問題[1]

　エミール・クレペリンは，疾病単位の古典的精神医学の真の創始者である。これは彼の輝かしい功績である。この50年来，彼の「系統的」疾病学は，多くの臨床家には余りにも厳密で偏狭すぎると感じられたとしても，臨床研究の原型であり，時間をかけた詳細な観察のモデルである。すなわち，フランスの多くの偉大な臨床家が要求してやまない優れた特性を備えている。その点で，クレペリンは最大級の賛辞に値する。

　「狂気」の概念は，人間が根本的に病んでいるということ，人間そのものの奥底まで病んでいること，自分自身の個性の欠陥あるいは奇形によること，などを言い表そうとしている。この概念の変遷は，とどのつまり，精神医学，人間学，形而上学の実質のすべてを構成している。なぜならば，この考え方は自らの存在，自由，価値を前にした人間の不安の表現でもあるからである。いずれにせよ，この狂気の概念は，科学としての精神医学がそれをめぐって発達し成立してきた軸である。

　したがってエミール・クレペリンのように傑出した臨床家が「精神病」の一覧表を作成しようとした場合，きわめて系統だった博物学者の場合と同様に，もろもろの型の「純粋性」という考え方そのものが必要であると考えたとしても驚くにはあたらない。そのときから「疾病単位」の精神医学と呼ばれたものは，彼にしてみれば，発症，症状，進行において独立した種として構成されている，それぞれの精神病が引き起こす逸脱の一覧表にすぎなくなった。クレペリンの二大疾病単位（躁うつ精神病または循環症‐早発性痴呆をそれぞれ孤立させて，いわば一方を他方に対立させた）は，精神異常の中で最も典型的な病型としてはっきりした特徴がある限り，これらの精神疾患のうちで最も純粋なものである。確かに，**典型性**および**純粋性**こそがこの「系統性」[2]という言葉の意味する2つの概念であり，分類の原則として病種の絶対的独立性が要請される。ところで，この「絶対性」，「純粋性」，「典型性」は，抽象的概念でないとすれば，人間の種と変異の構成，すなわち行き着くところ，存在の遺伝子構造に過ぎなくなるだろう。

*
*　　*

　クレペリンの後継者，K・コッレ教授が，1954年11月11日に開催された医師会とミュンヘン神経精神医学会の会議で，厳密かつ簡潔にこれらの必要性を訴えたことは，むしろ当然であり非常に重要なことである。この会議のテキストは，「**内因性精神病。精神医学のデルフォイの神託**」というタイトルの小冊子として出版された。巻頭言は，討議されたこの主題について，その調子の激しさを弁明するかのようである。事実これは，50年来，精神力動学派によって粉砕され，治療の有効性が疑問視され，悪評をきわめたクレペリンの「疾病分類学」を弁護するものである。そこで，K・コッレは，その酷評のすべてについて明らかにしようとしたことは，内因性精神病を単なる症状にすぎぬ身体障害や精神病性障害に還元しようとする理論も，ショック療法も，精神分析も，より一般的に精神医学という科学の「進歩」も，クレペリンの疾病単位という一枚岩を打破れなかったということである。K・コッレが討議の資料にした統合失調症（スキゾフレニー），あるいは厳密に言えば早発性痴呆の自然寛解や治療寛解の統計は，きわめて興味深いものであった。ただし，彼の述べるように（p.20），この疾患がビンスワンガーの提唱したブロイラー病という名称よりも，クレペリン病の方が適切であるという条件付きである…　確かに，神秘を前にした満たされぬ心の中で，その釈明を見出せそうもないという否定的な「満足」については言いたいことが山ほどあったであろう（精神医学のデルフォイの神託）。実際，私はこのような偶像崇拝についてたとえそれが真実であるとしても，残念ながら「**我慢あるいは満足 se contenter**」（この言葉には2つの意味があり，その両方の意味）ことはできそうもない。大精神病（「真の」精神病と呼びたいのならそれでも構わない）は，人間そのものの中に，疎外された人間存在の中に，奥深く根ざしているので，月並みな現代人の理解を超えて，より強固かつ不変な形として現れるのである。この観点からすると，クレペリンへの回帰も不当なものではないし，また同様にこの非難は，私自身にも当てはまると感じている…　科学はこのような回帰なくしては成立しない。

　この内因性精神病に対するドイツ臨床学派の立場は，フランス学派にとっても驚くべきことではないだろう。私たちは，クレペリンが歴史的に[3]モレルとマニャンの間に位置することを無視することはできない。さらにいえば，**体質性精神病**の概念（デュプレ・ド・フルリー，アシル・デルマなど）そのものは，フランスでは十九世紀初期に顕著な発展を遂げたのであった —— ここで私は1933年にリモージュで述べたことを繰り返すが —— 体質性精神病概念はフランスであまりに猛威をふるったので，K・コッレのとった立場はわが国で未だに強い反響を引き起こしている…

　私の立場からすると，この古い概念に留まりたいとは思わない。なぜならばこの概念は議論の余地のない経験に基づいた真実があるということ，すなわちすべての**慢性精神病は人格の組織化の形態である**ということである。実際，すべての「真の狂気」の根源的な人間学とはこのようなものである。これこそが問題である。しかし，私たちは，この事実を神秘なものに，すなわち絶対無条件の欠陥性という深遠な神秘に仕立て上げて，再び自分自身を欺いて満足していることなどできるはずもなかろう。

　　　　　　＊
　　　　＊　　＊

　狂気に体質的な原因を探そうとすると嫌悪されるが，それは精神医学を成り立たせているものに対する偏見である。しかし，精神疾患に身体の病を認めるのを拒否したのは中世の悪魔研究ばかりではない…当時，人々はすべて，狂気とは魂の病でしかありえず，したがって身体的疾患とは何の関係もないかほとんど関係がないと考えていた。「精神の治療術 Seeleheilkunde」を支配した魂の病，これこそが，事実，精神医学の考え方の歴史を通じてライトモティーフとして繰り返し現れる狂気の概念である。

　この「叙事詩」は，ヤコブ・ウィルシュがその著書の「**内因性精神病の歴史と意義**」の第一部で，壮麗にその歴史を描いている。私たちは，彼の幅広い学識と精神医学史の完璧な知識のおかげで，古代の様々な考え方や理論や分類の迷宮の中でひとつの概念をつかむことができる。その概念は，一貫性があるので，しっかりつかむことのできるアリアドネの糸となる。ウィルシュの語るところでは，医師，大衆の言語，詩人は，常に，純粋な，あるいは真の狂気か，単なる症状性の狂気かを区別する必要性，リア王の「外因性の」狂気と，統合失調症患者のオフィリアの「内因性の」狂気を区別する必要性を感じていた…

　分類の試みという点からすると，次のように考えることができる。十九世紀の「身体論者 somatistes」も「精神論者 psychistes」も同じように単一精神病（H・ノイマンの Einheitspsychose）の考え方を次第に否定するにつれて，科学的精神医学にとっての対象に必要な区別の根拠として，独立した種，疾病単位という考え方が，すなわち，真の精神病が要請されることになった。

　同様に，ヤコビやフリードライヒの身体論学派と，ハインロートやイデラーの精神論学派とに分裂した議論を検討すると，グリージンガーの器質的精神病という古典体系は，当然，精神の病理は純粋な身体的疾患には還元できないということを前提としており，精神の病理は心的存在の基本的腐敗である「遺残 rest」あるいは「根生 radical」を前提とすべきであるということに気づくのである。

　心的生活が，「実体」すなわちアリストテレスのいう言葉の意味での形態として理解されようと，あるいはハインロートとフリードライヒが論争で得た（そしてその統合は当時グロースによって実現された）人間学でいう生命の原理として理解されようと，狂気の諸々の形を人間の**人間的**自由，運命の病的様式として定義し分類することでは全員が一致している。ところが，こうした考え方は，マイネルトやウェルニッケが試みたような，脳機能の病理学に基づく精神医学の考え方には馴染まないのである。

　こうしてウィルシュの達した結論は，十九世紀ドイツ精神医学の一種の「粗野な」見地からすると，内因性精神病，すなわち，心的存在が構造的に変形するか破綻をきたす精神病形態では，自我の変化が必要不可欠であるということである。確かに，「一般に流布している」考え方がそこにあり，また精神分析医 ── 特におそらくは深層心理学の専門家の中でも最も浅薄な人々 ── が台無しにしてしまった考え方がそこにある。しかし，ウィルシュは簡便な考え方に止まらないで，著作第6章では，この小さな言葉「**自我 Moi**」の解釈を行っている。すなわち，**自我**は，固有の価値体系の歴史

的構成物として，そのひとの精神的経験の主体代理人sujet agent（V・ヴァイツゼッカーに言わせれば，人間的組織のゲシュタルトクライスGestaltkreisにかかわる主体）と混同できないことを示している。「巻き添えにされる自我」とは，いわば非超越論的に言えば，経験の主観的特性である自我である（自我 - 指標 Ich Merkmal）。

しかし，ここで私は，深奥なドイツ精神医学特有の，「外因的」体験と「内因的」体験を可能な限り根本的に分離することを目的とした，いささか不自然な分析を行う学者にはついていけないことを告白しなければならないが — ウィルシュが言うには，影響妄想と二重人格妄想を体験する自我活動の基本的障害（G・ド・クレランボーの精神自動症候群）を，たとえば中毒性感染症患者や，事故や実験による中毒患者の離人症とを純粋かつ単純に混同することは論外であろう。こう考えると，不純物から純粋なものを取り出すように，内因性と外因性を区別しようとする，このドイツ語圏精神医学固有の関心を最後の砦まで理解できる。

なぜならこのことが，ウィルシュ（グルーレ，K・シュナイダーらも同様である）にとって，内因性体験の質の最も重要な点であるからであり，それは，内的経験の「独自のsui generis」形なのである。

統合失調症患者では，「自我障害Ichstörung」を構成するのはこの「一次性妄想」の質である。しかし，そこにはさらに人格の「分裂Spaltung」が生じている限り，人格の病的変容とでもいうべきものが加わっている。すなわちそれは自分自身のために固有世界（Eigenwelt）を作り上げる可能性があるということである。

内因性精神病のもうひとつの重要な形として，基礎的内因性障害は統合失調症を特徴付けているものとはまた別の変化が生じる。それは変容された「気分Stimmung」の層である。おそらくフランス語では「気質humeur」という言葉がそれにあたり，「気分に関するthymique」という表現も同じ意味で使われているが，このドイツ語の「Stimmung」にはさらに複雑な色合いと意味が込められている。これは心的生活の基礎的感情の連続的変化を包む生きた経験という意味がある。

結論として，ウィルシュは2つの内因性精神病の根底にある2つの基本的障害を近づけたり，対立させたりするものを正確に規定することになる：「気分Stimmung」と「自我 - 指標Ich-Merkmal」である。当然ながら，向かう先は心的存在構成の階層性の概念である。ここ数年間この古いアリストテレスの考え方は，クラーゲス，マックス・シェーラーとニコライ・ハルトマンによって新たに甦ってきている。この主題について，私は，旧弊から抜け出るための雄弁な努力として自分の研究を引き合いに出したいところではある。しかし，ウィルシュにとって，内因性精神病という概念は絶対に必要であり，私たちがK・コッレの著作について前述したのと同じ理由で，ドイツ語圏学派の伝統として，ウィルシュの心に刻みこまれている。彼は，個人の内部に由来する病気という概念を構成している袋小路的考え方に愛着と未練を捨てきれず，「病因」や条件づけを見い出すどころか検討することさえできなかった。ウィルシュは，心的生活の階層構造には霊的animiqueな層（Seele）および本来の精神的な層（Geist）が含まれると考えている。統合失調症は**本質的に精神の疎外**であるのに対して，躁 - うつ精神病は基本的に霊的体質disposition animiqueであって，この両方はまったくどのような説明も受け入れないと，彼には思われたのである。

＊
＊　＊

　ここでついに，冒頭の問題が明らかになる。内因性精神病はそれ自体においてまたそれ自体によって成立する一つの疾病単位である。

　しかしこの「内因性精神病」という概念には，この「類語反復 tautologie」に収まりきれない経験的側面がある。そのことについて少しはっきり説明しよう。ある精神病が内因性であるということは，その精神病の臨床症状がその人の内組織から生じているということである。それは個人の生物心理学的体質を強調することであり，人間とその世界を築いている遺伝子型構造が大きな意味をもつということであり，精神病はただ単に偶然の産物ではなく，病者の実存と運命の過程そのものに結びついているということである。そのことは要するに何よりも，精神病が主として，人格の疎外というよりも変化の中に存在するということである。内因性精神病概念の経験的内容を構成するこうした事実はすべて，私たちにとっては証拠となり，いかなる偉大な臨床家といえども異議をさしはさむ余地はないだろう。それがこの概念の力と一貫性と価値を構成しているものである。なぜならば，これは必然的に存在の内的組織，内面性に帰せられるからである[4]。この説のおかげで，精神医学は幸いにも不安定で浅薄なものに陥ることを免れている。すなわち，神経症的反応の考え方の枠を広げるとすれば，精神医学は，条件づけまたは外的な影響による一種の外的な病理学あるいはまさに獣医学的な病理学であると人々を信じさせることになろう。

　しかし，カエサルのものはカエサルに返すとすれば，内因性精神病は精神医学の全領域を同時にカバーできない（事実，そこから統合失調症(スキゾフレニー)と循環症状態を除外すれば，この分野に何が残るだろうか？）。また，内因性精神病は2つの疾病単位としては示すことはできない，という見解を常に持つことが肝心である。なぜならば，早発性痴呆と循環症というように，それぞれの疾患単位は，名称が単独な形でしか記述できないほど完璧に，単一のものとして定義されているからである。

　内因性精神病概念から，実りある概念，**人格の病理学**という考え方を引き出すことができると考えている。しかし，そのためには，漠然とした直感によるものでしかない，内因性あるいは外因性疾患の分類の受け入れをきっぱり拒否する必要がある。

　精神病理学を確固とした土台の上に築き上げるのに有効な，自然な境界画定線は，内因性精神病と外因性精神病の間には存在しない。むしろあらゆる精神病は根源的に「内因性」であると言うべきである。なぜなら，これらの疾患は決して，中毒感染状態や病因的状況に決して純粋かつ単純に起因しているのではないからである...しかしまた，特定の精神病は主として本質的に意識の構造解体によって特徴づけられており（私の精神医学研究の第Ⅲ巻で範囲を広げて明確にした意味において），その他の精神病は人格のシステムの組織解体と病的再組織化によって特徴づけられていることを述べる必要もある。この人格のシステムの組織解体と病的再組織化こそが，内因性精神病という概念にぴったり当てはまる真に病的な状態である。

　しかし，その場合は，この後者のグループに躁-うつ病状態の発作を入れることは断念しなければならない。その場合，人格の疾患に神経症を加えなければならない。古典的な臨床教訓の本質を保ち，またいくつかの「先天性の」虚弱を拒絶して，この

新しい見地に立つとすれば，ウィルシュの分析が，おそらく彼自身が考えていた以上にこの見方にうまく当てはまることが理解できる。

彼にとって，気分 Stimmung の躁うつ障害は，統合失調症(スキゾフレニー)を特徴づける障害よりも「下位の」障害であった。実際，私は，躁-うつ病患者の意識の一過性の倫理的構造解体は，意識，すなわち感知し得る経験による現実野の組織の構造解体の第一段階であると考える。また，この意味において，躁-うつ病患者の一過性異常 accès にみられる錯乱-夢幻状態のレベルは，最も小さな急性精神病のグループに属すると私は考える。

これに反して，統合失調症(スキゾフレニー)は，たとえウィルシュ氏が自我-指標 Ich Merkmal (de l'égoïté；訳注：égoïté はエーが Ich Merkmal をフランス語に翻訳するために，ラテン語の《ego》に基づいて考案した造語である。) と呼んだ多かれ少なかれ離人症に近いある種の意識の構造解体の形態ではあるとしても，それは本質的には人格のゆがみであり，したがって，もっと正確には慢性と呼ばれるすべての精神病の原型であり，すべての精神病は，正確に言えば，人間と世界の構造の大混乱を示す精神病的または神経症的臨床像を包含している。

ウィルシュ氏は，このような我田引水をお許しくださるだろう。しかし，私は，批評とは建設的でしかあり得ないと考えているので，この考察を通じて，この重要な著作を読んで得た多くの利益や，基本的問題に対する私の立場を多少とも明確にするために，どれだけ教訓を得たかも明らかにしたと思う。

内因性精神病概念は，この概念の秀でた正しいものをしっかり守ってはいても，もはやその盲目的応用の奴隷となり下がらないように再検討すべきである。事実，それがたとえ尊重すべき伝統であるとしても，疾病単位を前にして，まるで神秘の前に立ったような，精神医学のデルフォイの神託の前に立ったような考え方に対して，大喜びはしないまでも満足することは，とりもなおさず，奴隷となることである。私は，むしろこれは「ゴルディオスの結び目」であって，断ち切る勇気を持たなければならないと信じている。

注　解

1. Kurt Kolle. Die endogenen Psychosen. Das delphische Orakel der Psychiatrie. Éd. Lehmanns, Munich 1955, 48 pages.
Jakob Wyrsch. Zur Geschichte und Deutung der endogenen Psychosen, Éd. Thieme, Stuttgart 1956, 98 pages.
2. On peut en suivre l'historique renouvelé une fois encore dans le livre de W. de Boor. Psychiatrische Systematik, Berlin 1954, comme dans mon étude n° 19 (Études Psychiatriques, tome III, 1954) ou dans mon Introduction historique de la Psychiatrie de l'Encyclopédie Médico-Chirurgicale (1955).
3. On pourrait dire aussi « biotypologiquement » quand on examine la physionomie et le caractère de ces célèbres cliniciens.
4. Notion que Ch. Baudoin attribue à la doctrine de Freud pour lui éviter le reproche d'un « exogénisme » intégral (Freud et la Dialectique de l'exogène et de l'endogène. Revue française de Psychanalyse, sept. 1956.)

XIX
1958年
統合失調症のグループに関する現在の知見 *

　スイスの同僚によって見事に組織された，第二回世界精神医学会は「統合失調症(スキゾフレニー)」という単一のテーマで開催された。
　全世界の精神科医が，この精神医学の中心的命題をめぐって一堂に会し，意見を戦わせ，不確定な事実を提示し，一致協力してこの不可解な言葉の定義そのものに関して理解し合う努力がなされるはずであった。
　ところが，何も起こらなかった…
　すべての精神科医は，統合失調症(スキゾフレニー)の定義，境界，予後のデータなど，これまでの十分な実績をもとに統合失調症(スキゾフレニー)の治療と病因論について真剣に討議を重ねたのだった。おそらく，患者の治療を優先するあまり，その疾患の秘密の解明をおざなりにすることは，医学として間違いではないだろうし，少なくとも，実践的とはいえるだろう。この観点からすると，この会議で盛り上がりをみせた治療に関する熱意を批判することはできないはずである。しかし，かなり正確かつ厳密な科学的医学という路線に沿って，精神医学を方向づけまたは維持する努力をする者にとっては，このかくも輝かしい多数の精神科医の学会が，問題の本質そのものからあえて目をそむけてしまったことは残念至極である。
　この問題の本質は，バリュック，ディテルム，フォラン，ゴザノ，クレッチマー，マラムド，マテオ・アルソノ，モルセリ，クルト・シュナイダー，ロペス・イボール，プラドスらによるいくつかの発表で軽く触れられたにすぎない。事実，これらの学者は次の疑問を提起したようであった：「統合失調症(スキゾフレニー)の定義とはどんなものか。その基本的障害とはどのようなものか。これは一つの臨床的疾病単位なのか，特異的内因性精神病なのか，症候群または病理的存在の様態なのか，病的経過の複合的結果なのか，統合失調症性(スキゾフレニー)過程概念にはどのような意味があるのか。統合失調症性(スキゾフレニー)障害の病因論，または疾患形成の分析にはどのような仮説を立てることができるのか。この病的過程の確立において，遺伝的要因，患者の既往，身体的変化にはどのような病因論的役割を認めるべきか。
　クレペリンとブロイラー以来，これらすべての疑問は，精神科医の心につきまとって離れないのだが，会議の主要な討論がこの点に集中しなかったことは矛盾している。

---

* 第二回世界精神医学会，チューリッヒ，1957年9月1-7日。

臨床的研究。— 情動性（A・ハリス），身体的図式（E・アルダ，S・クルクサー），精神遅滞の状態に接枝された統合失調症(スキゾフレニー)（N・ピレスら），それから特に言語障害（J・ボーボンが行った興味深いシンポジウムのテーマとなった）に関するいくつかの特別な臨床研究の他に，特に統合失調症(スキゾフレニー)グループの境界と下位区分の問題が検討された。境界すなわち定義に関することでは，フランス語圏の学者の発表を挙げるのが適切であろう（パリのバリュック，アンリ・エー，フォラン — モントリオールのプラドス）。この主題については，私は以前にボンヌヴァル研究会で発表したものに沿って問題の本質を述べさせていただきたい。このフルテキストと関連する質疑応答はこの会誌のno. II -1958に収録されている。グループの下位区分の問題，すなわち統合失調症(スキゾフレニー)の臨床型の問題に関しては，大半の学者が，それほど重要性のない亜型にしか過ぎないというオイゲン・ブロイラーとマンフレッド・ブロイラーの考え方にかなり傾いていることが明らかになったが，一方では，フランクフルト学派（クライスト，レオンハルト）はシンポジウムでよく知られたこの学派の系統学に従って，統合失調症(スキゾフレニー)の特有の型ともいうべき構想を発表した。

統合失調症(スキゾフレニー)前の状態と小児の統合失調症(スキゾフレニー)について今話題になっている問題は，W・ヴィリンジャーの報告および映画によるプレゼンテーションおよびクリーク，K・キャメロン，L・カナー，L・A・リュリー，H・シュトゥッテらが参加したシンポジウムの議題となった。

統合失調症(スキゾフレニー)様状態の概念と症状性統合失調症(スキゾフレニー)の問題は，ラングフェルトが出席して協力していたにもかかわらず，ほとんど触れられなかった。

検査法に関しては，予想に反して，ほとんど寄与するところがなかった。ただし，A・フリードマンが企画したロールシャッハ法に関するシンポジウムでは，フランス学派（ドレー，ピショー，ペルス，バランド）が活躍したことを指摘しておきたい。

精神分析。— 精神分析医のこの学会への寄与は取るに足りなかった。ユングの発表だけが学会の注目を集めたが，統合失調症(スキゾフレニー)の問題の核心にはまったく触れられなかった。それでも数人の学者，ホッフ，クラプフ，ジルボーグがフロイト学派として討議に加わっていたので，もっと重要なものになるはずのものであった。1911年のブロイラーの著作がフロイトやユングの研究に触発されたものであることを考えると，それから50年経った今，自己愛神経症，自閉症と夢の関係などについて多くの討議がなされなかったというのは驚くほかない！

現象学。— この観点からも，ビンスワンガーの報告やE・ミンコフスキー，ファン・デア・ホルストやツットの発表などによって多大な関心を集めたが，統合失調症(スキゾフレニー)の掘りさげた実存的分析では何ら新しいものは見られなかった。ただし，J・マッテ・ブランコによる統合失調症(スキゾフレニー)患者の生命構造の不均衡に対する恐怖に関する研究は特に注目してよいだろう。

社会学，生態学。— この重要な世界学会は，統合失調症(スキゾフレニー)と地理学的あるいは文化学的環境との関係という社会精神医学的ないし民族精神医学的問題で興味深い発表があった。確かに，フォルスター（ガーナ），ランボ（ナイジェリア），マルスとデヴルーとピドゥー（ハイチ），ラタナスコルン（中国南部）らの発表は興味深いものであろう。これらの発表の大半は，統合失調症(スキゾフレニー)性精神病が社会構造条件に左右されること

を示す内容とは程遠いものであり，むしろそれとは比較的独立したものであるとする発表は注目に価する。

これに対し，統合失調症患者と家族との関係は，ドレーが企画し，H・ホッフ（ウィーン），G・バリー（チューリッヒ），P・ドニケル（パリ），E・エリクソン（米国ストックブリッジ），A・グリーン（パリ）Th・リズ（米国ニュー・ヘブン），Ch・ムラー（チューリッヒ），J・シーゲル（ニューヨーク）らの協力したシンポジウムで，特に非常に興味深い研究の対象となっていた。

*
* *

しかし，この学会の関心は特に疾病原因論的研究に集中していた。

疾病病因論。— 多くの学者が，統合失調症の病的過程は**内毒素**によるものであるという仮説を立てた（クレペリンがすでに示唆していたように）。この意味において，M・リンケル（ボストン），M・レイス（ブリストル），M・フレイシュナッカー（ロンドン），A・S・マラジ（米国），H・バリュック（パリ），H・エヴァーツ（米国）らが疾病過程の化学的因果関係について発表した。

H・ホーグランド（米国）はこの病的過程を「ストレス」の病理学として捉えるべきであるとした。

F・ジョルジ（バール）は（G・マルとともに）企画したシンポジウムで，この疾患の病態生理学的特徴について，その歴史をたどったH・オズモンド（カナダ）の理論の立場をはっきり受け入れた。

H・E・リヒター（ベルリン）は視床下部のホメオスターシスの調節の異常を強調し，A・S・マラジ（米国）は脳のシナプス間伝達の化学的乱れの重要性を強調した。

O・H・アーノルド（ウィーン）は，これは主に遺伝的形質素因の異常であり神経節細胞の代謝の変化による脳機能障害であるとした。

C・パルホンとステファネスクら（ブカレスト）は，これは組織の酸化の病的過程であるとして私たちの注目を引いた。これは全身の代謝異常障害であるか（米国のR・C・ヒースは完全な臨床像を作成し，米国のJ・C・サウンダースはチェラシオンの助けを借りてそれに共通するものを研究した），あるいは脳代謝の特殊な障害である可能性がある。こうした研究は全般的に脳代謝の特殊な障害の分析へと向かっていた。

本書では3種類の研究をあげてみたい：**インドールの代謝**に関する研究，「**精神病モデル**」（実験的中毒）に関する研究，**内分泌**に関する研究である。

一方では，ホーグランドら（米国，シュルースバーグ），もう一方ではV・M・ブスケイノ（ナポリ）が，このインドールの毒性という古い理論の現代的見方を発表した。ブスケイノは20年来この理論をくり返し取り上げて刷新した。彼によれば，統合失調症患者にはインドール代謝異常があり，クロマトグラフィーで確認できるという。アミン構造を有するある種の物質やインドールの骨格を有するある種の物質のもつ**統合失調症**誘起作用は，メスカリン，インドールエチルアミン，セロトニンなどに関する研究を通じて，多くの学者の認めるところとなっている。その結果，実際に

この考え方によって，私たちがこれから述べる実験による統合失調症性中毒の重要性が理解できるし，バリュック，ブスケイノ，リヒターが主張している肝消化管の病理学について解明することを可能にしている（30年近くも前のP・J・レイターの著作「糞便精神医学 copropsychiatrie」の，遠い，そして今なお響く反響である）。

実験的統合失調症性精神病，さらには実験緊張病に関する研究（これはバリュックの弟子，I・カラーガク，マドリードのヴァリオ・ネゲラ・ジュニアらによって再び取り上げられた）は，実際に化学構造としてインドール基を有する物質グループによる精神障害モデルの決定との関連で，きわめて興味深い対象となっている。かくして，**リゼルグ酸ジエチルアミド**（L.S.D.25）を用いた実験が，J・カーンとミル・エロルド（パリ），J・-E・テュイリエ（パリ），A・セルレッティ（バール），A・ホフマン（スイス），S・マーリスら（ニューヨーク），H・プロティアデスとG・アナストプロス（ギリシャ）らの手で行なわれ，**メスカリン**に関する実験（ハンブルグのW・ブロック）を少し凌駕している。

セロトニン（ケンブリッジのB・M・ワログ（米国）；ニューヨークのD・W・ウッドリー；ベセスダのB・B・ブロディ（米国）），特に**ノルアドレナリン**は，ブロディによって主要な神経化学伝達物質として注目され，多くの関心を呼んだ。これは，A・ホッファー（カナダ）が強調したように，統合失調症のアドレナリン低下障害との関係を考えさせるものである。

内分泌学は，この会議で当然マンフレッド・ブロイラーが主宰し，多大な貢献を果たした。特に，ルーマニア学派（L・S・コペルマン，C・パルホン-ステファネスク），ロンドンのJ・H・レイなどの研究に注目したい。しかし，統合失調症患者の問題に**精神-内分泌学的研究**を適用するという試みには，M・レイス（ブリストル），が開催しホーグランド（米国）が活発な役割を果たしたシンポジウムで，関心が集中したのであった。これらの研究の全体像はバットとレイスの発表で示された。

しかじかの内分泌機能障害としかじかの臨床症状の間に緊密な関係がある（マンフレッド・ブロイラーが強調したように）ということは考えにくい。最も重要な事実は，「フィードバック」効果および視床下部と下垂体前葉との相互作用にあると思われる。これは，徐々に全身性の内分泌-代謝的ホメオスターシスの概念が，神経腺の理論に取って代わるようになったということである。

2つのホルモンのホメオスターシス性均衡作用が特に研究された。一方では甲状腺ホルモンに関する研究（エプソンのG・H・L・バルモアら；トロントのG・B・ゴルナル；ワウワトサのダンジガー［米国］）；もう一方ではアンドロゲンのグループ，特にジヒドロ-イソアミノステロンに関する研究が，若く不感症的なシゾイド患者を対象として，ロンドンのE・B・ストラウスとスティヴンソンらによって成功裏に行われた。また他の研究では，未成熟の徴候を呈する若い男子について絨毛性ゴナドトロピンの研究が行われ，これに対して，反対に，低用量のメチルテストステロンは興奮と非行のある思春期の女子で下垂体に対する抑制作用のあることが考えられた（ブラッドレー，バルモア）。麻酔作用を有するステロイド（バットとダリー）およびクロルプロマジンによる生殖腺の退縮（レイス）に関しても今一度強調しておきたい。

また，神経生理学や脳波の問題を取り上げたいくつかの発表が行われた（R・ラフ

ォンら，C・W・セム‐ヤコブソン，C・シャガッス，G・ヴェルドー）。

統合失調症性疾患の**遺伝学的側面**は，ミュンヘン学派による30年の研究，さらにカールマン学派およびスカンジナビア諸国の研究が興味深い意見交換の対象となった。特に，T・シェグレン（ストックホルム）による研究を取り上げたい。彼は遺伝的予後の経験則の臨床的かつ理論的価値を強調し，とりわけ，特定の孤立した小母集団を調査し，統合失調症患者の家族にみられる遺伝的素因問題は厳密なメンデル遺伝の法則には収まりきれないことを明らかにした。

W・ボヴェン（ローザンヌ），G・ピンタスら（ピーズ），K・岸本（名古屋），H・B・ヘイロフセン（オスロ），G・エルササー（ボン），E・ツェルビンルディン（ミュンヘン），C・コンスタンティニデス（アテネ）およびL・C・ウィンら（米国ベセスダ）が行った発表も，同様に，統合失調症性精神病形成における遺伝的要因の重要性に言及したものであった。

治療。― この領域での現状では2つの流れが示された。最も勢力の強いのは**精神薬理学**によるものである。もうひとつは数と個々の貢献度の点では勢力は弱いが，前者と絶えず対立したり関連したりしている**個人**または**集団精神療法**である。

しかし，この主題については，リスボンのE・バラホナ・フェルナンデスが発表したこれら様々な方法の理論の統合の試みを取り上げるのがよいだろう。彼は，種々のレベルの心身医学的治療行為は，精神階層の様々な構造解体の程度に正確に対応したものであるとした。そしてこの見地から統合失調症患者の意識と人格の機能的統一性への再統合に向けて，あらゆる試みによる多次元的治療に取り組んでいる。

「古典的な」生物学的治療（**インスリン**，**ショック療法**，**ロボトミー**，など）はほとんど議論されず，二次的治療行為の一種としてやり過ごされたり，是認されたルーチンの領域に入れられたりした。ショック療法に関するシンポジウムが，M・B・ナデル（イスラエル），ロンドンのF・グアイティノッティ，パターソンらによって企画された。

さて，**ロボトミー**に関しては特にG・C・トゥースの報告を取り上げたい。彼の報告はイギリスやウェールズで白質切断術を受けた12,000名の患者についての経験に基づいている；彼はこの多数の患者統計には，まったく失望させられる性格のものであったことを強調した。なぜならば患者の大半は精神病院を退院することができなかったのである；この治療法で有効性を得るには，考慮すべき適応と要素をさらに明確にしなければならないと，彼は考えている。P・ポロニオ（リスボン）は，陰性障害または欠陥が著しい場合には精神外科の介入による成果は期待すべきではないが，逆に，陽性症状が優勢であればある程度の成功が期待できるかもしれないとした。

インスリンに関して，特に注目すべきものして，統合失調症の進行中のインスリン昏睡に関するB・アクナー（ロンドン）の発表，および頻脈と低血圧を呈する患者でザーケルの方法に頼らざるを得ない場合にdocaの使用を推奨しているJ・ブラウン（シンガポール）（これにより虚脱現象を防ぐことができる）の発表がある。

この世界学会の治療面での花形は紛れもなく**神経弛緩薬**であった。ジャン・ドレーとドニケルはすべての新薬についての明確で完全な分類を発表した。これらは，ここ10年間，精神病やとりわけ統合失調症のあるいくつかの面（妄想，幻覚，興奮，衝

動性，など）に対する治療薬として不可欠であった。これらの薬物のいくつかは精神抑制薬であり，一方では精神賦活薬，向精神薬がある。P・ドニケルは特に神経弛緩薬（中脳‐間脳の働きに対する精神鎮静作用によって定義される）の発表を行い，これが「精神病過程に対して真の抑制」作用がある一方で，神経症に対しては対症療法的な効果しかもたらさないとした。当然のことながらこの新しい薬局方の「病因学的」または「対症療法的」性質について討論が重ねられた。最も活発に議論が行われたのは，ニューヨークのロックランド・ステイト・ホスピタルのN・S・クラインが周到に準備した多くのシンポジウムであった。この統合失調症(スキゾフレニー)の薬物治療に関する会議には，少なくとも66名以上の発表者が登録されている（B・B・ブロディ，J・ドレー，R・クレッグホーン，M・ゴザノ，A・フェンバイ，F・ラブハート，H・ラボリ，H・E・レーマン，E・オスターマン，M・レミー，J・テュイリエ，W・ヴォン・ベイヤー，など）。

　クロルプロマジンは満場一致で最も関心の高い薬物であった。このテーマについては，プレノチアジンとレセルピンの誘導体（*Rauwolfia serpentina*）の有効性比較について討議が行われ，B・ブロディによれば，脳内のトリプトファンの誘導体の代謝，特にセロトニンに対する作用を有するという。

　治療の観点および脳の神経化学（**アミン代謝酵素と中間産物**）の観点から，いくつかの物質は脳皮質，視床下部，脳幹の網様体に対する拮抗作用を有する。このことから，数名の学者（サンチアゴのE・エガナとS・カンディアニ；米国のイスリプのS・マーリス）が**メスカリンおよびリゼルグ酸ジエチルアミド**などの物質に対する関心を表明した。これらの矛盾した作用または段階的な作用が，妄想，離人症，幻覚などの活動に対して有効な可能性がある。それゆえ，作用が交差し錯綜するいくつかの物質の薬理学的相乗作用も示された。

　たとえば，N・S・クラインとJ・C・サウンダースは，一般に精神病に抵抗する様々な製剤（鎮静剤，神経弛緩薬，精神安定薬，弛緩薬，精神安定剤，など）の臨床的ならびに実験結果を比較した。レセルピン，クロルプロマジン，プロクロルプロマジン，メプロバメート，デセリピジン，レシンナミン，イプロニアジド，メパジン，ペルフェナジン，ベナクチジン，クロルプロマジン・スルフォキシド，メチペンジル，ピペル・メチスチクム，アザシクロノールである。R・クーン（会議ではやや片隅に追いやられていたが）は，イミノジベンジル誘導体が抑うつ性の統合失調症(スキゾフレニー)性病勢増悪に対して著効を奏するがムラもあることを指摘した。

　これに対し，個人あるいは集団**精神療法**はこの世界学会では当初考えられ期待されていたほど発表はなかった。これはおそらく**集団精神療法**学会が，丁度この学会の前の週にチューリッヒで行われていたためだろう。当然のことながらL・フロム・ライヒマン夫人の発表が期待されていたが，会議のわずか前に逝去され，全員がその死を悼んだ。しかし，特にアングロサクソン圏の統合失調症(スキゾフレニー)の集団精神療法の試み，特にニューヨークのJ・N・ローゼンの**直接分析**には多大な関心が寄せられた。彼はこのテーマでJ・E・テイラー，G・ベネデッティ，N・エルロドらとシンポジウムを開催している。

*
* *

　以上が大体，この巨大な会議の概要である。非常に興味深い示唆に富んだ発表が重ねられたのだが，基本的な問題が実際に討議されたとは言い難いことを重ねて申し上げよう。これは残念であるが，実は理解できないことでもない。なぜならば，これほどの大規模な世界学会ともなると，あるひとつの主題に集中することすら難しいのに，その本質を討論することなどさらに難しくなることは明らかである。

　私たちが期待している今度の**会議録**が発行されても，この会議に出席した人々にしてみれば，そこで討議されたすべてについて正しい知識など得られないだろうし，また残念ながら学会に出席できなかった人々にとっては，行われた科学的作業の豊かな実りを推しはかることなどできないだろう。

　この機会を利用して，重ねてこの偉大なる学会の主催者に敬意を表するとともに感謝申し上げたい。

XX
1958年
統合失調症の臨床的問題

　心的存在の完全な組織解体は，その人から統合性とともに現実への適応能力を奪い去る。それゆえ仮に統合失調症(スキゾフレニー)を，心的存在の分裂と想像の世界への転落と呼ぶとすれば，この用語は精神病の一つを規定するものではなく，あらゆる精神病一般を定義するものになり，これはまた神経症にも言えることにもなる...精神医学の臨床家が症状や精神病の進行の微細な観察によって，それぞれの予後判定や診断が可能になるような「病理学的種」を記述しようと努力して行き着いたところが，この矛盾した結果なのであろうか？　もしそうであるとすれば，これは精神医学臨床の破綻ではないだろうか。またそれは臨床の経験もなしに，にわか仕立ての治療家がその予後もわからず，自然経過も知らない疾患を治癒させることができるという，よろず主義に門を開くのではないだろうか。

　そうではないという最もよい証拠がある。それは，統合失調症(スキゾフレニー)概念がいとも軽率にかつ無節操にもてあそばれているのに，臨床的現実は，それが削除してしまったように見える同じような個々の問題を理論的単位の中に再び導入しているということである。

　この関係を立証するために，私は個人的に自分の施設の344の臨床観察症例を読み返し，綿密に検討し，分類した。この臨床報告は少なくとも5年の病後歴がわかるものだけとした。これらの症例報告の平均観察期間は約15年である。

　私は正確に独自の臨床統計に基づいて，十数年間追跡した膨大な数にのぼる問題の検討を通じて，**臨床家や治療家に求められている診断と予後判定に関する実際的な問題**を総括することができると考えている。この要請があってこそ，実際に臨床的現実そのものの姿が示され，臨床像の定義と分類が可能となる。この臨床像に対して，まず，クレペリンが早発性痴呆のレッテルを貼り，次にブロイラーが「統合失調症(スキゾフレニー)」という名前を与えたのであった。こうした臨床への回帰は，精神科医や精神分析医の精神病理学的記述や分析について正しいものと誤ったものとを正確に見究めるために必要不可欠であろう。彼らは，80年来，これらの概念（痴呆，自閉症，妄想，解離，現実からの引きこもり，自我の構造解体，離人症，両価性，など）について議論して止むことがなかったのである。しかしこれらの概念は事実に準拠できるものだけが価値があり，ビザンチン式抽象の混沌の中には決して溶解できない。

　いわば，この無秩序の中で秩序立てるには，これらの問題を蒸発させてしまうような微細な分析によるのではなく，一種の**マクロ的**な観察から真実かつ識別可能な特徴をとらえ直すべきである。

私が本書で「統合失調症(スキゾフレニー)」の診断および予後の定義と分類についての臨床的問題をいわばパノラマ的に示そうとしたのは，この精神とこの手法によるものである。

第一部

I - 定義の問題

1.「ヴェザニー性消耗 Dépenses vésaniques」群がクレペリンの早発性痴呆になり，次いでブロイラーの精神分裂病になった。

　古い臨床家は久しく，多くの精神異常者において，依然としてヴェザニー性と呼ばれている二次性痴呆を一次性痴呆から区別していた。彼らにすれば，一次性痴呆を規定するものは，経過と症状の構造の中での知能の減弱が最も重要な現象と考えられた：一次性痴呆とは，初期には後天的レベルでの知性維持，個人的発達はみられるものの，進行性に能力を失っていくという特徴のある疾患（麻痺性痴呆または老人性痴呆と同様）であった。それでは，ヴェザニー性痴呆または二次性痴呆とは何であったのか。それは，減弱がいわば二度ある「二次性」の痴呆であった。偶発的であることの二次性と遅発性であることの二次性である。ところで，保護施設に収容されているこれらのヴェザニー性痴呆（精神病院か，私的診療所か，外来治療か，自宅で治療されているにかかわらず，現実に多くのクリニックがこれらの患者で占められているように）は，本質的に妄想性疾患（被害妄想，誇大妄想，神秘妄想，憑き物妄想，影響妄想，心気性妄想，など）で末期の欠陥状態に向かって進行することの多い精神病の一つのグループを構成している。私たちの施設では，少なくとも患者の運命に興味を持つ限り，あらゆる統計を取ることができる。しかるに，これらの統計の結果を比較するとすれば，ほとんど似たようなものになると考えられる。；私が自分の患者に基づいて作り上げた数字は，平均的なサンプルを示すと考えてもよいだろう。この統計は歴史的なデータ（すなわち先人たちの臨床経験）とも，私たちの時代の臨床的印象（すなわち私たちの各個人が実際の討論で引き合いに出す平均的な経験）とも一致している。
　1921年から1927年にかけて，ユール・エ・ロワール県（私の施設が主に管轄となっている県で人口約25万人）は女性患者800名の資料を提供してくれた。1937年，すなわち16年にわたる観察の後（4年は個人による観察，12年間は施設の資料を借りたレトロスペクティブな観察），この期間，この対象患者の36％が — とにかく大まかな数字ではあるが — この「ヴェザニー性痴呆」の集団を構成しており，この疾患は，段階的または間欠的に多少とも欠陥性で，想像的存在の中に閉じこもり，徐々に支離滅裂と不適応となる傾向があったが，常に**妄想性**であった。クレペリンの時代と同様に，施設の介助システムの中にいても治療が行われない状態では，私の施設にいたこの県の患者の約半数（305名の患者中133名）は実質的にこのグループに入っていたといえる（参照：表Iの左側）。

表 I
1921～1937年および1937～1954年の
慢性妄想病 délilantes chroniques 患者および統合失調症患者のグループ
ユール - エ - ロワール県の女性患者
（人口25万人）

1921～1937年	1937～1954年
入院患者総計 800名	入院患者総計 1350名
1937年12月31日時点での妄想病患者（D）および統合失調症患者（S）の数 133名	1954年12月31日時点での妄想病患者（D）および統合失調症患者（S）の数 68名
1921～1937年に死亡した妄想病患者（D）および統合失調症患者（S）の数 150名	1937～1954年に死亡した妄想病患者（D）および統合失調症患者（S）の数 80名
1921～1937年に退院した妄想病患者（D）および統合失調症患者（S）の数 20名	1937～1954年に退院した妄想病患者（D）および統合失調症患者（S）の数 70名
計　303名	計　218名
303名（36%）のうちの退院患者は20名（6%）。	*218名（16%）のうちの退院患者は70名（31%）。*

　私たちにとっては「統合失調症(スキゾフレニー)」という魔術的な言葉に置き換えられた問題の歴史的・理論的迷宮に踏み込んでいくための導きの糸として役立つのは，この確認事項の臨床的妥当性であると思われる。
　まず私たちに必要なのは，この概念の**歴史的変遷**の意味を把握することである。この歴史が何度も作られ，あらゆる概説や手引書に酷似した説明があるので，本書でまた作り直したり，くり返したりすることなど，余計なことのように思われるかもしれない。しかし，私たち自身の統計を解釈するためにこれは必要不可欠と思われる。なぜなら，常々私が慣れ親しんでいる視野に立って，私たちの現在の経験と，先立つ偉大な臨床家の経験とを検証することであるからである。したがって，私自身の対象者についてはクレペリンも同じことを言うはずだということもできる（私自身がクレペリンの観察精神を持っていればであるが）：患者の多く（少なくとも対象となった患者全体の三分の一）は「早発性痴呆」であるということである。つまり，その精神病は若年（15～35歳）で発症し，多かれ少なかれ急速に痴呆性または準痴呆性（荒廃 Verblödung）の衰退状態に向かう傾向のある患者である。
　これらの患者はすべて同じ臨床像を呈したわけではなく，特に知能や感情が低下している患者（破瓜病）もいれば，エピソード的あるいは継続的に緊張症候群を示す（破瓜 - 緊張病）患者もいれば，さらには — これが最も多いのだが — 最も重要な臨床像として「パラノイド妄想」を呈した患者もいるところから，この早発性痴呆の一群を破瓜型，破瓜 - 緊張型，パラノイド型などに分類することはむしろ自然であろう。
　同様に，患者グループ全体は，症候学的見地からすると，あらゆる精神機能の減弱傾向，および特に情動性の重度障害が特徴であり — 進行の面では，多かれ少なかれ痴呆性の慢性的欠陥が漸進的に出現する傾向が特徴であるとするのが自然だろう。
　しかし私たちの患者の中の臨床集団に対するこの「**クレペリン学派的観点**」は，現実のものというよりも仮説として思いついたものにすぎなかった。このためブロイラ

ーは次のように反論した：1) これは当然独立した疾患の一つの種ではない；2) 痴呆性減退は重要な臨床基準ではない；3) 進行は常に慢性的であるとは限らない。この三重の否定はブロイラー学派の概念の本質そのものを構成しており，クレペリン学派の早発性痴呆を「統合失調症(スキゾフレニー)」であるとする彼の解釈である。

そして事実，私たちの「ヴェザニー性痴呆」の臨床群は，その他の種にみられる臨床像（周期性精神病，パラノイア，ヒステリー，など）を呈する患者や患者家族の中から選択されている。臨床像のさらにつっこんだ調査を行えば，これらの患者の特徴は心的生活の不調和と現実からの逃避傾向と自閉症的妄想への閉じこもりであることはまた明らかであり，そのため彼らの痴呆は，前述した「ヴェザニー性痴呆」という概念自体が要求する通り，結局は偶発的なものにすぎず，いずれにせよ遅発性（すなわち「二次性」）のものにすぎないのである。しかし，この新しい視点では統合失調症(スキゾフレニー)はその進行性の特徴を失うので，急性統合失調症(スキゾフレニー)概念という概念はもはや論理的矛盾ではない。それはクレペリンの「早発性痴呆」の時代の言い分であろう。

現代人は早発性痴呆に関する痴呆宿命論的考え方に対して反発しているが，これは，臨床家の観察と治療を通じて，早発性痴呆群が実際に考えられている以上に可塑性があることを示されたという事実に裏付けられている。事実，私たちの施設に1921～1937年に入院した母集団について，1937～1953年に入院した母集団と比較すると，すなわち同じ16年間を比較すると，次のことがわかる。癲狂院形態から治療施設への劇的な変化によって，クレペリン学派の早発性痴呆の患者群，すなわち顕著でかつ進行性（ブロイラー学派では解離の基盤は現実への関心が薄れる進行傾向を引き起こすと解釈されている）の精神的欠陥を来たした慢性患者全体は目を見張るばかりに改善したということである。事実（表Ⅰの右側を参照），私の施設に入院したユール-エ-ロワール県（人口はほとんど同じ25万人を保っていた）の1,350名の患者のうち，1921～1937年の303名（30％）に対してわずかに218名（16％）だけがクレペリン学派の疾患の定義に当てはまった。これは，ブロイラーの意味からすると，痴呆はこの病的形態に必ず伴っている面ではないと解釈できる。なぜならば，痴呆は優れた治療条件によって，軽減，改善，回避できるものであり，事実このことから，統合失調症(スキゾフレニー)の痴呆の二次性性格と進行の力動的構造が明らかにされるからである。

これに対し，ブロイラーは進行の基準について系統的かつ反クレペリン的立場をとったが，このアンチテーゼは私には統合失調症(スキゾフレニー)の概念を袋小路へと追いこんだように思われる。しかも，このおかしな袋小路は，その無制限の拡大によって十分厳密に規定しようとしても規定できないような，概念にはまり込む（水路を誤って作ったため川が砂漠に消えるように）！この点については，後でライトモティーフのように触れ直す機会もやってくるであろうが，私はそのことが最も重要であることを今から強調しておこう。クレペリンにとって痴呆の基準というのは，慢性的な進行が重要なのであった。ブロイラーは痴呆に異議を唱え，精神分裂病(スキゾフレニー)は慢性の病型ではなく，慢性ということはいわばその定義の中には入っていないと言いたかったのである（またはそういう方向に引きずられた）。しかし，常に一次性の基礎的障害を引き合いに出しつつ，彼は常に人格の組織解体の病型として記述した。それは単純型統合失調症(スキゾフレニー)，あるいは寛解期の統合失調症(スキゾフレニー)でも認められる。それは結局のところ永久的な障害という

ことである... 近代および現代のあらゆる統合失調症(スキゾフレニー)に関する考え方は，そもそも自我の生来の薄弱という主題，その構造解体，統合失調症(スキゾフレニー)性障害の実存的性格を誇張したものばかりであった。統合失調症をエピソード的「反応」または一過性の状態であるかのように言い逃れする人たちとっては，障害の根底はいずれにせよ先天的なもので，結局は体質的または性格的なものにすぎないというがそれもまたおかしな話である。統合失調症(スキゾフレニー)の分野ではどんなに慢性という概念を追放してもすぐに戻ってくる。たとえ進行の可能性があることを拒絶するとしても，統合失調症(スキゾフレニー)を統合失調症(スキゾフレニー)患者の人格に結びつける不可避の連鎖の結果，回り道を通ってそれを認めることになる。

　こうして早発性痴呆，それから統合失調症と交替に命名されたものの定義へと導く大筋を歴史的・臨床的にたどって，この定義について2つの重要な要素を手にしていることを強調したい：クレペリンの**慢性性の概念**とブロイラーの**自閉症的解離の概念**である。つまり，私たちはクレペリンを削除するのではなく，あくまでも修正してブロイラーを受け入れなければならないことを自覚すべきである。

　精神科医が扱うべき「臨床の対象者」に実際に特定の同質性のある患者群が存在する場合；その特徴は，慢性的な病理学的存在のあり方によって組織化される傾向（クレペリン）があり，それが人格の自閉症的崩壊状態を形成しているということ（ブロイラー）である。この臨床の患者群こそ，構造や進行の波や変動を無差別に記述するのではなく，ある共通の名称を付することができるということである。この名称は今や自由に付すことはできないものであるが，早発性痴呆という名称はあまりに不適切な痴呆の意味を背負いすぎているので，**統合失調症**(スキゾフレニー)という名前を守る必要があるにしても，これは統合失調症(スキゾフレニー)の定義を明確にするという条件付きで，つまり境界線を正確にした上でのことである。

　クレペリンは早発性痴呆という疾病単位の症状と経過の一覧を作成することで，その定義すべき**明白な**特徴を示したのであった。ブロイラーは，フロイトに続いて自閉症的精神分裂病(スキゾフレニー)の実存的意味にまで踏み込んで，精神分裂病(スキゾフレニー)グループを特徴づけるはずの**力動的構造**を示したのである。いずれもが相互に補い合っているが，それはクレペリンの痴呆という規定と，ブロイラーの慢性性の欠如という規定を放棄するという条件においてである。

　精神科医が各自の臨床対象者を研究し，人格の自閉症的組織化を特徴とする（ブロイラー）慢性患者のグループ（クレペリン）を記述すべきであることをもっとよく理解していたとすれば，統合失調症(スキゾフレニー)という言葉は，その対象に，つまり問題の基本となる臨床的事実にぴったり当てはまっていたはずである。ところがそうはいかなかった。このことを次に検討しよう。

2．統合失調症概念の厳密な規定を欠いた臨床的グループの拡大

　ブロイラーによれば，精神分裂病(スキゾフレニー)グループは「機能性精神病」（そのうち「躁-うつ病」および一部の「パラノイア性」の精神病だけを除外する）に入り，精神分裂病(スキゾフレニー)性の病的過程は急性でもあれば慢性でもあり得るし，また，精神分裂病(スキゾフレニー)グループには

重篤型もあれば軽症型もあれば潜伏型もあるところから，その概念の融通性そのものによってほしいままに乱用されることになり，その結果，診断も予後判定もいわば論理的に不可能となったことは確かである。事実，クレペリンの症候学的（生来の荒廃 Verblödung foncier）および進展性（慢性的進行）という二重基準から解き放たれて，ブロイラーの精神分裂病(スキゾフレニー)は漠然とした陳腐な定型表現（現実への不適応）の中に見失われ，その時から何にでも適用できるという危険があった。

　フランスではブロイラーの精神分裂病(スキゾフレニー)に対して抵抗があり，フランスの臨床家は1930年までクレペリンの概念に強くこだわっていた。彼らは，慢性的という経過基準は捨てたくないという点では確かに正しかったが，統合失調症(スキゾフレニー)性の欠陥を痴呆とする解釈に固執した点では誤っていた。しかし徐々にこの後者の立場は薄れ，フランス学派は次第に「早発性痴呆」概念に代えて「精神分裂病(スキゾフレニー)」概念を受け入れるようになった。このグループ全体は，真の痴呆というより自閉症的解離を特徴とする慢性精神病の典型と規定されたのであった。本書はこの立場にそっている。

　このグループは自然な境界線の外まではみ出す危機に瀕していたので，フランス学派は別の立場，クロードとその弟子たちのような立場（1923-1926）をとることとなった。クロードにとって，事実，統合失調症(スキゾフレニー)の考え方の拡大にあって，モレルやクレペリンのいう痴呆固有型とブロイラーのいう非痴呆性の病型とを区別しなければ臨床の現実にはそぐわなかった。言い換えると，クロードはブロイラー学派の精神分裂病(スキゾフレニー)概念を制限し，固有の痴呆性の退廃へと進行する破瓜型，緊張型，パラノイド痴呆型の症例の一群を除外したのであった。しかしこのことはまさに，このグループの臨床的かつ歴史的基礎となっている患者にはもはや適合しない統合失調症(スキゾフレニー)の定義を受け入れ，無節操に使用し，神経症の方へと無制限に拡大することとなった。したがって，歴史的にはクレペリンとブロイラーは相互に排斥し合うのでなくあくまでも補い合ってきたのであって，早発性痴呆と精神分裂病(スキゾフレニー)は臨床的には並列していないことに十分に気づいていなかったという点で，クロードの「二元論的」試みは失敗したのである。

　しかしクロードの立場は，臨床的に統合失調症(スキゾフレニー)の**境界例**または**マイナー型**として検討せざるを得ない諸々のマイナー型（シゾニューローシス）を，統合失調症(スキゾフレニー)のグループに組み入れたという点で（彼の意図に反して）私たちには興味深いものである。アングロサクソン系の精神医学では，統合失調症(スキゾフレニー)グループを神経症まで拡張して，過去現在にわたって統合失調症(スキゾフレニー)概念の蒸発とでもいうべきものをはっきり特徴づけている。クレペリンが（痴呆のレベルと末期のレベルの）きわめて低いと見なされるグループの研究のために，選択の幅を広げたとするならば，アングロサクソン学派はレベルの高い方に広げすぎたと言える。このため最も軽症な，したがってさらに多い症例の方にもっぱら関心が向いてしまい，この概念の行き過ぎた拡張と稀薄化がなされたのである。この概念は臨床のどのような症例でも「統合失調症(スキゾフレニー)性反応」とか「パラノイド」とか呼ばれるところまで陳腐化してしまい，厳密な規定と特異性を失った臨床像によっていくつかの症状が判別されるだけである。統合失調症(スキゾフレニー)概念の「重い精神医学」から「軽い精神医学」への移動によって，その概念は無際限に広がり，意味（論理学的用語で言えばその「内包」）は限りなく無価値なものとなった。このことは実際，A・マイヤーが合衆国で提唱した過激な反クレペリン運動と曖昧な精神分析的概念（自

己愛神経症，自我の弱さ，現実のリビドーの脱備給，など）の導入によってもたらされたものであった。かくして統合失調症の領域は広がった分だけ一層基本的臨床内容は空疎なものになってしまった。

3．統合失調症の基本的障害を定義する試みは失敗した

　ドイツ学派は特に基本的な統合失調症の核を明らかにすることに専念した。すなわち統合失調症性障害の基本の研究であり，統合失調症を定義することで，そこから診断や予後判定の結論を引き出せるはずだというのである。この学派は，ブロイラーによって形を変えたクレペリンの構想の跡を継ぎ，統合失調症の真の「核心」を求めて研究を続けたのであった。ハイデルベルグ学派のグルーレとベルツェ，チュービンゲン学派のカール・シュナイダーらの研究や論争を知らない者はいない。最終的にこれらの学者が行き着いたところは，いくつかの一次性症状および基本症状であった。グルーレによる特徴的な五つの症状（幻覚，特異的「基底気分 Grundstimmung」，衝動性，自発性の喪失，一次性妄想）の症候群や，有名なカール・シュナイダーの分析が知られている。カール・シュナイダーは，心的生活の特性（構成 Gliederung，不変性 Konstanz，安定性 Stetigkeit）と関連して現われる一連の障害によって，統合失調症の変種のそれぞれに固有の現象学的核となっている症状集団（Symptomverband）を区分けした。クライストとその弟子の研究も，この基本的な個々の現象を記述することに腐心している（しかし着想は明らかに異なり，主として神経生理-病理学的なものである）。この観点から，統合失調症に特異的な「基本的現象」，「核」，「原子」を単離する作業は，フランスにおけるG・ド・クレランボーの試みに近い。彼は慢性妄想精神病に，基礎的，元素的，機械的な精神自動症を発見することに専心した。それというのも，こうした統合失調症の精神病理学的研究の行きつく先とは，まさにこの矛盾であるからである。こうした研究はついにはそれをいくつかの原子または要素に還元するだけに終わった。周知のとおりこれ以降，「統合失調症」の特異性そのもの —— ブロイラーを越えてクレペリンに通じる疾病単位— は個人の遺伝子-型構造として研究されたのである。混沌とした臨床像がこのような単純な機械的公式に還元されるとは奇妙な矛盾である…

　つまり，この「**基本的障害**」の研究で課題になっているのは，ある範疇の所与事実に特異的なものを発見することである。そしてここで，私たちは，科学的思考の帰納的な見方と演繹的な見方が交わる限りない困難の前に立っているのに気づくのである。つまり，属の分からないある種の特徴を認識しなければならず，その境界線の分からない対象を定義しなければならないという悪循環にはまりこむのである。事実，統合失調症について本質的なものを把握するための視点を見失ってはならないとすれば，「統合失調症」と呼ばれている症例とはどんなものかを知ることから始めなければならないのである。この悪循環から逃れるためには，2つの連続的かつ必要な段階を踏むのがよい：相互に類似した症例を集めることによる臨床的かつ統合的段階と，ある属を定義する共通の特徴の確認を行う理論的かつ分析的段階である。統合失調症

の基本的障害を規定するあらゆる試みに失敗したのは，これまでにそれほど体系的な作業を行うことができなかったからである。その属を規定し制限している事実のグループの広がりについては，予め意見の一致が必要である。それによって統合失調症という種の本質と定義を容認すべきである。

4．経過基準により，属のひとつの種，すなわち慢性妄想病属のひとつの種として統合失調症の定義をやり直す必要性

　ここで，クレペリンとブロイラーらから得た教訓をもとに，私たちの出発点に戻ろう。私たちは，相互に類似している，次第に引きこもりがちとなり外的世界や他者とあらゆる関係を絶ち，想像の内的世界に迷い込む患者の集団があることを述べた。このような患者は，治療されたりされなかったりする精神病院入院患者の15％ないし30％を占める。数年前には全世界の入院患者の半数以上を占めていた。私たちの調査対象となったのはこの**臨床集団**であり，クレペリンに「早発性痴呆」を記述させ，ブロイラーにこの概念に代わる「精神分裂病性」病的過程の概念を提唱させたのも，この**臨床集団**である。この集団は慢性的であることと自閉症的世界の構築が特徴である。それを構成する患者はすべて非現実的な実存の形へと**進行**する**可能性**によって，臨床家に実践的かつ治療的に困難な問題をつきつけるのである。
　ここで，統合失調症の精神病理学と現象学に関する近代研究（ブロイラー，ユング，グルーレ，ベルツェ，マイヤー-グロス，ヤスパース，ミンコフスキー，ウィルシュ，ビンスワンガーら）が導入されることとなる。それは，あれこれの基本的障害または特異的症候群の症候学的核を規定するためではなく，もっと全体的に統合失調症に固有の実存形態を規定するものである。すなわちその根本的な特徴は，**現実を拒否した世界に次第に自閉すること**である。そこから，私たちは，この世界の閉鎖が「痴呆」として現れることがあり得るということを理解する。しかし，個人を自己の想像の世界に孤立させる退行的な動きが進行的，持続的，慢性的混乱と考えることが正しいとしても，この言葉の本来の意味での痴呆の属性（宿命性，非治癒性，不可逆性）によって定義されるとは思われない。
　ところで，また出発点に戻ると，（結論としてさらに正しくいえば）統合失調症患者の人格の観察と分析という終わりなき作業の出発点に戻ると，統合失調症の本質は，実存の自閉症的かつ想像的な構造へと向かう退行的動きであり，必然的に妄想病の一般的問題の中の統合失調症の定義の問題へと立ち返ることになる。
　何よりも統合失調症的な存在のあり方を特徴づけるものは妄想であり，統合失調症に関する最新の研究のはっきりした特徴は，この妄想による定義である。この２点について順次検討しよう。私の目からすると，これらはあまりにも多くの偏見や誤解が証拠を隠蔽しているので，いくつかの説明が明らかに必要である。
　統合失調症のグループを形成する「統合失調症患者」群は，伝統的には臨床病型によって分類されてきた：破瓜型，緊張型，パラノイド型である。このクレペリン学派の区別は，パラノイド型のみが妄想的であることを暗に示している。しかし私はここで問題を提起したい。妄想的でない早発性痴呆患者あるいは統合失調症患者（病名は

それほど重要でない）が一人でもいるだろうか。私は，緊張型については確実に妄想があると思う。事実，緊張型統合失調症(スキゾフレニー)患者の常同症，衝動，衒奇症，拒絶症，両価性，矛盾は**妄想の表現**にすぎないという確信がなかったら，緊張病性行動を深く研究することにはならなかったはずである。さらにまた，欠陥へと急速に進行する破瓜型とその単純病型は，いわば妄想，自閉症的夢想に満ちており，まさしく統合失調症(スキゾフレニー)患者と現実との間に分厚い妄想を介在させている。結局，クレペリンの感情性痴呆，ブロイラーの自閉症または閉じこもり，統合失調症(スキゾフレニー)患者の内向性，心的生活の想像的極への退行的運動は，同時に統合失調症(スキゾフレニー)と妄想病の顕著な特徴であるということである。**統合失調症(スキゾフレニー)の様々な型の共通点は自閉症であり自閉症とは妄想である**。事実，現実を拒否し歪曲する傾向は他に定義のしようがない。この単純な確認作業が長い間できなかったのは，臨床的概念や観察の偏向のため，また，曖昧な概念のために精神病理学的分析が，緊張病，連合障害と思考障害，末期的欠陥などの問題に誤って適用されたためである。しかし，統合失調症(スキゾフレニー)性の世界と人格構造の掘りさげた研究に取り掛かったとたん，それが「ヴェザニー性痴呆」という古い概念を通して現れ，私たちが現在統合失調症(スキゾフレニー)患者とよんでいるすべての患者の実存に共通の妄想構造へと立ち返らせたのである。

　近年統合失調症(スキゾフレニー)の基本的障害の定義に関わったすべての学者が，（一言でいえば統合失調症(スキゾフレニー)患者の思考，人格，世界の現代的分析）統合失調症(スキゾフレニー)患者の実存の本質的で，現象学的に還元できない核としての妄想にたどり着かざるをえなかったというのも驚くには当らない。本質的に幻覚的かつ妄想的な現象という一種の症候学的モザイクにたどり着いた人々（たとえばグルーレとカール・シュナイダーは，私たちの検討してきたG・ド・クレランボーの精神自動症の記述につながっている）でさえも，統合失調症(スキゾフレニー)を基礎あるいは核に妄想がある現象として定義したのであった。なぜならば，結局，統合失調症(スキゾフレニー)の臨床像の基本は，思考化声，思考奪取，思考伝播，離人症，抑制できないまたは不可解な直感と信念であり，まさしくこうした障害が妄想の一次性かつ基本的現象である限り，統合失調症(スキゾフレニー)を基本的に妄想的な障害と定義して当然である。ところで，ハイデルベルグ学派（およびその他の多くの学派）の真のライトモチーフは，統合失調症(スキゾフレニー)性思考障害（ブロイラーの連合障害から，知覚の妄想障害，妄想知覚 Wahnwahrnehmugen，妄想着想 Wahneinfall，妄想気分 Wahnstimmung，精神的自動症の症状に至るまで）は，感覚経験の構成の上でゆがめられた意識によって直接的かつ反論の余地もなくもたらされたということであった。しかもこのライトモチーフに対応できるもう一つの主要テーマは統合失調症(スキゾフレニー)の定義そのものである妄想病の**一次性**特徴だけである（グルーレ，クルト・シュナイダー）。私たちは，次のような疑問（コッレ）については当面問題にしないでおこう。グルーレのいう**一次性妄想病**または純粋妄想病は統合失調症(スキゾフレニー)の本質そのものではないのかという問題である。グルーレによれば，純粋妄想病は意識的であれ無意識的であれ心理的な動機に続発するのでもなく，思考障害または意識障害に続発するものでもなく，感情障害に続発するものでもないという事実によって定義される。つまり，この「純粋妄想病」この「本質的な偏執狂」が統合失調症(スキゾフレニー)の本質そのものではないのかという問題である。ここでは，現代の統合失調症(スキゾフレニー)に関する精神病理学的研究のすべては妄想概念を中心に動いて

いることに留意するだけで十分である。ビンスワンガーが妄想病は統合失調症の核であると言ったのも，たとえばパウライコフ（1956年）があらゆる統合失調症は妄想的であるとはっきり主張したのもこの意味においてである。統合失調症の境界設定という最も難しい問題は妄想の問題にあることにもう一度注目していただきたい。たとえば，パラノイア患者の妄想は統合失調症に入るのか入らないのか，パラフレニーは統合失調症のパラノイド型と明確に区別されるグループを形成するのか，統合失調症はアルコール中毒症患者や脳炎患者の急性・慢性の症状性妄想とは区別しなければならないのか，さらに，神経症の非妄想的特徴をもって統合失調症から神経症は区別されるのかといったことが問題になる場合，統合失調症の問題とともに妄想病の問題そのものが提起されているのである。クレペリンの早発性痴呆に関して提起された問題の歴史的な縦糸を再発見することで，この概念によって特徴的荒廃 Verblödung に進行する**妄想性精神異常者群**の把握が必要なことを証明したかったからといって，驚くには当たらないだろう。逆にこのことは，私たちにとって妄想の問題を解く鍵となる新しい証拠となるはずである。すなわち妄想の問題は，この想像的存在様式の規定の問題，慢性妄想精神病の典型としての統合失調症的存在を特徴づける現実破壊の問題に正しく導いてくれるアリアドネの糸となるはずである。

精神分析学派も独自の立場から同様な経験を逃れられなかった。事実彼らはフロイト以来ずっと「統合失調症性自己愛神経症」を潤色して語ってきた。すなわち「統合失調症性自己愛神経症」とは自我の衰弱，現実のリビドーの再備給，現実の外部への退行，対象関係の破綻，現実の象徴的変容といった概念に関するものであり，これらすべての概念は現実の変容である限り必ず妄想の問題として送り返されるのである。統合失調症性思考と夢の思考の比較（ブロイラー，C・シュナイダー）はこの観点から決定的に重要である。なぜならそれは，夢見る人に現れるものとは異なっているが類似した様相として統合失調症性自閉症を示すからである。

それゆえ，次のように結論してもさしたる過ちではない。すなわち統合失調症の定義には，まず統合失調症に本質的なもの，すなわち**妄想の種**について検討すべきである（妄想は，その心的存在の変容，意識の構造解体または人格の組織解体を意味する現実の変容として定義される）。

しかし，統合失調症の問題を妄想病の問題に持ち込むことは，ただ問題を先送りにして，統合失調症をさらに大ざっぱな概念で定義することにはならないか？ うまい**言葉で言いくるめて純粋な駄弁に終止する危険**を冒してはいないか？ 確かに，私たちが妄想病について何も語ることができなければ，事実その通りであろう。しかし，統合失調症性妄想病の問題を現実の場におき直すと，もはや妄想を統合失調症の「パラノイドの」偶発症とみるのでなく，統合失調症を妄想を引き起こす様式の一つの原型とみることになるので，妄想病の問題を深く理解し，構造と変化のさらに進んだ把握が可能となる。

それゆえ，統合失調症を定義するとなると，私たちの考察は慢性妄想病の分類の問題の段階まで立ち戻る。おそらく慢性妄想病は（エスキロール，グリージンガー，ラゼーグ，ファルレ，ウェルニッケ，セグラ，クレペリン，ヤスパースらが研究記述して以来），確かに一種の種々雑多な単位ではあるが，同時に一般に使用されている曖

昧な意味で, 一語で統合失調症(スキゾフレニー)という言葉を定義するのに十分ふさわしい単位である。実際世界のあちこちで使用されている（フランスを除く, フランスでは属の統一よりも種の多様性にこだわっている）。しかし, ここまで一般化が進むと統合失調症(スキゾフレニー)の定義は, まさしく実体の一貫性が失われると考えられる。反対に, 妄想病, 特に慢性妄想病の根本的な分析が重要である。なぜなら統合失調症はあらゆる妄想病を包含しているのではなく, 逆に個々に相違はあっても一つの典型を表わしているにすぎないからである。

繰り返すが,「妄想病」とは, 心的存在の構造的な激変の結果としての, 体験する現実または思考の変容である。発熱しても, ワインを飲みすぎても, 脳疾患があっても, さらに一般的に意識構造に病的な変化を受けても, その意識が感覚的経験の秩序を構成している限りは, 人間は妄想状態となる[1]。しかしまた人間は, 人格のシステム, すなわち自己を世界と結び付けている恒常的な絆の個人的組織が変わっても妄想状態となる。最初の例では, 体験した現実の変化が夢の意識に現われるので, 妄想病またはせん妄 Délirium である。二番目の例では, 妄想病（または Wahn または Delusion）は思考された現実の半透明な歪曲を構成する（信念, 世界の観念, 実存的価値体系, 共存の感覚と言語の歪み, など）。

この見地に立てば, 一方では, あらゆる急性妄想精神病は意識の病理に属し, 結局, いわば本来「観念的」な妄想よりも妄想的ではない。他方, 慢性妄想精神病は正確に言うと, 本質的に世界にかかわる人格体系や諸々の**観念**や感情を混乱させるために慢性妄想なのである。

しかし特に精神異常者またはいわゆる「慢性妄想病患者」も病型や経過において, 常に同じような妄想病を呈するわけではない。慢性妄想病は**系統的**であることもあり, クレペリンのパラノイアの定義に対応する構造をなすこともある。また**神話的かつ空想的**なものであることもある（クレペリンが完全に早発性痴呆の枠外に分類しようとしたが不可能であったパラフレニーのように）。最後に**自閉症的**なこともあるが, まさしくその場合が統合失調症(スキゾフレニー)である。ここでこの考えを展開することはできない。20年前から私の発表をお聞きいただいている方はすべてご承知のことであり, 次の精神医学研究[2]でまた取り上げるつもりである。しかし, 私の考えでは, これらの様相, この妄想の来たし方, 自己の実存を妄想に変えるやり方は, 3つの大きく異なる慢性妄想病を規定する特異的構造を示している。体系的あるいはパラノイア構造は小説や物語の構造であり, 現実にひっそり入り込む虚構の意味を求めて熱狂的に関心を集中させる存在法則になる ── 空想的構造は現実に重ねられる混沌とした神話の構造である ── 自閉症的構造ないし統合失調症(スキゾフレニー)的構造とは想像世界の構築によって自我とその宇宙を消滅させる構造である。統合失調症(スキゾフレニー)であるということは慢性妄想の種を構成する道をたどることである（この種の自己中心的主体の旅は, 現実を省みることなく, 幻想の観念言語形式の中で欲求と快楽が満足するまで深みにはまりこむ）。

                 *
             *   *

　それゆえ，統合失調症(スキゾフレニー)の定義の根本をなしていると考えられるものは，経過の基準と構造の基準との交差なのである。早発性痴呆から引き継がれた統合失調症(スキゾフレニー)は，徐々に欠陥の進行する精神病形態としてしか定義されない（私たちが検討してきたように，たとえその主体を真性痴呆，一次性痴呆と呼びたくない場合でも，またむしろ本質的に自閉症的な二次性痴呆あるいは「荒廃 Verblödung」，「欠陥」と言うべきであるとしても，またこの欠陥の傾向が致命的ではなくても）。他方で，統合失調症(スキゾフレニー)は慢性妄想病である。この場合，統合失調症(スキゾフレニー)を定義すると（さらなる繰り返しは控えるが），慢性妄想病の一形態であり，進行性に自閉症的欠陥へと，すなわち，外界や共存世界で開花しないでそれ自体の内部に隠れる心的生活の一種の緩慢なる退行へと達するものである。私たちが，この臨床的かつ歴史的「解釈」の登場以来，ずっと目撃してきた患者群（早発性痴呆，緊張病，パラノイドまたは統合失調症(スキゾフレニー)患者と呼ばれる患者群）は，精神異常が多少とも比較的持続し，進行性で，妄想が次第に読みとれなくなる「精神異常者」であるところから，私たちは臨床群の核そのものの中で絶えずこの定義を受け継ぎ，この定義を追求しているようである。こうして私たちは，ブロイラー，ヤスパース，K・シュナイダー，ミンコフスキー，ビンスワンガー，シュトルヒ，ウィルシュらのような精神病理学や現象学のさまざまな学派が見事に問題を掘り下げ，また精神分析医が統合失調症(スキゾフレニー)的実存について述べてきたことと合流するのである。精神分析医によれば，どのような症例も原始的想像世界のただ中に立ち戻り，自閉症的世界で自己を見失うという基本的な傾向がある。こうして統合失調症(スキゾフレニー)は始めて次のように定義できる。慢性妄想病属の一種を構成する精神病であり，存在の組織解体の傾向および一般的に他者とのコミュニケーションを多かれ少なかれ完全に閉鎖するに至る自閉症的世界の組織化の傾向を特徴とする。

　しかし，この組織解体と再組織化の「過程」をさらにしっかり定義すれば，この「過程」の特徴は，統合失調症(スキゾフレニー)性状態を規定するいわば「特異的な」徴候のモザイクではなくて，単に二次的に統合失調症(スキゾフレニー)的存在の形態に至る（経過の観点からも構造の観点からも）進行の動きにしっかり注目する必要があるということである。統合失調症(スキゾフレニー)は，初期には一種の定型的かつ宿命的な精神病ではなくて，人格とその世界の妄想的組織解体の一つの形であり，「精神の不全収縮 asystolie psychique」と呼ばれる状態に達するまでには，多くの要因，多くの展開，多くの出来事，多くの心的存在の変化を認めるのであり，むしろこれは一種の精神的自殺であって，私がこの論文の最後で器質-力動論的性質の定義を試みようとしている「過程」なのである。

第二部

統合失調症グループの範囲

　私は ― 名前こそ違ってもこれまで検討した対象は常に同じ臨床群であったのだから，百年にわたる臨床経験に支えられて ― いかなる意味で統合失調症(スキゾフレニー)の概念を定義すべきかを示してきた。それゆえ私たちはこれから ― 今始めて ― 統合失調症の境界の問題に取り組むことができる，すなわち，精神病全体から統合失調症(スキゾフレニー)に入るグループと，入らないグループの区別を可能とする診断と予後判定の規則を確立することである。こうすれば，定義されていないものの範囲を定めたいというおかしな矛盾に落ち込む恐れはないだろう。

　しかし，さらにはっきりさせるために，統合失調症(スキゾフレニー)の境界の問題について，私が精神医学研究，第20番で大きな線引をした精神病患者分類の中に位置づける必要がある。種々の分類を吟味し最も古典的な臨床経験と突き合わせて，私は複雑な臨床を徹底して簡素化して，次の小さな表を作った：

表 II

意識の病理 （急性精神病）	人格の病理 （精神病と慢性神経症）
躁‐うつ病発作。 Crises maniaco-dépressives.	精神不均衡。神経症。 Déséquilibre. Névroses.
急性錯乱と幻覚。夢幻様せん妄状態。 Bouffées délirantes et hallucinations. États oniroïdes.	慢性妄想病と統合失調症(スキゾフレニー)。 Délires chroniques et Schizophrénies.
錯乱‐せん妄性精神病。 Psychoses confuso-oniriques.	痴呆。 Démences.

　一見しただけで，統合失調症(スキゾフレニー)性精神病（慢性精神病の属）の位置が，1）その他の慢性妄想病の型，2）神経症，3）痴呆，4）急性錯乱精神病とは区別すべき慢性妄想病の一種としてわかるだろう。

I‐統合失調症グループの中心核とその下位グループの問題

　これから，鑑別診断の問題や統合失調症(スキゾフレニー)の臨床型診断の見通しの上で私たちに課されている問題に取り組むことにしよう。すなわち統合失調症のグループの中で

統合失調症概念に含まれる臨床的「下位グループ」または「亜型」を検討するのである。しかしその前に，まず中心的かつ典型的な核から出発して，統合失調症グループの境界線の問題を明らかに提起する多かれ少なかれ「周辺的」または「非定型的」な変種をはっきりさせる必要がある。この概念解明のささやかな作業は，私たちがすでに妥当性を確かめながら行ったことの補足となるはずである。

そのために，まず臨床的な自然経過を考える上で役立つはずの私の施設の統計を報告したい（表Ⅲ）。

表Ⅲ
治療の時代が始まる前の平均24年間に観察された
統合失調症性精神病の170症例の統計

	症例数	発症時平均年齢	寛解	退院または完全寛解
1. 破瓜型の進行例。3〜4年できわめて顕著な欠陥状態。	23 (14%)	22歳	3 (10%)	0
2. 緊張型および破瓜-緊張型の進行例。3〜4年できわめて顕著な欠陥状態。	24 (13%)	20歳	2 (8%)	0
3. パラノイド痴呆型の進行例。3〜4年できわめて顕著な欠陥状態。	19 (11.5%)	23歳	5 (26%)	0
4. 妄想と自閉症を伴う統合失調症性解離の進行例。中等度の欠陥状態。	56 (33%)	27歳	20 (33%)	0
5. P.H.C型体系妄想に近い境界グループ。軽度の欠陥状態。	18 (11%)	29歳	4 (22%)	5 (25%)
6. 空想パラフレニーに近い境界グループ。軽度の欠陥状態。	19 (11.5%)	30歳	4 (21%)	0
7. マイナー型（シゾニューローシス-単純なシゾイド）	11 (6%)	26歳	5 (43%)	3 (27%)
8. 合計と百分率	170	26歳	43 (25%)	8 (4.7%)

訳注：P.H.C.は慢性幻覚精神病のこと。

第1グループは，特に無感情，無為，感情的無関心という形で急速に欠陥状態に至ると定義される。進行は一般に持続的であった（寛解を示したのは23例中わずかに3例）。発症年齢は平均22歳であった。潜行性に発症していた症例が50％であった。死亡例の経過の長さの合計は平均19年で，生存例では38年であった。

第2グループは，同様に「準痴呆的」欠陥状態への進行が3〜4年ときわめて早く，緊張症候群が優勢と定義される。経過はこれもきわめて長かった（発症から最初の数

年間で寛解したのはわずかに2例)。発症年齢は平均で20歳であった。発症は症例の63%で潜行性・進行性であった。死亡例の経過の長さは全例で平均23年であり，生存例では20年間であった。

第3グループは，同様に「準痴呆的」欠陥状態への進行が早く，特に臨床像が幻覚，離人症状，迫害妄想念慮，影響妄想などを伴う「パラノイド妄想」を呈した後には，明らかに不可逆性の疾患として定義される。経過は同様に長かった（寛解例はわずかに4例だが，うち2例は寛解期間がきわめて長かった）。発症年齢は平均23歳であった。発症が潜行性・進行性であった症例は52%であった。死亡例の経過の長さは，平均27年で，生存例では34年間であった。

第4グループは，進行してもそれほどの欠陥状態に陥らないと定義される。ここでいう欠陥状態とは，解離を伴う観念-言語支離滅裂状態に相当し，67%の症例にあたる。臨床像の特徴は不調和，自閉症的人格，典型的なパラノイド妄想である。進行はそれほど持続的ではなかった。なぜなら，進行性で寛解をみないのは34%の症例にすぎなかったからである（18症例では経過後3，4年で寛解状態が認められた）。発症年齢は平均27歳であった。発症が潜行性で進行性であった症例はわずかに23%であった。経過の長さは死亡例では23年，生存例では27年であった。

第5グループには，フランスで一般に慢性幻覚精神病と呼ばれる症例が入り，人格の崩壊，第4グループほどではない観念-言語性支離滅裂のある自閉症的世界の構築を伴う。（これらの症例は昔の学者の系統的に進展する進行性慢性妄想の体系化された精神病に近い）。進行性の経過をたどったのは症例の80%であった。発症年齢は平均29歳であった。経過の長さは，死亡例で25年，生存例で27年であった。

第6グループは，パラフレニーのグループとして定義される。すなわちこの統計では，解離のほとんどみられない，はなはだしい空想妄想を「多少なりとも」統合失調症のグループに入るものとして分類した。（私の施設のパラフレニーの大半は統合失調症とは別のグループに分類されている）。経過は進行性であった（著明な寛解を見たのはわずかに2例）。発症年齢は平均30歳であった。経過の長さは死亡例で31年，生存例で29年であった。

第7グループには最後にマイナー型が入る（しかし，単純統合失調症は長期間にわたる収容を必要とするもので，ここで検討したのはこうした症例のみである。なぜなら，私たちの統計は施設にきわめて長期間収容されていた生存例しか含まれていないからである）。これも同様に潜行性で進行性であった。平均発症年齢は26歳であった。経過の長さは死亡例で18年，生存例で28年であった。

以上が治療の始まる以前の時期の精神病院での「早発性痴呆」または統合失調症患者の一群が示す統計である（なぜならば，これらの全例は1920年～1937年間の経過の平均である）。これは結局，クレペリンとブロイラーの臨床経験によるこの属の臨床材料である。クレペリンにとって，彼の判断では基本となる核を表わしているのはⅠ，Ⅱ，Ⅲのグループであるが，他のグループのものと進行の途中で混同されがちであり，厳密に言って彼がこの病気の特徴であると見たのは退行的な変化である。ブロイラー以来，私たちは統合失調症を特に別格なものとして一段高いところ，すなわちⅣグループとして切り離すことを学んだ。統合失調症のグループの中心を構築したの

はブロイラーである。この中心は最も正確にはブロイラーの自閉症的崩壊の記述に相当し，統合失調症(スキゾフレニー)の典型的崩壊のパラノイド型に相当するものである。

このように私たちの臨床例を検討すると，自閉症的妄想を特徴とする中心グループの概念そのものに向かうのである。この自閉症型では，象徴的思考が心的生活のすべてを支配し，閉じられた世界を構築してその中に自ら引きこもってしまう。この「古典的」視点と施設-監視型の精神病院からわかるように，境界型に関して提起される唯一の問題はパラノイアとパラフレニーの境界線の問題であり，クレペリンによって引かれ，ブロイラーによって覆された境界線である。しかし，マイナー型の問題は多くの理由でほとんど目立たなくなっている。すなわち治療が始まる以前の時代には，軽症例は入院させられず，入院させられたとしても収容性痴呆と呼ばれるものによってさらに悪化していた。収容性痴呆とは，統合失調症(スキゾフレニー)の自然経過と重なりその経過を加速させた，いわば人為的あるいは実験的統合失調症(スキゾフレニー)である。

そこで今，私の施設のもう一つのささやかな統計を検討しよう。これも，すでに述べた意味で，私が統合失調症(スキゾフレニー)と診断し予後を判定した重篤な症例に関するものである。平均12年にわたって観察してきた進行例から学んだものを検討しよう。これらは1937〜1956年にわたって可能な限りの生物学的治療，社会療法，精神療法で治療した症例である。（表IV）。

表IV
治療の時代になってからの
平均12年間の観察による慢性統合失調症患者82例の統計

	症例数と百分率	発症時平均年齢	初期に寛解をみた症例	現在寛解している症例
第1グループ	3 (3.6%)	20歳	2 (66%)	0
第2グループ	8 (9.7%)	21歳	8 (100%)	3 (35.5%)
第3グループ	12 (14.5%)	24歳	6 (50%)	5 (40%)
第4グループ	30 (36.5%)	26歳	30 (100%)	14 (45%)
第5グループ	7 (8.5%)	26歳	3 (40%)	6 (80%)
第6グループ	3 (3.6%)	31歳	1 (33%)	1 (33%)
第7グループ	19 (23.1%)	21歳	12 (66%)	13 (68%)
合計	82	21歳	62 (75%)	42 (51%)

ここで私たちは（すでに最初の表でも触れたが），平均的な精神病院施設において統合失調症(スキゾフレニー)患者グループの数，動き，構造に大きな変化が起きているという事実に気付くのである：数は少なくなり（50%以下），しかも，下位グループの配分は準痴呆型または「クレペリン型」が少なくなり（38%から25%へ），単純マイナー型またはシゾニューローシス型ははるかに増えている（6%から23%へ）。これに対し，中心

的な核となるグループはほぼ同じである。この中心的核グループ（56％に相当）は，すべての症例が互いに最もよく似ていることをはっきり表わしている（Ⅳグループに加えて，ⅠとⅡグループの橋渡しをするⅢグループの一部とⅤグループの一部）。これらの症例が発症時にはこの核に向かって進行するように思われる。進行が重篤で早い症例（Ⅰ，Ⅱ，Ⅲ）ではこの核をすでに超えている。進行する可能性がかなり低く，よりよく埋め合わせができている型（Ⅴ，Ⅵ，Ⅶ）ではこの核はほとんど障害を受けない。それゆえ次のように結論づけざるを得ない。1）統合失調症（スキゾフレニー）の中心的核の大きな特徴は，幻覚と妄想による想像上の世界の**自閉症的かつ妄想的組織化**と，一方では**解離**の典型的な症状（一次性または陰性症状）で観念‐言語性支離滅裂または重度の不調和を引き起こす。今一度述べるが，統合失調症（スキゾフレニー）の定義の中に入りかつ臨床対象の中心となるものは，治療の試みに抵抗する統合失調症（スキゾフレニー）の核である。

　2）多かれ少なかれ重度かつ準痴呆的な欠陥型は，部分的には収容生活や治療のなされていないところからくるものである。なぜならば，この統合失調症（スキゾフレニー）性の「沈降現象」をおさえるには，施設を活性化して患者を治療するだけで十分である。この沈降現象は事実，ブロイラーが述べたように，病的過程の観念‐感情的力学に属する諸因子に対して「二次性」にしか現われないものだからである。

　3）マイナー型（ここで統計に取り上げたのは予後不良でかなりの治療努力が必要な慢性症例だけであるので，いずれもかなり重度の症例である）は，この症例の統計（1937年以来の進行例）では大多数を占めている。このことは，他のあらゆる施設や世界中の精神病院や開業医の患者と同様に，私の施設では，統合失調症（スキゾフレニー）前または統合失調症（スキゾフレニー）後のマイナーな神経症型が，統合失調症（スキゾフレニー）の臨床で最も興味深い所見の一つになっているといってよい。

　それゆえ，このように治療が始まる前の時代の統計と確立された後の統計からみると，中心となるグループはすべてあたかも平均的な統合失調症（スキゾフレニー）の組織型を示しているかのように考えられる。すなわち，ある場合には欠陥の意味からはみ出していたり（Ⅰ，Ⅱ，Ⅲグループ），ある場合には互いに似通ったりする（Ⅴ，Ⅵ，Ⅶグループ）のである。前者の症例は，マウツの表現を借りれば「スキゾカリック（電撃性統合失調症（スキゾフレニー））」な悪性進行型を構成し，後者は統合失調症（スキゾフレニー）のグループの境界に位置する進行型で，パラノイア，パラフレニー，神経症へ移行する型である。

　それゆえ，統合失調症（スキゾフレニー）のグループではっきり言えることは，1）典型的な型またはパラノイド統合失調症（スキゾフレニー）；2）急速に進行する悪性型（破瓜病，破瓜‐緊張病，パラノイド痴呆）；3）境界型（体系化，空想的，偽神経症的）があるということである。

　以上が，私の考える各グループの進行型からみた異なる様々な相である。しかしこの多様性を越えて，ある構造の一致がグループの等質性の土台となっている；それは心的存在の組織解体（緩徐で頓挫することもあれば — 逆に早くて重篤である場合もある）であり，他者とのコミュニケーションの断絶，現実の変容，自閉症的世界の構築を引き起こすのである。

　私たちの臨床対象者を概括的に吟味し，統合失調症（スキゾフレニー）グループの核とその核の周辺のサブグループの確実な診断に関して，引き出すことのできる教訓は以上である。このグループの構造単位は，「もはや世界に存在しないというあり方」，混沌とした支離滅

裂の（最終的には）他者の入り込めない妄想への転落に至る過程そのものである。この統合失調症(スキゾフレニー)の構成単位の下位グループはすべて，さまざまな相や進行段階を表わす妄想で満たされている。これは破瓜‐緊張病型にもいえることであるし，いわゆる単純型や偽神経症型にもいえることである。拒絶症，欠陥ないし混沌の形をとる末期型や急速進行型（schizocaries）にみられるのは，重度の自閉症的生活，最も太古的な魔術的象徴的関係の生活である。マイナー型の単純な神経症型の様相を示すものもまた「統合失調症前(スキゾフレニー)」の態度，思考，感情によって現実とのきずなが失われ自我の深刻な変化を示す限り，すなわちすでに妄想的な性格があることを考えれば，潜在的ないし軽度の想像的世界の構築である。

II‐統合失調症の４つの境界線

ところで，私たちは統合失調症(スキゾフレニー)の鑑別診断に関して臨床的境界線の問題と境界線の理論的問題の検討が必要である。

今検討したように，基本的な統合失調症(スキゾフレニー)の核は妄想の進行という典型的な型に表される（いわゆる「パラノイド」は後に述べるようにして問題にするに足りない）。妄想は精神の解離状態から生じ，自閉症的想像世界を表現するが，その進行は統合失調症(スキゾフレニー)の存在形態というよりも非存在形態の強化とでもいえるものである。これが「ブロイラー学派的(スキゾフレニー)」統合失調症である。

しかしより急速かつ重度の進行をみせることのある進行型もある（これが「クレペリン学派的」型で，早発性痴呆の概念のもとに最初に観察された）。この型は**統合失調症(スキゾフレニー)と痴呆の診断の問題**を提起する。

さらに，私たちが検討したように，「慢性妄想病」のいくつかの型がいわゆる統合失調症(スキゾフレニー)の核のまわりを取り囲んでおり，その核と深い臨床的かつ精神力動学的関係を有しているが，かなり異なる妄想的存在の型を示しており，統合失調症性精神病との類似または差異の問題を提起するのである。こうして，**統合失調症(スキゾフレニー)とその他の慢性妄想病の診断**に関する第二の問題が提起される。

しかも，統合失調症(スキゾフレニー)のマイナー型は，統合失調症前(スキゾフレニー)の人格，性格の神経症的素因，シゾイド，家族間の葛藤，感情発達の不適切な組織化と連続しており，加えて臨床像からはそれほどはっきり「精神病的」とはいえないところから，**統合失調症(スキゾフレニー)と神経症の関係**という新たな問題を提起する。

最後に，私たちは，多くの統合失調症(スキゾフレニー)が病勢増悪や一過性異常accèsで進行し，その進行の仕方は多かれ少なかれ間欠性で，発症は急性あるいは亜急性で，また統合失調症(スキゾフレニー)過程が急性病勢増悪であることをみてきた。このことは，**統合失調症(スキゾフレニー)と急性妄想精神病**との関係という第四の問題を提起する。

この４つの大問題が，理論，学説的論争，精神医学的治療面での障害といった迷宮の中で，臨床家の向うべき４つの基本的方向を示している。

これからこの問題を順に，先ほど述べたように「巨視的」に，すなわち最も総合的

な立場に立って検討することにしよう。私は，深くつっこんだ研究と観察がなければ解決できるとは思わないが，これらの問題を正しくはっきりと提起するためには，単純に検討する方法が必要である。精神病理学的研究は事実，無益な細部であるとか，まだ確立されていない事実を対象にして道に迷うことがあまりにも多すぎる。木を見て森を見ずである。それゆえ，統合失調症(スキゾフレニー)の論理的な境界線をいわば「幾何学的に」引くことが重要である。そのためには，私たちの定義から出発しなければならない。

再度，私たちの診断手順を作り上げていく上で心得るべきことを繰返すが，統合失調症(スキゾフレニー)とは，心的生活や特に人格の段階的な組織解体によって，現実の世界との絆が失われること，ならびに徐々に閉じこもりがちになる自閉症的世界の組織化を特徴とする慢性妄想病の一型である。以上のような概念的な境界線としての定義は，まさしく百年前から思想の歴史そのものが連続的論理的にたどってきた境界線でもある：統合失調症(スキゾフレニー)患者の**痴呆の問題**（クレペリン），**パラノイアとパラフレニーの範囲に関する問題**（クレペリンとブロイラー），**統合失調症(スキゾフレニー)と神経症との間の構造の差異の問題**（フロイトとアングロサクソン学派）である。ついに私たちは目の当たりに，統合失調症(スキゾフレニー)の診断に関して，統合失調症(スキゾフレニー)と**急性妄想精神病**であるいわゆる急性統合失調症(スキゾフレニー)の病型との諸々の関係から，新たな章が開かれるのを見ることになろう。

1．統合失調症と痴呆

クレペリンはこれらの患者を痴呆のある統合失調症(スキゾフレニー)患者と呼ぶべきであると述べていた。統合失調症(スキゾフレニー)は，特殊な特徴（緊張病，思考 - 言語性支離滅裂，混沌とした妄想，感情的無関心という意味での感情生活の重度の変化）のある「痴呆」の「早発性」種であると記述した。統合失調症(スキゾフレニー)性解離，不調和の概念が痴呆の臨床群よりも，臨床的に検討された患者群の中心的部分にさらによく当てはまることは，ウィーン（シュトランスキー）でも，パリ（シャラン）でも，チューリッヒ（ユングとブロイラー）でも直ちに注目された。それゆえ統合失調症(スキゾフレニー)の概念は痴呆の概念を排除するか，少なくとも押さえ込んだのである。しかし，臨床観察と概念の周到な検討そのものからもたらされたこの排除は，まさしくこうした患者の実存の進行性の衰退を特徴とする臨床型（「クレペリン学派」のグループⅠ，Ⅱ，Ⅲ）とそれを特徴づける末期状態に関する問題を提起している。こうした破瓜型，破瓜 - 緊張病型，「パラノイド痴呆」は，進行（しばしば3～4年と急激）の欠陥段階（荒廃 Verblödung の段階）においてどう痴呆と異なるのか？「巨視的」に言えば，唯一の臨床的差異は，1）衰退が内的な歴史を有すること，すなわち，彼らの性格や最初の障害をみると，世界から身を引きたいという欲求を理解できること；2）痴呆のように見えても，自らの昏蒙（偽 - 痴呆の逆説的特徴）から抜け出そうという矛盾した**可能性**を残しているということである。— さらに進んだ研究方法によれば，精神測定から得られるものは何もないということははっきりしている。なぜならば，そこで確認されるのは無能力に関する得点だけで，それが生来の単純な痴呆性精神機能の減弱なのか，あるいは，臨床的欠陥の「二次性」の複雑な構造を示しているのかという重要な問題は未解決のままであるか

らである。これに対し，現象学的分析，すなわちより誇張されがちではあるが，その臨床観察によれば，象徴的豊かさと迷路のような複雑さを通じて痴呆の世界とは異なる自閉症的世界に入り込むことができる。

極言すると，いずれにせよ，これはいろいろな様相の統合失調症性障害（クライストやレオンハルトが見事に記述したような）が末期に至って，あらゆるコミュニケーションがいわば不可能になる崩壊状態に達した場合，統合失調症の「偽-痴呆」はいわば端的に痴呆に通じるということである。そのために，実際に統合失調症グループの中に（治療の時代以前には38％ ― 私の経験によれば現在でも26％），「痴呆」とはいわないまでも「準痴呆」と呼ぶことができる欠陥型が存在すると考えられる。しかし，これらの病型は，一般に器質性痴呆（進行麻痺，老人性痴呆，萎縮性痴呆など）と呼ばれるものの診断の対象とされる。この診断は，特に萎縮性痴呆の場合，おそらく統合失調症のある型を含むと考えられることからきわめて微妙である（または症状性統合失調症を認めたがらない学者にとっては「偽統合失調症」あるいは統合失調症様 Schizophrénie-like あるいは統合失調症型 Schizophréniformes 状態）。そうすると，統合失調症と呼ばれるものの中には，区別されるべき「真の痴呆」が存在するのではないかという考えが浮かぶ。例えば，小児性統合失調症や，サンクト・ド・サンクティスやヘラーの最早発性痴呆型に関するものなどが挙げられる。

私の師であるアンリ・クロードはその先まで行っていた；彼は，グループ全体を2つに分けるには，痴呆という基準そのものから出発すべきだと考えていたのである。彼は，モレル学派やクレペリン学派のいう厳密な痴呆グループから，ブロイラーが記述した精神分裂病固有の病型を切り離さなければならないと考えた。かくして彼は早発性痴呆と精神分裂病の間の診断的面からみて彼の臨床的基礎となった二元論的考え方を守ったのである。つまりさらに正確にいうと，進行の差異とでもいうべきものから一つはⅠ，Ⅱ，Ⅲグループ，もう一つはⅣとⅦグループを分けて考えたのであった。しかし，グループはこの進行の仕方の差異によってひとまとめにされることはできないだろう。なぜならば，この程度の差異はこのグループの全般的特徴である，自らの存在を破壊するという患者の傾向を元のまま残すか，要するに定着させてしまう。

統合失調症の非痴呆的特徴の基礎的な問題をはっきりさせること，つまり統合失調症の痴呆的性質を排除する論理の必然性を確立し，それによって痴呆と統合失調症との間の診断の可能性を確立すること，そのためには臨床観察は「大雑把」である方が望ましい。ここから教えられることは，これらの患者群 ― 大多数 ― はこの問題の提起する末期状態に至るわけではないということであり，末期状態に至る患者についても，結末は大部分が痴呆的外観あるいは単なる人為的痴呆を作り上げているということである。なぜなら早発性痴呆の痴呆は，大部分がさらに正確にいうと拘禁性痴呆であって，二次性で偶発的であり，繰り返すが，古い概念である「ヴェザニー性痴呆」に相当するものだからである。

しかし私たちは，この問題をめぐって絶えず，議論したクレペリンの時代から，**統合失調症の定義をめぐっては進行可能性 ― 陰性症状 ― の問題が含まれていた**ことに気づくはずである。この進行可能性は痴呆とは一致しないが類似ないし近いということで痴呆と統合失調症診断の理論的臨床的な難しさを示している。とにかく

統合失調症の概念の最初の範囲を決めるのは，結局のところこの診断，この境界線である。

2．統合失調症とその他の「慢性妄想病」

　私たちは歴史的臨床的観点から統合失調症の概念が，主として古い「ヴェザニー性痴呆」[3]のグループに相当すると規定した。すなわちこの用語の古典的な意味で，患者は「二次性の痴呆」，すなわち，多かれ少なかれ長期にわたる，施設収容ないし妄想状態による特徴的な精神障害へと向かう傾向のある患者である。
　この考え方の歴史の解釈，この概念の論理的分析，古典的統計の検討はすべて同時に，クレペリンが「早発性痴呆」と呼び，ブロイラーが精神分裂病と呼んだ症例は，その構成からいって進行と症状（痴呆，感情的無関心，緊張病，精神運動障害，思考と観念連合の障害，両価性，幻覚，妄想，影響のパラノイド妄想，離人症，など）の偶然性が特徴ではないという結果になった。このことは，百年以来，疾病特徴的にみた基本的障害ないしはその特徴についてさえ意見の一致をみることなく延々とくり返されてきた点であるが，これらの基本障害の特徴は慢性妄想精神病の構造と進行の様式なのである。
　私はすでにこの基本点に関して，統合失調症の正しい定義は「慢性妄想病」の領域の一種を定義することであると強調しすぎたので，またそこに戻るのはいささか気がとがめるほどである。しかし，統合失調症の境界画定の問題とは，何よりもまず妄想病の分類の問題であることをはっきり確認できるいくつかの対照表を紹介したい。これらの対照表で，私はあらゆる精神病患者群を，さまざまな学派や時代の分類に対応するグループに再構成しようとした。その定義による疾病学的グループのそれぞれに含まれる症例のパーセンテージも付記した；あるグループを規定することによって他のグループが消去されたり加えられたりすることを理解するには，この視点は不可欠である。
　I．— 十九世紀末の古い癲狂院における早発性痴呆のグループ。クレペリン以前（マニャンやセグラの時代）のフランスの分類とクレペリンの分類を比較することによって次のことがわかる — 1）早発性痴呆という疾病単位が立てられたのは**痴呆性進展の慢性妄想病を無視することによってであること** — 2）フランス学派は急性妄想の発作的興奮 accès という概念にあまりに執着していたため，早発性痴呆という疾病単位を認めるのが困難であった。
　II．— 二十世紀前半の精神病院における統合失調症のグループ。a）ブロイラーの総括によれば；1）疾病の重心は痴呆から自閉症的崩壊状態に移る；2）進行の基準は消失する傾向にある；3）このグループは慢性妄想病のほとんどすべてを吸収する。
　b）フランスではクレペリンの早発性痴呆を受け入れられたが（慢性妄想病および一部の急性錯乱が無視され，クレペリンの基準と分類を受け入れられて），現在では；1）一部の急性妄想精神病（急性錯乱）；2）G・バレ，セリューとカプグラ，デュプレとド・クレランボーによって分離され研究された多数の慢性妄想病（慢性幻覚精神

病，解釈妄想病，想像妄想病）で，多かれ少なかれクレペリンが早発性痴呆に組み込みはしなかったが並置したパラノイア性またはパラフレニー性精神病に相当するもの。

早発性痴呆の症例の一部が当時，統合失調症(スキゾフレニー)のグループに入るものとして容認された（クロード）。

最後に早発性痴呆のグループすべてが，統合失調症(スキゾフレニー)のグループとして検討されたが，このグループは，統合失調症性崩壊に特徴的な欠陥には至らない多数の慢性妄想病は除外したままであった。

c) これに対し，現代のほとんどの学派では，統合失調症(スキゾフレニー)のグループはかなり拡大され，ブロイラーが望んだようにあらゆる急性妄想精神病や慢性妄想病がその中に含められ，フロイトが「自己愛神経症」の概念によって示したように，徐々に神経症にまで広がっている。

この図式を一瞥すれば，急性妄想精神病のグループを除いて（これはすぐ後で，急性統合失調症(スキゾフレニー)に関するところで扱う），**統合失調症(スキゾフレニー)グループの範囲の問題は主として慢性妄想病の分類の問題である**ことがわかる。

慢性妄想病の最初のグループはモノマニーの概念を受け継いでいて，常に早発性痴呆のグループさらには統合失調症(スキゾフレニー)のグループに入ることに抵抗があった。クレペリンは，**パラノイアのグループ**が早発性痴呆の「パラノイド」型から外れることに気づいていた。すなわちその妄想は，持続的確信の体制として秩序と明快さの中で展開される。統合失調症(スキゾフレニー)グループから切り離す方がよい妄想的存在の型として真っ先に挙げられるのは，この型の妄想である（近代学派では，フランスのセリューとカプグラの解釈妄想，G・バレとド・クレランボーの慢性幻覚精神病。ドイツではクレッチマーの敏感関係妄想）。

同様に，クレペリンが（躊躇しつつも），統合失調症(スキゾフレニー)のパラノイド型から「パラフレニー」の名で切り離そうとした（またフランスでは空想妄想グループに組み込まれていた）もうひとつのグループは，統合失調症(スキゾフレニー)性精神病に属するか否かという問題を提起する。なぜか，これらの真に神話的ないし宇宙的空想妄想は，「他の面では」現実に適応するという驚くべき可能性と重なり合っており，他者や現実体系との交流閉鎖という不可解で進行性の特徴をもつ統合失調症(スキゾフレニー)の構造とは矛盾しているように見える。

私は，これら慢性妄想病の2つのグループはいずれも統合失調症(スキゾフレニー)の種とは異なる，慢性妄想病属の2つの種であると考える。しかし，ここでは種の診断だけが問題で属の問題ではないので，この問題は実践的見地からはほとんど重要ではないことがわかる。したがって私は，そうなったまったく単純な理由は，性急な臨床家がこれらの種を「同じ袋の中」にいれてしまったためであると思う。しかし私は，これは誤りであると考える。なぜならばこれらの自然種は，妄想的存在の人間学的な意味で理論的にきわめて重要であり（その実践的な結果によって），結局精神療法的関係（私はあえて精神療法と呼ぶ）の結果から，これらの妄想の意味や型や構造をさらによく知ることでその進行をうまく修正できるなら，精神療法で制御したり調節したりできると考えるからである。

困難を前にしたときの行動の仕方には3つある：それから逃げるか，戦うか，乗り越えるかである。ところで，慢性妄想病が存在の問題の想像的解決であるか，また世界や価値の現実体系全体の組織化であるとすれば（それがまさに慢性，換言すれば持続性ということである），この3つの実存的解決法のうちのひとつを表している。統合失調症は自らの奥底まで自閉症的に逃げこむ妄想精神病であり，障害を逃れるために世界を否認するダチョウの頭だけを砂に隠すやり方である。パラノイアは，想像上の対象に対する系統的戦闘の形をとる妄想精神病である。パラフレニーは，過剰な想像力によって障害物を克服する空想的誇大妄想の形をとる妄想精神病である。ところで，かくも異様な実存的解決法である妄想の様式は，その病因，形成，帰結，症状学からみて，人格の価値体系の合理的・倫理的・審美的組織の激変と変容，自我の変形を表わす，複数の妄想の型を構成する。

　統合失調症という診断を下すことは，領域診断であり，慢性妄想病の診断であり，1つの種の診断であり，パラノイア的組織化，パラフレニー的神話とは異なる諸々の慢性妄想病の診断である。このような視点に立って始めて診断は明快になり，早発性痴呆や統合失調症の診断はその概念の変遷と患者の臨床歴の中で意味の全体をはっきりさせるのである。

　統合失調症と慢性妄想病の境界画定の吟味を終えるに当って，「パラノイド」という用語はこの問題のすべてを混乱に導くので，不必要どころか危険とさえ言いたいのである。パラノイドという用語を，統合失調症のグループに入る妄想として用いたいのであれば，それが妄想性統合失調症であるということをわざわざ言う必要はない。なぜならあらゆる統合失調症は妄想性であるからである。これに対し，それが「パラノイア」に入る妄想であると言いたいのであれば，なおこのような曖昧な用語はやめて，それがパラノイア性妄想であるとはっきり述べるべきであり，それによってパラノイア精神病または体系妄想のグループの存在を否認するのではなく肯定しなければならない。したがって，結局，あらゆる統合失調症は「パラノイド」ではない，すなわち妄想性であるというか，あるいはあらゆるパラノイアはパラノイア性ではないと信じさせるかはともかく，この用語は精神医学の語彙からきれいさっぱりと締め出すべきである。そのことが理解される日には，私たちの分類に秩序と明晰さをもたらす大きな一歩が刻まれ，また特に慢性妄想病の観点からの統合失調症の範囲がさらに単純にかつ自然に理解されるようになるだろう。

3．統合失調症と神経症

　マニャンやクレペリンからクロードまでの時期の疾病学的分類表と現代の国際分類を示してみると，いくら曖昧かつ大まかなものであっても，この点で重要と思われるのは，神経症領域との比較の上で統合失調症領域の範囲の問題がますます重要になってきたことである。なぜならば，統合失調症の曖昧な概念が，徐々に「神経症的反応」，シゾイドで神経症的な「統合失調症前」にも拡大され，いわゆる広い意味での統合失調症といわれる症例の分析と精神療法が，多くの学派や学者（特にアングロサ

クソン系の精神分析医と学派）を一種の「神経症的」理論と解釈に導いたということである。すなわち，神経症との連続性を有するマイナー型としての統合失調症（スキゾフレニー）の「境界例 Borderline」または「境界域 Grenzgebiete」の「神経症的」理論と解釈である。精神病と神経症の関係という一般的な問題と，統合失調症（スキゾフレニー）と神経症との関係という特殊な問題は，統合失調症（スキゾフレニー）性精神病について理解すべきことを知り，記述し，定義しようとする精神科医の，実践と理論の面で興味の中心である。したがって，私は次のようなことを提案したい：a)「平均的な」精神病院施設の「平均的な」経験から抽出された「平均的な」臨床例を検討し，特に20年前に起こったことと現在起こっていることを調べること。なぜならばそうすると，この定義の問題が観察条件，介助条件，治療条件と相関していることがわかるからである；b）次にここ50年間の学者の主な意見を検討すること；c）論争，対立，置換などを生む可能性のある理論的基準（科学的医学で常にそうであったように，診断の実際的なむずかしさはあるとしても）を探してみることである。

A．— まず，ある精神病院で数えることのできた統合失調症（スキゾフレニー）の一群の中に，「マイナー」型のパーセンテージがどれくらいかを算出しよう。すなわち，障害が，特に性格の問題，神経症的症状を伴う単なるシゾイド傾向，発作，ヒステリックで奇矯な挙動，強迫的傾向，夢想，葛藤，対立，内向的態度といった障害を呈した症例を算出するのである。

1937年，ボナフー‐セリュー夫人とともに行った私たちの統計では，これらの症例は10％未満であることがわかった。私がすでに述べた統計でみると，「治療が始まる前の時期」（表Ⅲ参照）の部分になるが，この領域の症例数は実際には6％に過ぎない。

これに対し，現在私の施設で1937年から平均12年間に観察された82例を検討すると（表Ⅳ参照），これらの症例は23％を占める。これはすぐ診断のついた症例だけではない。病後歴のはっきりしないものもある。

したがって，こうした症例のパーセンテージは，昔の癲狂院の患者母集団を構成する患者を対象にするのか，より近代的でより開かれた介助を受けている現在の患者の数を対象にするのかによって，6％から23％までの変動がある。（私の施設には，大半が　　　　　　　　　　　　　　　（入院患者の60％）含まれていることを述べておく。）

当然のことながらこの割合は，施設によって，特定の私的診療や精神分析医のクリニックなどでは100％に達することもあるかもしれないが，その場合は逆に選択的なために，あまり統計的な価値がなくなるだろう。

それゆえ，診断が統合失調症（スキゾフレニー）と神経症の間で揺れ動くマイナー型の割合はほぼ20〜25％であるとしておこう。

また，私たちは臨床対象者を既往の必然的帰結という視点から検討する必要がある。神経症の概念は，一般に，現在の神経症的状態と神経症の既往との間に連続性があることを意味している。その連続性が，その人の実存の最初の出来事まで遡り，性格の根底において，ある「素質」あるいは情動的遅滞，あるいは「最初の」神経症的葛藤を表わすのである。したがって，概して，統合失調症（スキゾフレニー）と神経症との関係の問題は，

根本原因が体質にあるか，家族にあるか，統合失調症患者の小児期にあるかといった統合失調症前の状態の問題であるということがわかる。したがって，また，統合失調症と神経症状態との関係は，実際クレペリン以来，早発性と表現されてきた障害の発現年齢に基づいて明らかになることもある。

　私の施設の統計を検討すると，統合失調症の272例のうち，20歳前に発症したのは36%であり，26%は統合失調症前の性格を有していた（私だけがここでとろうとする巨視的観察ではっきり現れる）。しかし逆に，20歳前に統合失調症の診断を下した98例の転帰を検討すると，24%は完全に治癒し，8%は多少なりとも間隔をあけて，多少なりとも神経症「発作」を起こし，11%はマイナーのシゾニューローシス的経過をたどり，54%が重度の，すなわち真の統合失調症性精神病へと進行した。言葉を代えれば，私が統合失調症の診断を下した272例の臨床群全体を検討した場合，20歳前に障害を来たした患者は98例（36%）だけであり，明らかに統合失調症前の性格を示したのは26%のみであった。これとは逆に，この98例の小さな臨床群では，統合失調症の定義に入るのは，すなわち自閉症的妄想的存在を構成したのは54例のみであったのに対し，神経症的「ボーダーライン」のグループ（マイナー型）を構成したのは20例であり，24例は（少なくとも5年後の観察，平均で12年間の観察の後）一度しか「統合失調症」様の発作を来たさなかった。

　これは繰り返し言うと，「統合失調症前の」またはシゾイドの青少年や少女に突発する「統合失調症性」の症状学的臨床像をみて，過剰に恐れるのは大きな間違いではないかということである。なぜならば，24%は容易に治癒し，20%は統合失調症への進行可能性はかなり低い。というのは真の，あるいは厳密な意味で統合失調症の観点から問題になるのは，「シゾニューローシス」の形でしか表われないからである。このことは，すべての人によって知られるべきことであり，数人のアメリカの学者の研究に連なるものである。彼らは，私たちが検討している議論の中心そのものである，統合失調症前の神経症と統合失調症の間にはある程度の対立関係がある[4]ことをはっきり示したのであった。

　最後に付け加えるべきことは，Ⅰグループ（1937年以前）とⅡグループ（1937年以降）とを比較した場合，20歳に発症した症例数はⅠグループでは56例（21%）であり，Ⅱグループでは27例（32%）であった。さらに，Ⅱグループは（治療の時代以降）30%のマイナーな進行例を含んでいることを付加えなければならない。

　それゆえ，この統計学的データに基づいていうならば：1) 統合失調症のマイナー型または統合失調症型の20～25%は，精神障害が20歳前に発症している「統合失調症前の」患者の中によくみられる；2) 若年齢や統合失調症前の性格が統計学的に重要な役割を果たすと考えるのは誤りである。なぜならば，この進行型を示したのは272例中わずかに54例に過ぎなかったからである；3) こうした患者をできるだけ積極的に治療することで，統合失調症の悲劇を避けることができる。というのは治療の始まる前の時代には，純粋な型（クレペリン型）は77%の症例で認められたのに対し（36例中27例），この潜在的な「統合失調症」はその後，44%に減少しているからである。

　こうして神経症タイプのマイナー型（シゾニューローシス，偽シゾニューローシス性神経症）は，統合失調症グループの約20～25%を占める辺縁グループを形成する。

この型は若年および統合失調症前の性格構造を有する患者に特によくみられる。治療が積極的に行われている施設では、この型の患者は**自然に治療するか治療で軽快するように見える**だけに、なお多いと思われる。

B. ― ブロイラー以後、人々が統合失調症グループを予後の重篤性と痴呆に至る傾向によって規定されるものと考えなくなって以来、このグループの定義の規準そのものが、統合失調症の症例をシゾイドのグループに接近させた。人々は、統合失調症患者はすべてシゾイドでシゾイドの人はすべて潜在的に統合失調症患者かという問題に関して、どのように議論したらよいのかを理解した。臨床観察面でみられる平均的な症状の程度からわかることは、現実に「境界」事例が多いということであり、したがって、精神科医の心に様々な考え方を抱かせる。特に**潜在性統合失調症か単なる統合失調症**かの問題。

しかし、この「境界」グループは、統合失調症性核とはかなり異なっていて、常にこのことが問題になっている。フランスではH・クロードがこの2つのグループのある種の徹底的な分離によってこれを解決した。事実、クロードは、この境界グループはきわめて重要なものと考えており、彼の患者の場合、シゾイド性格の根底にみられる感情的因子（サリヴァンによる感情統合失調症 Schizophrénie affective という名のもとに一部の学者が再び考えるようになった作用）の重要性を強調した。つまり、彼が**スキゾマニー**発作と名づけた拒絶症的行為を伴う、夢想と病的不満の発作の臨床的重要性についてである。彼はこの「スキゾーズ」のグループをクレペリンの「早発性痴呆」のグループと対立させた。言葉を代えれば、彼は臨床的事実から来る要求を感じており、これは彼の臨床家の仕事としてのすぐれた面ではあるが、疾病学的問題で誤りを犯した。すなわち彼のスキゾーズのグループが統合失調症グループの境界的サブグループであるシゾニューローシスを構成しているにすぎぬことに気づいていないのである。アングロサクソン系の学派は、A・マイヤーと精神分析医の考え方の影響を受けて、さらに遠いところに行ってしまった。クロードは、すでにこの量的には多すぎ、質的には異質過ぎる部分をサブグループにしたが、「自己愛神経症」の概念によれば、統合失調症のあらゆる領域は、神経症の領域に包括されるべきものと考えられた。またこれはフロイト以来、多くの精神分析医がすべての神経症を含めようとする傾向があったことでもある。この点で「統合失調症性偽神経症」の概念（ポラタンとホッホ、1949年）は、同様な概念（偽神経症）を提起することで神経症と統合失調症の鑑別の必要性を提起したという点で、おそらくはより正しい問題の評価を取り戻したのであった。

このことを実地で明らかにするのはかなり難しいことは確かである。なぜならば、一方では統合失調症の進行例のうちの何例かはヒステリー性症状、強迫性または精神衰弱症候群から発症し（ミラー）、他方ではヒステリー性神経症のある型（クロード、オッジョーニ、など）または強迫神経症のある型（ジャネ、クロード、ミクー、ヴィダール、カスタルディ、ロ・カシオ、パドヴァニ、デルマ-マルサレ、ステンゲルら）が、統合失調症性自閉症との鑑別がきわめて難しい不適応実存型を形作っているからである。日常臨床では、こうした困難な例が多数見られるが、私たちの診断には手に負えないというのであれば、それらの困難例は精神医学に統合失調症の概念と神経症

の概念についての価値ある内容をもたらし得るはずのものである。もし私たちがそれを望むならばであるが。

C．— 統合失調症(スキゾフレニー)と神経症の定義と診断の基準。統合失調症(スキゾフレニー)は慢性妄想精神病として始めて考えることが可能であり，古典的な症状学のすべては徐々に自閉症的存在に至る典型について語っている。この統合失調症(スキゾフレニー)の定義と臨床記述の基本となるこの核を前にして，ここで検討する問題は，私たちが果たして神経症に関する明確な定義と考え方をもっているのかということである。

この統合失調症(スキゾフレニー)と神経症の同一性，類似性または差異の問題は常に現代の文献に戻って，最低限言えることは学者の見解は矛盾し混乱しているということである。

この点について私が数年前に書いたことを報告させていただきたい[5]。私は，神経症は「心因性の」疾患であり，精神病は「器質性の」疾患であるというような単純な立場を批判しようとした。この支持できない見解が相当広まっており，このような大雑把な定義に対しては警戒が必要である。

ここで，「混合型」，「中間型」，「曖昧型」，「境界型」について検討していこう。これらは臨床的には神経症と統合失調症(スキゾフレニー)の間にあり，その存在自体が神経症と精神病を2つの相反する面という「デカルト的二元論」では検討しようがないことをはっきり示している。

さて，いったい神経症とは何であろうか。

臨床家は常に「神経症」と名づけられた障害の**人為的**な性格に気づいていた。この概念の変遷で理解すべきなのは，この人為的性質と病因の相対性である。1) 神経症的または神経的疾患の人為的性格は最初は神経系の一般的特性と病理によるものとされた（カレンからシャルコーとオッペンハイマー）。2) 人為的に「純粋に想像力」によるものとされた。ベルンハイム，エルプ，バビンスキーがシャルコーやジャネとは反対に，神経系の器質的障害と神経症をはっきり分けたのはこの意味においてである。3) 人為的に環境や文化の外的作用による病因論的条件によるものであり，神経症はその暗示の結果あるいは現在か過去の実存的状況への反応あるいは社会や文化の一種の反映によるものへと変容した。4) 最後にフロイトとその学派によって人為的に無意識的イメージの内的力学によるものとされた。

これらの説明と想定はすべて現実の一部を含んではいるが，いずれも神経症を全体として把えているものではない。

一貫性のない神経症の定義を前にすれば，その分類がいわば使用に耐えないものであることが理解されるだろう。最近の研究に限って言っても，ブルンやシュルツの著作，メッサーマン，フェニケルの著作，さらにひどいものでは1953年に設立された米国精神医学会の分類基準を見るだけで十分であろう。

事実，この点を集中的に扱ったジャネとフロイトの著作によれば，神経症は大きく3つの型に分けることができるという。1) 不安神経症, 不安ヒステリーおよび恐怖症, 2) 強迫神経症, 3) 転換ヒステリー神経症である。

この基本的な病型には性格神経症（フロイトとライヒ）と器官神経症が付け加えられたことは疑いない。しかし，これらは上記の3つの基本型と重複する。ここでは単純に，器官神経症は，転換ヒステリー神経症の領域または内的病理の領域に入るとだ

け述べさせていただきたい．ただし，このことは，内的病理は当然こうあってしかるべきものであるということを認めた上でのことである．すなわち人間を全体としてみた場合の機能の病理であり，生きている器官の病理ということである．

ここでまた別の問題，すなわち神経症と精神病の関係の問題を考えると，そこにはまだ多くの解決すべき曖昧さが残っていることに気づかざるを得ない．

臨床家の目には，神経症の定義で最も一般に受け入れられている基準とは：1) 機能障害の可逆性；2) 感情障害の優勢；3) 心因の重要性；4) 病識；5) 不安；6) 現実の歪曲がないことである．

一方，**精神分析医**は神経症の構造として次のような特徴を強調した：1) 自我の過剰防衛；2) 固着と退行を併せもつ性格；3) 現実との葛藤ではなく自我の内面の葛藤が支配的であること；4) 症状の象徴主義すなわちとリビドーの直接的な満足ではないこと；5) リビドーの対象の問題化とリビドーの脱備給．

これらはすべて当然，まったく正しく根源的なことではあるが，むしろ精神病と神経症との間に掘ろうとした溝を埋めていることに気づくべきである．もはや神経症患者に心理療法とか，その理論と実践を当てはめることを問題に取り上げることもできないし，精神病患者をショック療法やつまらない疾病学を用いて非難されている精神科医にゆだねることを問題に取り上げることもできない．

この定義と分類の矛盾と混乱を前にすると，神経症の概念は臨床 - 経験内容と構造的現象学を参考にして，根本から再検討する必要がある．神経症的退行には4つの基本的な側面があるといえる：1) 神経症は現実や感覚的経験体系を組織解体することなく，感情的・社会的共存の面でその人格を変える疾患である．これは正常な人間との区別の点で特に診断的・構造的問題の生じるきわめて高いレベルの精神病である；2) 神経症は心的存在の形成異常，組織解体である．基本的な概念として，未成熟または情動的精神遅滞の概念，性格病理の概念，精神不均衡の概念などがある；3) 神経症は，無意識的幻覚の世界を象徴的に反映する実存的不安である；4) 神経症は，多かれ少なかれその病理学的構造の被囊化に成功した病的存在形態である．

神経症概念の基本は，正常な存在と似た病的存在形態ということである．

それは，**正常な存在の模倣**である（そして私たちはここで神経症の人為性という最初の基本的な直感を得るのである）．その結果，神経症が提起する大きな問題は，正常な人間の持つ障害の無限の形についての診断である．

正常な存在は，倫理的，美学的，感情的関係のレベルで自らを生き，自らを組織化するので，常に不安の問題がつきまとう．キールケゴールの言葉によれば，人間の不安とは私たちの自由の不安なのである．しかし，正常な人間はこの諸問題を解決するのに，不安を行為によって乗り越え，想像力によって避ける．神経症患者は反対に，「レアラングスト Réalangst」（現実の不安）から自らを切り離し，現実的に存在することがどうしてもできないという一般的条件から，想像的問題の中で自らを失う存在である．神経症患者はほとんどが，自分自身を怖れる人間であり，あるいはその奥に潜む，初めての対象関係に結びついている根源的不安の太古的な状況を表すものに恐怖を感じている人間である．まさにそれは不安であり，恐怖（疾病，人生，愛や死への恐れ）がそれを象徴する対象に対して**恐怖症**になるほどの不安なのである．したが

って，私たちはかつて神経症をかなり組織化し，それも，組織化しすぎていたのだった。神経症は一般に神経症の防衛機序と呼ばれるものからなる方法と技術によって不安に向き合っている。これらの構造の基本は２つある：1) 一つ（**強迫神経症**）では，不安はタブーによる魔術的な手法によって和らげられそれが防衛システムとなる。それは強迫観念によって自分自身を閉じこめる禁止の世界である；2) 他方（**ヒステリー神経症**）では，不安は転換され覆い隠される。この神経症は不安を身体的見せかけないし精神運動的みせかけに置き換え，もはや方法としてではなく，目的としてその豊かな表現力を利用する。

　こうして私たちは，神経症の世界の最も深い構造の中心に，その存在の演劇性の中心にたどり着いた。すべての人間の人格は仮面であるが，他の仮面を反映する仮面，私たちの存在の中に入ってくる人々の仮面の反映である。神経症患者は，自分の存在すべてを偽るという条件でしか仮面を外さない。仮面がはがれ落ちるとしても，それは患者自身が想像の世界に転落するということである。しかし，ちょうど夢をみている人が構造解体した意識の奥で，夢の中で想像的体験をするように転落するわけではない。また，幻想の世界に埋まってしまう統合失調症（スキゾフレニー）患者のように転落するわけでもない。神経症患者はむしろ，作り物の存在という演劇で役割を演じる役者のように転落するのである。

　統合失調症（スキゾフレニー）と神経症は完全にしかも根本的に異なる疾病単位というわけではなく，神経症と統合失調症（スキゾフレニー）は病的存在構造なのである。その病的存在構造は，単に意識障害（不安定な，間欠的または比較的偶発的なもの）を含むばかりではなく，性向，信念，人生計画，自我理想，自我とその世界を構成する価値といった体系そのものを変えてしまうことも含んでいる。この点で，神経症と統合失調症（スキゾフレニー）は深い類縁性があり，統合失調症（スキゾフレニー）の発症時の神経症的形態とか統合失調症（スキゾフレニー）の治療後の神経症的形態変化はまさにそれを裏付けている。

　それはさておき，現象学的分析や精神分析や臨床的症状学によってもたらされるものの根本的な差異とはどのようなものであろうか。私たちは，ここでこの区別の問題を解く基準を示すことができるとは思わない。区別することは課題ではあっても，その要素の多くは私たちの手をすり抜けるからである。それゆえ私は，あえて大雑把な見当以上のことを読者に示すふりをしているわけではないが，この点に関する現在の自分の見解を要約したメモを示す程度にとどめたい。

　現象学的見地からすると，神経症は妄想のない病的存在のありかたであって，この意味で，ヒステリー，強迫観念，恐怖症，神経症的不安は現実の体系を変化させない。これらは，欲求不満や敵意や要求などの病的感情に基づいて他者との関係を危険にさらす倫理的葛藤の意味で，想像的ないし隠喩的な象徴面で問題になるだけである。神経症患者の世界は，家族間の葛藤からくる要請が投映されて悲喜劇へと変容する一つの現実的世界（外的世界，内的世界，身体的世界）である。統合失調症（スキゾフレニー）性精神病は，現実がそこで深いレベルで変化するか，さもなければ転覆するという意味で，本質的に妄想的である（妄想観念，幻覚，自閉症）。その特徴は，他者とのコミュニケーションから統合失調症（スキゾフレニー）を守る固有の価値の世界が構築されることである。この結果，

335

統合失調症患者の世界は，ただ単に隠喩的または象徴的であるというばかりではない。その魔術は単なる防衛手段だけでなく，疑惑も示唆も受けつけない恒常的な確固たる妄想的現実を構成する法則である。

精神分析的見地からすると，神経症は次のような特徴がある：a) そこに根本的な葛藤があるという意味での性器期への退行，あるいは，基礎となるコンプレックスは他者との基本的なリビドー的人間関係を象徴する状況，すなわちエディプス的状況である；b) この原始的で型通りの状況へと，または比較的単純なコンプレックスのイマーゴへと還元される可能性；c) 象徴的手段を生む不安に対する防衛手段；d) 不安の被嚢化と分離，および自我とその世界の中和。自我とその世界は，現実や他者に適応することだけではなく，他者と現実がその要請を保つという関係システムの中でしか病的とはならない。

症候学的見地からすると（実際に起こることがあるという意味で）おそらくここで，神経症患者の感情，信念，行為を彩る重要な臨床的特徴を述べることができよう。これらは神経症の症状学に，少なくとも相対的な**人為性**と**表層性**という2つの特徴を加える。

A．— 臨床所見の「人為性」。— すでに述べたが繰り返すと，神経症はすべて観察者に，その存在の問題を隠し移転させる人為的技術があるような基本的印象を与えることである。また，神経症はすべて，患者には作り物の主観的な事件として体験されている。魔術的なばかげた技術を伴う強迫観念と，戯画的な身体転換を伴うヒステリーが2つの極として認められる。私たちが神経症の診断を下すのはこの所見によるもので，いわば，神経症者はこの点で「想像的病人」であるが，その想像から自らの存在の目的というか核を作り上げるのである。神経症の人為的な特徴は，神経症の症状と同じく**防衛の方法**としても認められる。この防衛方法（抑圧，象徴化，分離）は，患者が（自分も他者も）この罠に完全にはまっているわけではないのだが，他者と共に自分も捕らえられる要領やみせかけを作り上げるのである。おそらくこの方法は「無意識」ではあるが，完全に無意識ともいえない。なぜならば患者は自分の見栄についてある種の確実な「意識」があるからである。私たちはこの「人為性」をもろもろの**症状**に認めることができる。それが信念（誤った思い出，感覚，離人，無力，奇妙さ，超自然的影響などの肯定）であろうと — 感情（罪悪感，恥辱，恐怖，不安，憎しみ，嫉妬，愛）であろうと — 行為（儀礼，発作，奇矯さ）であろうと，観察していて常に「偽」という用語で記述される症状である。かくして，神経症者は，いつも述べているように，幻覚ではなく偽-幻覚があり，衝動ではなく衝動-強迫観念があり，健忘症ではなく偽の健忘症があり，客観的ではなく主観的な身体障害があり，「真の」感情，錯覚，空虚な印象というよりもむしろ感情的な表現をしているのである。このように豊富な臨床上の一致した評定があることは，神経症の臨床上重要な面があるということであって見逃すわけにはいかない。人為性はただ単に神経症者の症状の特徴を表しているのではなく，**性格**の構造そのものであって，事実この特徴は人為性という法則に従った存在の一面として現れているのである。

B．— 神経症障害の「表層性」。— このことは，精神医学の分野でしばしば神経症が良性の疾患であるとされる見解を受け入れるということではない。むしろ，この疾

患は重篤ではあっても心的生活の組織を根本的に変化させることはないことを明らかにしたい。この点で，神経症は，現実不適応型ではあっても，その不適応を想像して，否，要請さえもして，家族や社会や身体的環境を混乱に陥れる不適応型であると言える。その点で，神経症的行動は，臨床的には戦おうとする現実の体系に密着しているように見えるのである。神経症は，この現実的観点からすると，逃避ではなくて戦いであり，その点でおそらくは統合失調症(スキゾフレニー)よりもパラノイアに近い。世界と他者の生存する関係の基本的特徴［多くの精神科医や精神分析医の目には強い自我の姿勢（精神病的でないなど）を構成する］は，神経症の一連の症候学的かつ治療的なすべての面を含んでいる。

生命関係の混乱である神経症は，**現実の状況**をみると「反応的な」性格のものとして，**発作の心因的ないし社会因的性格**として，**社会的・家庭的感情の激しさ**として現れる。これらは根底にあるものによる症状学（欲求不満，嫉妬，劣等コンプレックス，愛情や家庭や社会関係の変化）として認められる。

神経症は了解可能な内的な葛藤を示す。これは，倫理的で人間特有の葛藤能力が確かである限り，神経症は自分自身との戦いとして現われる。そこから，最初の存在のドラマの型通りで系統的象徴の実現からなる**基本コンプレックス**（罪悪感，同性愛，欲求不満，など）が生まれるのである。それによって患者は，想像的無意識の力がそれを沈めるまでには至らないことで，ある内的現実構造に捕らえられていることに気づく。ここから，神経症的症状として，神経症的両価性としてよく知られてきた特徴が現れる：**戦いと不安**，すなわち，幻想とまだその魔力を封じ込めることができる自我を対立させる矛盾のしるし（時には疾患に対する過剰な意識）である。

神経症患者は治療者と関係を築くことができる。同じく，神経症患者は他者との生命関係の現実そのものの中で基本的な特質を取り入れる。神経症患者にとって，医師は不平や要求を吐き出す必要な相手であり，要するに，主人と奴隷という神経症的な賭けの関係を保っている病にとって必要な相手である。しかし，この病気を宣言する術策と，そこから抜け出したいという漠然とした欲求とが衝突するこの隠れんぼ遊びでは，精神療法は相互主観的関係の範囲では難しいが効果的であり，当然可能（さもなければ容易！）である。

経過の点からみると神経症の特徴は，この２つの基本的特徴に尽きるので，比較的良好な転帰をたどり，存在の諸問題のまずまずの解決法に向かうことになる。神経症とは，性格の継続性と存在の最初の経験による人格の組織化の試みなのである。その発作と周期的な進行の度合いは，存在上の出来事によって反復的である。神経症は，代償症状とか，生活状況の狭小化によって解決を見出すことで，内的葛藤の妥協と安定に達して終わるのである。しかし，私たちが神経症の症候学と進行構造について述べてきたことから考えて，神経症を統合失調症(スキゾフレニー)から区別するものは妄想病の深度でしかないことがわかれば十分である。神経症は半妄想である。半妄想は妄想病とはいっても，現実を受け入れ構成する能力がありながら，根本的に非現実的構造の中にあるように振舞っているだけである。

こうして前述のような経過のすべての型がわかると，神経症の埒外と同様に統合失調症(スキゾフレニー)の埒外にもまた，この病的存在の２つの様態の鑑別基準が混合し交叉するいわば

「誰もいない場所 no man's land」があることがわかる。

　私たちがそこから意味（症候学）を引き出すと同時にリストを作ろうとした，すべての神経症の基準が集められるのに応じて，それは神経症の患者であると合意できるし，またそのどちらでもなければ，臨床の秤は妄想と現実の自閉症的破壊の方に傾き，統合失調症(スキゾフレニー)の患者ということになる。シゾニューローシスという「ボーダーライン」においては，判断が保留となることが最も多い。こうした「ボーダーライン」は，その患者が統合失調症(スキゾフレニー)に向かう途上にあるか，そこから脱出してくる途上にあるかで統合失調症(スキゾフレニー)前か統合失調症(スキゾフレニー)後ということになる。なぜならば，これが事実，常に私たちにさらに求められている統合失調症(スキゾフレニー)を規定し限定する視点なのであり，統合失調症(スキゾフレニー)性精神病を，ある特定の疾病単位の静的なあり方というよりはむしろ進行動態として捉える視点なのである。

4．統合失調症と急性錯乱。急性統合失調症患者の問題

　早発性痴呆の臨床像を描き，それを痴呆への進行性経過によって特徴づけたクレペリンは，あるいくつかの周期性または間欠性進行という特徴に逆らって，ほとんど継続して進行性の経過をたどる慢性精神病という病型を考え続けた。この疾病単位に対して，実際，彼はまた別の疾患，すなわち**躁-うつ精神病**を組み立てた（ドイツ古典学派はその後この疾病学的シェーマをさらに強調した）。

　A．— 問題の位置。診断や理論的規定についての論議から，間もなく，何かにつけて進行が間欠性ではあるが多かれ少なかれ「痴呆性に」慢性化する，一連の「非定形的」うつ状態ないし躁状態に関する主題が確立されたことがわかる。すなわち，学者の見解から名づけられた例を挙げれば，「周期型早発性痴呆」（クレペリン），緊張病性躁-うつ精神病（ウルシュタイン），非定型性精神病（カプグラ），（クライスト），混合型精神病（クレペリン，ウェイガンド，マニャン）などがある。フランスではクロード，レヴィ-ヴァランシとルアールが（論文で）特にこの困難な問題に取り組んだ。その位置づけが統合失調症(スキゾフレニー)の定義を含んでいるという問題である。統合失調症(スキゾフレニー)を定義する上で問題となる立場は，躁うつ精神病の寛解に匹敵する寛解について，周期の間にある一過性異常には触れないで，はっきりと周期性の経過を除外しているという問題である。言い換えると，統合失調症(スキゾフレニー)の臨床診断，疾病学的定義がどれだけ難しかろうと，統合失調症(スキゾフレニー)の「個性」は周期的でないことが必要である。

　しかし残念ながら，事実はそれほど簡単に私たちの論理的要請に従ってはくれない。実際，臨床では，それ自体は「統合失調症(スキゾフレニー)の典型的な枠に入れてはならない」が症状学的には類似している「**一過性異常** *accès*」や「**発作** *crises*」がみられるのである。

　そしてこのことは，問題の本質と根本に立ち返らせる。事実，ブロイラー以来，統合失調症(スキゾフレニー)の基準に進行に関するものが失われてきたとすれば，それを定義するのに「特徴的な」症状（これまで一度も満足のいく明快で決定的なリストを作れなかった基本的な症状や障害）しか残らない。それゆえ，統合失調症(スキゾフレニー)性と呼ばれる発作あるいは急性統合失調症(スキゾフレニー)はこの曖昧な特徴に依存しているのである。急性統合失調症(スキゾフレニー)の概念

は，別な観点からすると，次のことが明らかである場合にしか受け入れられない。すなわち，統合失調症性精神病があらゆる進行の概念から外れる固有の構造を持つとすれば，この精神病については急性型と慢性型を記述できる。

ところがそうではないのである。この点で私は統合失調症の臨床像の本質は**慢性の経過をたどる妄想**の一つの種であると断言できると確信している。この見地に立てば，急性妄想精神病は，もしその構造と統合失調症の本質的に進行性の構造との間に差があることが真実であれば，統合失調症とは区別されるべきである。

歴史的にも古典的にも大半の臨床家や学派によって認められてきたのは，「急性パラノイア」，「妄想症 Wahnsinn」，「幻覚性錯乱 Halluzinatorische Verwirrtheit」，変質者の「急性錯乱」の存在で，私はこれらの急性妄想精神病のあらゆる型の固有の構造を（マイヤー・グロスの時代遅れの研究[6]をもとにして）深く検討しようと試みた。

それゆえ，仮に固有の構造をもつ急性妄想精神病が存在し，統合失調症が慢性妄想病の一種としてしか定義できないとすれば，すべての問題は，急性妄想精神病（もしそれが臨床的事実であれば）が急性または亜急性の統合失調症性病勢増悪とは異なるのか，また進行が間欠的あるいは寛解型の統合失調症（もしそれが臨床的事実であれば）とは異なるのかという問いに帰着する。

B. — 統合失調症の進行における発作と急性病勢増悪。統合失調症性精神病は経過中の急性病勢増悪（Akutische Schube）で進行するということ，あるいは統合失調症性精神病の経過中に寛解が認められるということも，はっきり言って同じことである。

1948年のベラックの統計 — ブラウン，リュムケ，デュシック，サリン，ブリナーの研究を集めた1939年のドゥコールの統計 — 1939年のグットマン，マイヤー・グロス，スレーターの統計 — 1939年のノイマン，フィンケンブンクの統計 — 1938年のフントの統計 — 1951年のムラーの統計をみると，**自然経過中にみられる一過性異常の比率ないし寛解率は表Vのようである**：

a）最初の1年間でみられ寛解（すなわち寛解した一過性異常）は30〜40％。

b）その後数年間（一般に3〜4年間）に，これらの一度病勢増悪を経験した患者の30〜40％が1回または数回の病勢増悪を来たしている。

すなわち，慢性統合失調症（私たちに言わせれば真の）の症例の50％以上（50〜60％）が最初の3〜4年の間に2回，3回または4回の病勢増悪を来たしていると推定できる。

ブロイラーの有名な統計（1948年）では，この事実がきわめてはっきりと示されている。すなわち合計439例のうち，多かれ少なかれ急性かつ周期性の経過を見せたのは70％に達している（そのうち30％は一過性異常 accès を1回しか来しておらず，最も問題となるのはまさにこれらのケースである...）。

私自身が扱った臨床例では，特徴的な欠陥型へと進行した25％（170例中43例）だけが（治療の始まる前の時代），最初の5年間の経過で一過性異常と自然寛解を繰り返しつつ進行していた。しかし，これらのケースでは急性型ないし周期型を除外しているので，仮に慢性的に経過した170例と統合失調症と診断した統計上の急性発作119例を一括すれば（参照：表V），289例中 162×100/289 = 56％の率になる。その

表V [急性統合失調症] (急性錯乱) 120例の経過

	最初の一過性異常 accès の年齢		遺伝性		シゾイドまたは神経症的性格		最初の一過性異常の期間		その後の一過性異常		慢性の進行				治療			最初の一過性異常以来の病歴の平均期間
	20歳未満	20歳以上	0	+	0	+	3ヵ月未満	3ヵ月以上	1回	数回	最初の一過性異常以降	2回目の一過性異常以降	3回目の一過性異常以降	+	++	+++	
一過性異常が1回のみで後遺症も再発も来さなかった症例 53例 (45%)	24 (45%)	29 (55%)	32 (60%)	21 (40%)	26 (49%)	27 (51%)	30 (56%)	23 (44%)	0	0	-	-	-	22 (41%)	22 (41%)	9 (18%)	11年
その後一過性異常をみた症例 26例 (20%)	8 (30%)	18 (70%)	16 (61%)	10 (39%)	11 (42%)	15 (58%)	15 (58%)	11 (42%)	16 (61%)	4 (30%)	10 (39%)	-	-	4 (15%)	9 (35%)	13 (50%)	13年
シゾニューロシス的経過を辿った症例 13例 (10%)	3 (25%)	10 (75%)	6 (45%)	7 (55%)	0	13 (100%)	7 (55%)	6 (45%)	4 (30%)	9 (70%)	13 (100%)	-	-	-	8 (60%)	5 (40%)	7年
慢性統合失調性欠陥を伴う経過を辿った症例 28例 (25%)	8 (28%)	20 (72%)	12 (42%)	16 (58%)	13 (45%)	15 (55%)	6 (26%)	22 (74%)	8 (24%)	4 (12%)	16 (57%)	2 (7%)	10 (36%)	17 (45%)	6 (26%)	5 (29%)	14年

340

結果言えることは，問題となる急性型，亜急性型，周期型は症例の約55％ということになるが，これは統計に（マンフレット・ブロイラー式に）慢性例と急性例（大問題はこれを統合失調症(スキゾフレニー)とするか統合失調症(スキゾフレニー)のグループの一部とするかであるが）を含めた場合である。

　C．— 統合失調症の診断を下された急性例はどういうことになるのか。私の知る限り，この観点からの統計は存在しない（例外はこの意味で利用のできるウィルシュの研究（1937年）である）。これが，この統計を作成するにあたって最も気をつけた理由である（表Ⅴ）。

　私は緊張病性現象，幻覚，神秘妄想，影響妄想，拒絶症，両価性，離人症などの発作例を120例集めた。つまりそれらは，一般に統合失調症性精神病の特徴と考えられる障害であるが，（最初の寛解期には）いずれも診断上の難しい問題のある障害である。予後の判定も困難であった。なぜならば，これらの症例に対して統合失調症の診断を下す場合は，それから5年の間に（ほとんど望めない治療の奏効を除いては），患者が統合失調症(スキゾフレニー)に特徴的な欠陥を呈することになると考えるからである。それゆえ，私はこれらの症例の病後歴を個人的に再構成して，その予後を研究した。**この表を見れば統合失調症性(スキゾフレニー)に特有な欠陥状態へと進行したのはわずかに25％であった**ことがすぐにわかる。

　さて，これら激しい一過性異常 accès の積極的治療の有無による経過の差異を検討してみよう（実際は，古い例では積極的な治療の始まる時代以前のものや，禁忌のため積極的に治療することができなかった症例もある）。

　それゆえ私たちは2つの事実に直面する：1）治療の有無にかかわらず，「急性統合失調症(スキゾフレニー)」の症例の40〜50％は後遺症も再発も来たさずに治癒している。2）これらの状態で治療を受けた場合，慢性統合失調症(スキゾフレニー)は少ない（40％のところが15％）が，周期型またはシゾニューローシス型が多くなる（9％のところが45％）。この二番目の事実は私たちを考え込ませるものである；この事実は，私たちからすると，これまで25年間に観察された急性精神病の50例およびここ数年に治療を受けた急性精神病の50例を対象とした統計によって明らかである[7]。

　　　　未治療例　　　　　　　　　　　　治療例
　　　　合計：43例　　　　　　　　　　合計：77例

1回の一過性異常 accès ... 22（51%）　　1回の一過性異常.... 31（40%）
複数の一過性異常......... 4（ 9%）　　複数の一過性異常.... 22（29%）
神経症型 .... 0（ 0%）　　神経症型............ 13（16%）
慢性統合失調症 .... 17（40%）　　慢性統合失調症...... 11（15%）

　D．— 1回の一過性異常または周期的一過性異常は統合失調症(スキゾフレニー)の定義に入るのだろうか。さて，私たちは，多かれ少なかれ激しい一過性異常型を来たし，妄想と幻覚の症状学を来たし，拒絶症性，緊張病性などの症状を伴い，**完全に治癒する**症例が一定数存在することを確認している。

　他方，私たちは一過性異常を含む統合失調症性(スキゾフレニー)の進行があることもわかっている（一般に発症から最初の数年の間に）。もちろん，統合失調症(スキゾフレニー)の病勢増悪の概念が後者の

症例に適用されることに異論はないはずである。

　それゆえ，この孤発性の一過性異常 accès と統合失調症性精神病の経過中に現れる病勢増悪との間に症候学的差異があるかどうかを考えるべきである。もし差異がなければ，孤発性の一過性異常は統合失調症の性質を表すとせざるを得ず，またすべての人が同意している慢性統合失調症の50％にみられる進行性に反復される急性発作を統合失調症として悪いという理由はない。

　それゆえ，私は，古典的な症候学的観点（緊張病，妄想思考，影響妄想，精神的自動症，など）からみて，ただ1回の（または複数回の）発作例と，慢性経過例との間の差異の有無を検討してみた。私は，この観点，つまり古典的な症候学的観点からは差異を見出せなかったと言わざるを得ない。そして，多くの精神科医は，急性統合失調症について語り，慢性統合失調症の経過について考えるのではあるが，その場合に，空笑，空想的主題，幻覚などを含む「急性錯乱」の症例が予後不良と基本的に考えたとしても，私はそれほど抵抗を感じないだろう（おそらく，精神自動症だけはきわめて予後が悪いように思われるが，すべての症例がそうというわけではない）。したがって，患者を犠牲にする重大な誤りをおかしたり，これから行う治療を前もって過大評価したりするおそれがある...

　しかし，この古典的症候学が毒にも薬にもならないとしても，ここで診断と予後を明らかにするための，意識の構造解体を特徴とする急性妄想体験の定義を可能とする一連の基準全体もまた同じというわけではない。私が最も確実であると考える基準は次のようなものである：1）急激な発症；2）妄想の主題の多形性；3）臨床像の日々変動；4）異状睡眠期における障害の再燃；5）誘発麻酔の体験による継続的な妄想と幻覚体験（麻酔診断法）；6）体験から直接知覚される現実性の特徴；7）信念や病識のぐらつき；8）意識もうろう状態の雰囲気；9）観念-言語活動に対する華々しい幻視活動の出現率；10）比較的短い一過性異常期間（数日から数週間で，数ヵ月にわたることはまれ）；11）汎恐怖症的不安または妄想体験による多幸感が基底にある。こうした症状は結局，たとえばメスカリン投与の体験またはリゼルグ酸の投与で認められるものと同じである。つまり，こうした症例にはすべて一般的に器質的因子があるということである。（特に私が気づいたのは，無月経，中毒徴候または中枢神経系の感染性の発作徴候である。）ウィルシュは「急性統合失調症」に関して傑出した研究を残している（1937年）。彼が研究対象とした200例のうち，切り離して考えたグループⅡの73例およびグループⅢの53例は，この急性妄想精神病に入るものとして特定すべきであろう。これらの患者にとっては，動転する奇妙な経験として感じられる一種の病識を伴ってこれらの障害が体験される。マイヤー・グロスの記述も同様に，1924年のモノグラフで報告している症例の大半は，この種類の「急性錯乱」であると思われる。

　これに対し，統合失調症性病勢増悪はそれほど急激ではなく，ある種の妄想的瞑想が先行するように思われる。こうした病勢増悪は，すでに妄想の瀬戸際にある患者に突然起こっている。患者の感覚と信念の体系は一過性異常に先立ってすでに大混乱をきたしている。特にこうした妄想性病勢増悪は，存在の形而上的または空想的な抽象的構想に組み込まれた非現実経験の性質を帯びており，いわば現実的妄想体験からは

独立している[8]。

　それはつまり統合失調症(スキゾフレニー)の本質に属することは「統合失調症(スキゾフレニー)性病勢増悪」の中にあるわけではないということである。なぜならば，統合失調症(スキゾフレニー)はある「状態 status」ではなく，ある動力学であり，進行可能性からいうと統合失調症(スキゾフレニー)性の危機ないし一過性異常は経過の相対的偶発性を示しているにすぎないからである。(私はこの点でフォラン氏の報告に戻るつもりである。)そしてまさにその点にこそ「単純」急性妄想性体験と，統合失調症(スキゾフレニー)性または統合失調症(スキゾフレニー)となる schizophrénisante 急性妄想性体験との間には構造的な違いが論理的に必然的に存在する理由である。

　さらに言い換えれば，私がこの（精神医学の最も難しい）診断をさらに究明できるというわけではないが，急性妄想精神病を構成するいわば「外因性」の一過性異常 accès と，統合失調症患者の精神構造をむしばむ内的作用のエピソードである「内因性」の発作 crises を区別してしかるべきである。

　こうして私たちは問題のもう一つの理論的側面に達する。統合失調症(スキゾフレニー)の所定の経過をたどる病勢増悪は，確かにベルツェが喝破したように，病因論的関係において意識の構造解体の結果である急性妄想精神病（ベリンガー，マイヤー-グロスなど）と類似点を有するかおそらくは同じであろう。ただし，この２つの症例では陰性症状と陽性症状の割合は逆である。「素因を有する」（マニャン）患者では，器質的因子が妄想体験による陰性条件を作動させるが（せん妄性の漸進的悪化の様相，私の意識の構造解体に関する論文で状態とレベルを記述した漸進的悪化の様相をとる），これは人格や生き方とはほとんど関係がない。統合失調症(スキゾフレニー)患者または統合失調症(スキゾフレニー)前の患者では，陽性の妄想的傾向の大きさに比べると陰性症状はほとんど重要ではない。統合失調症(スキゾフレニー)患者の場合，妄想は偶発性であるのに対し，統合失調症(スキゾフレニー)前患者では内的な出来事である。おそらく，この２つの型の妄想病の「純粋な」症例は決して存在しないので，古典的学者が常に外因性妄想の予後は良好であると唱え続けてきたけれども（レジス，リュムケ，ボネファー，など），この外因性と内因性についての絶対的な基準を設けることはまず不可能だろう。

　それゆえ，統合失調症(スキゾフレニー)の発作あるいは病勢増悪から急性妄想精神病の一過性異常を完全に分けることはできないし，また急性統合失調症(スキゾフレニー)という概念をこれらすべての症例に適用して用いることで純粋かつ単純に混同することもできない。このことは，フランス学派が常に主張してきたように，**これらの境界線についての理論的実践的問題が提起され**，結局，統合失調症(スキゾフレニー)の概念からするとまさに予後不良を意味するにしろ，言葉の意味をまったく失うにしろ予後の問題ということになるのは当然である。

　ここで私は，容易ならざる診断実践の困難さを前にして，論理的可能性をあっさり放棄するよりは追求したほうがよいと思う。適当な糊塗で満足することはできない。

　確かに，統合失調症(スキゾフレニー)には周期型や間欠型があるが，これらはほぼ例外なく慢性統合失調症(スキゾフレニー)性経過の最初の数年内か，シゾニューロシス型の経過中にしかみられない。これらの病型は治療を受けた症例で特に頻繁に遭遇する。この点で，治療（精神療法，ショック療法，インスリン療法，ロボトミー，など）は，治療なしでも治癒する急性妄想精神病の発作 accès にも，若年で急速に進行するスキゾカリック（電撃性

統合失調症）schizocarique（マウツ）な激しい進展にも，さほど著効はないと言うことができる。しかしそれに対して，治療は，後述するように本当の「病的過程」とは程遠い「所定の経過をたどる」病勢増悪の限界で分断し抑えこむよりも，もっと横ばいの経過のものに対して著効を奏するのである。そこで，私たちは次のことを認めることができる。もし統合失調症について，慢性症例も急性症例もすべて「同じ袋に」入れることのできるひとつの疾病単位で不可分であると考えるのをやめるとすれば，難問が生じるとしても何も生じないよりましではないのか？

＊
＊　＊

さて，私たちは統合失調症の４つの境界の基本面を検討してきた。統合失調症とそうではないものと区別するたびに，それがどのようなものかさらによく理解した。要するに私たちは，硬直した疾病学的形態によるのではなく，病的存在の型としてその進行可能性という側面から検討しなければならないということであり，結局それは統合失調症を痴呆，神経症，その他の慢性妄想病および急性妄想精神病から分離することである。

統合失調症は**急性精神病**とは異なる。統合失調症の 40 〜 50％が病勢増悪によって進行するとしても，病勢増悪は正確には人格の自閉症的組織化の中に統合されているという理由で「統合失調症性」であるにすぎない。これらの病勢増悪は，統合失調症が急性病勢増悪に先行するかその後に統合失調症が続く場合にのみ統合失調症性なのである。なぜならば，急性病勢増悪の本質は，一般に認められているのとは反対に，統合失調症性過程の本質ではないからである。統合失調症は，律動的経過をとり，おそらくある意味で条件づける急性妄想体験を超えたものである。**真の統合失調症性の運動とは，自閉症的な「固有世界 *Eigenwelt*」の組織化の運動である**。その理由で，統合失調症は本質的に人格を転覆させる存在の一形態であり，精神病の一慢性型としか定義できない（この退行という特徴的傾向は非可逆性かつ不治であるという意味ではない）。

それゆえ，統合失調症は**慢性精神病**のグループの間に配列されなければならない。
この観点から，私たちは統合失調症の領域を**痴呆**と比較して境界を定めたのであった。すなわち痴呆は本質的に，世界に対して自らを閉鎖する方向へと進行していく慢性妄想病であり，**精神の特異的欠陥状態**に至るのである。実際統合失調症は痴呆ではない，少なくとも不可避的な一次性痴呆ではなく，特定の病的ないし不利な状態でしか，「ヴェザニー性痴呆」や二次性痴呆には至らない。こうした条件が疾患の進行の仕方によるとか，なげかわしい保護施設の対応とかによって実現されると，統合失調症は痴呆状態と同じになる。ただし，このことはクレペリンが考えたのとは反対に統合失調症の典型とは言えない。その点で本質的に統合失調症を定義するのは無秩序，「解離」あるいは崩壊の型なのである。そこでは，個人的価値基準の世界を正常に構成している意識の病理および信念と観念と感覚の病理学とが分かち難く入り組んでいるのである。このことが決定的に重要である。確かに，痴呆も心的生活を全

体的に変化させ人格を消滅させると言えるが，正確にいうと，これは，ここでは見いだされない解離という全体構造なのである。なぜなら統合失調症性(スキゾフレニー)の欠陥は，驚かされるか面喰らわされるような潜在能力と行動とは対照的なカオス（虚無以上の）だからである。それによって，統合失調症は不調和の構造である固有の陰性構造を伴って現れるのである。

　例外的にしか痴呆には至らず，本質的に痴呆ではない統合失調症(スキゾフレニー)（下位の境界の限界）は，もう一方で**神経症**（上位の境界の限界）とも区別される。神経症（統合失調症(スキゾフレニー)は痴呆よりもこれに似ている）が，内的な葛藤により混乱した存在の形であり，象徴や隠喩や見せかけから生じた諸症状の形成によって解決しようとするのに対し，統合失調症(スキゾフレニー)は非現実が絶対的な法則，すなわち妄想病に転換する存在形態である。その点で統合失調症(スキゾフレニー)は，本質的に現実破壊への歩み，過程であって，感覚的経験として体験されるだけではなく，論理的，倫理的，美学的価値体系として考えられる。時に痴呆に近づくことがあると今述べた統合失調症(スキゾフレニー)は，しばしば神経症から始まったり神経症に戻ったりするが，それは典型的に「統合失調症的(スキゾフレニー)」になったり，ならなかったりということである（シゾニューローシス）。

　最後に，統合失調症(スキゾフレニー)が，他者とのコミュニケーションの断絶を特徴とする慢性妄想病の典型（心的生活の経験の特に観念‐言語面での支離滅裂）である限り，これは他の慢性妄想病属の種とは一線を画する。**パラノイア**（すなわち体系的に構築されている）ではないため，統合失調症(スキゾフレニー)は私たちの目には侵入すべからざる迷路のようにみえる。**パラフレニー**（すなわち神話に開かれている）ではないため，統合失調症(スキゾフレニー)は不可解なイメージに閉じこもっているように見える。

　このように範囲を区切ってくると，**統合失調症(スキゾフレニー)の経過**は，「めちゃくちゃである」ことをやめ，ほとんどの場合，この存在の妄想様式の内部構造には踏みこめないままに終わる曖昧な様式，すなわち「もはやこの世には存在しない de-ne-plus-être-au-monde」様式なのである。

結　論

統合失調症の経過に関する考察

　フォラン氏＊の「経過」の概念に関する論文について論ずるのは控えよう。またこの基本的な問題についてはごく簡単に触れるだけにとどめよう。

　まず，その構造の点から述べれば，統合失調症(スキゾフレニー)はひとつの存在形態として現れる。すなわち，その存在形態は，機械的な障害に還元することは絶対に不可能であり，同じことであるが，基本的な核をなす現象（たとえば多くの学者の目には，幻覚，離人

＊ S・フォラン。統合失調症の経過の精神病理学について。Évol.Psy.,1958,XXIII, 2,213-262 再掲載「妄想に生きる」，« les empêcheurs de penser en rond »，1992, 83.132（Note de l'E）。

症，虚無感，思考化声，両価性，緊張病，衝動，などとして「単純な」現象に見えるだろうが）にも還元できず ─ 純粋かつ単純な志向性，欲望や逃避や絶望の志向性にも還元できない。ブロイラーはこの構造の複雑性をよく心得ていて，統合失調症(スキゾフレニー)の一次性障害と二次性障害に言及したのもこの理由からである。この考え方（ジャクソンの陰性症状と陽性症状を区別する考え方も同じ）は，一次性症状または二次性症状の臨床像の様なものを確立しようとするあまりにゆがめられ，すべての人々を混乱させたのである。したがって，結局，そのこと自体に統合失調症(スキゾフレニー)過程の構造そのものが描かれているという視点を断念せざるをえなかったと考えられる（参照：有名なハイデルベルグ学派との論争や特に1939年のマイヤー-グロスとの論争）。事実，統合失調症(スキゾフレニー)の経過は，正常な活動のレベル（特に意識の十分な構造化）に達するにも維持するにも至らない心的存在の障害であり，弱さ，無力さでもあるのだが，また幻想と自我の欲動の中に逃げ込もうとして絶望的にそれをねじ曲げようとする驚嘆すべき痛ましい努力なのである。この**無力さ**（一次性または陰性障害）やこの**欲求**（二次性または陽性障害）からどのような特別な症状（思考の流れの障害，情動障害，幻覚，妄想，常同症，衒奇症，など）が生じるかを見究めることは困難でおそらく無益であるにしても；少なくともそれぞれの症状がこの二重の両義性を示しているはずである。言い換えると，ここでは器質因と心因とが互いに相容れないのではなく，収束してくるのである（クレペリン，ブロイラー，フロイトを切り離すことはできない）。これが，私の主張する器質-力動論的立場の意味そのものである。

　事実，統合失調症(スキゾフレニー)患者の人格は，想像だけが唯一の法である「世界における存在」として構成され，ある人間として存在することを諦めるのであるから，疾病病因論的諸因子の複雑性の影響によってそのような人として構成されているにすぎないということを認めざるを得ない。**統合失調症(スキゾフレニー)の経過の全体性**について研究しようとすれば，この主題にまつわるきわめて重要なすべてを無視できないし，またそうするべきではない。すなわちこの主題に関して個人の遺伝子型構造，家族との血の絆という第一義的な重要性について知られているすべてのこと，両親との愛情の絆として知られていること，性格形成の上で知られているすべてのこと，神経系の弱さと変化，ホメオスターシスの乱れ，中毒について知られているすべてのこと，非常に多様かつ矛盾した治療の結果として知られているすべてのことなどである。ある人にとっては，統合失調症(スキゾフレニー)がきわめて純粋で内因性であるため，「外因性」の因子または器質性の因子と関係するように思われる場合には，常に「偽統合失調症(スキゾフレニー)」（ラングフェルトの統合失調症型(スキゾフレニー)精神病）と呼ぶというのもよく理解できる。また，ある人にとって統合失調症(スキゾフレニー)はきわめて心理学的なものであるため，あらゆる生理学的または生物学的解釈や治療は問題外のように考えられていることもよく理解できる。また，ある人にとって統合失調症(スキゾフレニー)は脳中枢のこれこれが変化する疾患としてしか検討できないことも，よく理解できる。私はこれらすべてを知っているが，すべて知っているからこそ，統合失調症(スキゾフレニー)の経過は人間存在，その性格，その意識，その人格の全体的構造の変化であると思うのである。存在の単なる事故でも，単純な出来事でもなく，存在の変容なのである。これは，繰り返すと，統合失調症(スキゾフレニー)の経過は統合失調症(スキゾフレニー)患者が自分自身の中心に至る道程である ─ 同時に現実と共存の世界に自らを開くことのできない**無力**で

あり，非現実的な存在の腐敗に身をゆだねたいという抗しがたい**欲求**でもある。統合失調症(スキゾフレニー)の経過とはこの衰退の運動である。統合失調症(スキゾフレニー)性精神病とはこの運命の歴史である。

注 解

1. **参 照**: tome III des mes Études Psychiatriques Psychoses aiguës et Destructuration de la conscience. Éd. Desclée de Brouwer, Paris, 1954.
2. 私はこれに関しては，内外科学大事典の慢性妄想に関する章と 1951 年にスペイン語で出版した妄想に関する小冊子で重要点の概略を示した。
3. 一種の歴史的証拠として，早発性痴呆の概念はパリ会議 (1904) の「ヴェザニー性痴呆」に関するドニーとカミュの発表でフランスに公式に紹介されたという事実が示しているようである...
4. シゾイドに関するものとして，ドイツの遺伝学者たちは，シゾイドと統合失調症が2つの異なる領域を構成していることを示すことができた。
5. Névrose et Psychoses. *Acta Psychothérapeutica*, 1954, 193-210.
6. 時代遅れというのは，この動かない夢幻様せん妄状態がドイツの古典学派の2つの大きな疾病単位（躁うつ精神病と 統合失調症）に入るので，彼自身の目ではどうしても必要な自律性を見出さなかったこと。
7. **参 照**：Psychose aiguë et évolution schizophrénique dans un service de 1930 à 1956, par H. Ey, C. Igert et Ph. Rappard, A.M.P., 1957, II, 231.
8. 私は，この点について，H・フォールのles Cures de sommeil collectives（Masson 1958）の序文で特に強調した。

XXI
1958年

ルイス・B・ヒル[1]の「統合失調症への精神療法的介入」について

　この小冊子 ― ドイツ語訳にはバーゼルのG・ベネデッティが序文を書いている ― は，特に統合失調症患者の精神療法の実践家とその初心者に向けて書かれたようである。
　第一章では，精神療法家とは，一般に患者が治療中に出会う「誰か」として定義される。事実，精神療法の行為は人間同士の関係によって定義される。今さら言うまでもない。
　第二章は，さらに微妙な定義，すなわち統合失調症の定義に当てられている。L・B・ヒルは，クレペリンから現在のアングロサクソンの精神分析的解釈に至るまでの概念の歴史をかなり手際よく的確に要約し，統合失調症は自我の衰弱（ブロイラーの表現と理論に相当する概念），または組織解体に対するパニック反応，そして存在の破局的な困難に対する自我の反応として定義する。この基本的な点については後述する。
　第三章は，急性統合失調症とその精神療法に当てられている。この統合失調症性発作は，自分自身の外側で起こる出来事として自我による不安として体験される。このため，精神療法家はいわば「自ら統合失調症になってみる」ことによって，患者とコミュニケーションをとり，患者の象徴的状況に加わるのである。
　第四章と第五章は，「統合失調症のエピソード」や統合失調症の幼年期を人に生じさせる条件を論じている。もちろん，自我の衰弱（統合失調症前の自我の変形または形成異常）の概念も問題となっており，本書のこの部分で言及されていることが私にはおそらく最も興味深いものであった。
　第六章は，小児の対象関係の中心イメージ，すなわち母親を扱っている。両価性の対象として「統合失調症の原因となる母親」（依存と独立 ― 満足と怨恨）は，むろん母親自身が「病因」になるわけではないが，小児が自分のイマーゴによって形成する固有の関係においては病因になりうる。作者はここで統合失調症患者にはならない他の小児と比較して，母親のイメージが提起する問題を見事に明らかにしている。ヒルは，母親のイマーゴが組織化の途上にある自我の機能的構造にどのように組み込まれるかを強調し，心的存在の組織化そのものにおける基本的な人間の相互関係に同一化と類同化の過程を置いている。

次に、「潜在的」統合失調症(スキゾフレニー)患者の小児期が検討されている（第七章）。ヒルは重要と考えられる4つの前提を引き出している：不安の発生源を特に小児の口唇関係からエスの基盤としての母親の乳房に移し替えること ― 自我と超自我の関係の特異性、自我の統合性は（自我に対して）支配的な母親のイマーゴの力に脅かされること ― 正常で活発な関係はこの超自我の範囲に制限されて収縮すること―「潜在性」および危機的情況において超自我は強烈な反応を引き起こすこと。これが統合失調症(スキゾフレニー)前の患者の「潜在的」構造である。

最後の2章では、統合失調症(スキゾフレニー)患者の精神療法の条件が検討されている。精神療法はまず患者との共同作業を必要とする。ところで、患者は堅固な防衛を行っており、他者とのコミュニケーションを受け入れることが不可能であるため、考えられないほどの力で抵抗する（これが自我の対立と保存である）。しかし ― 2つの例で示しているのは ― 転移の可能性、治りたいという欲望そのものが、精神療法の適応と技術的要素であるということである。しかし、この手法には精神療法家の暖かな対応が必要である。精神療法家は、精神病院の雰囲気や精神科施設の善行を買いかぶりすぎてはならない。また、いわば初心者の熱意をもって、一種の「学術的」な精神分析手法に没頭してしまってもならない。もっと直接的に破局的状況に取り組み、患者の思考や言葉だけではなく、行動でもある象徴的な防衛を崩さなければならない。事実、患者にとっては、利用して解決を試みなければならない転移の精神病を作り上げることが重要なのである。

*
* *

ルイス・B・ヒルが亡くなって間もない。彼は米国のバルチモアとワシントンの間、すなわちアドルフ・マイヤー、ウィリアム・A・ホワイト、H・S・サリヴァン、フリーダ・フロム-ライヒマンの影響下にある地域の出身であった。ヒルは、ワシントンとバルチモアの精神分析学会の初代会長で、シェッパード-エノック-プラット病院の院長であり、ジョンス・ホプキンス大学の助教授であった。

彼の著作を読んで考えたことが2つある。

最初に、クロードとその学派（ジルベール・ロバン、A・ボレル）および**「精神医学の進歩」**に関与した人々（エドゥアール・ピション、ラフォルグ、エスナール、コデ、ら）は、フランスですでに30～35年前、私たちが暗に触れてきたアングロサクソン系の学者が実際に用いてきた意味で、統合失調症(スキゾフレニー)概念を取り入れていた。事実、「失調・感情」型と偽神経症は、これらの学者にとって、統合失調症(スキゾフレニー)の真の臨床的な核であり、正真正銘の力学的構造であり、あるいはまさしく1925年のフランス学派が「スキゾーズ」または「スキゾノイア」の名のもとに研究したものであることは注目に価する（参照：この雑誌の第一巻）*。

2つ目は、この分野では実践的態度が優っていて、統合失調症(スキゾフレニー)概念をパニックにつ

---

* L'Évolution psychiatrique, T. I, Payot, Paris, 1925. （L'Evolution psychiatrique の注。）

いての一種の想像的技術に還元する視点で消滅させてしまい，精神療法家の「対抗技術」を操る技術のようなものに追いやる傾向がある。この拡大と一般化の程度をみると，ルイス・B・ヒルが「統合失調症(スキゾフレニー)とは何か」の章で書いたことが理解できる。すなわち，統合失調症(スキゾフレニー)というレッテルがもはや精神病院以外では生きて行けない重症患者にしか当てはまらないとしたら，「経験としての統合失調症(スキゾフレニー)，特異的反応としての統合失調症(スキゾフレニー)は，身体疾患や酔っぱらいや中毒症，精神神経症，心身症患者...場合によっては完全に健康と見られる人々...にまで見出される」と言わなければならないことになる。

　私は，ナンシー学派とサルペトリエール学派との間の大論争の時期に，ベルンハイムが書いたことを思い出す。すなわちヒステリーとは，彼が人間のヒステリー装置と呼んだものが外に現れたものにすぎないということである。このことはおそらく真実ではあるが，私がずっと述べてきたように，「精神病」の提起する大問題とは，それがどこからやってくるのかを問うものではさらさらなく（なぜならそれは私たち自身からしか出てこない），なぜ私たちすべてが精神病にならないのかということである。言い代えると，狂気は理性に含まれるのであるが，それにもかかわらず「本質的に」ジャクソン的な仮説を認めるだけでは十分でなく，心的存在の組織解体のネガティブな条件という，もう一つの仮説によって補完しなければならないということである。実際に統合失調症(スキゾフレニー)になるのは1,000人に1人か2人だけということを説明するのに，すべての人間は潜在的に統合失調症(スキゾフレニー)患者であると言うだけでは不十分である。なぜなら，そのことは，この疾患の型を構成する「潜在性」のネガティブな条件であるからである。そして，アメリカの精神分析学派が統合失調症(スキゾフレニー)を把握したと主張してもすぐに消えてしまうのは，アメリカの精神分析学派がこの型に対してあまりにも無関心すぎるからである。診断と予後判断のあいまいさが治療効果の壁となっていることは残念なことである。

注　解

1. Psychotherapeutic intervention in Schizophrenia 1955. Traduction allemande par H. Stierlin, Éd. Thieme, Stuttgart 1958, 136p.

XXII
1973年

マンフレッド・ブロイラーの「精神分裂病性精神障害」について
（精神分裂病の一般的考え方）

　E・ブロイラーは自分の著書を「精神分裂病（スキゾフレニー）」とは名づけないで，「早発性痴呆あるいは精神分裂病（スキゾフレニー）グループ Dementia Praecox order Gruppe der Schizophrenien」としている。M・ブロイラーは自分の著書を「精神分裂病性精神障害（スキゾフレニー）」と題しているので，私は，この論評の冒頭から，この「実体化からの脱却 dé-substantialisation」の重要性を強調した。ここでは，それがもたらす利益とリスクを評価してみよう。

　208例の「発端者 Probanden」を対象とした方法論的調査結果の検討とそこから得られた傾向の理論的説明（pp.511-633）で，彼は精神分裂病性精神障害（スキゾフレニー）の精神病理に関して一般に論議されているあらゆる概念を再度持ち出している。M・ブロイラーはこの長い考察で，しばしば問題があっても，はっきり自分の立場を示しており，いかなることも曖昧なままにはしなかった。

　— まず，彼の本の（pp.511-562），本論の基本的データを思い起こそう。これは，数十年にわたって忍耐強く観察を続けてきた208例の患者の病歴から引き出されたものである。精神分裂病性障害（スキゾフレニー）の発現頻度が時代と自然環境による変動がほとんどないこと；前精神病的性格や家族的感情因子とかなり関係があることが多いこと；ここ数十年間に臨床的特色が変化したこと；経過は15〜20年後にわかる個人的な変動があり，それによると予後は考えるほど不良ではない（統合失調症性障害におかされた患者の2/3ないしは3/4は，むしろ良好に経過するという）こと，これらは疑いないことである。この全症例のうち，約1/3（29〜49％，p.522の表）は，急性病勢増悪は1回しか起こしていない（後でこの事実の重要性を締めくくるつもりである）；急速に欠陥へと進行する症例（精神分裂病（スキゾフレニー）による破局）はほとんど見られなくなった；遅発性の症例は一般に認められているよりも多い。この統計調査に関しては次の点を強調しなければならない。

　いわゆる，「**精神分裂病性痴呆（スキゾフレニー）**」は常に決定的にそうであるわけではない。これは環境条件に左右される。遺伝的な破壊的病的過程の「核症状」を構成するものではない（p.526）。

　「**環境の影響**」（存在の出来事）は，原因作用としては最大限の客観性をもって評価

353

されるべきもので，この点に関して統計的相関関係による示唆は貴重である。これは次のことを示している：1）環境の影響は精神分裂病(スキゾフレニー)の発症に重要な役割を果たしていること，しかしまたどんな出来事もどんな関係要因も他よりも特別に重要とは見えないこと；2）この役割は遅発性精神分裂病(スキゾフレニー)ではより直接的に病因となる一方で，小児の事件はシゾイドによって決定されるのか，あるいは逆であるのかを判断するのは困難であること；3）これらの出来事は，精神分裂病(スキゾフレニー)の発症，悪化，改善または治癒に作用する；4）精神分裂病(スキゾフレニー)性疾患がすべて主に心因性の機序（Vorgang）によると考えることは難しいにしても，この影響は精神療法の効果によって明らかにされるということ（p.534）；5）予後の良い段階的経過をたどる型は，より直接的に遺伝的素因と関係があるということ；6）感情生活の出来事に対する反応性は性別によって異なること；感情生活の出来事が障害の経過に及ぼす影響は男性よりも女性のほうが大きい（pp.535-539）。特に — すでに述べたように — 遅発性精神分裂病(スキゾフレニー)（später Schizophrenen）の経過についてはそうである。

　精神分裂病(スキゾフレニー)性障害の**遺伝**に関して，彼は，ここで（p.539）結論を述べているが，後の頁で再び取り上げている（p.555，下記p.600を参照のこと）。精神分裂病(スキゾフレニー)患者の生殖能力は弱い（一般人の50％）が，それでも精神分裂病患者の罹病率に変わりはなく同じである。精神分裂病(スキゾフレニー)の素因（ある遺伝子の）はメンデルの法則に従って配分されるという遺伝的伝達の考え方があるが，これは捨て去るべきである。なぜならば，統計では，リューデン学派の研究以来，実際に観察される罹患率はこの理論の臆測にすぎない罹患率とは一致しないことを絶えず示しているからである。同じく，M・ブロイラーの研究はシゾイドの精神病質をただ単に精神分裂病(スキゾフレニー)とすることはできないことを示している — 一卵性双生児の一致は，精神分裂病(スキゾフレニー)の遺伝的決定論の絶対的な証拠にはならない；なぜならば，実際のところ，双生児が同じ卵子から生じるとすると，彼らは同じ「環境」から生じるはずである — 確かに，M・ブロイラーは，遺伝が何らかの役割（irgendeine Rolle, p.544）を果たしている可能性があることを認めてはいるが，この要約で精神分裂病(スキゾフレニー)の異様に高い家族罹患率について言及していないのはかなり奇妙なことである。おそらくここでは，**家族**が環境「Umwelt」という役割を果たしていると言おうとしているようであり，遺伝的要因よりもさらにはっきりと疫学的影響と感情的関係が働いている…[1]。しかし，後で述べるが，彼はどんな病因論も遺伝的要因を考慮しないわけにはいかないと考えている（p.564）。それに続いて，彼は，遺伝と208例の「発端者Probanden」家族の研究について次のように補っている。すなわち，これらの患者の四分の一に認められるシゾイドの精神病質者は，小児期の不幸な出来事と著明な相関関係にあるということ — 血縁関係を有する精神病には共通の特徴がみられる傾向のあること（p.552）；同様に様々な精神病の中でも，精神分裂病(スキゾフレニー)にある程度の家族的傾向（leichte familiäre Tendanz）のみられる者では，精神分裂病(スキゾフレニー)に向かう傾向が認められるということである。

　最後に，M・ブロイラーは，種々の治療の適応と効果の評価に関しても，いつもの留保と慎重さをもって忠告をくり返している（pp.554-560）。彼は，精神分裂病(スキゾフレニー)の破局的な運命という古い考え方に逆らって，楽観的な考察で締めくくり，精神分裂病(スキゾフレニー)患者はまだ他者との存在を維持または再構築できるという積極的な面を強調している。

要するに，精神分裂病(スキゾフレニー)は手ごわい疾患（furchtbare Krankheit）ではあるが，早発性痴呆や変質性精神病に関する理論から想像させられるような致命的なものではないのである。

一体，M・ブロイラーは精神分裂病性(スキゾフレニー)疾患についてどのような考え方をしているのだろうか。この著作の最終章で述べてあることは，精神分裂病(スキゾフレニー)障害の縦断的・家族的研究の素材となった事実，計算，省察のデータから引き出すことのできた確固たる教訓である。最後にもう一度だけ，それを一つずつ追っていこう。

1) 精神分裂病(スキゾフレニー)は身体疾患であるのか。結局，精神分裂病(スキゾフレニー)が身体疾患であるとする考え方は古典的なものである。それは「了解不能な」特徴から直感的に暗示されるとはいっても，現在までいかなる経験的実証も見出せない，いわばア・プリオリに成り立っている（ルクセンブルガー）。つまり精神分裂病性(スキゾフレニー)障害の心因性の動機を確立するのは困難ということである。ある一節が特に私の注意を引いた（pp. 579-580）。それは，M・ブロイラーがこの問題を全体として考察し（pp. 578-579），精神 - 身体の並行関係という従来の二元論を越えることは必要とはいわないまでも，可能であるとしているところである。彼の示唆によれば，機能的精神病に関して，精神の組織化に「位置する」人格（知性と同様な）の組織化の型があり，おそらくは精神分裂病性(スキゾフレニー)障害はこのレベルに「位置づけられる」。私からすると，この要請に応えるのは当然「心的身体」の概念ということになる。なぜならば，この概念だけが「精神疾患」を組織化の疾患として考えさせるのであり，身体の病理が生命力の病理として考慮するような「他の疾患のような器質的疾患」ではないと考えさせるからである（このような考えが非難を招くとしても，これらはM・ブロイラーのものではなくて私の考えであることは言うまでもない）。そもそも彼は慧眼にも，ホルモンまたは代謝が病因であると主張する論拠を「綿密に」検討し，器質起源の精神障害に関係するものはどんなときにも精神分裂病性(スキゾフレニー)精神病の現象学には当てはまらないことを明らかにしている。私たちの知見と発見に役立つ観点からの現状はあまり知られておらず，おそらく今後も知られることはないと予想される身体的条件よりも，むしろ，構成要素となる関係の精神力動における人格の形成と発展の重要性を認めてしかるべきであると，彼は述べている。

2) 遺伝の果たす役割。この問題も前述のことからすると，ある意味で当然のことながら（しかし完全にそうというわけではない。なぜならば，遺伝的素因は傾向であって，配偶子の純粋性と自立性というワイスマンの法則に従う特異的な遺伝子ではないからである），同様の厳密さをもって扱われている。私たちはすでに，M・ブロイラーの著作すべてにわたって，臨床経験の中心テーマについて彼の熟慮を示す留保と躊躇（おそらくは矛盾までも）が散りばめられていることを指摘した。ここではともかく，この問題に関する最後の重要な検討を結論づける文章を再びとり上げて，本質的な点を示すにとどめておきたい。

その結論とは次のようなものである（p.600）：精神分裂病(スキゾフレニー)の発病にある役割を果たす発達の遺伝的傾向は存在する — 精神分裂病(スキゾフレニー)は単純なメンデルの法則に従って伝達されるものではない — 精神分裂病(スキゾフレニー)の遺伝的素質は，複数の遺伝子（多因子遺伝）が積み重なるか結合することと関係がある — 精神分裂病(スキゾフレニー)の素質は父親か母親から受け

継いだ遺伝的傾向の不調和に由来する。

　遺伝的素質をメンデルの遺伝因子理論に還元できないことについて，M・ブロイラーはもう一度，単一遺伝子や多遺伝子の突然変異を証明するための計算を緻密な批判のもとに行なっており（pp.586-590），これもまた徹底している。

　また，これとは反対に彼は，父親と母親から受け継いだ体質において，組み合わせの悪い性向同士の葛藤を強調している。この主題に関して — この著作全体を通じて最も仮説的・思弁的な部分であるが — 彼は動物で観察されるいくつかの交雑または雑種性の例を比較している（pp.590-593）。彼は特に，単純な遺伝子理論の代わりに，遺伝子の組み合わせ調節の理論の必要性を説いている；したがって，ある存在の形成は単に複製ではなく，また複製であるはずもなく，個人の単位，自主性を構成しようとする操作である。精神分裂病性不調和は，一点集中的調和の調節障害であり，これについてM・ブロイラーは精神分裂病性不調和の基本的特徴（精神分裂病性人格の意思，行為，表現，知覚における）を付け加えている（pp.594-596）。

　3）心的外傷を起こす出来事の役割。遺伝によって素質が作られるとすれば，つまり個人が人格の統一性を存続させることができないような場合，こうした遺伝的素質は潜在性でしかなく，その実現（あらゆる遺伝学者が認める遺伝子の侵入または発現）には有利な環境条件が必要となる。言い換えると，精神分裂病の人格の発達には臨床症状を引き起こすような存在条件が必要である。もちろん精神分裂病の発現に特有と考えられる，いかなる出来事も，いかなる心的外傷もなく，きわめて太古的であるとしても，リビドー生活のいかなる面にもない（pp.602-603）；しかし，心的外傷が精神分裂病の成因にある役割を果たしていることは確かである。小児期や精神分裂病患者に認められる心的外傷的条件が，しばしば一般に多くの健常者にも認められることが事実であるにしても，これらの心因性要因が疾患の原因となることが事実であることに変わりはない。彼の考えを要約すると，こうした精神 - 力動的条件は十分な条件ではないにしても，精神分裂病性障害の進行には必要条件といえる。

　4）**精神分裂病患者において健全に保たれているもの，健常者において精神分裂病性のもの**。この主題は本質的にジャクソン的主題 — といったほうがよいのだろうが — M・ブロイラーは（p.612ではっきりそれに言及している），精神分裂病患者が生命関係のある時期あるいはあるレベルで他の人々と同様に思考したり行動したりすることができること，またどんな正常な人でも常におかしな思考様式にひきずられていることを指摘して，数頁にわたってはっきりと力強く記述している。夢想する可能性そのものがそこにあるので（p.610），あたかも精神分裂病患者の異常な存在を精神の健常な人の覚醒の正常な変動範囲と結びつくようである。このことは，芸術的作品や「創造性」を研究するとき，精神分裂病患者の作品と芸術作品の創造力を比較する場合に，特にはっきり感じられる（M・ブロイラーはここで，私の記録には抜けていた1965年のL・ナヴラティルの著書に言及している）。確かに，この類似性に関する予感は，精神分裂病患者を正常人に近づけるが，これでは天才を狂気に近づけるという不当なリスクを犯すことになり，私には不当と思われる。なぜならば，病的な人と病的でない人の関係はまったく逆転しているのではなく，正常者を規範と考えるべきである。すなわち，病的人間を一段低い位置に戻す価値体系で考えなければならない…

しかし，ここでそのことを強調はすまい。ここでは，この重要な章の興味をそそる点を指摘するだけで十分であろう。

　5）**精神病理**。ここまで，M・ブロイラーは，精神分裂病(スキゾフレニー)の経過，特に「一次性症状」と「二次性症状」それぞれの重要性と相互関係の重要性に関するあまたの議論を参照しているわけではない；しかし，ここでは最後に，長い熟考による臨床経験から引き出された前述の確固たる省察に基づいて，実際に「精神分裂病(スキゾフレニー)の本質」的問題の土台を成しているものにとりかかろうとした。

　M・ブロイラーが最も重要視している当時の精神病理学的研究の対象は，精神分裂病(スキゾフレニー)の存在の合目的性，「目的論」である（フロイトとその学派，特にE・ミンコフスキー，ウィルシュ，L・ビンスワンガーらの実存的現象学または人間学）。明らかに，精神分裂病(スキゾフレニー)患者の実存的投企，ないし現存在分析に関する記述はすべて，世界の自閉症的構成を運命の第一の様式に組み入れる，すなわち現実世界を想像的世界に置き換えるか重ね合わせることである。かくしてM・ブロイラーは自閉症とその概念形成，思考，信念または妄想経験を，快楽原則に従い，他者と共にある現実から逃げたいという欲望と自らに固有の世界（ウィルシュによれば固有世界 Eigenwelt）をもつ必要とを同時に満足させる一種のイメージの世界として描写した。しかし次第に彼は（E・ブロイラーの教える精神分裂病(スキゾフレニー)的世界の臨床的現実に厳密に従えば），自閉症よりも解離を精神分裂病(スキゾフレニー)の実存的核であると考えるようになり，基本的に了解不能の一次性症状，すなわち純粋な心因にも単純な精神的動機にも還元できない一次性症状の重要性を軽視するか，おそらく抹消しようとしている。しかし，彼は — この地滑り的変化を自覚していたので — 用心深く，E・ブロイラーが導入した一次性症状と二次性症状を基本的に区別したことにどんな重要性があったかを明確にしている（p.623）。彼によれば，その区別には医学‐歴史的な使命があったという。しかし，現代の精神病理学者や臨床家が，今世紀初期の臨床家が思い描きもしなかったほど生き生きと力動的なものにした精神分裂病(スキゾフレニー)的実存の新しいビジョン，このビジョンは精神分裂病(スキゾフレニー)患者の自閉症的世界の構築における「一次性的なもの」と「二次性的なもの」とを区別する重要性を抹消するものではないのである。

　マンフレッド・ブロイラーが自らの研究から（また特にこの障害の力動学を研究したさまざまな学者の研究から）引き出した精神分裂病(スキゾフレニー)性精神病の本質(das Wesen der schizophrenen Geisteskrankheiten)は，新しい世界の創造，象徴の世界の創造という本質であり，このことは，自我の衰弱，連合障害，精神内界失調，エネルギーの低下，自我のシステムの不全などの概念に頼らざるを得なかったことを否定するものでもない。しかし，精神分裂病(スキゾフレニー)患者の世界と家族を長期間にわたって探求して，実際に作り上げた彼の新しい考え方は，次のようである。すなわち，障害は精神と心的生活（精神と心 Geist und Gemüt）の領域，人間の特性をなしているものの高さに存在する（p.430）。それゆえ，私たちが治療努力の上で実行すべきことは，これらを考慮すること，すなわち，破滅的な病的過程ではなくて存在の軌道の意図的な方向を考慮することなのである。そして（今一度テキストを正確に翻訳するというよりは言い換えれば），精神分裂病(スキゾフレニー)患者とは機械的なロボットでもなければ，宿命的に一種の虚無に一生を失う人でもなく，無尽蔵ともいうべき潜在能力によって私たち個々の治療努力

に常に応え得る人間なのであって，その精神分裂病者(スキゾフレニー)を救出することが問題なのである（p.632）[2]。

＊
＊　＊

　M・ブロイラーと私は，たまたまほとんど同年齢で，同じくらい長い臨床経験をもち，また臨床的かつ家族的観察から統合失調症(スキゾフレニー)性精神病の経過の性質に関する唯一の価値ある情報を汲み取ろうと同様に腐心してきたのであるが，私たちの道の終わりにあたって，多くの本質的な点で意見の一致をみたのである。もちろん私は，自分の全体的な経験による知識，思い出，臨床的直感（ただし，ブロイラーは客観的データと同じほど重要だと述べている）と，M・ブロイラーが1941年と1972年の2回にわたって発表してくれた，精緻をきわめた統計的労作と張り合おうなどという自負はない。事実，私たちはすべて，彼がかくも完璧に分類整理された臨床標本を分析し計算してくれたことに対して，感謝しなければならない。この巨大な著作を細かく読み分析して感じた全般的な印象というのは，私たちはブロイラーに近づくことによって，クレペリンから遠ざかるということであり — それは統合失調症(スキゾフレニー)患者の実存に侵入することで得られるものを，統合失調症(スキゾフレニー)の疾病学的領域の幾何学的分類の中で見失うということでもある。私自身，ほとんど同じ経路を経てきている[3]。実際，数十年にもわたって多数の患者を観察し，彼らの疾患である人生の経過の形を追ってきた者として，どうして同意できないわけがあろうか。フロイト，ヤスパース，ビンスワンガー，ミンコフスキー，E・ブロイラー，M・ブロイラーにしても，この点ではレインやクーパーが，この伝統的財産によってこそ，この発見がもたらされたと語ったことに同意しないはずはないだろう...

　しかし，この本質的な同意を強調するとしても，私はこの主題について明確に述べる前に，統合失調症(スキゾフレニー)の定義については，ブロイラー的考え方と私を隔てるいくつかの相違点があることも述べなければならない（私があえて「ブロイラー的」と言うのは，臨床家オイゲン・ブロイラーと臨床家マンフレッド・ブロイラーとの間には，思想の継続性があることを示すためである）。

　それを何よりも否定的基準（それを器質性障害による症状性精神病や，躁うつ精神病や，神経症などと混同しないこと）によって，また不一致や不調和の素質によって定義することで（pp.26-30），その概念自体をやたらに拡大して，あまりに曖昧すぎる方向に向かうように思われる。このことは，進行的特徴が無視されるとすれば，特に危険であることは明らかである。事実，予後の問題をア・プリオリに削除するために，進行の基準をはっきり無効にするということは良い解決ではない。せめて確実な診断法がしっかり確立されているとすれば，それは方法論的に賢明で慎重なやり方ではあろう。ところが，そうではないのである。なぜなら，「統合失調症(スキゾフレニー)性障害」は結局，何か少々雑然とした寄せ集めの記述の対象としかならないからである。これらの記述では，症状は「解離」の構造として考えるという条件でしか，関連付けることはできない。まさしく，無秩序に並列されているだけである。つまり，その意味と構造を把

握することが困難なのである。臨床像を評価する場合，統合失調症(スキゾフレニー)の進行性の動きを考慮しないわけにはいかない。なぜならば，統合失調症(スキゾフレニー)的存在の多様性と志向性について臨床家が，M・ブロイラーの深い研究からくわしく学んだものについて自らの判断と視点を禁じるとすれば，次のような非難にさらされる：1) 静止像としての「精神分裂病(スキゾフレニー)」であること，つまり症状が偶然的ものであるので，純粋で常にそれ自体である疾病単位という悪しき繰り返しの類であること；2) 急性精神分裂病(スキゾフレニー)と慢性精神分裂病(スキゾフレニー)との間の混乱であること。

　私たちが注意すべきはこの二番目の点である。なぜならば，これは「統合失調症(スキゾフレニー)」概念の正確な規定と外延にとって根本的なことであるからである。M・ブロイラーの著作の紹介当初から，私は症例第34と症例第71（参照：pp.30-34）を「同じ袋の中に入れる」ことは難しいのではないかということに注意を促した。症例第71は，34歳の時の最初の発作（6ヵ月間）と61歳の時の「再発」（3年間）との間の27年間は正常な状態を保っていたのである。この属の症例は，「精神分裂病的な」特徴を呈してはいるが[4]，考えられるのは当然周期性精神病である。このことは，ただ一つの条件だけで，統合失調症と躁‐うつ精神病を２つの疾病単位とするのではない。躁‐うつ病発作（急性妄想幻覚精神病のような）は意識野の構造解体の症状であり（参照：私の**精神医学研究第Ⅲ巻**)，急性精神分裂病(スキゾフレニー)は，真性統合失調症(スキゾフレニー)よりもむしろ意識野の構造解体の枠内に入るのであって，罹病期間とか不治性の基準，人間の疎外という基準によって特徴づけることは難しいと考えられる。言い換えると，統合失調症(スキゾフレニー)性精神病は，特徴的な末期状態に向かう進行によって区別するべきであり（たとえ時には可逆性のことがあっても），急性精神分裂病(スキゾフレニー)の名を冠せられた急性妄想精神病は偽の統合失調症(スキゾフレニー)であると，私は考えるのである。

　これらすべては臨床領域のことで，事実の問題であり，異論の余地があることは私もよく承知している；しかし，私自身の経験から（またはM・ブロイラーが発表した経験からも）言えば，M・ブロイラー（および大半のその他の国の学者）が急性精神分裂病(スキゾフレニー)の型に入れた症例の三分の一をそこに加えるとすると，精神分裂病(スキゾフレニー)の罹患率は過度に膨らみすぎてしまう（またそれだけ予後不良という判定が少なくなる）ことは確実だろう。急性精神分裂病(スキゾフレニー)は，疾病学的争いの「トロイの木馬」のようなものであり，残念ながら（！）精神の遊びという興味だけではなく，同じ診断として混同する必要のない（深刻な実害もない）これらの患者の取組み方，手段，予後判定，治療を導いてくれるのである。その構造分析と予後が私たちをこのような誤りから守ってくれるはずである。

　いずれにせよ，ボンヌヴァルで1933年から1965年にかけて観察された母集団の罹病率と数百人の患者の予後良好の確率（1965年から1970年の数字は十分なフォローアップが得られないことから外した）を比較すると，つまり平均20〜30年間でみると，得られる数字はそれほど高くなく，予後はそれほど良好でないことは確かである。しかし，そこから急性妄想精神病（急性精神分裂病(スキゾフレニー)）を除けば，おそらく15年前には，進行率は30％と見積もられ（1957年の統計），ここ最近の12年間ではこの進行率は50％である。この割合は私たちを悲観的にさせるどころか，二十世紀初頭からの統合失調症(スキゾフレニー)の進行可能性の再検討を促すものである。この点では，私も少なくとも

M・ブロイラー程度には信頼されてよいだろう。

— 最後にお許しいただきたいことは — かくも多くの個人的な意見を勝手に述べさせていただいた私自身であるが，さらに，M・ブロイラーと読者に批判的権利とおそらくは礼儀を越えることをお許しいただけるならば，M・ブロイラーが精神分裂病の生涯について語った考え方と統合失調症の経過についての私自身の考え方には，多少の不一致はあるが，いかに多くの一致点があるかを示させていただきたい。

私たちは，統合失調症の経過を厳密な意味での身体疾患の経過と同一視しないこと，さらに正確に言えば，いわゆる一般的な意味での器質的疾患の症状の型，たとえば外傷後精神障害者とか脳炎患者などといったものには還元しないという点で一致している。なぜならば，この属の症例に出会うとしても，脳の器質的病的過程は統合失調症の進行の十分な理由にはならないからである — 意識領域の構造解体を特徴とする病理は，それ自体によっても，またそれだけでは十分な原因にはならない。言い換えれば，すでに私が書いたとおり（「**精神医学の進歩**」，ボンヌヴァル・シンポジウム 1957 年）＊，この「病的過程は**不能**であると同時に**欲求**でもある。すなわちその病的過程が最も典型的な例証となる『器質臨床的乖離』の法則に従っている。統合失調症患者であること，より正確には統合失調症患者になる[5]こととは，先天性，ないしは恐らく場合によっては後天性の奇形という「陰性」〈内因または外因〉条件下にあって（不能），他者との交流の断絶という意味で自分の人生を「積極的」に方向づけること（欲求）である。そして，統合失調症患者の生涯のカーブが描かれるのは，まさしくこの2つの経緯の間である。これがまさに言葉の完全かつ力動的意味での自閉症なのであり，存在のあり方の特徴を表わす終着点（一次性の病的過程，象徴的かつ想像上の世界，すなわち本質的に大文字のDで始まる妄想 Délire）であり，あたかも二次性の症状学が陰性症状を凌いでいるかのようである[6]；しかし，一次性障害の影（心理学的には了解不能であるが病因学的には決定的なもの）は，明白な障害の量となり欠陥の可能性をはらむ症状学全体へと向かい続けるのである[7]。

なぜならば，結論を下すには，まさしく統合失調症の結末に至らなければならないからである。確かにM・ブロイラーは正しい —「統合失調症の変転」をきわめて長期間にわたって観察するという忍耐力とチャンスと知的訓練を経た臨床家ならすべてM・ブロイラーと意見が一致するだろう — すなわち，統合失調症患者の自然な結末は痴呆でもなければ，荒廃 Verblödung でもなく，まして決定的かつ不可逆的欠陥状態 Defekt でもないということである。しかし，それらの統計（p.257）では20年以上観察した患者で治癒したのはわずか20％であること示していることに変わりはない。つまりそれは多少とも特徴的な終末状態 Endzustand をはっきり示す徴候はまったくないということである。十九世紀の硬直した疾病学を継承する機械論的運命論に対する反論には慎重さを要するが，相互主体間のコミュニケーションの断絶や世界に対する閉鎖の傾向というのは統合失調症的実存の反対の意味 contre-sens を構成している。末期（終末状態）が，いつもモレルやクレペリンが考たような根本的に欠陥性かつ不変性のものというわけではないとすれば，最終末（その志向性）は実存の軌道

＊ 重要点 XX（1958）pp. 311-347。

とは逆方向に向かう混乱である。統合失調症（スキゾフレニー）の進行，統合失調症性（スキゾフレニー）の経過とは，この自分自身の中心へ向かう旅，あるいは感情的起源，原初的関係への回帰である。

精神医学は，この古典的な学説（オイゲン・ブロイラー以来の）を役立てることのできたマンフレッド・ブロイラーのおかげで，研究方法の厳密な冷哲さと，とりわけ精神病の臨床に確固たる構想を展開させようとする熱烈な弁証的情熱を賦与されたのである。それは ─ 統合失調症患者（スキゾフレニー）の過去，現在，未来の世界との力動的関係を排除することなく ─ 統合失調症患者（スキゾフレニー）をあらゆる精神病理学的背景の外に置いたり，不思議なもの，驚くべきもの，「正常を越えたもの」と見なしたりすることを禁止するのである。確かに，彼らは ─ 夢見ている人のように ─ 驚くほど空想的ではあるが，この人間の組織化の様式である「心的身体」の組織解体作用の影響下にあっても，想像力の自由な運動だけでなく，自分の実存的自由や自立性にまで達することができるのである。私たち自身納得するために，特に「統合失調症性障害（スキゾフレニー）」が親戚関係，すなわち愛と血の混ざり合ったきずなでしっかりとらえられるという証明をするために，この精神医学の「総決算」を繰り返し繰り返し読み返していただきたい。

注 解

1. ジョン・ヘニグにとってこのパラドックスは「驚くべきこと」のようである（British J. Psychiatry, May, 1973）。彼はM・ブロイラーの著作に長文の優れた論評を加えている（しかし，E・ブロイラーに対してクレペリンの名であるエミール Émile という名を終始当てている…）。

2. この著作は，ロールシャッハ・テストを受けた統合失調症患者の両親の検討に関して，M・ブロイラーの共同執筆者の行なった非常に興味深い研究で締めくくられている。この研究は，統合失調症患者の両親に潜在する特有のすさまじい心内葛藤を明らかにしている。

3. 私が1955年に内外科学大事典で統合失調症性精神病について書いた章である。17年たっても同じ形式で書き直しはまったくされてはいないが，読み返してみると（参照：特に予後と経過，37 285 A-10）*，次のことを確認して愉快であった。すなわち，あらかじめ ─ あるいはすでにチューリッヒ学派の研究を援用していること ─ 精神病の進行の可逆性，可変性，非-宿命性を強調する点ではM・ブロイラーと同意見であることである。

4. この注釈を書いている間に，私は *British J. of Psychiatry* の最新号で，機能性精神病の分類に関するD・P・オリヴェンショウの論文を読んだ。これは ─ もしそれが必要であるとすれば ─ J・ルアールの学位論文（1927）で協力して以来，いつも自問していた問題を思い起こさせるだろう。

5. 私が1957年に書いたのはやはりこの意味である：「統合失調症は始まりにはなく終わりにある」。これは，統合失調症は本質的に運動にあり，その固有世界（Eigenwelt）を創造する運動であるということを示そうとしたものである。

6. 参照：チューリッヒのフランス語圏精神医学会（1946）での私の発表のテーマ ─ **オイゲン・ブロイラーの心理学におけるジャクソンの原理** ─ 私はこの研究で，ブロイラーの一次性症状と陰性障害および二次性症状と陽性障害を同一視する理由があることを示した。

7. 私は（特に私の ─ **幻覚概論** ─ において）このような展望を述べることが可能となった。すなわち，どのような臨床症状（慢性の大文字妄想の属やそれらの体系化された，自閉症的，空想的なもろもろの種）が，この進展する運動の大波乱を通じて，進行し，変容し，退行あるいは固着することが可能となったのか。

---

* 重要点 XV pp. 245-258 。

Références des textes retenus dans ce recueil

I -1926 - *Annales Méd. Psych.*, I, 355-365. Remarques critiques sur la schizophrénie de Bleuler, par P. Guiraud et Henri Ey.

II -1930 - *Annales Méd. Psych.*, I, 274-281. Paraphrénie expansive et démence paranoïde (contribution à l'étude des psychoses paranoïdes) . Discussion nosographique, Henri Ey.

III - 1933 - *Encéphale*, XXVIII, 7, Juillet-Août, 485-502. Les états hallucinatoires à type schizophrénique de l'encéphalite épidémique chronique et le probleme des hallucinations par Henri Claude et Henri Ey.

IV - 1934 - *Évol. Psych.*, VI, 3-24. Position actuelle des problèmes de la Démence précoce et des États Schizophréniques, Henri Ey

V - 1936 - *Évol. Psych.*, VIII, 4, 27-54. Quelques aspects de la pensée paranoïde et catatonique, Henri Ey.

VI - 1938 - *Annales Méd. Psych.*, XCVI, 2, 383-394. Considérations nosographiques sur la « démence précoce » par Henri Ey et Mme Bonnafous-Sérieux.

VII -1950 - *Évol, Psych.*, XV, 4, 539-544. Psychopathologie des délires. Discussion des rapports au premier congrès mondial de psychiatrie par Henri Ey.

VIII - 1951 - *Évol. Psych.*, XVI, 89-99. Une schizophrène, le cas Henriette T., par Henri Ey, J. Burguet et D. Neuveglise.

IX - 1951 - *Évol. Psych.*, XVI, 181-189. A propos de «la personne du schizophrène» de J. Wyrsch, par Henri Ey.

X - 1955 - *Encycl. Méd. Chir. Psychiatrie*. Groupe des psychoses schizophréniques et des psychoses délirantes chroniques (Les organisations vésaniques de la personnalité). Généralités, Henri Ey, 37 281 A10.

XI - 1955 - *Encycl. Méd. Chir. Psychiatrie*. Groupe des schizophrénies. Historique, Henri Ey, 37 281 C10.

XII - 1955 - *Encycl. Méd. Chir. Psychiatrie*. Description clinique de la forme typique, Henri Ey, 37 282 A10 et 37 282 A20.

XIII - 1955 - *Encycl. Méd. Chir. Psychiatrie*. Formes cliniques et problème nosographique, Henri Ey, 37 283 A10.

XIV- 1955 - *Encycl. Méd. Chir. Psychiatrie*. Conditions d'apparition et formes de début des schizophrénies. Problème clinique du diagnostic de la schizophrénie incipiens, Henri Ey, 37 284 A10.

XV - 1955 - *Encycl. Méd. Chir. Psychiatrie*. Formes évolutives. Rémissions. Formes terminales. Problème du pronostic des schizophrénies, Henri Ey, 37 285 A10.

XVI - 1955 - *Encycl. Méd, Chir. Psychiatrie*. Les problèmes psychopathologiques et les conceptions générales du processus schizophrénique, Henri Ey, 37 286 A10.

XVII - 1955 - *Encycl. Méd. Chir. Psychiatrie*. Conclusions sur les rapports structuraux entre le groupe des schizophrénies et le groupe des délires chroniques, Henri Ey, 37 299 G10.

XVIII - 1956 -*Évol. Psych.*, XXI, 4, 951-958. Le centenaire de Kræpelin. Le problème des « psychoses endogènes » dans l'école de langue allemande, Henri Ey.

XIX - 1958 - *Évol. Psych.*, XXIII, 3, 685-693. Le Deuxième Congrès Mondial de Psychiatrie. Zurich, 1er et 7 septembre 1957. État actuel de nos connaissances sur le groupe des schizophrénies, Henri Ey.

XX - 1958 - *Évol. Psych.*, XXIII, 2, 149-211. Les problèmes cliniques des schizophrénies, Henri Ey.

XXI - 1958 - *Évol. Psych.*, XXIII, 3, 693-695. A propos de : « l'intervention psychothérapique dans la schizophrénie » de Lewis B. Hill par Henri Ey.

XXII - 1973 - *Évol. Psych.*, XXXVIII, 3, 551-563. A propos de : « Les troubles mentaux schizophréniques » de Manfred Bleuler - Conception générale de la schizophrénie.

あとがき

藤元登四郎

　本書は，Henri Ey 著, Jean Garrabé 序文,「Schizophrénie, Etudes cliniques et psychopathologiques. Synthélabo, LES EMPÊCHEURS DE PENSER EN ROND, 1996.」の翻訳である。序文にあるように，アンリ・エー財団協会の理事長のギャラベ先生がエーの統合失調症に関する論文を発表年代順に集めて編集したものである。翻訳にあたっては，秋元波留夫先生に監修をいただき，誤訳や不適切な用語を訂正していただいた。百歳の秋元先生の語学力に驚嘆すると同時に，若者のような精神医学への情熱にただ感動したことであった。この翻訳は，本書の価値を喝破された秋元先生のご指導なくしては不可能なものであった。まず，秋元先生に深い感謝と敬意を捧げるものである。

　翻訳で問題となったのは，schizophrénie の訳語であった。Schizophrénie の用語は精神分裂病から統合失調症へと変更され，現在過渡的ではあるが，用語上の混乱が起こっている。本書も，最初は全体を統合失調症で統一していたのだが，茅野淑朗先生から，E・およびM・ブロイラーに関連するところでは統合失調症という用語では不自然であるとのご指摘をいただいた。そこで，秋元先生にご相談したところ先生もまた同意見であった。秋元先生のご指導で，E・およびM・ブロイラーの名前が直接関連する schizophrénie に限って精神分裂病と翻訳し，その他は統合失調症と翻訳した。そうすると大きな問題が起こってくる。すなわち，本書で引用されている多くの学者の研究は，ほとんどE・およびM・ブロイラーの精神分裂病概念に基づいたりあるいは多大な影響を受けているという問題である。それらがどの程度の影響を受けているか，一つ一つ吟味することは不可能であり，したがって，どこまで統合失調症の用語を使用してよいかわからない。しかし，本書はあくまでも，エーの統合失調症概念を論じた著書であるということで，この強引な訳し分けを行った。こういう次第で，統合失調症と精神分裂病の用語が混在しているが，どうぞご容赦いただきたい。この２つの用語には，スキゾフレニーのルビをふってあるので，読者におかれては独自の読解をしていただければ幸いである。

　しかし，こうして統合失調症と精神分裂病の用語を訳し分けると，エーとE・およびM・ブロイラーの考え方の差異をはっきりと理解できるという利点がある。エーの器質力動論の出発点は，E・ブロイラーの概念における「一次性症状の作用と自閉症の作用を組み合わせた二次性症状」（第１章，32頁）の区別であった。この区別に関する議論には「常に一定のあいまいさが漂っており」（第９章，118頁），そのあいまいさについて，エーは生涯をかけて臨床に基づいた精神病理学を発展させたのであった。したがって，本書は，ブロイラー親子の「精神分裂病」理論と対比しながら読解すると，器質力動論の概念の発展が明らかになって，いっそう興味深いものにな

るであろう。

エーはすでに1934年，弱冠34歳の論文で，schizophrénieを次のようにはっきり定義している。「早発性痴呆と名づけられる一群の事象の核そのものを特徴づけるのは，**結局は単なる心因論では説明のできない不調和状態，精神内界失調状態なのである**」（第4章60頁）。この精神内界失調という言葉はataxie intrapsychiqueの翻訳であるが，私が訳しあぐねていたところ，秋元先生が命名されたものである。このように考えると，統合失調症という日本語は，まさしく，エーが早い時期から主張していた概念を示している。精神分裂病からこの統合失調症という用語への変更は，1968年代後半から1970年代の東京大学精神医学教室の赤レンガ闘争における，いわば政治闘争とからみあっている理論闘争と密接に関連するものである。その経緯については，拙著をご参照いただきたい（1）（2）。

さて，ジャン・ギャラベ先生は，原著の緒言に加えて，日本版のための序文までいただいた。加えて，原著にはなかった3枚の図版を本書に追加するための，アンリ・エー財団協会のご許可をいただいた。これらの図版は，第12章の出典である内外科学大事典の「統合失調症」の「典型例の臨床的記述」の章で掲載されていたものである。本書の理解には不可欠であると思われたので，わざわざアンリ・エー財団協会にお願いしたものである。さらに，ギャラベ先生には，イーメイルで難解な箇所について質問し，懇切な説明をいただいた。本書の翻訳は，先生のご援助なしには不可能であったろう。心より感謝申し上げる次第である。

ギャラベ先生は，メディコ・プシコロジック学会の元会長および精神医学の進歩学会の元会長でフランス精神医学界の重鎮である。私が始めてお会いしたのは，2002年の横浜の世界精神医学界であった。そのとき先生は，「アンリ・エーをめぐるフランスと日本の関係，研究の現在と未来」のセッションでスペインのカルボネル・カルロスCarbonell Carlos先生と共に座長を務めた。私も，そこで，「アンリ・エーと日本の精神医学」について発表をする機会を与えていただいた。ギャラベ先生は気さくで親分肌の面倒見のよい，親日家であった。私は，そのとき，私が愛読していた「精神病の概念」（3）の著者がまぎれもなく，このギャラベ先生であったことを知って感激した。この「精神病の概念」は，先生が1977年にリモージュで開催された75回メディコ・プシコロジック学会で発表した草稿をまとめたものであった。先生の発表は評判を呼んで，会場は超満員で，通路に座っても入りきれないほどであったという。

ギャラベ先生は，世界精神医学会の会場で秋元先生に挨拶され，非常に感激されていたのが印象的であった。そこで，秋元先生と私は，ギャラベ先生の著書である「エーと現在の精神医学思想」（4）をプレゼントされた。この本は，先生の蘊蓄を簡潔にまとめたエーの解説書で，本書の翻訳に際して参考にさせていただいた。

先生は，フランス精神医学の古典のコレクターでもある。2004年11月にパリを訪れた際に，先生のお宅におうかがいして，膨大なコレクションを拝見させていただいた。そのとき私は，「精神医学の進歩」誌の第一号が雑誌というよりも単行本の装丁で出版されていたことを知った。私はうらやましくてそれをしげしげと眺めたものであった。また，先生に案内していただいて，一緒に精神医学の古典のある古本屋を日

の暮れるまでまわった。さらに，先生は，美術にも造詣が深く，レザールで開催されていた，L'art brut（精神障害者の美術展）にも連れて行っていただいた。先生には，最近，「クレランボー，ダリ，ラカンおよびパラノイアの解釈」の論文（5）がある。先生の著作は膨大であるが，その中でも私が読んだものは，「統合失調症の歴史」（6），「統合失調症，一世紀を理解するために」（7）がある。

さて，本書の第12章から16章までは，「内外科学大事典」で「統合失調症性精神病および慢性妄想精神病グループ」として発表されたテキストによるものである。これらのテキストはすでに石野博志先生が「精神分裂病」として1981年に翻訳出版されている（8）。（石野先生の「精神分裂病」には，同じくエーの「反反精神医学」のテキストも翻訳されている）。本書でもギャラベ先生の序文にあるように内外科学大事典を底本としており，したがって，テキストは石野先生の訳されたものと同一である。当然ながら，私自身も石野先生の訳書でエーを勉強させていただいたし，本書の翻訳に当たってはもちろん，それを参考にさせていただいた。あの当時，この難解な書を見事な翻訳をされた石野先生に心からなる敬意と感謝を申し上げるものである。ただ，本書の場合は，ギャラベ先生の序文にあるように，エーの初期から晩年に至る論文で構成されているので，全体の用語の統一の関係上，秋元先生とご相談の上，私なりに改訳させていただいた。石野先生にはこの失礼を深くお詫び申し上げるものである。また，石野先生の翻訳では，本書の第12章Ⅲの「身体症状」および本書の第13章「緊張病症候群の病因と発病に関する臨床的，実験的研究」が割愛されているが，本書ではそれらの部分もそのまま訳出した。

本書は次のように構成されている。
緒言
編者のジャン・ギャラベがエーの業績を見事に展望している。一読すれば，エーの全容をつかめるだろう。
第1章
1926年。26歳の若きエーの精神医学の出発点はオイゲン・ブロイラーの精神分裂病概念についての批判的考察であった。ブロイラーの学説は根本的には心理学的なものである。統合失調症の臨床的記述の基本はクレペリンの早発性痴呆であり，心因性の症状と一次性徴候とを切り離す境界線は一次性徴候の方向にずらすべきである。この基本的な考え方がエーの器質力動論を貫くことになる。
第2章
1930年。エーの器質力動論の壮大な構想が示されている。体系化された精神病のグループにも真の早発性痴呆のグループにも属さない女性患者の妄想の機構が論じられている。この患者の支離滅裂な思考全体には喜びに満ちた奥深い固執があり，その固執は人格の傾向に反応している。ブロイラーの一次性徴候と二次性徴候の概念とが混じり合う理論が提唱される。「折衷主義というよりは臨界的critiqueであると思われる理論である。おそらく，脳障害に起因する基本的な現象である一次性徴候のようなものは確かに存在するが，それよりもはるかに複雑な，この脳障害と患者の人格の

構造の結果そのものである二次徴候（妄想観念，幻覚）が存在する」。さらに，情動障害の重要性も強調される。

第3章

1933年。脳炎による慢性幻覚妄想と統合失調症の幻覚妄想との関係が論じられる。レオンハルトがこれらの差異を強調していることが注目される。脳炎後パラノイド型妄想状態と統合失調症性状態との類似性の問題を提起する女性患者の症例が提示される（ジャック・ラカンと共著）。精神 - 感覚現象は症状全体と緊密な関係があり，幻覚は意識障害の表れにすぎない。機能的解体理論に基づいて，1）錯覚の現象，2）「内的世界」に対する疎遠現象（偽 - 精神幻覚），3）半客観性を伴った幻影現象で策略と影響の感覚，混乱に巻き込まれていく感じ，4）いわゆる幻覚的現象，などが考察される。機能的解体理論によれば，情動的条件が排除されることはなく，精神 - 感覚障害と心的生活，すなわち精神的人格全体との厳密な関係の分析が可能となる。

第4章

1934年。E・ブロイラーのジュネーブの学会での講演について考察される。クレペリンの早発性痴呆とブロイラーの精神分裂病の問題が検討され，統合失調症が定義される。「早発性痴呆と名づけられる一群の事象の核そのものを特徴づけるのは，結局は単なる心因論では説明のできない**不調和状態，精神内界失調状態なのである**」。

第5章

1936年。エーは，患者の妄想をよく聴き，自閉症の中に入り，共に体験し，生き生きと具体的な形で復元しようと試みている。第一例（パラノイド痴呆）では，精神病を決定づける何らかの部分に確実に介入する器質的過程の作用点は，症状の「形式」の中ではなく思考の退行の中にある。第二例（緊張病）は10歳のとき生命も危ぶまれる重症のスペイン風邪の既往があり，「シゾイド」と精神病との間に連続した進行がみられた。緊張病状態のときは目覚めたまま見る夢であったと語ったことから，緊張病は精神的部分がきわめて大きく，精神運動機能のある解体のレベルを意味している。この2つの症例は緊密な類縁関係があり，精神医学全体が断片の組み合わされたモザイクというより種々の段階を含む広汎な漸進的悪化であることを示している。

第6章

1938年。クレペリンの早発性痴呆とブロイラーの精神分裂病の概念の歴史的発展が批判的に展望される。エーは，症例の多様性を構成する臨床的事実を，1）急速に痴呆化する行動障害の優勢な型，2）緊張病の優勢な急速痴呆化の型，3）急速に痴呆化する妄想のある型，4）長期にわたる解体後の痴呆的妄想のある型，5）痴呆性減弱はみられないが統合失調症性の進行を示す妄想のある型，6）パラフレニー型，7）スキゾプラキシー型などの7つの疾病学的グループを検討している。第1から第7のグループまでをカバーする連続的変化と段階が存在し，この連続性にあっては経過が異なるということで切り分けることは不可能であり，十分に典型的な臨床像を他の身体徴候や確実な病因と突き合わせないで，一つの病気として切り分けることも不可能である。早発性痴呆とか統合失調症と呼ぶものは，多様な病因による多様な状態と精神活動の解体のさまざまなレベルを示しており，共通する特徴は過程（陰性症状）で

あると同時に過程に対する精神の反応（陽性症状）に依存する。

第7章

1950年。世界精神医学会で発表された妄想の精神病理学である。妄想の「性質」は自己と世界との関係の実存的な変化である。妄想の精神病理学は一般的な無意識の投映の精神病理学と切り離すことができない。妄想とは「ちぐはぐなやり取り chassé-croisé」であり，すべて夢がもとになっている投映現象である。妄想は条件づけられる障害ないしは条件づけられていた障害に対して常に二次性である。構造分析によれば，妄想的活動には「急性の妄想体験」と「人格の慢性妄想的組織化」という2つの側面がある。意識野の変化を伴う「急性の妄想体験」は，不安な困惑状態からあらゆる解体のレベルまで段階的に進展する。「人格の慢性妄想的組織化」には，人格の成り立ち全体に深く根ざしている妄想の構築的作用（陽性的側面）と人格と精神活動の退行的な存在様式に対する反応作用（陰性的側面）がある。妄想を構成する病的過程は，妄想が退行や解体の陽性的側面でしかないという器質-力動論的観点から理解できる。

第8章

1951年。第7章の妄想の精神病理学を症例報告として示したもの。その統合失調症の女性は，18歳頃に精神病を発症し，26歳の時精神病院に入院し，重度の緊張病状態が続いた。長年にわたって，昏迷と「統合失調症性解離」の意識の退行が基本的障害を構成し，思考は睡眠や夢の解体と同程度にまで解体された。第二段階では陰性構造に変化が起こり，行動にある程度の社会化が出て，支離滅裂な思考について妄想的説明が試みられた。陰性構造が次第に減弱すると，統合失調症性人格，すなわち陽性構造の変化が表れた。彼女の「自閉症」，いわゆる精神病の心的生活全体は統合失調症的な「現存在 Dasein」で構成されるに至った。急性の病的過程と根の深い破壊状態に引き続き，病的過程が不活性化する段階が来て，「もうひとつの」人格が形成されたのである。

第9章

1951年。J・ウィルシュの著作「統合失調症患者の人格」の読解を通じて，第7章と8章で展開した統合失調症の精神病理学との共通点と差異を検討する。ウィルシュによれば，統合失調症患者は幻覚と妄想が特徴的な固有世界 Eigenwelt を形成し，それが人格の形そのものとなる。統合失調症は人間の全体的かつ基本的な変化が特徴である人格の疾患である。エーはウィルシュの考え方に概ね賛同を示しているが，根本的に異なっている点を挙げる。すなわち，統合失調症性構造の特徴は，固有世界の構築ばかりではなく，一つの変化（心的生活の解離，退行などの概念に対応する欠陥の一次性陰性障害）でもある。この考え方に基づいて統合失調症とパラフレニーの差異が示される。

第10章

1955年。妄想の分類が歴史的観点から論じられる。フランスで「ヴェザニー」という漠然とした言葉で呼ばれてきた精神疎外は，精神崩壊を伴う「統合失調症」のグループと精神崩壊を伴わない「慢性妄想病」のグループの2つの亜型に分かれた。「せん妄-状態 délire-état」の概念は「せん妄-観念 délire-idée」の概念へと視点の変化が

起こった。ラテン語系の国では，同じ「デリール délire」という言葉が「せん妄状態 delirium」や「慢性妄想病 délires chroniques」の意味でも使われているのはこのような歴史を反映しているので，完全に切り離す必要はない。慢性妄想性ヴェザニー群の分類の変遷が円グラフ上に示される。このグラフは，19世紀のモノマニーと進行性慢性妄想病，クレペリンの分類，フランス学派の分類，現代の分類などの関係を明快に示している。

第11章

1955年。クレペリンの早発性痴呆概念とブロイラーの精神分裂病グループの概念について，起源，発展，変化やそれらと関連する様々な研究者の考え方が批判的に検討される。クレペリンの疾病学的概念は変遷したが，優位な情動障害を伴った精神崩壊（Zerfahrenheit）を特徴する病状のグループを意味することとなった。しかし「早発性痴呆」と「痴呆」の絆は断たれ，ブロイラーの精神分裂病概念が生まれた。ブロイラーの考えのもう一つの重要な面は，疾病単位による疾病学とは対極をなすものであった。精神分裂病概念は際限もなく拡大され，経過よりも構造についての視点から，曖昧で多様な状態にまで広がった。精神分裂病概念は反応型の概念までに広がり，性格的な反応，生体の情況に対する行動反応，神経症的反応の3つの異なった方向に拡大した。精神分析的見地からは「真の」統合失調症は一種の抽象にすぎないということになった。エーは，統合失調症のグループの特徴は崩壊であり，進行性で常に精神活動を不可解な想像の世界に閉じこめる基本的不調和であるという考えを提唱する。

第12章

1955年。統合失調症の本質的障害は，主体と現実世界の関係の妄想による混乱であり，「パラノイド」である。Ⅰ「不調和」，Ⅱ「妄想」，Ⅲ「自閉症。統合失調症的人格と世界」の3つの基本相が論じられる。

Ⅰ「不調和」

不調和は，統合失調症患者の支離滅裂，すなわち，意識と人格のまとまりと統一性の欠如を表現する概念である。

「思考面における不調和」には言語系のゆがみの症候群と論理系のゆがみの症候群がある。思考過程と意識野の障害は「解離思考」（ツィーエン）と呼ばれているものの本質をなす。統合失調症患者に意識障害がないと言われているが，これは，あくまでも，ドイツ語圏の「昏蒙 Benommenheit」と呼ぶ意識混濁の相における曖昧で漠然とした雰囲気に支配されている，という条件付きである。統合失調症患者の思考が「意識野の緊張低下」（ベルツェ）の状態にあるとすれば，現実の感覚的体験の構造そのものが根本的に変化していることは明らかである。

「情動面の不調和」の一般的特徴は感情の両価性，奇異症すなわち「錯感情」，感情生活の不可解さ，感情の離脱などである。これらの基本的性格は，統合失調症性気分の「実存分析」には最も適している。情動性は本質的には混沌としているが，その周辺の人々との間に，主体と対象の間に，また人間関係や感情的接触の間にさえ，幻想の世界が割り込んでくることが特徴である。

「行動面での不調和」は，一般的には，運動障害，精神‐運動障害，意欲障害などが記述され，これらすべての症状は緊張病の行動の範囲に入る。統合失調症の行動面

の不調和の基本的特徴は両価性，奇異症，了解不能，内化である。統合失調症患者の基本的傾向は自己の内界へ向かい，外界から逃避することである。不調和性基本症候群の症状はすべて心的生活の基本的組織解体を表している。

Ⅱ - 妄想

妄想は不調和と解離の体験そのものであり，心的存在は組織解体している。統合失調症の妄想面を示すのに最もよく用いられるのは，「パラノイド」という用語であり，統合失調症の最も古典的な型の一つの特徴を描き出すのに有効である。統合失調症患者には「知覚機能の異常」があり，感覚諸器官の活動が障害されている。誇大妄想は，真の統合失調症構造を規定する進行性不調和に患者が陥らないようにするもうひとつの分かれ道である。

Ⅲ - 自閉症。統合失調症的人格と世界

自閉症は統合失調症症候群に臨床的重要性，診断学的価値，予後的価値などを与える。自閉症とは，心的生活が人格とその世界の閉じたシステムで構成されるために取る形態である。実存分析あるいは現象学的分析の助けを借りて，自閉症の人格，世界，生涯を描く必要がある。自閉症の宿命は，虚無の中にいるような自己の存在に固執し，はまり込み，閉じこもって生き延びるだけの無為な性向である。

第 13 章

1955。統合失調症の臨床型と疾病学的問題が論じられる。統合失調症グループは不調和症候群，一次性妄想体験，人格崩壊に至る傾向と定義され，「パラノイド型が統合失調症の典型」である。統合失調症の大臨床型は破瓜型また古典的な破瓜 - 緊張型であり，マイナー型は，ブロイラーの「単純型精神分裂病」とシゾニューローシス型との２つが挙げられる。破瓜型には，抑うつ的・神経衰弱的・心気症型と衝動型の２つの臨床的変種がある。破瓜 - 緊張型の臨床像として重要なものは強い緊張病性精神 - 運動症候群である。緊張病は統合失調症の典型的な形，不調和の核そのものをなす崩壊に組み込まれるときにのみ「真性」の名に価する。これらの臨床型の多様性をみると，統合失調症群がはたして単一疾患かどうかという疑問を生むが，クレペリンとブロイラーの概念，すなわちある程度の異種性を認めた上での単一疾患とする考えに戻ってしかるべきである。

第 14 章

1955 年。統合失調症過程の初期型の確実な診断ほど難しいものはなく，あわてて診断や予後を適当に判断してはならない。統合失調症の基本症候群や種々の臨床型が急に出現することは非常にまれで，統合失調症の「熟成」には一般に，数カ月ないし数年を要する。初期統合失調症はすべての精神病の進展期に見られる特異性をほとんど欠いていることが臨床像の一つである。発病の諸形態として，初期の型は潜伏進行型と急性型に分けられる。頻繁に人格の統合失調症的組織化を示す急性妄想幻覚精神病が存在するとしても，すべての「急性妄想幻覚精神病」を「急性統合失調症」と呼ぶのは言葉の乱用にすぎず，診断と予後判断を誤らせる。統合失調症性精神病は経過の初期からすでにある過程，人間の中に存在したり侵入する一種の疾病単位ではなくて，力動的で発展的な過程としてしか描写したり識別したり扱ったりすることのできない，心的生活の組織形態であり，その経過は種々の方向をとる。

第 15 章

1955 年。統合失調症過程の変化が検討される。「進行型」では増悪をみることが多い。周期型，循環型あるいは偶発型は特に注目すべきである。臨床では長い間，診断のつかないままの症例がある。統合失調症は慢性の傾向をとる特徴があり，慢性化への道はしばしば寛解により中断されたり，慢性でも寛解したりすることがある。「終末型」では統合失調症の結末と痴呆の問題が重要である。統合失調症は回復不能の障害のようなものもない。「寛解」が多少とも長期にわたり，多少とも完全であると「治癒」となる。予後の因子としては，遺伝，体型，年齢と性，病前性格，環境などが重要である。「精神病の陽性症状」の意味，精神の組織解体と精神力動機構についての理解を通じて，精神療法が統合失調症の治療全体の中心に正しく位置づけられなければならない。

第 16 章

1955 年。統合失調症は「実存的」危機である。統合失調症臨床像の一次性障害は，機能的精神生理学的分析の対象である病的過程の障害，すなわち陰性の障害であり，第一義的な欠陥構造を精神病に刻みつける。二次性障害は新しい存在形式に対する反応作用の間接的表現であり，自閉症的世界の陽性の組織化を意味し，本質的に力動的である。疾患の陽性面とはたえず現実のコントロールを逃れる充足されない欲望，自己固有の世界を他者の世界から解放しようとする欲望の表われである。

第 17 章

1955 年。「統合失調症」と「慢性妄想病」との関係が総括される。「統合失調症」の種と「慢性妄想病」の種は一つの属（「人格のヴェザニー性組織化」の属）を構成する。この属の公分母となるのが妄想組織であり，それを規定するものが「自閉症的不調和」である。慢性妄想病のグループには空想妄想（パラフレニー）と体系妄想（パラノイア）の型がある。多様な「ヴェザニー性人格」の型は精神疎外の中心にある。

第 18 章

1956 年。クレペリン生誕百周年に際するクレペリンへの賛辞と批判である。クレペリンは疾病単位からなる古典的精神医学の真の創始者である。しかし，この典型性と純粋性という概念は抽象概念にしか過ぎない。クレペリンの後継者である K・コッレ教授は，いかなる理論もクレペリンの疾病単位という一枚岩を打破れなかったと主張したが，エーはコッレに対して鋭い批判を加えている。続いてウィルシュの「内因性精神病の歴史と意義」が論じられる。ドイツ精神医学は「外因的」体験と「内因的」体験とを可能な限り完全に分離することを目的としてきた。エーは，内因性精神病概念から人格の病理学という概念を引き出すことができると考えている。しかし，そのためには，内因性あるいは外因性疾患の分類の受け入れを拒否する必要がある。

第 19 章

1958 年。第二回世界精神医学会（チューリッヒ，1957 年 9 月 1-7 日）は「統合失調症」のテーマで開催された。全世界の精神科医が，精神医学の中心的命題である統合失調症という不可解な言葉の定義そのものに関して理解し合う努力がなされるはずであったが，問題の本質そのものからあえて目をそむけてしまったことは残念である。臨床研究から基礎研究まで特に，疾病原因論的研究などをめぐって，この学会の内容

が総括される。

第 20 章

1958 年。エーの統合失調症研究が総括される。第一部では，クレペリンとブロイラーの概念が批判的に検討される。統合失調症の様々な型の共通点は自閉症であり自閉症とは妄想である。統合失調症の定義の根本は経過の基準と構造の基準との交差である。統合失調症とは「慢性妄想病の一形態で，進行性に自閉症的欠陥に達する，すなわち，外界や共存世界で開花する代わりにそれ自体の内部に逃れる一種の心的生活の緩慢なる退行に達するものである。慢性妄想病属の一種を構成する精神病であり，存在の組織解体の傾向および一般に他者とのコミュニケーションを多かれ少なかれ完全に閉鎖するに至る自閉症的世界の組織化の傾向を特徴とする」。

第二部では，統合失調症グループの範囲が示される。統合失調症は「人格の病理」に属し，意識の病理（急性精神病）と区別される。統合失調症グループの中心的核の大きな特徴は，幻覚と妄想による想像上の世界の**自閉症的かつ妄想的組織化**と，一方では**解離**の典型的な症状（一次性または陰性症状）で観念- 言語支離滅裂または重度の不調和を引き起こす。統合失調症の四つの基本的境界線は，統合失調症と痴呆，統合失調症とその他の「慢性妄想病」，統合失調症と神経症，統合失調症と急性錯乱である。統合失調症の経過は統合失調症患者が自分自身の中心に至る道のりである。

第 21 章

1958 年。ルイス・B・ヒルは，統合失調症は自我の衰弱（ブロイラーの表現と理論に相当する概念），または組織解体に対するパニック反応，しかも存在の破局的な困難に対する自我の反応であると定義する。ヒルの考え方に対してエーは反論を加える。「精神病」の提起する大問題とは，それがどこからやってくるのかを問うものではなく，なぜ私たちすべてが精神病にならないのかということである。狂気は理性に含まれるのであるが，それにもかかわらず「本質的に」ジャクソン的な仮説を認めるだけでは十分でなく，心的存在の組織解体のネガティブな条件という，もう一つの仮説によって補完しなければならない。

第 22 章

1973 年。マンフレッド・ブロイラーの「精神分裂病性精神障害」について，エーは賛辞を送ると共に自分の考え方との差異を述べる。M・ブロイラーの精神分裂病概念は拡大してあまりに曖昧すぎる方向に向かっており，次のような非難が起こる。1) 静止像としての「精神分裂病」であること；2) 急性精神分裂病と慢性精神分裂病との間の混乱であることである。統合失調症性精神病は特徴的な末期状態に向かう進行によって区別するべきであり，急性精神分裂病の名を冠せられた急性妄想精神病は偽の統合失調症である。一致点は，統合失調症の経過を厳密な意味での身体疾患の経過と同一視しないという点である。

本書の翻訳に当たって，レオンハルト「内因性精神病の分類」(9) やフーバー「精神病とは何か」(10) を参考にさせていただいた。これらを本書と読み比べると，フランス精神医学とドイツ精神医学との差異がはっきりして興味深いものがある。また茅野淑朗の著作 (11) をご一読いただけたら，エーと日本の第一線の臨床精神科医の

方法論の違いが理解できる。器質力動論については，拙訳のパレム「アンリ・エーの器質力動論」(12) をご参照いただければ幸いである。

最後に，秋元波留夫先生とジャン・ギャラベ先生に重ねて深甚なる感謝と敬意を捧げるものである。また，翻訳のご指導をいただいた，樋渡英伍先生，Stephan Zékian 先生（ソルボンヌ大学教授），ご助言をいただいた臨床心理士の大峰美智子，津曲倫子の両先生，校正と索引の作成に協力していただいた，藤井和子さんと下沖　晋さん，および遅れに遅れてしまった原稿を忍耐強く待ったいただきました創造出版の吉村知子編集長に心からの感謝を捧げたい。

参考文献

(1) Fujimoto, T. : L'organodynamisme et la psychiatrie japonaise, Henri Ey et Haruo Akimoto. Les Cahiers Henri Ey No14, 55-66 Mars, 2005．

(2) Fujimoto, T. : La psychiatrie au Japon et Henri Ey de 1968 à nos jours. Annales Médico Psychologique 163, 310-322, 2005.

(3) Garrabé, J. : Henri Ey et la pensée psychiatrique contemporaine. Empêcheurs de penser en rond, 1977.

(4) Garrabé, J. : Le concept de Psychose. Masson Paris, 1977.

(5) Garrabé, J. : Clérambault, Dali, Lacan et l'interprétation paranoïaque. Annales Médico Psychologique 163, 360-363, 2005.

(6) Garrabé, J. : Histoire de la schizophrénie. Seghers, Paris, 1992.

(7) Garrabé, J. : La schizophrénie, un siècle pour comprendre. Les Empêcheurs de penser en rond, Paris, 2003.

(8) Ey, H. : Groupe des psychoses schizophrénique et des psychoses délirantes chroniques. 37281A[10], 37281C[10], 37282A[10], 37282A[20], 37283A[10], 37284A[10], 37285A[10], 37286A[10], Psychiatrie2, Encyclopédie Médico-chirurgicale. 邦訳　石野博志：統合失調症，付，反精神医学。金剛出版, 1981.

(9) Leonhard, K：内因性精神病の分類。監訳　福田哲雄，岩波明，林拓二。医学書院, 2002.

(10) Huber G. : Was soll eine Psychose ?　Schattauer GmbH, Stuttgart-New York, 1981. 序文　福田哲雄，邦訳　林　拓二：精神病とは何か，臨床精神医学の基本構造。新曜社 2005.

(11) 茅野淑朗，序文　秋元波留夫：「Shizo-Oligophrenie 統合失調症様症状を呈する発達遅滞」創造出版, 2006.

(12) Palem R.M. : La modernité d'Henri Ey. Desclée de Brouwer Paris 1997.　序文　秋元波留夫，邦訳　藤元登四郎：アンリ・エーの器質力動論。そうろん社, 2004.

人名索引

あ

アクナー B. Acner B. 303
アシェントル A. Achaintre A. 186, 241
アシャッフェンブルク Aschaffenburg 10, 27, 133, 260
アジュ-ジム Adju-Gimes 271
アスコヴェク Hascovec 34
アスマジャン Yasmadjan 238
アッハ Ach 156
アナストプロス G. Anastopoulos G. 302
アネー P. Année P. 195
アプト L.E. Abt L.E. 158
アブラハム Abraham 207
アブラムソン Abramson 191
アベリ P. Abély P. 158, 164, 169, 178, 239, 266
アベリ X. Abély X. 152, 158, 164, 171, 205, 235
アリエ Alliez 209
アリエティ S. Arieti S. 248
アルストロム Alstrom 192
アルソノ M. Alonso M. 299
アルダ E. Arruda E. 300
アルティ Altea 163
アルバースタット G. Halberstadt G. 132, 218, 222, 223, 226, 239, 240
アルバン Albane 192, 209
アレークス D. Allaix D. 174
アレキサンダー Alexander 271
アングラーデ Anglade 133, 260, 292
アンテオム Antheaume 211, 239

い

イヴェール Hivert 230
イヴェール M. Hyvert M. 192
石田 G. Ishida G. 169
イデ Yde 191
イデラー Ideler 295
イムベル I. Imber I. 193
イルゼ Ilse 263
イングラム Ingram 215

う

ウァール C. Wahl C. 270
ウァール G.W. Wahl G.W. 231, 232
ヴァイツゼッカー V. Weiassacker V. 296
ヴァシード Vaschide 124
ヴァシュバン A.C. Washburn A.C. 222

ヴァンション Vinchon 155
ヴァンドルエス Vendryes 151
ヴィアラール A. Viallard A. 10
ウィーザー Wieser 222, 270
ヴィエ J. Vié J. 209, 249
ヴィゴツキー L.S. Vigotsky L.S. 144, 155, 156, 158
ウィゼル Wizel 217, 219
ヴィダール Vidart 223, 332
ウィットマン M.P. Wittman M.P. 231, 255
ウィテーカー A. Whitaker A. 239
ヴィデルマン Viderman 209
ヴィニュロン Vigneron 166
ヴィリンジャー W. Villinger W. 300
ウィルキンス Wilkens 40, 45
ウィルシュ J. Wyrsch J. 21, 105, 115-121, 164, 180, 182, 232, 233, 237, 241, 243, 244, 257, 264, 295, 296, 298, 314, 318, 341, 342, 357
ウィルナー Willner 189
ウィルマンス K. Wilmanns K. 169, 239, 240, 262
ウィン L.C. Wynne L.C. 303
ヴィンクラー Vinkler 143
ウェイガント Weygandt 143, 260
ウェイル Wales 192
ウェクスラー D. Wechsler D. 147, 249, 259
ヴェグロッキ Wegrocki 156
ヴェステスガール Vestesgaard 190
ウェスト E. West E. 221, 263
ウェストファル F. Westphal F. 193, 219
ウエッツェル Wetzel 178
ヴェルガー Verger 210
ウェルズ Wells 144
ヴェルドー G. Verdeaux G. 303
ウェルニッケ Wernicke 11, 104, 165, 177, 202, 218, 269, 295, 316
ヴォス L. Voss L. 221, 263
ウォルフ S. Wolf S. 137
ウッズ W.L. Woods W.L. 150, 152
ウッドリー D.W. Woodley D.W. 302
ヴジック V. Vujic V. 175
ウルシュタイン M. Urstein M. 28, 62, 211, 226, 241, 338
ヴルパ Vurpas 124
ウルバン S. Urban S. 180, 263

え

エヴァーツ H. Evarts H. 301
エヴラール A.L. Évrard A.L. 160
エー H. Ey H. 9-22, 41, 52, 100, 110, 176, 203, 206, 211, 215, 226, 231, 241, 242, 272, 273, 292, 298, 300
エーデルソン Edelson 225
エーデルマン Edelmann 251
エガナ E. Egana E. 304
エカン H. Hecaen H. 176

エコノモ　Economo　12, 292
エスキロール　Esquirol　103, 123, 124, 197, 316
エスナール　Hesnard　27, 210, 350
エッセン-メーラー　Essen-Moller　266
エデレル　Ederle　118
エムマ A.　Emma A.　218
エリクソン E.　Erickson E.　301
エルササー G.　Elsasser G.　303
エルプ　Erb　333
エロルド N.　Elrod N.　304
エレンベルガー H.　Ellenberger H.　87, 206
エロルド M.　Hérold M.　302
エワルド　Ewald　49, 292
エンケ　Enke　148
エンゲルソン M.　Engelson M.　58, 60, 143, 184, 245
エンケン　Enken　266

お

オスターマン E.　Ostermann E.　304
オスターメイヤー　Ostermeyer　193
オスタンコー　Ostancow　170
オズボーン R.L.　Osborne R.L.　137, 263
オズモンド H.　Osmond H.　174, 268, 301
オッシポフ　Ossipov　241
オッジョーニ G.　Oggioni G.　222, 332
オットーシャウブ　Ott-Schaub E.　190
オットレンギ S.　Ottolenghi S.　239
オッペンハイマー　Oppenheimer　333
オッペンハイム　Oppenheim　230
オブリー　Aubry　193
オランデ　Hollander　192
オリヴェンショウ D.P.　Ollevenshaw D.P.　361
オルストロム　Orstrom　189
オルヒ　Olch　148, 249, 260

か

ガーフィールド S.L.　Garfield S.L.　148, 222, 225
カープマン B.　Karpman B.　158, 184, 263
カールソン　Carlsson　18
カールバウム　Kahlbaum　54, 87, 91, 92, 132, 134, 137, 160, 165, 168, 182, 194, 204, 205, 211, 212, 218, 259
カールマン E.J.　Kallmann E.J.　192, 266, 267
カーン E.　Kahn E.　118, 135, 136, 230, 266
カーン J.　Cahn J.　302
カイラ M.　Kaila M.　239
ガウプ　Gaupp　189, 211
カコパルド A.　Cacopardo A.　190
カザーニン J.S.　Kasanin J.S.　148, 156, 219, 231, 248, 255, 259, 263, 271

カスタルディ　Castaldi　332
ガスタルディ G.　Gastaldi G.　223, 240
カッツ　Katz　209
カッツェンシュタイン　Katzenstein　191
カナー K.　Kanner K.　225
カナー L.　Kanner L.　300
カプグラ　Capgras　92, 126, 154, 178, 209, 292, 327, 328, 338
カプサンベリス V.　Kapsambelis V.　17
カプラン H.　Kaplan H.　217
カベル F.　Cabel F.　157
カミノヴァ E.　Kaminova E.　217
カミュ　Camus　33, 195, 201, 347
ガムナ　Gamna　155
ガムパー E.　Gamper E.　195
カユー　Cailleux　239
カラーガク I.　Karaagac I.　302
ガラツカイア S.L.　Galatzkaia S.L　225
ガラン S.　Galant S.　150
ガルヴィック　Gurevic　211
カルディナー　Kaldiner　270
カレン　Cullen　333
ガロ　Gallot　237
カンディアニ S.　Candiani S.　304
カント F.　Kant F.　209
カント O.　Kant O.　162, 175, 234, 255, 263

き

キーン B.　Kihn B.　194, 233
ギカール　Girard　209
岸本 K.　Kishimoto K.　303
ギッブス　Gibbs　194
キャムベル C.L.　Campbell C.L.　194
キャムベル C.M.　Campbell C.M.　148
キャメロン E.　Cameron E.　231, 259
キャメロン K.　Cameron K.　300
ギャラン　Garant　209
キャロン　Caron　211
キュエル　Cuel　209
ギュット　Gütt　136, 233, 267
ギュルヴィッチ　Gurewitsch　176, 269
ギヨー　Guyot　158, 163
ギヨタ　Guillota　213
ギロー P.　Guiraud P.　12, 17, 27, 34, 36, 47, 68, 94, 100, 101, 104, 124, 135, 144, 145, 146, 160, 165, 167, 169, 171, 173, 177, 179, 189, 191, 192, 206, 210, 211, 214, 215, 235, 239, 246, 260, 261, 265, 267, 269

く

グアイティノッティ F.　Guaitinotti F.　303
クァランタ　Quaranta　211
クイーン S.A.　Queen S.A.　233
グイズ　Guise　194
クーパー　Cooper　358

クールシェ　Courchet　237
クールタス　Kouretas　226
グールドL.N.　Gould L.N.　177
クーンR.　Kuhn R.　304
クーンW.　Kuhn W.　161
クエステル　Questel　192
グチレズ-ノリーガ　Gutierrez-Noriega　154
クッチ　Kutsch　256
グットマンE.　Guttmann E.　116, 154, 247, 339
クナウフ　Knauf　251
クネマイヤー　Knemeyer　193
クラークP.　Clark P.　193
クラーゲス　Klages　296
クライストK.　Kleist K.　135, 150, 165, 177, 192, 202-209, 215, 226, 231, 242, 243, 246, 248, 250-252, 260, 267, 269, 275, 292, 300, 313, 326, 338
クラインG.　Klein G.　169, 239
クラインM.　Klein M.　185, 224, 271
クラインN.S.　Kline N.S.　230, 255, 304
クラウス　Claus　132, 165
グラウスA.　Glaus A.　226, 227, 242
クラプフE.　Krapf E.　194, 300
グラモン　Grammont　151
クラルA.　Kral A.　195
クランF.J.　Curran F.J.　144
グリージンガー　Griesinger　103, 134, 292, 295, 316
グリーンA.　Green A.　301
グリーンブラットM.　Greenblatt M.　145, 148
クリシュ　Krisch　260, 272
クリスE.　Kris E.　154, 162
クリスチャン　Christian　68, 92, 132, 203
グリニョンJ.　Grignon J.　9, 10, 11
グリン　Grinn　256
クリングマン　Klingman　190
グリンケR.R.　Grinke R.R.　194
グルーレH.W.　Gruhle H.W.　119, 120, 124, 143, 145, 158, 160, 166, 172, 174, 177, 179, 180, 222, 260, 262, 296, 313-315
クルクサーS.　Kulcsar S.　300
グルジャン　Gurdjian　209
クルスキー　Krusky　191
クルトワ　Courtois　195
グルネ　Grenet　175
クルボン　Courbon　152, 178, 191, 210, 232, 240
グレイヴィングH.　Greving H.　118, 189, 211, 266
クレージJ.　Kläsi J.　165, 167, 171, 205, 257
クレケラー　Krekeler　239
クレッグホーンR.　Cleghorn R.　304
クレッチマー　Kretschmer　31, 57, 58, 135, 136, 217, 220, 229, 230, 266, 267, 272, 292, 299, 328
クレペリン　Kræpelin　12, 21, 28, 31, 33, 36, 37, 41, 53, 54, 56-58, 60, 62-64, 69, 91-94, 98, 101, 103, 115, 120, 121, 126, 128, 131-134, 137, 138, 143, 145, 146, 150-152, 156, 158, 160, 165, 177, 179, 182, 194, 201-203, 217, 222, 223, 225, 226, 232, 233, 235, 247, 248, 250, 252, 253, 259, 260, 263, 266, 293, 294, 299, 301, 307- 317, 321, 322, 325-329, 331, 332, 338, 344, 346, 349, 358, 360, 361
クレミュー　Crémieux　209
クロO.　Gross O.　133, 260
クロイザー　Kreuser　222
グローヴァーE.　Glover E.　271
クロードH.　Claude H.　12, 13, 33-36, 39, 57, 58, 60, 63, 65, 68, 88, 93, 99, 135, 160, 164, 189, 192, 193, 202, 206, 209-211, 215, 217-220, 222, 223, 234, 241, 242, 267, 312, 326, 328, 329, 332, 338, 350
クロッパーB.　Klopfer B.　148
クロンフェルト　Kronfeld　203, 206, 217, 219, 235, 266

け

ケーラー　Kehrer　190, 292
ケリーD.M.　Kelley D.M.　148
ケルシー　Quercy　52, 252
ケルシュヴァウマーL.　Kerschbaumer L.　155
ゲルスタッカー　Gerstacker　137
ゲルマ　Gelma　124
ゲルロフW.　Gerloff W.　254, 256
ケロンP.　Quéron P.　249
ケンB.　Ken B.　165
ケンディッヒJ.　Kending J.　259
ケンディッヒL.I.　Kendig L.I.　147, 231
ケント　Kent　144, 226

こ

ゴイテンP.L.　Goitein P.L　142
コーエンI.H.　Cohen I.H.　194
コーエンM.　Cohen M.　165, 193
コーガン　Kogan　178
コーマン　Corman　230
コールドウエルJ.M.　Caldwell J.M.　231
ゴールドシュタインK.　Goldstein K.　155, 156, 189, 255, 259, 267
ゴザノM.　Gozzano M.　299, 304
コタール　Cotard　65, 177
ゴットフリート　Gottfried　189
ゴットリーブB.S.　Gottlieb B.S.　255
ゴットリーブJ.S.　Gottlieb J.S.　255
コブS.　Cobb S.　213
コッレK.　Kolle K.　21, 292, 294, 296, 315
コデH.　Codet H.　219, 220, 350

コフ S.A.　Koff S.A.　222, 225
コペルマン L.S.　Copelman L.S.　302
ゴミラート G.　Gomirato G.　155
コリンズ　Collins　256
コルク　Kolk　213
ゴルナル G.B.　Gornall G.B.　302
コルニュ　Cornu　192, 209
コルプリン　Kolplin　239
コロム　Colomb　246
コンスタンティニデス C.　Constantinides C.　303

さ

サウンダース J.-C.　Saunders J.-C.　301, 304
ザゲール　Sager　215
ザドール　Zado　174
サドラー W.　Sadler W.　203, 204
ザフィロプロス　Zaphiropoulos　247
サリヴァン H.S.　Sullivan H.S.　137, 150, 156, 159, 182, 184, 202, 219, 257, 259, 263, 270, 275, 332, 350
サリン　Sallin　339
サルトリウス　Sartorius　239
サロ R.　Sarro R.　251
サンギネッチ　Sanguineti　165
サンクト・ド・サンクティス　Sancte de Sanctis　224, 326
サントノワーズ　Santenoise　193

し

シアス H.A.　Sears H.A.　190
シーゲル J.　Siegel J.　301
シーマ　Cima　175
ジーモン H.　Simon H.　257
シヴァドン　Sivadon　191, 234
ジェームズ E.B.　James E.B.　147
シェーラー M.　Scheler M.　116, 159, 296
シェグレン T.　Sjögren T.　232, 303
ジェゼル　Gesell　159, 224
ジェッシング G.　Jessing G.　118
ジェラー　Geller　211
ジェリフ E.　Jelliffe E.　272
シェルドラップ H.K.　Schelderup H.K.　252
シェルドン　Sheldon　255, 267
ジェンキンス R.L.　Jenkins R.L.　137
ジェンドロ　Gendrot　242
ジオリ　Sioli　193
シカール　Sicard　209
シグルタ　Sigurta　165
シザレ A.　Sizaret A.　239
ジダヴィ　Sidawy　211
シッフ P.　Schihh P.　178
ジップ G.K.　Zipf G.K.　151
ジノヴィエフ P.　Zinovieff P.　217
シミンス　Simmins　144

シモン　Simon　147
ジャーソン W.　Gerson W.　252
シャープ　Sharp　192
シャイト K.F.　Scheidt K.F　118
シャイネック I.　Cheinek I.　222
シャガッス C.　Shagass C.　303
ジャクソン H.　Jackson H.　11, 13-16, 88, 265, 272, 273, 291, 346, 361
シャクロヴェン　Schkloven　191
シャコウ D.　Shakow D.　147, 169
ジャスパー　Jasper　194
シャトック F.M　Shattock F.M.　189, 190, 194
ジャネ P.　Janet P.　12, 14-16, 30, 38, 48, 87, 141, 159, 181, 223, 260, 272, 332, 333
シャラン　Chaslin　28, 60, 68, 133, 142, 158, 252, 260, 325
シャリエ　Chalier　209
シャルコー　Charcot　87, 333
シャルテンブラント　Schaltenbrandt　206, 212, 213, 215, 233
シャルパンティエ E.　Charpentier E.　132
シャローイング　Charroing　230
ジュアネ S.　Jouannais S.　201
シュヴァルツ　Schwarz　223
シュウィング G.　Schwing G.　232
シューベ P.G.　Schube P.G.　191
シューレ　Schule　260
シュタイナー　Steiner　40, 191, 193, 210, 262
シュタイン C.　Stein C.　190, 224, 232, 255, 270
シュツルマン　Sturzmann　57
シュトゥッテ H.　Stutte H.　300
シュトラウス E.　Strauss E.　116, 191, 193, 210
シュトランスキー　Stransky　28, 60, 133, 141, 146, 150, 152, 156, 158, 260, 325
シュトルヒ A.　Storch A.　121, 157, 159, 172, 182, 186, 263, 318
シュナイダー A.　Schneider A.　230, 252
シュナイダー C.　Schneider C.　47, 52, 119-121, 144-146, 150, 156, 173, 174, 246, 247, 252, 260, 261, 269, 313, 315, 316
シュナイダー K.　Schneider K.　58, 124, 172, 173, 177, 180, 222, 223, 230, 262, 266, 269, 296, 299, 315, 318
ジュベール　Joubert　165
シュペフト　Specht　292
シュミット K.　Schmidt K.　214, 229
ジュリアン　Julian　211
シュルツ‐ヘンケ　Schultz‐Hencke　137, 182, 184, 219, 257, 259, 271
シュルマンス J.　Schurmans J.　225
シュレーダー　Schröder　209, 242
シュワーブ H.　Schwab H.　201, 208, 242
ジョージ　Georgi　118, 189

ショットキー　Schottky　233
ジョフロア　Joffroy　238
ジョヘル M.　Sichel M.　233
ジョルジ F.　Georgi F.　301
ジョルダナ C.C.　Giordana C.C.　241
ジョンソン　Johnson　148
シルヴァ　Silva　206
シルヴァーマン S.　Silverman S.　254
シルダー P.　Schilder P.　137, 144, 182, 184, 185, 207, 263, 271
ジルボーグ　Zilboorg　218, 300
ジレア　Gildea　190

す

スカウグ　Skaug　189
スカルワイト W.　Skalweit W.　148, 149, 230, 266
スターン　Stern　116, 159
スタインベルク D.L.　Steinberg D.L.　231
スタインベルク S.　Steinberg S.　254
スティヴンソン　Stevenson　302
ステック　Steck　39, 40, 45, 50, 116, 191, 215, 268
ステファナッチ G.　Stefanacci G.　191
ステファネスク　Stefanescu　301, 302
ステンゲル　Stengel　152, 252, 269, 332
ステンバーグ S.　Stenberg S.　247
ストーリング G.E.　Storring G.E.　159, 262
ストラ　Stora　190
ストラウス E.B.　Strauss E.B.　302
ストリンガリ　Stringaris　226
ストロマイヤー W.　Strohmayer W.　225
スパニオリ　Spanioli　213
スピッツ R.　Spitz R.　224
スペンサー H.　Spencer H.　14, 16
スミーシー J.　Smythies J.　174, 175, 268
スミス O.C.　Smith O.C.　225
スレーター E.　Slater E.　234, 247, 255, 267, 339
スレラック H.　Soulairac H.　190

せ

セイツ P.D.　Seitz P.D.　242
ゼーラク　Seelag　224
セグラ　Séglas　68, 92, 103, 126, 150-152, 160, 177, 178, 211, 214, 252, 316, 327
セシュエー M.A.　Sechehaye M.A.　137, 180, 184, 206, 234, 271
セナック M.　Cénac M.　150, 253
セビロット　Sébillot　155
セム-ヤコブソン C.W.　Sem-Jacobson C.W.　303
セリエ　Selye　190, 192
セリュー　Sérieux　68, 92, 126, 132, 222, 327, 328, 330

セルレッティ A.　Cerletti A.　302
セロタ H.H.　Serota H.H.　194

そ

ソーナー M.W.　Thorner M.W.　206
ソグリアニ　Sogliani　195
ゾマー　Sommer　133, 211
ソロモン H.C.　Solomon H.C.　145, 148, 268

た

ダーウィン　Darwin　14
ターマン　Terman　147
ダヴィッドソン M.　Davidson M.　147
ダヴィドフ　Davidoff　206
タウスク V.　Tausk V.　178, 207, 271
ダスクロウ　Daskolow　209
タタレンコ N.P.　Tatarenko N.P.　151, 234
ダノン-ボワロー　Danon-Boileau　224
ダリー　Dally　302
タルゴーラ　Targowla　173, 226
ダルジェニオ　D'Argenio　223
ダンカン　Duncan　190
タンジ E.　Tanzi E.　150, 152, 153, 157
ダンジガー　Danziger　302
ダンジャン　Denjean　209
ダンフェール L.　Denfert L.　255

ち

チアファルデイ R.　Ciafardi R.　239
チェイス L.S.　Chase L.S.　254
チェラシオン　Chelation　301
チッヒ　Tchich　260
チボー　Thibault　238
チュツェック K.　Tuczek K.　252

つ

ツァイグラー　Zeigler　232
ツィーエン　Ziehen　124, 141, 143, 145, 146, 214, 260
ツヴァイク　Zweig　133, 260
ツェラー　Zeller　134
ツェルデンルスト E.L.K.　Zeldenrust E.L.K.　155
ツェルビンルディン E.　Zerbinrudin E.　303
ツォラー　Zoller　57
ツッカー K.　Zucker K.　144, 174, 260, 261
ツット　Zutt　260, 300
ツユント J.　Zünd J.　149, 180, 221, 263
ツルウィレン　Zurwilen　192

て

ティーツェ T. Tietze T. 225, 231, 232, 255
ティーレ R. Thiele R. 137
デイヴィス S.A. Davis S.A. 194
ディヴリー Divry 211, 213
ディエム O. Diem O. 203, 217
ディゴ Digo 154, 242
ティソン Tison 193
ディテルム Diethelm 160, 299
ディド Dide 30, 34, 94, 144, 146, 160, 179, 191, 209, 214, 235, 260
ティネル M. Tinel M. 68, 193
ディミトリエヴィック D.I. Dimitrijevic D.I. 223
デイモンド Deimond 252
テイラー J.E. Taylor J.E. 304
ティンマー Timmer 230
デヴルー G. Devereux G. 233, 270, 300
デクロー Desclaud 154
デシェー G. Deshaies G. 169
デシャン A. Deschamps A. 145, 164, 206
デション M.I. Deshon M.I. 268
デスピノア M. Despinoy M. 233, 238
デスペール L. Despert L. 224, 231
デッカー J. Dequeker J. 154
テネイ A.M. Tenney A.M. 230, 255
デメラート N.J. Demerath N.J. 233
テュイリエ J.-E. Thuillier J.-E. 302, 304
テュイリエ-ランドリー Thuillier-Landry 201
デュコステ Ducosté 238
デュシェーヌ R. Duchêne R. 238
デュシェーヌ H. Duchêne H. 292
デュシック Dussik 247, 339
デュス Duss 264
デュピュイトウ Dupuytout 223
デュプイ Dupouy 238, 242
デュフール Dufour 209
デュブリノー Dublineau 173, 243
デュプレ Dupré 126, 327
デュマ G. Dumas G. 152, 157
テリヤン Terrien 173
デルマ A. Delmas A. 169, 241, 294
デルマ-マルサレ Delmas-Marsalet 215, 240, 332
デルモンド J. Delmond J. 150
デロンビー M. Derombise M. 178

と

ド・アジュリアゲラ J. de Ajuriaguerra J. 176
ド・クレランボー G. de Clérambault G. 48, 104, 124, 172-174, 177, 180, 226, 255, 269, 296, 313, 315, 327, 328
ド・ジアコモ de Giacomo 248
ド・ジョング H. de Jong H. 190, 212, 213
ド・ネルヴァル G. de Nerval G. 155
ド・フルサック R. de Fursac R. 154
ド・ヘリクセン de Herichsen 262
ド・ラ・ヴィーニュ de la Vigne 226
ド・ルジョーモン E. de Rougeaumont E. 154
ドイッチュ H. Deutsch H. 163
トゥース G.C. Tooth G.C. 303
トゥーリエ G. Teulier G. 150, 252, 253
トゥーリオ D. Tullio D. 239
ドゥクヴィユ d'Heuqueville 166
ドゥコール Dukor B. 247, 339
ドウスト L. Doust L. 189
トゥルーズ Toulouse 144
トーエ Toye 195
ドーシ Daussy 226
ドナジオ Donnagio 191
ドニ Denis 131
ドニー Deny 92, 201, 222, 347
ドニケル P. Deniker P. 18, 175, 301, 303, 304
ドマリュス E. Domarus E. 41, 143, 144, 156
トムソン Thomson 270
トラーマー Tramer 238
トラヴィス L.E. Travis L.E. 194
トラップ C.E. Trapp C.E. 147
トランク Trunk 40, 45, 116
トリュエル Truelle 164, 210
トリロ Trillot 193
ドレー J. Delay J. 18, 144, 154, 164, 165, 174, 175, 190, 206, 242, 300, 301, 303, 304
トレティアコフ Tretiakoff 34
トレネル Trénel 27, 211
トレプサト Trepsat 211
ドロマール Dromard 166, 205

な

ナイサー Neisser 150, 165, 252
ナヴラティル L. Navratil L. 356
ナゲル W. Nagel W. 193, 195
ナダル Nadal 162, 169
ナデル M.B. Nadel M.B. 303
ナンバーク H. Nunberg H. 137, 184, 207, 257, 271

に

ニール E. Neele E. 201
ニールセン C. Nielsen C. 137, 218, 232, 270
ニッスル Nissl 222

ね

ネイラック　Nayrac　132, 201, 223
ネウスキン　Neousskine　166
ネゲラ V.Jr.　Nagera V. Jr.　302
ネルケン　Nelken　217

の

ノイシュタット　Neustadt　40, 226, 227
ノイマン H.　Neumann H.　134, 247, 295, 339
ノーブル D.　Noble D.　222, 263
ノーマン J.P.　Norman J.P.　161
ノデ Ch.-H.　Nodet Ch. -H.　201
ノマレロ　Naumarello　266

は

バージュロン　Bergeron　230, 238
バースチン J.　Burstin J.　144
ハーバート　Herbart　151
ハーメル J.　Hamel J.　242
ハーリングスヘッド A.　Herlingshead A.　232
ハーロウズ　Harrowes　240
バーンズ F.　Berns F.　152
ハイド R.W.　Hyde R.W.　268
バイリンガー　Baillarger　62
ハインロート　Heinroth　295
バウアー　Bauer　164, 209
パウライコフ　Pauleikhoff　236, 316
パヴロフ　Pavlov　137, 230
ハザウェイ　Hathaway　165
パスカル C.　Pascal C.　143, 146, 158, 162, 164, 169, 202, 234
パスカル P.　Pascal P.　68, 194
パスキンド H.A.　Paskind H.A.　242
バスティー　Bastie　239
ハスラー A.　Hassler A.　225
パターソン　Paterson　232, 303
バック R.　Bak R.　167, 205
バット　Batt　302
パッペンハイム E.　Pappenheim E.　154
パデアノ　Padeano　210, 214
パドヴァニ G.　Padovani G.　241, 332
バドネル M.　Badonnel M.　231, 235
パパニコロー　Papanicolaou　190
パパラルド P.　Pappalardo P.　215
バビンスキー　Babinski　333
バブコック　Babcock　147
ハフター C.　Haffter C.　189
ハフナー W.　Hafner W.　211
パラディーニ P.　Paladini P.　181
パラン P.　Parin P.　189
バランド　Barande　300
バリー G.　Bally G.　301

ハリス A.　Harris A.　300
バリス　Barris　215
バリゾン F.　Barison F.　146, 149, 157, 167, 191, 205
バリュック　Baruk　39, 68, 87, 88, 144, 163-165, 177, 181, 189-194, 206, 209-213, 215, 222, 235, 240, 247, 266-268, 299, 300, 301, 302
バリント　Balint　40
バル　Ball　124
ハルトマン N.　Hartmann N.　296
バルビー　Balbey　219
バルベ　Barbé　154
バルボー A.　Barbeau A.　239
バルホン C.　Parhon C.　301, 302
バルモア G.H.L.　Bulmore G.H.L.　302
バレ G.　Ballet G.　36, 126, 327, 328
バレヴェルド　Barerveld　213
バレス　Barrès　246
バロー・ジョンソン　Bulow-Johansen　191
バンスーサン　Bensoussan　238
ハント J.M.　Hunt J.M.　147
ハンフマン E.　Hanfmann E.　144, 148, 156, 248, 259

ひ

ピアジェ　Piaget　263
ヒース R.C.　Heath R.C.　301
ピータース F.　Peters F.　212
ピオトロフスキー　Piotrowski　149
ピギニ　Pichini　239
ピケルト　Pickert　193
ピジェム‐シェラ J.　Pigem-Sierra J.　165
ビシャ　Bichat　14
ピシャール　Pichard　242
ビショウスキー G.　Bychowski G.　193, 231, 245
ピショー P.　Pichot P.　165, 174, 206, 300
ピション E.　Pichon E.　151, 350
ピション‐リヴィエール　Pichon-Rivière　271
ピッカー M.　Picker M.　211
ピドゥー　Pidoux　300
ビニ　Bini　202
ビネー　Binet　147
ピュエル　Puel　91
ピュシュ　Puech　213
ビュルガー　Bürger　40, 116
ビュルガー‐プリンツ　Bürger-Prinz　154, 224, 239, 240
ビュルタン J.　Burstin J.　158
ビリソ　Brissot　209
ビリング　Billig　211
ヒル D.　Hill D.　194
ヒル L.B.　Hill L.B.　349-351
ピルツ　Pilcz　223

379

ビルンバウム　Birnbaum　58, 124, 222
ピレス N.　Pires N.　300
ビロウスキ　Bielawski　34
ビンスワンガー L.　Binswanger L.　12, 116, 120, 146, 149, 156, 158, 159, 172, 180, 182, 184, 221, 238, 257, 259, 263, 276, 294, 300, 314, 316, 318, 357, 358
ピンタス G.　Pintus G.　303
ピント L.　Pinto L.　239
ヒンリクセン　Hinrichsen　180, 257

ふ

ファインシュタイン　Feinstein　193
ファヴェブ-ブトニエ J.　Favez-Boutonnier J.　154
ファウスト Cl.　Faust Cl.　201, 203, 231
ファッスウ A.　Fassou A.　241
ファリス R.E.I.　Faris R.E.I.　233
ファルシュタイン E.I.　Falstein E.I.　225
ファルレ J.-P.　Falret J.-P.　62, 91, 92, 103, 125, 292, 316
ファン・デア・ホルスト　Van der Horst　300
フイエ　Feuillet　178
フィッシャー F.　Fischer F.　146, 262
フィニエフ L.A.　Finiefs L.A.　247
フィンリー K.H.　Finley K.H.　194
ブウィスウ　Bouyssou　235
ブートニエ J.　Boutonnier J.　142
ブーネフ　Bouneeff　217
フェダーン P.　Federn P.　257, 271
フェニケル O.　Fenichel O.　178, 222, 271, 333
フェラリ　Ferrari　211
フェラロ　Ferraro　213
フェリエ　Ferrier　230
フェルディエール G.　Ferdière G.　154
フェルナンデス B.　Fernandes B.　212, 215, 272, 303
フェルランド M.　Ferland M.　189
フェレイラ　Ferreira　212
フェレンチ　Ferenczi　182
フェンバイ A.　Fainbye A.　304
フォヴィル　Foville　124
フォークト R.　Vogt R.　260
フォースター J.C.　Forster J.C.　144, 150, 209
フォール H.　Faure H.　164, 347
フォフトヴァグナー　Feuchtwanger　209
フォラン S.　Follin S.　10, 176, 194, 234, 299, 300, 343, 345
フォルスター　Forster　300
フォン・アンギャル A.　von Angyal A.　174, 176, 193, 269
フォン・アンギャル L.　von Angyal L.　176, 192, 269

フォン・ゲープザッテル　von Gebsattel　116, 146
フォン・ザルツェン　von Salzen　270
フォン・フェルシュアー　von Verschuer　232
フォン・ブラウンミュール　von Braunmühl　247
フォン・ブリュン R.　von Brunn R.　224
フォン・ブリュン W.L.　von Brunn W.L.　224
フォン・ローデン　von Rhoden　136, 229, 266
フォンテシラ　Fontecilla　34
ブケレル　Bouquerel　191
フスウェルク J.　Fusswerk J.　164, 231, 255
ブスケイノ V.M.　Buscaino V.M.　34, 191, 192, 215, 246, 266, 267, 301, 302
プティ G.　Petit G.　210, 292
ブノア　Benoit　230
ブノン　Benon　238
プファイファー　Pfeiffer　209
プフィスター O.　Pfister O.　253
プフェルスドルフ　Pfersdorff　150, 153, 165, 209, 252, 269
ブムケ　Bumke　57, 58, 190, 193, 217, 218, 230, 247, 267, 268
ポモー-デリユ　Poumeau-Delille　209, 211
ブラーン M.A.　Brahn M.A.　252
ブライアン E.C.　Bryan E.C.　252
ブライアン E.L.　Bryan E.L　150, 153
フライタス　Freitas　209
ブラウン H.　Brown H.　232, 242, 339
ブラウン J.　Browne J.　303
フラカッシ　Fracassi　211
プラタニア S.　Platania S.　191
ブラックマン N.　Blackman N.　193
プラットナー W.　Plattner W.　136, 190, 229
ブラッドレー Ch.　Bradley Ch.　224, 225, 231, 255, 302
プラドス　Prados　299, 300
ブラボ O.　Bravo O.　251
ブランク H.R.　Blank H.R.　225
ブランコ J.M.　Blanco J.M.　300
ブランド　Brand　210
フリードマン A.　Friedman A.　300
フリードライヒ　Friedreich　295
フリーマン H.　Freeman H.　189, 190, 193, 211
ブリケ　Briquet　87
ブリナー　Brinner　247, 339
ブリューエル O.　Bruel O.　257
プリンツホルン H.　Prinzhorn H.　154
ブルギニョン　Bourguignon　166, 193, 206
ブルクハルト H.　Burkhardt H.　151
フルタド D.　Furtado D.　209
ブルダン　Bourdin　91
ブルック M.　Bruch M.　225

ブルトンA.　Breton A.　154
ブルュノ　Brunot　151
フルリー　Fleury　294
フルルノワ　Flournoy　253, 270
ブレアル　Bréal　151
フレイシュナッカーM.　Fleischnacker M. 301
フレーリッヒ　Fröhlich　212
ブレックウェン　Bleckwenn　206
フレッチャーE.K.　Fletcher E.K.　233, 247, 255
ブレッヒャー　Brecher　148, 260
フレテ　Fretet　155
フレンチ　French　271
ブレンナーC.　Brenner C.　234
フロアッサール　Froissart　238
フロイスバーグ　Freusberg　260
ブロイチュW.L.　Bruetsch W. L.　195
フロイトA.　Freud A.　224
フロイトS.　Freud S.　11, 12, 15, 18, 21, 29, 33, 125, 131, 133, 134, 137, 153, 156, 159, 182, 184, 185, 187,199, 207, 252, 257, 262, 270-272, 300, 311, 316, 325, 328, 332, 333, 346, 357, 358
ブロイラーE.　Bleuler E.　10-13, 15, 18, 20, 22, 27-33, 36-39, 41, 54-57, 59, 60, 62-64, 67, 68, 87, 88, 93-95, 97, 99, 100, 113, 115, 117-121, 132-135, 138, 141-145, 150, 155, 156, 158-161, 164, 171, 173, 181-184, 192, 201-203, 205, 207, 217, 221, 226, 230, 232, 233, 235, 239, 245, 250, 252, 255, 257, 259, 260, 263-267, 270, 272, 273, 291, 299, 300, 307-316, 318, 321-323, 325-328, 332, 338, 339, 346, 349, 353, 357, 358, 361
ブロイラーM.　Bleuler M.　11, 21, 22, 118, 120, 148, 189, 190, 241, 246-248, 256, 267, 300, 302, 353-361
ブロージンH.W.　Brosin H.W.　271
ブロカ　Broca　11
ブロシャドH.　Brochado H.　170
ブロックW.　Block W.　302
ブロディB.B.　Brodie B.B.　302, 304
プロティアデスH.　Protiades H.　302
フロドストロムJ.H.　Flodstrom J.H.　18
フロム-ライヒマン　Fromm-Reichmann 19, 171, 205, 219, 257, 271, 350
フロランティニ　Florentini　190
ブロンデルCh.　Blondel Ch.　172, 175, 180, 182, 186, 240, 263
フントR.C.　Hunt R.C.　247, 339
フンボルト　Humbold　151

へ

ヘイJ.　Hey J.　223
ベイヤーW.　Bayer W.　304
ヘイロフセンH.B.　Heilofsen H.B.　303

ペーツル　Pötzl　172
ヘーニッヒJ.　Hoenig J.　194
ヘス　Hess　215, 218
ヘッカー　Hecker　54, 92, 132, 167, 182, 203
ベッカー　Becker　233
ベックS.J.　Beck S.J.　148, 149, 234
ベッシェールR.　Bessière R.　164, 225, 231, 255, 292
ベッツェンダールW.　Betzendal W.　146, 262
ベッリニ　Bellini　91
ベネデック　Benedeck　176, 269
ベネデッティG.　Benedetti G.　304, 349
ヘネルJ.　Haenel J.　193
ヘフスト　Hechst　209
ヘムフィル　Hemphill　190, 266
ベラックL.　Bellak L.　158, 189, 192, 225, 247, 254, 339
ベリンガーK.　Beringer K.　57, 143, 146, 174, 243, 262, 343
ベルJ.E.　Bell J.E.　158
ベルガー　Berger　206, 209
ベルクソンH.　Bergson H.　12
ペルスJ.　Perse J.　165, 174, 300
ヘルダーリン　Hölderlin　155
ベルツェ　Berze　57, 58, 60, 94, 113, 119, 120, 143, 146, 166, 217, 218, 245, 260, 261, 272, 313, 314, 343
ヘルツマン　Hertzman　225
ベルトラーニ　Bertolani　190, 214
ベルトラン　Bertrand　191
ベルナールC.　Bernard C.　14
ベルナドゥ　Bernadou　210, 214
ヘルペルンL.　Halpern L.　242
ベルルッキ　Berlucchi　68, 144, 259
ベルンハイム　Bernheim　209, 333, 351
ベレラ　Barrera　213
ベンダーL.　Bender L.　224, 225
ヘンリーG.W.　Henry G.W.　212, 213

ほ

ホヴェンH.　Hoven H.　194
ボヴェンW.　Boven W.　57, 303
ボウマンK.M.　Bowman K.M.　231
ボーエン　Bowen　225
ホーグランドH.　Hoagland H.　190, 194, 266, 301, 302
ホーストマン　Horstman　160
ホープJ.M.　Hope J.M.　194, 255
ボーボンJ.　Bobon J.　150, 153, 252, 253, 300
ボーマン　Bouman　226
ボゲルトV.　Bogaert V.　52
ホジソンE.R.　Hodgson E.R.　222
ボスM.　Boss M.　263
ホスキンスR.G.　Hoskins R.G.　189, 190
ボストレーム　Bostroem　167, 205, 206

ボッシュ H.　Bosch H.　115, 185, 196, 199
ポッター　Potter　224
ポッパー　Popper　118
ポッピ　Poppi　209, 213
ホッフ H.　Hoff H.　300, 301
ホッファー A.　Hoffer A.　174, 302
ホッヘ A.　Hoche A.　134, 234
ホッホ P.　Hoch P.　194, 202, 218, 219, 225, 332
ポティエ C.　Pottier C.　150
ボナフー H.　Bonnafous H.　117, 203, 226, 241
ボネファー　Bonhöeffer　58, 343
ホフマン H.F.　Hoffmann H.F.　57, 136, 186, 230, 266, 267, 272, 292
ホフマン A.　Hoffmann A.　302
ホフマン O.　Hoffmann O.　292
ホムブルガー　Homburger　154, 165, 166, 171, 205, 262
ポモー・デリユ　Poumeau-Delille　209, 211
ホリングヘッド A.　Hollinghead A.　270
ボルシュトレム　Boström　210
ボルンスタイン M.　Bornstein M.　241
ボルンツテン　Bornsztajn　34
ボレル A.　Borel A.　58, 63, 68, 160, 208, 219, 220, 350
ポロック　Pollock　232, 233
ポロニオ P.　Polonio P.　303
ホワイト W.A.　White W.A.　350
ホワイトホーン J.C.　Whitehorn J.C.　151, 271
ボワテッル　Boittelle　190, 210

ま

マーガレット A.　Magaret A.　147
マーティン A.　Martin A.　144, 152
マーリス S.　Merlis S.　302, 304
マイネルト　Meynert　295
マイヤー A.　Meyer A.　58, 136, 137, 217, 219, 222, 270, 312, 332, 350
マイヤー E.　Meyer E.　193
マイヤー G.　Meyer G.　201
マイヤー・グロス W.　Mayer-Gross W.　17, 39, 40, 59, 101, 116, 119, 124, 146, 165, 174, 180, 224, 232, 234, 241-243, 246, 247, 255, 260, 262, 265, 314, 339, 343, 346
マウツ　Mauz　189, 230, 245, 250, 254, 255, 256, 266, 323, 343
マクレー　Maclay　154
マッキンレー　Mac Kinley　165
マッケンゼン I.　Mackensen I.　163, 218
マッセロン　Masselon　68, 143, 146, 217, 235, 260
マップ　Mappes　211
マトゥセック P.　Matussek P.　124, 173, 222

マニャン J.　Magnan J.　17, 35, 36, 92, 125, 126, 193, 294, 327, 329, 338, 343
マラムド I.　Malamud I.　270
マラムド L.　Malamud L.　234
マラムド W.　Malamud W.　194, 234, 270, 299
マリー P.　Marie P.　11
マル G.　Mall G.　211, 301
マルシャン　Marchand　194, 267
マルス　Mars　300
マルタン E.　Martin E.　209
マルチニ　Martini　252
マルツベルク B.　Malzberg B.　232, 233, 247
マレ J.　Mallet J.　210
マレッツ L.　Maletz L.　226

み

ミクー　Micoud　223, 240, 332
ミゴー　Migault　234
ミショー　Michaux　237
ミニャール　Mignard　144, 164, 172
ミニョー R.　Mignot R.　151, 152, 178, 239
宮城音彌　Miyagi Otaya　152
ミュイル　Muyle　195
ミュトリュクス　Mutrux　190
ミュラー M.　Müller M.　148, 247, 254-257
ミュラー R.　Müller R.　174
ミラー C.W.　Miller C.W.　255
ミラー W.R.　Miller W.R.　222, 332
ミリシ　Milici　234, 270
ミンコフスカ Fr.　Minkowska Fr.　144, 148, 149, 154, 155, 194, 263
ミンコフスキー E.　Minkowski E.　12, 13, 27, 28, 31, 57, 58, 60, 68, 93, 134, 136, 143, 146, 156-161, 167, 178, 181, 182, 205, 218, 220, 221, 257, 262, 266, 300, 314, 318, 357, 358

む

ムラー Ch.　Muller Ch.　301, 339
ムルグ　Mourgue　48, 49, 52, 177, 272

め

メイ J.V.　May J.V.　248
メイ P.R.A.　May P.R.A.　193
メイエ　Meillet　151
メイス N.C.　Mace N.C.　222, 225
メイヤー R.　Mayer R.　234
メイヤーソン A.　Meyerson A.　170
メーダー　Maeder　27, 33, 133, 253, 270
メールウィン F.　Meerwein F.　155
メダコヴィッチ　Medakovitch　189
メッシミー R.　Messimy R.　215

メドウ　Medow　225, 226
メニンジャー　Menninger　271
メランシアノ F.M.　Merenciano F.M.　218
メリッチ　Mericci　175
メリンジャー　Meringer　151
メルツァー　Melzer　190
メンドンサ‐ウーチョア D.　Mendonça-Uchōa D.　222, 239

も

モサンジェ　Mosinger　190
モドネシ C.　Modonesi C.　241
モナコウ　Monakow　272
モラヴィッツ L.　Morawitz L.　194
モルシエ　Morsier　45
モルセリ G.E.　Morselli G.E.　17, 101, 104, 124, 174, 268, 299
モレル　Morel　39, 57, 91, 131, 144, 160, 164, 203, 209, 219, 294, 312, 360
モレル H.　Maurel H.　9
モロー・ド・トゥール　Moreau de Tours　124, 173, 174, 211
モンタシュ　Montassut　35

や

ヤールライス W.　Jahrreiss W.　223
ヤコビ A.　Jacobi A.　195, 226, 295
ヤスパース K.　Jaspers K.　37, 47, 59, 104, 116, 119, 124, 143, 155, 172-174, 182, 206, 222, 262, 314, 316, 318, 358
ヤンツ H.　Jantz H.　169, 239

ゆ

ユイヤー　Heuyer　68, 135, 147, 225, 226, 231, 235, 240, 243, 248
ユング C.G.　Jung C.G.　12, 18, 27, 33, 133, 134, 137, 143, 144, 182, 207, 230, 252, 270, 300, 314, 325

ら

ライトマン F.　Reitmann F.　154
ライヒ　Reich　233, 333
ライヘルト M.　Reichert M.　189
ラインケル M.　Rynkel M.　268
ラヴィアール　Raviart　223
ラガーシュ D.　Lagache D.　177, 178
ラガズ　Ragaz　211
ラカッサーニュ　Lacassagne　178
ラカン J.　Lacan J.　41, 58
ラクロ A.　Raclot A.　148, 260
ラクロ M.　Raclot M.　249
ラゼーグ　Lasègue　103, 125, 316
ラタナスコルン　Ratanaskorn　300

ラパポート D.　Rapaport D.　147, 156, 165, 192
ラビン A.I.　Rabin A.I.　147
ラフォルグ R.　Laforgue R.　219, 220, 350
ラフォン R.　Lafon R.　303
ラブカリエ　Laboucarié　246
ラブハート F.　Labhart F.　304
ラペイル　Lapeyre　191
ラボリ H.　Laborit H.　304
ラマルク　Lamarck　13
ラミー　Lamy　209
ラランヌ　Lalanne　292
ランク O.　Rank O.　185
ランクール　Rancoule　242
ラングフェルト G.　Langfeld G.　202, 224, 225, 248, 254-256, 268, 300, 346
ランゲ　Lange　58, 136
ランドストローム S.　Randstrom S.　215
ランドソム　Randsom　215
ランパルテ　Lamparter　165
ランボ　Lambo　300
ランポニ S.　Lamponi S.　175

り

リーゼ W.　Riese W.　160, 223
リーバーマン　Leiberman　194
リーベリング C.　Riebeling C.　195
リズ Th.　Lidz Th.　301
リッタースハウス　Rittershaus　226
リッチモンド　Richmond　147, 231, 259
リッティ　Ritti　124
リヒター H.E.　Richter H.E.　301, 302
リプレー H.S.　Ripley H.S.　137, 190
リベール　Libert　239
リボー T.　Ribot T.　14, 160
リューディン　Rüdin　57, 135, 136, 233, 267
リュムケ H.G.　Rumke H.G　17, 101, 102, 124, 172, 339, 343
リュリー L.A.　Lurie L.A.　300
リングイェルデ O.　Lingjaerde O.　192, 266
リンケル M.　Rinkel M.　301
リンダークネヒト　Rinderknecht　218
リンドベルク B.J.　Lindberg B.J.　175

る

ル・ガレエ　Le Gallais　144
ル・ギラン　Le Guillant　147
ルアール J.　Rouart J.　11, 13, 15, 16, 62, 88, 98, 241, 246, 272, 273, 338, 361
ルイス A.　Lewis A.　202
ルーイエ　Rouhier　174
ルース　Ruth　234
ルーデ A.　Loudet A.　239
ルービ P.　Rübi P.　257
ルービンシュタイン　Rubinstein　190

ルヴロイ　Rouvroy　192
ルオイエ　Rouquier　210
ルカヴァリエP.　Lecavalier P.　239
ルクセンブルガー H.　Luxemburger H.　57, 118, 135, 136, 192, 229, 230, 233, 266, 267, 355
ルグラン A.　Legrand A.　195
ルグレン　Legrain　17
ルケ　Requet　223
ルコント　Leconte　191
ルッス　Russes　222
ルッセ S.　Rousset S.　205, 209, 211
ルッツ　Lutz　224, 225
ルップ C.　Rupp C.　233, 247, 255
ルビン M.A.　Rubin M.A.　194
ルブール-ラショー　Reboul-Lachaux　205
ルブール-ラショー　Reboullachaux　167
ルベノヴィッチ　Rubenovitch　219
ルボヴィシ　Lebovici　224, 225, 226
ルメル F.　Lemere F.　194
ルリア L.A.　Luria L.A.　225
ルリエ H.　Leulier H.　222
ルロア R.　Leroy R.　164, 234, 243
ルンブシャー B.J.F.　Lunbscher B.J.F.　233

れ

レイ J.H.　Rey J.H.　16, 302
レイ R.　Ley R.　225
レイザー　Leyser　40
レイス M.　Reiss M.　189, 190, 266, 301, 302
レイター P.J.　Reiter P.J.　191, 195, 302
レイマン J.W.　Layman J.W.　147
レイン　Laing　358
レヴィ J.M.　Lévy J.M.　241
レヴィ K.　Levi K.　175
レヴィ-ヴァランシ　Lévy-Valensi　157, 241, 338
レヴィ-ブリュール　Lévy-Bruhl　157
レヴィン L.S.　Levine L.S.　148, 249, 260
レウィン M.　Lewin M.　12, 146, 272
レウィンソン I.S.　Lewinson I.S.　154
レーヴェンシュタイン　Löwenstein　192
レーダー F.　Roeder F.　195
レーデンベック　Rœdenbeck　211
レーマン H.E.　Lehmann H.E.　214, 304
レーマン-ファウス　Lehmann-Facius　195
レオンハルト K.　Léonhard K.　40, 41, 46, 49, 50, 117, 201, 203, 205, 208, 231, 250, 251, 254, 300, 326
レジス　Régis　66, 68, 242, 343

レドリック R.　Redlich R.　270
レドリッヒ F.　Redlich F.　232
レトレゾール　Letrésor　190
レニー T.A.　Rennie T.A.　247, 254-256
レニェル-ラヴァスティヌ　Laignel-Lavastine　34, 164
レネ B.　Lainé B.　174
レノー E.　Roenau E.　142
レベディンスキー M.S.　Lebedinski M.S.　151
レミー M.　Rémy M.　304
レルミット　Lhermitte　34, 46, 52, 195, 210, 211, 267
レンギエル B.A.　Lengyel B.A.　247

ろ

ローズ　Rose　209
ローゼン J.N.　Rosen J.N.　257, 271, 304
ローゼンシュタイン L.M.　Rosenstein L.M.　217, 235
ローゼンツヴァイク S.　Rosenzweig S.　165, 169
ローゼンフェルト　Rosenfeld　193, 224
ローラン　Laurent　235
ロールシャッハ H.　Rorschach H.　148
ローレンツ　Lawrenz　145, 206
ロ・カシオ G.　Lo Cascio G.　223, 332
ロザノフ　Rosanoff　144
ロス H.B.　Ross H.B.　211
ロスシルド　Rothschild　192
ロドニック E.H.　Rodnick E.H.　193
ロドリゲス-アリアス　Rodrigues-Arias　195
ロトンド H.　Rotondo H.　164
ロバン G.　Robin G.　58, 63, 68, 160, 165, 206, 219, 220, 224, 350
ロペス-イボール・ペレ　Lopez-Ibor père　10, 18, 124, 299
ロンゾニ　Ronzoni　190
ロンド　Londe　124
ロンドピール　Rondepierre　230, 246

わ

ワグナー　Wagner　212
ワッサーマイヤー　Wassermeyer　193
ワッセフ　Wassef　225
ワログ B.M.　Warog B.M.　302
ワンケル　Wankel　145

事項索引

あ

アシャッフェンブルクの精神医学叢書 traité d'Ashaffenburg 10, 27, 133
アルコール幻覚症 hallucinose alcoolique 116
アルコール中毒症 alcoolique, alcoolisme 41, 45, 66, 116, 218, 316
アングロサクソン anglo-saxon 120, 136, 147, 158, 202, 219, 222, 224, 232, 270, 304, 312, 325, 329, 332, 349, 350
暗示 suggestion 178, 223, 240, 261, 333

い

生きられた時間 Temps vécu 146, 262
意識の病理 pathologie de la conscience 273, 317, 319, 344
意識野 champ de la conscience 20, 103, 112, 121, 145, 146, 261, 359
異常形態 dysmorphique 230
一次性現象 phénomène primaire 119, 124
一次性症状 symptômes primaires 15, 32, 55, 115, 118, 119, 265, 313, 346, 357, 361
一次性痴呆 démence primitive 54, 92, 93, 133, 259, 308, 318, 344
一次性徴候 signes primaires 15, 56, 67, 118, 245, 264
一次性徴候 signes primitifs 29, 33, 37, 38, 55, 56
一次性妄想 délire primaire 180, 262, 296, 313, 315
一卵性双生児 jumeaux univitellins, jumeaux monozygotes 267, 354
遺伝子型 génotypique 190, 192, 194, 254, 266, 267, 297, 313, 346
イマーゴ imago 185, 199, 336, 349, 350

う

ヴェザニー性 vésanique 9, 19, 20, 21, 22, 123, 125, 127, 273, 291, 292, 308
ヴェザニー性痴呆 démences vésaniques 53, 54, 62, 92, 125, 127, 133, 201, 308, 310, 315, 326, 327, 344, 347
運動錯誤 parakinésie 167, 171, 205, 207, 215, 251

え

影響感覚 sentiments d'influence 48, 88
影響念慮 idées d'influence 35, 41, 42, 236
エディプス・コンプレックス complexe œdipien, complexe d'Œdipe 76, 236, 271
エディプス的固着 fixations œdipiennes 184

お

汚言症 coprolalie 150, 205

か

外因性 exogène 58, 59, 209, 242, 256, 267, 268, 295, 296, 297, 343, 346
外向 extraversion 184, 271
解釈妄想 délires d'interprétation 35, 92, 126, 127, 202, 237, 328
階層 couches 14, 15, 16, 155, 158, 272, 296
階層性 hiérarchie 14, 38, 159, 296
解体 dissolution 11, 14, 15, 16, 17, 19, 47, 49, 54, 80, 87, 88, 89, 96, 97, 99, 103, 104, 112, 121, 171, 215
解体 décomposition 54, 80, 87, 96, 114, 142
外的錯覚 illusions externe 48, 49
解剖示説 prosectique 205, 207, 251
解離 dissociation 12, 15, 27, 56, 60, 79, 93, 95, 97, 99, 102, 103, 112, 117, 121, 131, 134, 138, 141, 142, 143, 146, 148, 158, 165, 166, 169, 172, 178, 179, 181, 182, 204, 219, 221, 223, 240, 260, 307, 310-312, 320, 321, 323-325, 344, 357, 358
解離思考 pensée dissociée 145
解離性痴呆 dementia dejunctiva 133
鏡徴候 signe du miroir 169, 238
下垂体 hypophysaire, hypophyse 190, 302
下垂体前葉 lobe antérieur 302
カタトニー性緊張精神病 katatonische Spannungsirresein 87
カタトニー誘発物質 catatonisante 195
カタレプシー性緊張病 catatonie cataleptique 68
感覚異常 dysesthésies 175
感覚障害 troubles sensoriels 27, 174, 193
間欠性緊張病 catatonie intermittente 211
間欠妄想 délires épisodiques 39
感情生活 vie affective 55, 78, 158, 159, 160, 162, 163, 164, 185, 218, 219, 224, 226, 231, 255, 325, 354
感情的解離 dissociation affective 158
肝-胆汁 hépato-biliaire 191
肝-腸 hépato-intestinale 192
観念-感情 idéo-affectif 55, 72, 143, 158, 161, 169, 173, 183, 221, 223, 323

観念形成 idéation 54, 112, 143, 145, 149, 156, 177
観念 - 言語 idéo-verbal 61, 78, 97, 106, 147, 150, 152, 153, 157, 176, 180, 181, 186, 237, 242, 250, 251, 252, 321, 323, 342, 345
観念 - 言語寄生 parasitisme idéo-verbal 173
観念の圧縮 condensations idéiques 77
観念連合 associations d'idées 27, 28, 143, 147, 327
観念連合障害 troubles des associations d'idée 27, 269
間脳 diencéphalique 193, 241, 269
緩和型統合失調症 schizophrénie atténuée 217

き

奇異症 bizarrerie 97, 105, 117, 132, 142, 144, 146, 158, 159, 166, 167, 178, 180, 203, 204, 207, 218, 221, 231, 249
記憶錯誤 faux souvenirs 144
偽-幻覚 pseudo-hallucinations 176, 177, 336
器質臨床的乖離 écart organoclinique 273, 360
偽神経症 pseudo névrotique 219, 323, 324, 332, 350
偽 - 精神幻覚 pseudo-hallucinations psychiques 46, 48, 49
偽 - 痴呆 pseudo-démence 103, 325, 326
基底気分 Grundstimmung 119, 260, 313
気分変調状態 états dysthymiques 103
急性病勢増悪 poussées aiguës, akuten Schüben 63, 117, 118, 120, 324, 339, 344, 353
急性錯乱 bouffées délirantes 17, 120, 241, 242, 243, 319, 327, 338-340, 342
急性錯乱精神病 psychoses délirant aiguës 182, 242, 319
急性精神病 psychose aiguë 16, 17, 19, 118, 233, 241, 272, 298, 319, 341, 344
急性妄想幻覚精神病 psychoses délirantes et hallucinatoires aiguës 243, 244, 359
狂気 folie 14, 16, 17, 28, 54, 91, 93, 96, 102, 104, 155, 222, 293, 294, 295, 351, 356
狂気 Verrücktheit 54, 123
強迫神経症 névrose obsessionnel 222, 223, 240, 332, 333, 335
虚言症 mythomaniaque 223, 240
拒食 refus d'aliments 83, 170, 205, 220
去勢 castration 162, 163, 169, 184, 190, 220, 236, 271
拒絶症 négativisme 29, 32, 56, 65, 68, 83, 86, 87, 95, 97, 105, 112, 132, 149, 160, 161, 165, 170, 171, 180, 186, 188, 192, 204, 207, 208, 212-214, 220, 241, 242, 245, 249, 252, 269, 315, 324, 341
拒絶症性緊張病 catatonie négativiste 68, 207
筋緊張 tonus 49, 79, 85, 87, 88, 91, 215, 245
筋緊張亢進 hypertonie 32, 40, 44, 83, 112, 251
緊張型 forme catatonique 97, 117, 118, 161, 189, 190, 192, 194, 195, 226, 233, 246, 250, 251, 256, 261, 275, 312, 314, 315, 320
緊張症候群 syndrome catatonique 86-88, 133, 204-212, 222, 269, 309, 320
緊張性 tonique 194
緊張低下 hypotonie 112, 146, 245, 260

く

空笑 rires immotivés 138, 169
空笑 sourires immotivés 174, 205, 208, 342
空想精神病 phantasiophrénie 202, 250
空想妄想 délire fantastique 115, 126, 127, 292, 321, 328
空想妄想精神病 psychose délirantes fantastiques 127
空想パラノイド妄想 délire paranoïde fantastique 41
空想パラフレニー paraphrénies fantastiques 320
クロナキシー chronaxie 193, 206
クロルプロマジン chlorpromazine 18, 302, 304

け

軽症型統合失調症 schizophrénie légère 217
形成不全型 dysplasique 136, 229, 230, 255, 266
系統妄想 délire systématiques 127
欠陥症候群 syndrome déficitaire 112, 182
幻影 fantasmagorie 49, 181, 251
幻覚症 hallucinose 46-49, 117, 176
幻覚症的 hallucinosiques 175
幻覚精神病 psychose hallucinatoire 35, 36, 39,
幻覚データ données hallucinatoires 180
衒奇症 maniérisme 56, 72, 83, 105, 132, 161, 166-168, 192, 204-206, 208, 213, 231, 240, 315, 346
言語新作 néologisme 64, 65, 76, 78, 115, 138, 150, 152, 153, 155-157, 174, 180, 237, 252, 253
言語崇拝 logolatrie 153, 252
言語不当配列 akataphasie 151, 156
現実感消失 déréalisation 175
現実との生ける接触の喪失 perte du contact vital avec la réalité 134, 136, 143, 221
原始的精神異常 paléophrénique 137

386

原初の妄想　délire primordial　173

こ

交感神経緊張過剰性　hypersympathicotonique　83
交感神経 - 副交感神経　sympathico-para-sympathiques　193
拘縮　contracture　32, 63, 83, 84, 87, 112, 206
甲状腺機能低下　hypothyréose　190
甲状腺ホルモン　hormone thyroïdienne　302
構造解体　déstructuration　17, 20, 146, 176, 245, 261, 292, 297, 298, 303, 307, 311, 316, 335, 342, 343, 359, 360
好訴妄想　délires de revendication　126
拘束衣　camisole　176
荒廃　dévastation　54, 97, 258
荒廃　Verblödung　56, 103, 125, 132, 146, 158, 204, 248, 259, 309, 312, 316, 318, 325, 360
コカイン　cocaïne　83, 165, 194, 206, 220
語唱　verbigération　150, 171, 205, 208, 252
誇大念慮　idées de grandeur　202, 237
誇大パラフレニー　paraphrénie expansive　35-38
誇大妄想　mégalomanie　35, 37, 45, 127, 179, 185, 237, 273, 308, 329
固有世界　Eigenwelt　113, 117, 119, 186, 264, 296, 344, 357, 361
混合精神病　psychoses mixtes　246
昏迷　stupeur　42, 63, 83, 89, 95, 97, 105, 112, 118, 120, 171, 204, 207, 210-213, 245, 257
昏迷性メランコリー　mélancolie stuporeuse　53
昏蒙　engourdissement, Benommenheit　28, 146, 160, 171, 206, 208, 212, 245, 325

さ

最早発性痴呆　démence précocissime　224, 226, 326
再備給　réinvistissement　316
作為症候群　syndrome d'action extérieures　35
錯感情　parathymie　159
錯乱-昏迷　confuso-stuporeux　103, 242
錯乱 - せん妄性精神病　psychoses confuso-oniriques　319
錯論理構造　structure paralogique　156
作話　fabulations, confabulant　36, 115, 144, 172, 202, 220, 250
サド・マゾヒズム　sado-masochiste　170, 185, 271

し

自我障害　Ichstörung　296
自我の衰弱　faiblesse du Moi　161, 316, 349, 357
弛緩性メランコリー　mélancholia-attonita, mélancolie attonita　87, 91
児戯性　puérilisme　204, 242
自己愛　narcissique, narcissisme　106, 161, 163, 169, 185, 207, 236, 271, 292
自己愛神経症　névroses narcissique　18, 137, 219, 300, 312, 316, 328, 332
思考吹入　transmission de pensée　78, 173, 178, 237
思考化声　écho de la pensée, Gedankenlautwerden　137, 138, 173, 177, 235, 244, 261, 262, 315, 345
思考察知　devinement de la pensée　78, 173, 177
思考奪取　vol de la pensée　177, 237, 261, 262, 315
思考中絶　suspension de la pensée　132
思考伝播　divulgation de la pensée　315
自己中心的　égocentrique　150
思春期遅滞　puberté tardive　190
視床下部　hypothalamus　194, 195, 215, 301, 302, 304
自責念慮　idées d'auto-accusation　237
シゾイド　schizoïde　82, 86, 99, 117, 135, 136, 141, 182, 217-221, 223, 226, 230, 231, 241, 255, 266, 267, 302, 320, 324, 329, 330, 331, 332, 340, 347, 354
シゾニューローシス　schizonévrose, schizonévrotique　202, 217, 218, 221, 235, 320, 322, 331, 332, 338, 340, 341, 343, 345
自体愛　auto-érotisme　161, 163, 169, 185, 207, 231, 236, 249, 271
実存的不安　malaise existentiel　179, 334
実存分析　analyses existentielles　159, 182, 249, 262, 263, 264, 276, 368
失調・感情　schizo affectives　350
失調様状態　état schizoforme　118
疾病学　nosographie　36, 127, 134, 293, 334, 360
疾病学的　nosographique　27, 28, 30, 35, 36, 65, 91, 92, 96, 103, 120, 125, 126, 132, 136, 201, 218, 219, 246, 257, 327, 329, 332, 338, 344, 358, 359
疾病単位　entité　21, 60, 91, 92, 93, 96, 103, 104, 131, 132, 134, 135, 244, 266, 267, 268, 293, 294, 295, 297, 298, 299, 311, 313, 327, 335, 338, 344, 347, 359
疾病特徴的　pathognomonique　137, 138, 145, 147, 182, 205, 237, 238, 239, 262, 269, 327
自閉症的思考　pensée autistique　87, 88,

115, 181
自閉症的崩壊　désagrégation autistique　128, 183, 311, 322, 327
嗜眠性脳炎　encéphalite léthargique　12, 33, 40, 49
ジャクソニスム　jacksonisme　11, 12, 14, 15, 16
周期性狂気　folie périodique　65
周期性緊張症候群　syndrome catatonie périodique　211
周期性緊張病　catatonies périodiques　211
周期性精神病　psychose périodique　241, 246, 310, 359
周期性に進行する緊張病　catatonie à évolution cyclique　211
循環気質　cyclothymique　68
循環症　cyclothymie　31, 62, 293, 297
循環性狂気　folies circulaires　53, 62
症候学　séméiologie　337, 338, 342
症候学的　séméiologique　16, 64, 95, 125, 160, 167, 173, 178, 182, 193, 239, 254, 309, 312, 314, 315, 336, 337, 342
症状転嫁　transitivisme　78, 176
情性精神　thymopsyché　260
常同症　stéréotypie　28, 32, 33, 55, 56, 63, 71, 94, 95, 138, 144, 149, 171, 192, 205, 207, 221, 240-242, 250, 270, 315, 346
情動障害　troubles de l'affectivité　27, 36, 38, 94, 133, 158, 235, 346
情動性欠如　inaffectivité　54, 55, 94, 132, 207, 236
情動表現　expressions émotionnelles　161, 162
小児性痴呆　démence infantilis　224
小児統合失調症　schizophrénies infantiles　224, 225
初老期痴呆　démences préséniles　211
自律神経　neuro-végétatif　83, 193, 211
支離滅裂　incohérence　35-37, 42, 45, 54, 57, 61-63, 65, 70, 71, 75, 77, 78, 81, 85, 88, 92-95, 97, 103, 105, 112, 115, 123, 125, 138, 141, 145, 147, 152, 153, 157, 179-181, 208, 242, 245, 250-252, 261, 308, 321, 323, 325, 345
支離滅裂　Zerfahrenheit　141, 143
心因性分裂性反応　réactions schizophré-niques psychogènes　217
心因論　psychogénétique　58, 60, 67, 68, 131, 265, 269-272, 364
人格障害　troubles de la personnalité　27, 36, 183
人格の衰弱　affaiblissement de leur personnalité　88
人格の病理　pathologie de la personnalité　15, 183, 273, 297, 319
人格崩壊　désagrégation de la personnalité, Persönnlichkeitszerfall　36, 41, 126, 201, 321

人格分裂　Persönlichkeitspaltung　115
心気念慮　idées hypocondriaques　64, 231, 236
神経弛緩薬　neuroleptique　18, 303, 304
進行性幻覚症　hallucinose progressive　202
進行性作話症　confabulose progressive　202
進行性崩壊　désagrégation progressive　218, 240
進行麻痺　paralysie générale　28, 30, 36, 41, 92, 326
新ジャクソニスム　néo-jacksonisme　12, 13, 16, 17, 20
真正幻覚　authentique hallucination　48, 52
心的生活　vie psychique　20, 49, 61, 88, 96, 97, 104, 112, 113, 117, 120, 121, 123, 125, 127, 131, 133, 135, 138, 142, 143, 151, 161, 171, 181-183, 189, 234, 241, 244, 249, 261, 262, 264, 272, 273, 291, 295, 296, 310, 313, 315, 318, 322, 325, 336, 344, 345, 357
心的生活の組織解体　désorganisation de la vie psychique　127
心的存在　être psychique　116, 143, 159, 160, 172, 183, 188, 248, 258, 268, 271, 295, 296, 307, 316-318, 323, 334, 346, 349, 351
心的発達　développement psychique　16
心的枕　oreiller psychique　83, 205
心的有機体　organisme psychique　20, 257
神秘念慮　idées mystiques　40, 125, 236

す

スキザステニー　schizasthénie　223
スキゾーズ　schizoses　218, 219, 332, 350
スキゾカリー　schizocarie　245
スキゾカリック（電撃性統合失調症）　schizocariques　255, 323, 343
スキゾノイア　schizonoïa　350
スキゾプラキシー型　forme schizopraxique　62-65, 67, 96, 97, 98-100, 221
スキゾマニー　schizomanie　33, 62, 63, 65, 219-221, 332

せ

精神医学の進歩　Évolution psychiatrique　9, 13, 15, 17, 19, 22, 68, 89, 100, 219, 350, 360
精神医学研究　Études psychiatriques　16, 17, 169, 186, 196, 215, 243, 297
精神医学マニュエル　Manuel de la psychiatrie　21
精神感覚障害　troubles psychosensoriels　46, 50, 115
精神幻覚　hallucinations psychiques　35, 38, 64, 78, 173, 176, 177, 240

精神錯乱　confusion mentale　28, 241
精神自動症　automatisme mental　37, 48, 50, 104, 125, 173, 174, 176-178, 235, 242, 244, 261, 262, 296, 313, 315, 342
精神衰弱　affaiblissement psychique　54, 248
精神衰弱　psychoasthénie　222, 223, 240, 332
精神遅滞　arriération　53, 224, 226, 300, 334
精神生命　vie de l'esprit　121
精神的不調和　discordance psychique　60, 133
精神崩壊　désagrégation psychique　123, 132, 133, 249
精神鈍麻状態　états d'obtusion　28, 55
精神内界　intrapsychique　27, 183
精神内界失調　ataxie intrapsychique　60, 64, 133, 141, 146, 260, 357
精神の組織解体　désorganisation psychique　258
精神発生　psychogenèse　49, 60
精神病質　psychopathiques　31, 45, 59, 136, 218, 354
精神分裂病性精神障害　troubles schizophréniques, schizophrenen Geistesstörungen　21, 353
精神抑制幻覚　hallucinations psycholeptiques　52
精神力動学　psychodynamique　254, 324
生命関係　vie de relation　97, 249, 337, 356
接枝統合失調症　pfropfschizophrenie　224-226
線条体　striatum　211, 213
潜伏型統合失調症　schizophrénie latente　217
せん妄 - 観念　délire-idée　124
せん妄状態　état de délire　123, 124, 127

そ

躁 - うつ精神病　psychose maniaco-dépressive, psychose maniaque dépressive　98, 293, 296, 338, 358, 359,
想像妄想　délires d'imagination　92, 126, 202, 250, 328
属　genre　20, 38, 121, 125-127, 141, 291, 292, 313, 314, 317-319, 321, 323, 328, 345, 359-361
疎外　aliénation　31, 70, 123, 127, 133, 136, 168, 272, 291, 292, 294
組織解体　désorganisation　14, 20, 125, 127, 159, 161, 171, 172, 175, 181, 183, 240, 258, 268, 272, 273, 291, 292, 297, 307, 310, 316, 318, 323, 325, 334, 349, 351, 361
組織化する　organiser　187, 253, 334

た

体感障害　trouble cénesthésique　46, 47, 173, 237
体感幻覚　hallucination cénesthésique　35, 38, 42, 178, 202
体感異常　cénestopathie　174, 193, 241
体型学　biotypologie　229, 255
体系化された精神病　psychoses systématisées　35, 36, 321
体系妄想　délires systématisés　36, 64, 66, 101, 104, 125, 201, 292, 320, 329
太古的　archaïque　40, 49, 64, 116, 137, 156, 157, 161, 185, 186,188, 193, 207, 220, 236, 263, 271, 324, 334, 356
体質性精神病　psychoses constitutionnelles　294
体質論　constitutionnaliste　57-60, 67, 68
多形性急性錯乱　bouffée délirante polymorphe　17
脱備給　désinvestissement　312, 334
単純型統合失調症　schizophrénie simple　217, 218, 310
単純痴呆　démence simple　250

ち

ちぐはぐなやり取り　chassé-croisé　102
知性精神　noopsyché　260
知的解離　dissociation intellectuelle　158
致死性緊張病　catatonies mortelles　211
痴呆性荒廃　dévastation démentielle　53, 97
痴呆性進展　évolution démentielle　39, 54, 92, 94, 248, 327,
中脳 - 間脳　méso-diencéphalique　214, 304

て

転換　conversion　240, 333, 336
てんかん様　épileptiformes　194

と

統合失調症型精神病　psychoses schizophréniformes　346
統合失調症性過程　processus schizophrénique　59, 68, 118, 259, 267, 299, 344
統合失調症性組織解体　désorganisation schizophrénique　268
統合失調症性反応　réaction schizophrénique　118, 120, 135, 136, 234, 268, 312
統合失調症性不調和　discordance schizophrénique　66, 98, 158, 163, 166
統合失調症前　préschizophrénique　231, 232, 239, 240, 300, 324, 329, 331, 343, 349, 350

途絶　barrage　32, 33, 44, 77, 81, 85, 94, 112, 145, 149, 174, 207, 230
鈍化性痴呆　démence stupide　131
遁走　fugue　170, 223, 238, 240

な

内因性　endogène　21, 58, 59, 135, 136, 266, 267, 293-299, 343, 346
内化　intériorisation　170, 220
内外科学大事典　Encyclopédie Médico-Chirurgicale, E.M.C.　9, 19, 20,129, 242, 347, 361
内向　introversion　56, 131, 134, 135, 137, 141, 143, 163, 170, 181, 182, 230, 241, 252, 315, 330
内向的性格　caractère introverti　136

に

二次性症状　symptômes secondaires　15, 31, 32, 33, 56, 118, 119, 264, 346, 357, 361
二次性徴候　signes secondaires　15, 29, 33, 37, 55, 56, 59, 68, 118, 264
二重型狂気　folie à double forme　62
二重人格　dédoublement　176-178, 223, 237, 244, 296
入眠幻覚　hallucinations hypnagogiques　52

ね

熱情妄想　délires passionnels　64, 126
熱性せん妄　délires fébriles　102

の

脳脚幻覚症　hallucinose pédonculaire　46, 49, 52

は

破瓜精神病　psychose hébéphréniques　83
パラノイア　paranoïa　16, 28, 30, 36, 54, 64, 101, 104, 123, 125-128, 242, 292, 310, 316, 317, 322, 323, 325, 328, 329, 337, 339, 345
パラノイア性　paranoïaques　36, 127, 311, 328, 329
パラノイア精神病　psychoses paranoïaques　35, 64, 329
パラノイド型　forme paranoïde　13, 20, 36, 40, 41, 48, 50, 79, 117, 125, 126, 128, 138, 141, 161, 201-203, 225, 226, 231, 233, 241, 256, 275, 309, 314, 316, 322, 328
パラノイド性欠陥 déficits paranoïdes　202
パラノイド精神病　psychoses paranoïdes　35, 36, 38, 64, 201

パラノイド痴呆　démence paranoïde　35, 36, 38, 62, 64, 65, 67, 69, 86, 88, 89, 91, 92, 101, 132, 201, 250, 312, 320, 323, 325
パラノイド妄想　délire paranoïde　40, 41, 54, 64, 101, 116, 133, 180, 309, 321, 327
パラフレニア・セニリス　paraphrenia senilis　132
パラフレニア・ヘベティカ　paraphrenia hebetica　132
パラフレニー　paraphrénies　16, 28, 31, 32, 33, 35, 36, 62, 64-67, 91, 96, 98-101, 103, 104, 115, 121, 126-128, 176, 179, 250, 251, 253, 292, 316, 317, 321-323, 325, 328, 329, 345
反響言語　écholalie　144, 205
反響動作　échopraxie　205
反響表情　échomimie　205

ひ

被害妄想　délire de persécution　41, 64, 92, 127, 203, 308
備給　investissement　80, 164, 185, 188, 271
ヒステリー様　hystériforme　194, 240
ヒステロイド　hystéroïde　223
被毒念慮　idées d'empoisonnement　236
肥満型　pycnique　229, 255, 266
病因　étiologie　12, 50, 53, 66, 96, 189, 209, 296
表情錯誤　paramimie　166, 169, 205

ふ

不安 angoisse　78, 105, 161, 162, 170, 173, 206, 221, 222, 237, 242, 271, 293, 333-337, 342
不可解　impénétrabilité　103, 112, 115, 138, 142, 145, 158, 159, 162, 168, 169, 178-180, 186, 221, 249, 259, 299, 315, 328, 345
不調和性狂気　folies discordantes　60, 64
不調和精神病　psychose discordante　61-68, 71, 97-99, 246, 249
ブムケの便覧　Traité de Bumke　57, 58, 115, 136, 154, 166, 174, 189, 191, 232, 241, 242, 246, 254, 262
フリードライヒ病　maladie de Friedreich　194
ブルクヘルツリ　Burghölzli　11, 12, 18, 264
ブルボカプニン　bulbocapnine　181, 212, 213, 214
プロクロルプロマジン　prochlorpromazine　304
分裂　Spaltung　12, 15, 55, 117, 133, 138, 141, 183, 296

へ

変質型　formes dégénératives　67, 98
変質過程　processus dégénératif　61, 66, 67

変質形成　métaplastie　185

ほ

崩壊　désagrégation　36, 40, 41, 79, 82, 88, 89, 95, 96, 99, 101, 103, 123, 125-128, 131-133, 138, 141, 142, 158, 159, 176, 183, 201, 218, 223, 240, 249, 257, 272, 292, 311, 321, 322, 326-328, 344
崩壊　désintégrer　148, 175, 209, 231
茫然自失　stupidité　53, 250
保続　persévération　77, 145, 149, 205
細長型　leptosome　229, 255
発作　crises　40, 46, 63, 79, 102, 107, 120, 121, 132, 150, 166, 169, 170, 194, 203, 211, 220, 223, 225, 226, 238, 240, 241, 243, 251, 297, 319, 330-332, 336-339, 341-343, 349, 359
ホメオスターシス　homéostasie　301, 302, 346
ボンヌヴァル研究会　Journées de Bonneval　292, 300
本能的　instinctive　76, 88, 89, 93, 160, 161, 169, 176

ま

マイナー型　formes mineures　99, 153, 202, 208, 217, 235, 240, 312, 320-324, 330, 331
麻痺性狂気　folie paralytique　96
麻痺性痴呆　démence paralytique　94, 132, 308
慢性ヴェザニー性精神病　psychoses vésaniques chroniques　126
慢性幻覚精神病（P.H.C.）psychose hallucinatoire chronique　36, 92, 93, 126, 202, 320, 321, 327, 328
慢性神経症　névroses chroniques　319
慢性の幻覚性妄想　délires hallucinatoire chronique　39
慢性被害妄想　délire chronique de persécutinon　127
慢性妄想精神病　psychose délirante chronique　9, 19, 101, 123, 126, 313, 316, 317, 327, 333
慢性妄想病　délires chroniques　17, 19-21, 35, 68, 92, 123-128, 178, 179, 201, 250, 291, 292, 309, 314, 316-319, 324, 325, 327-329, 339, 344, 345

み

民族精神医学　ethnopsychiatriques　300

む

無為　inertie　63, 83, 112, 159, 160, 161, 170, 171, 204-207, 235, 242, 320

無意識　inconscient　15, 16, 33, 61, 72, 76-78, 80, 81, 84, 87, 95, 97, 101, 102, 137, 142, 152-154, 161, 162, 167, 169, 184, 185, 207, 222, 223, 234, 237, 240, 257, 264, 270, 271, 315, 333, 334, 336, 337
無関心　détachement　141, 143, 158, 159, 161, 170, 185, 221, 236, 249, 325
無感動症　athymhormie　30, 33, 94, 160, 235, 260
夢幻症　onirisme　30, 38, 47, 119
夢幻状態　état onirique　39-41, 46, 48, 50, 103, 187, 242, 257, 298
夢幻性　onirique　41, 43, 44, 50, 65, 87, 102, 105, 121, 206, 257, 268
夢幻性精神病　onéirophrénie　257, 268
夢幻様せん妄　oniroïde　39, 50, 87, 246, 268
夢幻様せん妄状態　états oniroïdes　39, 40, 47, 48, 50, 87, 103, 120, 173, 187, 242, 243, 319, 347
無言症　mutisme　63, 65, 83, 84, 112, 132, 150, 170, 181, 205, 207, 220, 242, 253
夢想　rêverie　29, 42, 113, 136, 143, 144, 151, 220, 221, 231, 236, 238, 315, 330, 332
無力 - やせ型　asthéno-longiligne　136, 230, 255, 266

め

メスカリン　mescaline　46, 49, 174, 183, 194, 214, 268, 301, 302, 304, 342
滅裂言語　incohérence verbale　64, 242, 249, 252
メランコリー　mélancolie　28, 32, 41, 45, 68, 91, 101, 103, 120, 132, 186, 218, 241, 242
メランコリー型　forme mélancolique　63, 65

も

妄想気分　Wahnstimmung　173, 174, 315
妄想症　Wahnsinn　339
妄想性統合失調症　schizophrénie délirante　62, 64, 65, 67, 98, 329
妄想体験　expérience délirante　37, 103, 104, 119, 125, 146, 173, 174, 178-180, 183, 198, 201, 237, 242, 245, 263, 292, 342-344
妄想着想　Wahneinfall　115, 173, 176, 315
妄想的虚構　fiction délirante　101, 102
妄想的直観　intuitions délirante　37, 173
もうろう状態　états crépusculaires　223, 342
モノマニー　monomanie　102, 125, 126, 128, 328

ゆ

夢と現実との混同　mélange de rêve et de réalité　144

391

よ

抑うつ態勢 position dépressive 271
抑制 inhibition 77, 78, 81, 165, 236, 269
抑制できない incoercibilité 168, 223, 315
欲動 pulsion 61, 78, 134, 158, 160-164, 166, 184, 185, 236, 271, 346

り

離人症 dépersonnalisation 60, 63, 88, 103, 176, 183, 240, 242, 296, 298, 304, 315, 321, 327, 341, 345
リゼルグ酸 acide lysergique 174, 302, 304, 342
離断性痴呆 dementia dissecans 133, 260
両価性 ambivalence 27, 32, 56, 71, 77, 115, 142, 158, 159, 163, 165, 166, 173, 174, 178, 179, 221, 235, 251, 269, 315, 327, 337, 341, 345, 349

了解可能 compréhensible 59, 158, 222, 337
了解不能 incompréhensible, incompréhensibilité 166, 180, 208, 355, 357, 360
両立傾向 ambitendance 142, 166, 245

る

類破瓜病 héboïdophrénie 217, 218, 240

れ

レセルピン réserpine 18, 19, 304
恋愛妄想 érotomanie 184, 221, 237
連合障害 troubles des association 15, 28, 55, 144, 315, 357

ろ

ろう屈症 flexibilité cireuse 132, 205, 207
老人性痴呆 démence sénile 308, 326

訳者紹介

藤元登四郎（ふじもととしろう）
1941年生まれ。東京大学医学部卒業。精神科医。
社団法人八日会藤元病院理事長。

訳　書
「精神病理学と脳」「精神医学とは何か－反精神医学への反論」（創造出版，共訳）。
「小児精神医学の歴史」「アンリ・エーと器質力動論」（そうろん社）。

論　文
Abnormal glucose metabolism in the anterior cingulate cortex in patients with schizophrenia. Psychiatry Research: Neuroimaging 154（2007）49-58.

アンリ・エー
統合失調症
臨床的精神病理学的研究

秋元波留夫 監修　藤元登四郎 訳

2007年5月25日第1版第1刷発行

発行者　秋元波留夫
発行所　社会福祉法人新樹会　創造出版
〒151-0053　東京都渋谷区代々木1-37-4 長谷川ビル
電話 03-3299-7335　FAX 03-3299-7330
E-mail sozo9@gol.com　http://www.sozo-publishing.com
振替　00120-2-58108
印刷　社会福祉法人新樹会　創造印刷

乱丁・落丁本はお取り替えいたします。